आयुर्वेदीय गर्भसंस्कार

डॉ. श्री बालाजी तांबे

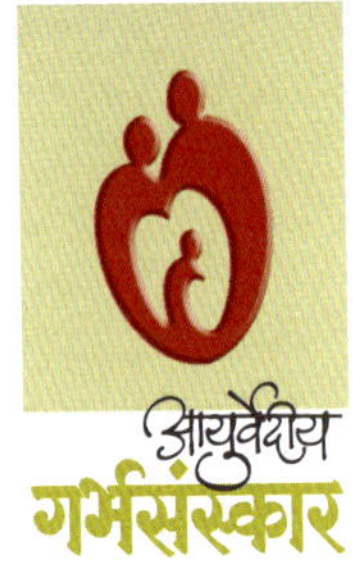

आत्मसंतुलन व्हिलेज, कार्ला, पुणे,
महाराष्ट्र, भारत.

प्रथम आवृत्ती
४ मार्च २००७
पंच्याहत्तरावी आवृत्ती
डिसेंबर २०१९

लेखन साहाय्य
डॉ. सौ. वीणा तांबे, डॉ. सौ. मालविका तांबे,
श्री. सुनील तांबे, डॉ. भाग्यश्री झोपे

संपादन
संजीव लाटकर, अभिजित मुळ्ये

प्रकाशक
सकाळ पेपर्स प्रा. लि.
५९५, बुधवार पेठ, पुणे २.

मुखपृष्ठ
श्रीकांत चव्हाण

मांडणी, सजावट
प्रभाकर भोसले, शंकर खोत, राजू जाधव

छायाचित्रे
अवधूत हेम्बाडे, संजय पेठे, सुनील तांबे

मुखपृष्ठावरील कलाकार
मधुराणी प्रभूलकर

मुद्रण
विकास प्रिंटिंग अँड कॅरिअर्स प्रा. लि., नाशिक

किंमत
₹७००.००
ISBN 978-93-80571-08-9

संपर्क : पुस्तक प्रकाशन विभाग, सकाळ पेपर्स प्रा. लि.
फोन : ०२०-२४४०५६७८ / ८८८८८ ४९०५०.

औषधांसाठी संपर्क : ०२११४ - २८२१५२/२९१

॥ मातृपितृ चरणी अर्पण ॥

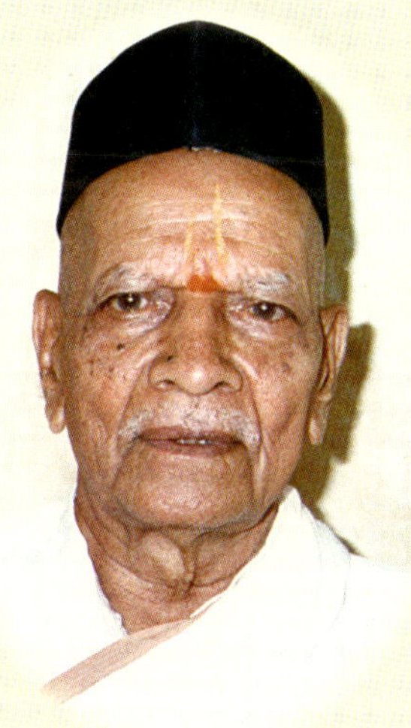

तीर्थरूप
वे. शा. सं. स्व. श्री. वासुदेव
धुंडीराज तांबेशास्त्री

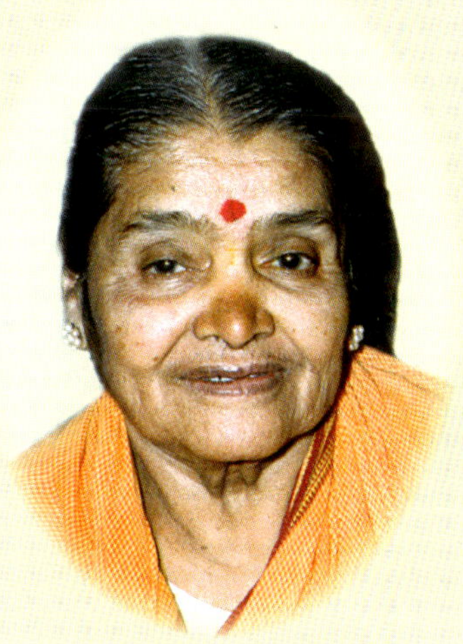

मातोश्री
स्व. सौ. लक्ष्मीबाई वासुदेव तांबे

ज्यांनी आमचे जीवन
सुसंस्कारांनी संपन्न केले
त्या तीर्थरूप आई-बाबांना अर्पण !

- बालाजी तांबे

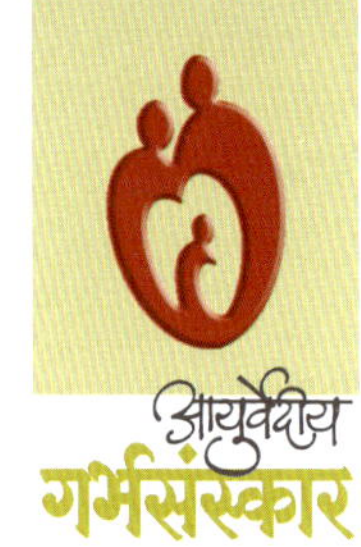

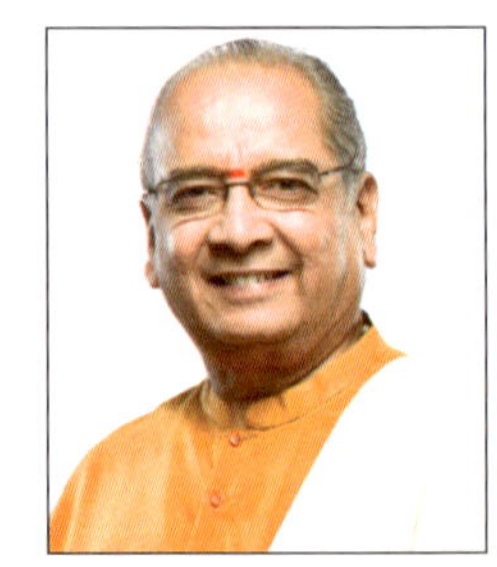

लेखक परिचय...

डॉ. श्री बालाजी तांबे

आध्यात्मिक क्षेत्रात मोठा अधिकार असलेल्या वेदशास्त्रसंपन्न श्री. वासुदेव तांबेशास्त्री ह्यांच्या घरात बडोदा येथे डॉ. श्री बालाजी तांबे यांचा जन्म झाला. आध्यात्मिक क्षेत्रात त्यांची रुची व गती उपजतच होती आणि घरातील वातावरण वेद, उपनिषदे, पुराणे, मंत्र-तंत्र ह्यांच्या अभ्यासासाठी फारच अनुकूल होते. वयाच्या पाचव्या वर्षापासूनच आध्यात्मिक अभ्यासाबरोबरच त्यांनी शालेय शिक्षणास सुरुवात केली. अभियांत्रिकी पदवी मिळविल्यानंतर डॉ. श्री बालाजी यांनी वडिलांच्या आग्रहावरून 'आयुर्वेद विशारद'ची पदवी प्राप्त केली आणि 'आरोग्याच्या अभियांत्रिकी'मध्ये रमले. माता-पिता व सद्गुरू श्रीदत्तात्रेय यांच्या आशीर्वादामुळे दृश्य जगताबरोबरच सूक्ष्म जगताचाही अभ्यास व अनुभव घेता आला. त्यातूनच पुढे भारतीय परंपरा आणि वेद, आयुर्वेद, पुराणे, मंत्र-तंत्र, योग, ज्योतिष, संगीत यावर संशोधन करून त्यातील गुढार्थ समजून त्याचा जीवनाची विविध अंगे समृद्ध करण्यासाठी उपयोग केला.

'संतुलन ओम मेडिटेशन- सोम योग' ही ध्यानपद्धती आणि 'संतुलन क्रियायोग' ही विशेष योगपद्धती श्री. बालाजी यांनी विकसित केली. आज भारतात व जगात अनेक साधक विविध केंद्रांवर या पद्धतींचा लाभ घेत आहेत. आपल्या प्राचीन ग्रंथातील ज्ञानाबरोबरच श्रीमद्भगवद्गीता, रामायण, महाभारत, आयुर्वेद आणि इतर भारतीय विद्या यावर गेली ४० वर्षे श्री बालाजी प्रवचने देत आहेत. आयुर्वेद प्रचार व उपचार याबरोबरच स्वास्थ्यसंगीताचे भारतात व भारताबाहेर कार्यक्रम करून त्यांनी अनेकांना स्वास्थ्य प्रदान केले. आयुर्वेदात सांगितल्याप्रमाणे सर्वंकष उपचार पद्धतीचे तंत्र डॉ. श्री बालाजी यांनी स्वतःच्या संशोधनाने व प्रयोगांनी पक्के केले आहे. आयुर्वेद आणि योगातील संयम डॉ. श्री बालाजी यांच्या रक्तात मुरलेला आहे.

आत्म्याचे संतुलन करायला शिकविणारी 'आत्मसंतुलन पद्धती' त्यांनी सिद्ध केलेली आहे. ही पद्धती केवळ व्याधी दूर करत नाही तर जीवनविषयक जाण व्यापक करते. यासाठी त्यांनी १९८२ साली कार्ला येथे शांत, स्वच्छ, आध्यात्मिक वातावरण असलेल्या वैदिक गुरुकुल पद्धतीच्या 'आत्मसंतुलन व्हिलेज'ची स्थापना केली. आत्म्याचे संतुलन करायला शिकविणारी जीवनपद्धती त्यांनी विकसित केली. सध्याच्या तरुण पिढीला अवघड आध्यात्मिक विषयसुद्धा सोप्या भाषेत समजावण्याचा श्री बालाजी यांचा हातखंडा आहे. आत्मसंतुलन व्हिलेज येथे आयुर्वेदातील वर्णनानुसार औषधांच्या निर्मितीसाठी आयुर्वेदिक फार्मसी उभी केली. संगीत निव्वळ मनोरंजनासाठी नसून ती एक उपचारपद्धती आहे, असे त्यांचे मत आहे. त्यादृष्टीने त्यांनी स्वास्थ्यसंगीताच्या अनेक ध्वनिफिती तयार केल्या आहेत. निरामय शरीराबरोबरच जीवनविषयक जाण व्यापक करून मानसिक व आत्मिक आनंदाचे कारंजे त्यांनी अनेकांच्या जीवनात फुलवले.

भारत तसेच परदेशातील आघाडीची वृत्तपत्रे आणि नियतकालिकांमध्ये डॉ. श्री बालाजींचे योग, आयुर्वेद, फलज्योतिष, स्वास्थ्यसंगीत व अध्यात्म यावर लेख नियमितपणे प्रसिद्ध होतात. त्यांची आजपर्यंत 'संतुलन क्रियायोग' (इंग्रजी), 'घरगुती आयुर्वेदिक उपचार' (मराठी व इंग्रजी), 'लिव्हिंग मेडिटेशन थ्रू ॐ स्वरूपा ध्यानयोग' (चार भाग), 'श्रीराम विश्वपंचायतन' इत्यादी पुस्तके प्रकाशित झाली आहेत. गेली अनेक वर्षे आत्मसंतुलन व्हिलेज येथून प्रकाशित होणाऱ्या 'एको' मासिकाचे ते संपादक आहेत. दैनिक सकाळ या आघाडीच्या वृत्तपत्रातर्फे प्रकाशित होणाऱ्या 'फॅमिली डॉक्टर' या साप्ताहिक पुरवणीचे ते मुख्य सल्लागार आहेत. डॉ. श्री बालाजी 'साम मराठी' या वाहिनीवर सोमवार ते शनिवार रोज 'श्री गीतायोग-व्हर्जन २०१२' या कार्यक्रमात श्रीमद्भगद्गीतेच्या श्लोकांवर निरूपण करतात.

डॉ. श्री बालाजी तांबे आजपर्यंत अनेक देश-परदेशातील पारितोषिकांनी सन्मानित झाले आहेत.

- 'रेकग्निशन ऑफ एक्सलन्स इन हेल्थ' केअर साठी आय्एम्एम् चा पुरस्कार
- आयुर्वेदाची जपणूक आणि विकासासाठीचा 'प्रियदर्शनी पुरस्कार'
- जर्मनीत भरलेल्या एक्स्पो २००० मध्ये त्यांच्या 'प्राण - वैदिक कम्युनिटी हेल्थ इनिशिएटिव्हज्' ह्या प्रोजेक्टची निवड.
- आयुर्वेदातील भरघोस कार्यासाठी पुणे तसेच पिंपरी चिंचवड महानगरपालिकेच्या महापौरांकडून मानपत्र देऊन सन्मान.
- श्री गजानन महाराज शिक्षक प्रसारक मंडळातर्फे 'सत्यशोधक समाजभूषण पुरस्कार २००६'.
- तथागत आयुर्वेद रिसर्च फाउंडेशनतर्फे 'आयुर्वेद भूषण पुरस्कार'.
- पूर्व सदस्य - महाविद्यालय व विद्यापीठ विकास मंडळ. (BCUD- UNIVERSITY OF PUNE)
- 'संत गुलाबराव महाराज पुरस्कार' २०११
- आयुर्वेदक्षेत्रात केलेल्या भरीव कामगिरीबद्दल 'इंडो यू. एस. कॉन्क्लेव्ह'मध्ये पुरस्कार, २०११

मनोगत

न मन्त्रं नो यन्त्रं तदपि च न जाने स्तुतिमहो
न चाह्वानं ध्यानं तदपि च न जाने स्तुतिकथाः ।
न जाने मुद्रास्ते तदपि च न जाने विलपनं
परं जाने मातस्त्वदनुसरणं क्लेशहरणम् ॥

मातृदेवो भव।

साधे व्यवहारात बोलतानासुद्धा आपण राधा-कृष्ण, सीता-राम किंवा आई-वडील असे म्हणतो. या सर्वांत स्त्रीचा उल्लेख प्रथम केलेला आहे. 'आई' हेच जगातले सर्वोच्च मानाचे अत्युच्च स्थान! म्हणून वरील श्लोकात परमपूज्य आदि शंकराचार्य म्हणतात, एखादी व्यक्ती भले सामान्य बुद्धिमत्तेची असेल, तिला मंत्र-तंत्रात काहीच गती नसेल, तिचा चेहरा आकर्षक नसेल, इतकेच नव्हे, तर तिला धड रडणेही जमत नसेल... ती कशीही असो; पण त्या व्यक्तीच्या आईला ती प्रियच असते. म्हणूनच आईचे साधे स्मरणही सारी दुःखे दूर करणारे ठरते.

कर्कश रडणाऱ्या बालकालाही आईच्या मांडीवर असताना आईच्या सान्निध्यात मिळणाऱ्या वात्सल्यामुळे अवर्णनीय समाधान व आनंद मिळतो. असे हे श्रेष्ठ मातृपद! हे मातृपद स्त्रीने स्वीकारल्यामुळे स्त्री अत्यंत पूजनीय ठरली. सर्वशक्तिमान परमेश्वरालासुद्धा पृथ्वीरूपी मायेची, जडाची मदत घेतल्याशिवाय या सृष्टीचे सृजन करणे शक्य नव्हते. एखादे रोप किंवा बियाणे कितीही उत्तम असले; पण जमीन चांगली नसली किंवा मुळात जमीनच नसली तर काही उपयोग होणार नाही. स्वतःच्या शरीराची झीज सोसून, नऊ महिने पोटात बाळगून व स्वतःची गैरसोय सहन केलेल्या स्त्रीला जर सर्वोच्च स्थान दिले नाही, तर तो मोठा अन्याय ठरेल. स्त्री-पुरुषांमध्ये काही तरी भेद उत्पन्न करून, कोण श्रेष्ठ किंवा कोण कनिष्ठ, हा वाद उकरून काढण्याचा येथे उद्देश नाही; पण त्याबरोबर एवढेही खरे की जर स्त्रीत्व निर्दोष नसेल, जर मातृत्व मुळात सर्व दृष्टीने सुदृढ नसेल तर येणारी पुढील पिढी चांगली असूच शकणार नाही.

स्त्रीच्या आरोग्याचा गंभीरपणे विचार करण्याची परिस्थिती सध्या आलेली आहे. कारण जन्मतःच दोष घेऊन मुले जन्माला येणार असतील, तर त्यात आई-वडिलांची दोघांचीही जबाबदारी असली तरी मातेची जबाबदारी अधिकच असणार आहे.

माझ्या मनात असा विचार आला की, मुले चांगले डोळे न घेता जन्माला आली, त्यांना नीट ऐकता आले नाही, त्यांना जन्मतःच

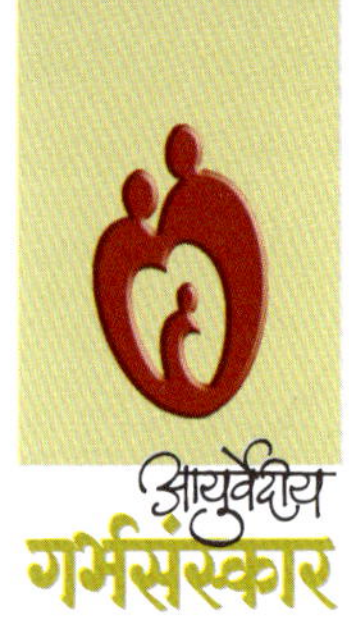

काही रोग झालेले असले, तर एवढे सुंदर जग कोण व कसे पाहणार? हृदयामध्ये छिद्र असलेली मुले जर जन्माला आली तर ध्वनीच्या वेगाने जाणाऱ्या विमानात कोण बसणार? म्हणूनच, स्त्री व गर्भ यांच्यावरच लक्ष केंद्रित करणे मला इष्ट वाटल्याने मी १९७०-७२ च्या सुमाराला काही योजना आखल्या. या योजनांमध्ये, स्त्रीच्या आरोग्यासाठी काय काय काळजी घेता येईल, तिने काय खावे काय प्यावे, तिला कुठल्याही प्रकारचे पाळीचे वा लघवीचे विकार होऊ नयेत आणि झालेच तर बरे कसे करावेत, स्त्री आणि पुरुषाचा संबंध कसा असावा, पुरुषाची काय जबाबदारी असावी की ज्यामुळे स्त्रीचे आरोग्य, स्त्रित्वाचे आरोग्य, तिच्यात असलेले हॉर्मोन व्यवस्थित राहतील आदी प्रश्नांवर लक्ष केंद्रित करण्याचे ठरवले. किंबहुना त्यासाठी तयार केलेली औषधे एक सेवा म्हणून, मनुष्यमात्राच्या प्रगतीसाठी म्हणून मोफत दिली. स्त्रीचे आरोग्य, स्त्रीची गर्भावस्था व बाळंतपण महत्त्वाचे मानून आवश्यक असलेल्या इलाजात आपल्याकडून थोडी तरी मदत व्हावी या हेतूने औषधे देण्यास सुरुवात केली. हे सांगण्याचा उद्देश एवढाच की, हा विषय अत्यंत महत्त्वाचा आहे. 'गर्भसंस्कारा'वरच जगाचे पुढील सर्व सुख अवलंबून आहे.

जन्मापूर्वी काळजी घेतली व गर्भसंस्कार केले तर आपल्याला खरोखरच चांगली संतती मिळेल. बऱ्याच वेळा मी लोकांना म्हणत असे की, एकदा का अपंग किंवा कुठल्याही तऱ्हेने त्रास देणारे मूल जन्माला आले की सगळ्या आयुष्यभर सर्व कुटुंबालाच कष्ट भोगावे लागतील त्यापेक्षा गरोदर राहण्याआधी पती-पत्नीने वर्ष-दीड वर्ष जर नीट काळजी घेतली तर पुढे आयुष्यभर त्या मुलाच्या बाबतीत काळजी करावी लागणार नाही.

अनेकांना वाटते की, स्त्री-पुरुष एकत्र आले की मूल साधारणतः सहजच होते. बिया फेकल्या की झाडे आपोआप उगवतील, जगतील आणि आपल्याला भरपूर फळे देतील, असे मानण्याइतकेच हे भाबडेपणाचे आहे. त्यामुळे गर्भसंस्काराची विशेष आवश्यकता आहे, हे आपल्या लक्षातच येत नाही. आजची सुदृढ पिढी ही आधीच्या सुदृढ माता-पित्यांची देणगी आहे. ही सुदृढता आपोआप आलेली नाही. अनेक पिढ्यांनी अंगीकारलेल्या आयुर्वेदीय गर्भसंस्कारांची ती फलश्रुती आहे. आधुनिक विज्ञान, दळणवळण, ज्ञानाचा वाढता प्रसार यामुळे आयुर्वेदीय गर्भसंस्कार अंगीकारणे पूर्वीपेक्षा खूपच सोपे झाले आहे. योजनापूर्वक व भविष्यातील मानवजातीला सुखा-समाधानाने राहता येण्यासाठी काही कार्य करायचे असले तर ते आपल्याला 'गर्भसंस्कार' या रूपाने करायला पाहिजे. जगात येणाऱ्या प्रत्येक मनुष्याने जगाला काही तरी देऊन जावे अशी अपेक्षा असते. विवेकानंदांसारखे समाज बदलण्यासाठी कार्य करणारे, शिवाजी महाराजांसारखे समाजाला संरक्षण देणारे किंवा ज्ञानेश्वरांसारखे अध्यात्मातली कोडी सोडविण्याची मदत करणारे मूल प्रत्येक घरी जन्मेल असे नाही; पण प्रत्येक घरातील प्रत्येक अपत्य चांगले, शांत व सुसंस्कृत असावे; त्याने समाज उन्नतीकडे जाण्यासाठी मदत करणारे एक घटक ठरावे आणि त्याचे सर्व आयुष्य आणि पैसा हे आरोग्य टिकविण्यासाठी खर्ची पडू नये, हे नक्की. एवढे तर आपल्याला नक्कीच करण्यासारखे आहे. अन्यथा जन्माला आले, नोकरी केली, पैसे कमावले, घरेदारे बांधली; पण त्या मुलांमुळे आई-वडिलांना समाजात तोंड दाखवायची सोय राहिली नाही अशी वेळ येणे बरोबर नाही. तेव्हा गर्भसंस्काराचे महत्त्व समजून प्रत्येकाने समाजाला काही द्यावे, ही अपेक्षा बाळगणे रास्तच आहे.

मूल होणे जरी अत्यंत नैसर्गिक असले, तरी बऱ्याच दांपत्यांना मूल होण्यात अडचणी येतात. गर्भधारणा होण्यापूर्वी काळजी घ्यावी लागते, बरीच तयारी करावी लागते. अशा योग्य काळजीनंतरच गर्भधारणेला प्रवृत्त व्हावे लागते. गर्भधारणा झाल्यावरही प्रसव होऊन मूल जन्माला येईपर्यंत गर्भाचे संरक्षणही व्यवस्थित करावे लागते. गर्भधारणा सहज व विनाअडचण झाली तरी जन्माला येणारे मूल शारीरिक व मानसिक स्तरावर निरोगी असून ते स्वतःचे नाव काढील, काहीतरी मानवजातीला देऊन जाईल, असे असावे ही अपेक्षा

असते. त्यासाठी मात्र केवळ निसर्गचक्राप्रमाणे सहजासहजी होणाऱ्या मुलाच्या जन्मावर अवलंबून राहणे चालणार नाही. जर मूल गर्भात असताना विशेष काळजी घेतली तर ते मूल पुढे आयुष्यभर रोगांपासून दूर राहून त्याला सुखाने आयुष्य जगता येईल तसेच त्याच्या पुढची जन्माला येणारी पिढीसुद्धा सुदृढ असेल.

हा विचार स्वीकारल्यानंतर सर्व तऱ्हेने प्रयत्न सुरू केले, स्त्रीचे आरोग्य नीट राहण्यासाठी, गर्भासंबंधी व मूत्रसंस्थेसंबंधी आयुर्वेदाने सांगितलेले सोपे सोपे इलाज किंवा औषधे पुरविण्याचे किंवा यांचा प्रचार करण्याचे काम सुरू केले. स्त्री अत्यंत संवेदनशील असल्याने तिची हॉर्मोनल सिस्टीम नाजूक असते. संगीत हॉर्मोनल सिस्टीमवर कार्य करू शकत असल्याने त्यावर संशोधन करून, आपले पूर्वीचे वाङ्मय, पूर्वीच्या कथा व शास्त्र या सर्वांचा अभ्यास करून गर्भधारणा होण्यापूर्वी आणि गर्भधारणा झाल्यानंतर ऐकण्यासाठी 'फेमिनाईन बॅलन्स' व 'गर्भसंस्कार' ध्वनिमुद्रिका तयार केल्या. या ध्वनिमुद्रिका ऐकलेल्या स्त्रियांच्या अपत्यांचा अभ्यास केला. यांचे चांगले परिणाम आढळल्याने हे संगीत 'टाइम्स म्युझिक'च्या माध्यमातून मोठ्या प्रमाणावर वितरित करून जनसामान्यांपर्यंत पोचविण्याचा प्रयत्न केला. सर्वांना निरोगी अपत्यप्राप्ती होऊन पुढची पिढी सुदृढ असावी हा यातील मुख्य हेतू.

साधारणतः शरीराच्या ज्या नैसर्गिक क्रिया आहेत किंवा शरीर तयार होण्यासंबंधी जे नियम आहेत, त्यांचे आयुर्वेदात उत्तम विवेचन असते. त्यामुळे आयुर्वेदाद्वारे या गोष्टींचे पूर्ण मार्गदर्शन होऊ शकते. म्हणून गर्भसंस्कार, गर्भधारणा किंवा लहान मुलांची काळजी या विषयाबद्दल या पुस्तकात आवश्यक असणाऱ्या सर्व गोष्टींची पूर्तता करण्याच्या प्रयत्न केलेला आहे. इतर सर्व तपासण्या, आहार, कपडे वगैरे सर्व गोष्टींचा ऊहापोह या पुस्तकात केलेला सापडेल.

माझ्याबरोबर काम करणाऱ्या डॉ. सुजाता व डॉ. मालविका या माझ्या दोन्ही सुना आणि माझ्याबरोबर काम करणारी डॉ. भाग्यश्री झोपे या सर्वांनी या प्रकल्पासाठी खूप मदत केली. मूल हवे म्हणून दवाखान्यात येणाऱ्या प्रत्येक स्त्रीचे औषधोपचार, तिला गरोदरपणात काही अडचणी होत्या का, असल्यास त्या कशा दूर केल्या, मूल कसे झाले, इत्यादींची यादी तयारी केली. डॉ. मालविका गरोदर असताना सर्व बारीक सारीक गोष्टींची नोंद ठेवली. आमच्या दोन मुलांना वाढवताना आलेल्या अनुभवांवरून माझी पत्नी सौ. वीणा तांबे हिनेही मार्गदर्शन केले, तसेच मुलांची तयारी कशी करावी, गर्भारपणात काय खावे, कसे वागावे, कुठली आसने करावीत व मूल झाल्यावर मुलाची काळजी कशी घ्यावी, मसाज कसा करावा, कुठली योगासने गर्भारपणात करावीत, कुठली बाळंतपणानंतर करावीत यासंबंधी सौ. वीणा तांबे यांनी अनेक वर्षे भारतात व परदेशात अनेक शिबिरे घेतली आहेत. त्यातून आलेल्या अनुभवांचा आढावाही हे पुस्तक लिहिताना घेतलेला दिसेल.

एक पुरुष वैद्य या नात्याने इतरांची बाळंतपणे होण्यासाठी मदत करणे वेगळे; पण प्रत्यक्ष स्वतः गरोदर राहून मुलाला जन्म दिलेला असल्याने, या प्रकल्पात डॉ. मालविकाचा मोठा हातभार लागला. डॉ. मालविका तांबे व डॉ. भाग्यश्री झोपे यांनी खूप कष्ट घेऊन, आयुर्वेदातले अनेक ठिकाणचे संदर्भ शोधून, असलेल्या अनुभवांशी ते माझ्या काम करण्याच्या पद्धतीशी पडताळून 'फॅमिली डॉक्टर'साठी लेख लिहीत असताना खूप मोठी मदत केली, तसेच श्रीमती विजया कोल्हे यांनी 'फॅमिली डॉक्टर' मधील लेख आणि गर्भसंस्कार पुस्तकातील सर्व मजकुराची संगणकावर जुळणी करण्यात मोलाची मदत केली. श्री. सुनील याने योगासनांचे मार्गदर्शन व धुरी देण्यासारखे अवघड छायाचित्रे काढण्याचे काम केले. तर याना रोजनहागन हिने वेळोवेळी योगासने दाखविणे आणि त्यांची छायाचित्रे काढण्यासाठीही मदत केली. या साऱ्याचा समन्वय करणे आणि या पुस्तकाचे काम सुरू असताना मला देशविदेशातील दौरे, दवाखान्याच्या व अन्य भेटींच्या वेळा, बैठका अशा अन्य व्यापातून पुरेसा वेळ मिळू देणे हे महत्त्वाचे

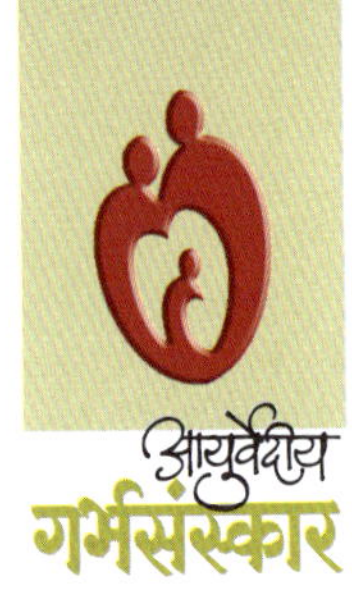

काम माझी स्वीय सहायक डॉ. मीता पारेख हिने अत्यंत उत्तमरितीने पार पाडले.

हे लेख प्रकाशित होत असतानाच त्यातल्या माहितीचा फायदा झाल्याचेही अनेकांनी लिहून कळवले. म्हणूनही हुरूप आला आणि समाजात या गोष्टीची खरोखरच आवश्यकता असल्यामुळे, हे सर्व लोकांपर्यंत पोहोचविण्याच्या दृष्टीने या सर्व लेखांचा परामर्श घेऊन, त्यात आणखी काही मजकुराचा समावेश करून पुस्तकरूपाने प्रसिद्ध करण्याची कल्पना सुचली. ही कल्पना 'सकाळ'चे श्री. अभिजित पवार, श्री. संजीव लाटकर, श्री. अभिजित मुळ्ये या सर्वांनी उचलून धरली, इतकेच नव्हे तर याचे भाषांतरही इतर भाषेत व्हावे अशी इच्छाही दाखविली. नुसतीच इच्छा दाखविली असे नव्हे तर 'फॅमिली डॉक्टर'मध्ये आलेल्या लेखांना पुस्तकाचे स्वरूप देत असताना श्री. संजीव लाटकर व श्री. अभिजित मुळ्ये यांनी प्रत्यक्ष संपादनाचे बरेचसे काम करून खूपच मदत केली. 'सकाळ'चेच श्री. नन्दन मिठारी आणि श्री. हेमंत वंदेकर, श्री. अनिल रेडेकर यांच्या प्रयत्नांमुळेच हे पुस्तक सुबक, आकर्षक स्वरूपात आज वाचकांसमोर येत आहे.

गर्भ राहण्याच्या पूर्वावस्थेपासून म्हणजे स्त्रीने 'फेमिनाईन बॅलन्स' ऐकून आरोग्य नीट करण्यापासून, ते मूल दोन-तीन वर्षांचे होईपर्यंत घ्यावयाची सर्व माहिती व मार्गदर्शन, घरातील एखादी जाणकार व वयोवृद्ध स्त्री जसे स्वतःच्या अनुभवांद्वारे मार्गदर्शन करेल तसे मार्गदर्शन या पुस्तकाने होईल, अशी खात्री असल्याने हे पुस्तक प्रकाशित केले जात आहे. कुणाला असे वाटेल की हे मार्गदर्शन केवळ स्त्रियांनाच आवश्यक असते का? त्यामुळे आवश्यकतेनुसार पुरुषांनाही मार्गदर्शन केलेले आहे. तेव्हा पती-पत्नी दोघांनाही उपयोगी ठरणारे आहे. माझी खात्री आहे की भविष्यात या पुस्तकाचा सर्व भाषांमध्ये अनुवाद होईल, जेणेकरून संपूर्ण जगाला यातील ज्ञानाचा उपयोग करून घेता येईल. मानवजातीला उन्नतीकडे नेणारी पिढी तयार करण्यासाठी मुले जन्माला येण्याच्या दृष्टीने हे 'गर्भसंस्कार' उपयोगी ठरतील.

बालाजि तांबे

गर्भसंस्कार पुरस्कार

'गर्भसंस्कार' संकल्पना अधिकाधिक लोकांपर्यंत पोचावी व त्याचा फायदा झालेल्यांना आपला अनुभव इतरांपर्यंत पोचवण्याची संधी मिळावी यासाठी दर वर्षी, डॉ. श्री बालाजी तांबे यांच्या जन्मदिनाच्या निमित्ताने,२८ जूनच्या आसपास, 'संतुलन आयुर्वेद'तर्फे 'आयुर्वेदीय गर्भसंस्कार' करून जन्मलेल्या बालकांसाठी 'गर्भसंस्कार पुरस्कार' कार्यक्रमाचे आयोजन केले जाते. दोन वर्षे किंवा त्याहून लहान वयाच्या बालकांना या स्पर्धेत भाग घेता येतो. विशेष गुणास पात्र ठरलेल्या दोन बालकांना व त्यांच्या माता-पित्यांना हा पुरस्कार दिला जातो. भाग घेण्याची इच्छा असणाऱ्यांना 'संतुलन'मध्ये आधीच नावनोंदणी करून ठेवता येते आणि एक महिना अगोदर म्हणजे २८ मेपर्यंत बालकाची माहिती, फोटो, व्हिडिओ, डॉक्टरांकडून मिळालेले रिपोर्टस् वगैरे माहिती आत्मसंतुलन व्हिलेजच्या पत्त्यावर पाठवता येते.

कुटुंब गर्भसंस्काराचे

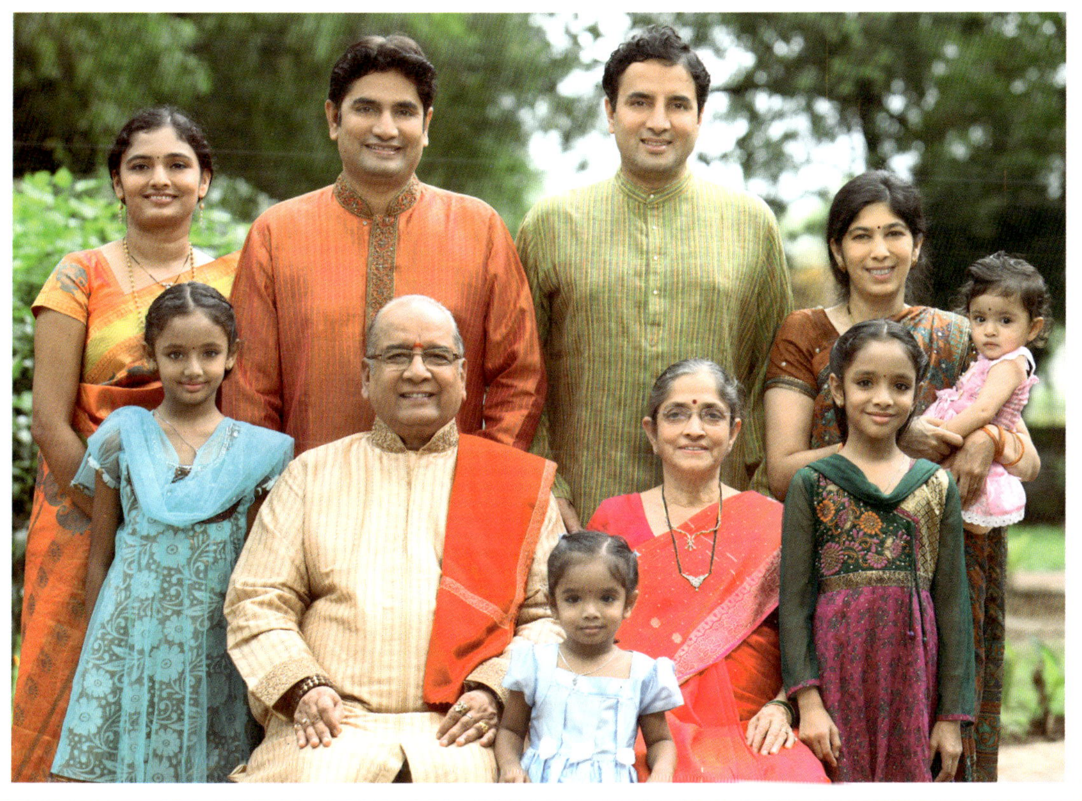

डॉ. श्री बालाजी तांबे, डॉ. सौ. वीणा, तनिष्का, सुश्मिता, तनुश्री,
मागे उभे - डॉ. सौ. मालविका, सुनील, संजय, डॉ. सौ. सुजाता आणि करिष्मा

विवाहाला काही अवधी लोटला की, विचारणा होते पाळणा कधी हलणार? घरात वेध लागतात गर्भारपणाचे; पण पुरेशा पूर्वतयारीशिवाय गर्भारपणाची अपेक्षा करूच नये! गर्भारपणाची तयारी कशी करायची? कोठून घ्यायचे अनुभवसिद्ध मार्गदर्शन? कसे, कधी व कोणते संस्कार करावयाचे गर्भावर? मूल जन्मल्यावर त्यानंतरचे संस्कार कसे करावेत, याची नेमकी उत्तरे देणारे हे समृद्ध मार्गदर्शन - **डॉ. श्री बालाजी तांबे** यांच्या शब्दात !

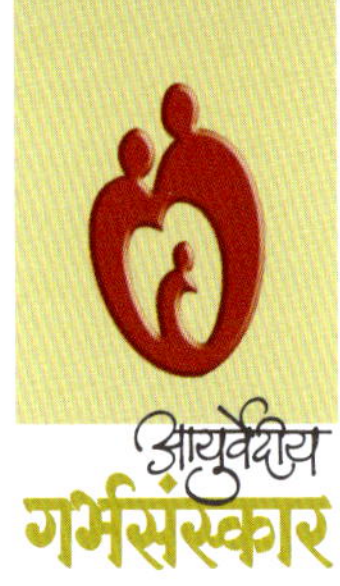

पुस्तक वाचताना...

गर्भसंस्कार हे आयुर्वेदात सांगितलेले असे शास्त्र आहे, ज्याची पाळेमुळे आपल्या संस्कृतीत खोलवर रुजलेली आहेत. पुस्तक वाचताना याची जाणीव झाल्याशिवाय राहणार नाही. तरीही अनेक विषयांची यथार्थता पटवण्यासाठी ते शास्त्रोक्त भाषेत समजावणे भाग होते. त्यासाठी पुस्तकात अनेक ठिकाणी आयुर्वेदिक संज्ञांचा, ग्रंथातील सूत्रांचा, श्लोकांचा संदर्भ दिलेला आहे. आयुर्वेदाच्या मूलभूत संकल्पना सोप्या भाषेत समजावण्याचाही प्रयत्न केला आहे. कोणताही विषय जितका मुळापासून आणि मनापासून समजवून घेतलेला असेल, तितका तो अधिक चांगल्या प्रकारे आचरणात आणता येतो आणि तितके त्याचे गुणही अप्रतिम असतात. यादृष्टीने गर्भसंस्कार पुस्तक संपूर्णतः वाचणे अपेक्षित आहे.

पुस्तकात अनेक आयुर्वेदिक औषधांचा उल्लेख केलेला आहे. यात शास्त्रोक्त ओषधांची, वनस्पतींची नावेही आहेत, तसेच 'गर्भसंस्कार' विषय डोळ्यासमोर ठेवून बनवलेल्या संतुलन औषधांचा, उत्पादनांचाही उल्लेख केलेला आहे. अनेक औषधांची घटकद्रव्ये सांगितलेली आहेत, घरच्या घरी बनवता येतील अशी औषधेही समजावलेली आहेत.

गर्भसंस्कार संकल्पनेचा फायदा अनेकांना झालेला आहे. प्रत्यक्ष भेटून, पत्राद्वारे, दूरध्वनीद्वारे, इ-मेलद्वारे हजारो दांपत्यांनी स्वतःचे अनुभव आमच्यापर्यंत पोचवलेले आहेत. गर्भसंस्कार पुस्तक हे सर्व शंका-कुशंका दूर करण्यास समर्थ ठरेलच, तरीही वैद्यांच्या प्रत्यक्ष मार्गदर्शनाने प्रकृतीनुरूप उपचार घेतले आणि त्याला पुस्तकातील आहार-आचरणासंबंधी नियमांची जोड दिली तर तो दुग्धशर्करा योग होईल यात शंका नाही. www.santulan.in या संकेतस्थळावर संतुलन आयुर्वेदच्या केंद्राची, संतुलन औषधे मिळणाऱ्या ठिकाणांची माहिती मिळू शकेल.

गर्भसंस्कारांचा अनुभव इतरांपर्यंत पोचवण्याची जबाबदारी आपणा सर्वांची आहे. मित्रमंडळी, नातेवाईकांबरोबरच आम्हालाही गर्भसंस्कारामुळे झालेला फायदा नक्की कळवा. काही शंका आली, समजले नाही किंवा एखाद्या विषयाची अजून माहिती व्हायला हवी असे वाटले तर grabhasanskar@santulan.com वर संपर्क साधता येईल.

गर्भसंस्कार हे असे शास्त्र आहे, असे ज्ञान आहे, जे तुमच्या बाळाला, पर्यायानी संपूर्ण कुटुंबाला सर्वार्थानी संपन्न करण्यास समर्थ आहे. अर्थात हे होण्यासाठी दांपत्याचे व घरातील इतरांचे योगदान महत्त्वाचे आहे, भावी आईवडिलांकडून अपेक्षित प्रयत्नांमध्ये कसर राहणार नाही यासाठी प्रत्येकानेच दक्ष राहायला हवे. गर्भसंस्कारांच्या मदतीने घराघरात बुद्धिमान, संपन्न, हसरं बालक जन्माला आले तर भावी पिढी यशाच्या उत्तुंग शिखरापर्यंत पोचेल तो क्षण दूर नाही.

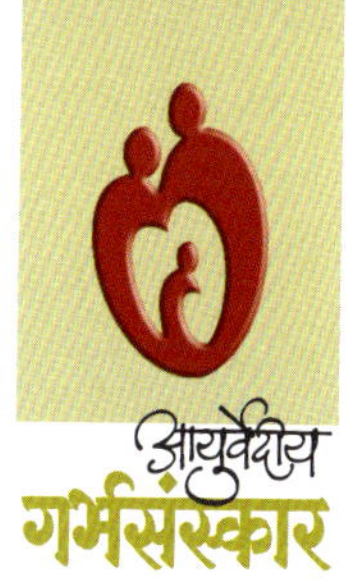

अनुक्रमणिका

पूर्वतयारी गर्भधारणेची...

काळजी गर्भवतीची...

जोपासना गर्भाची...

निगा बाळंतिणीची...

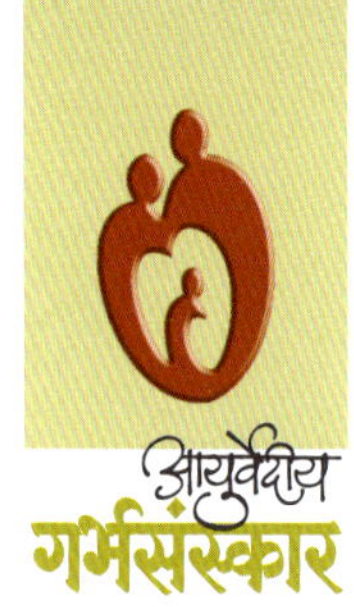

संगोपन बाळाचे...

परिशिष्टे

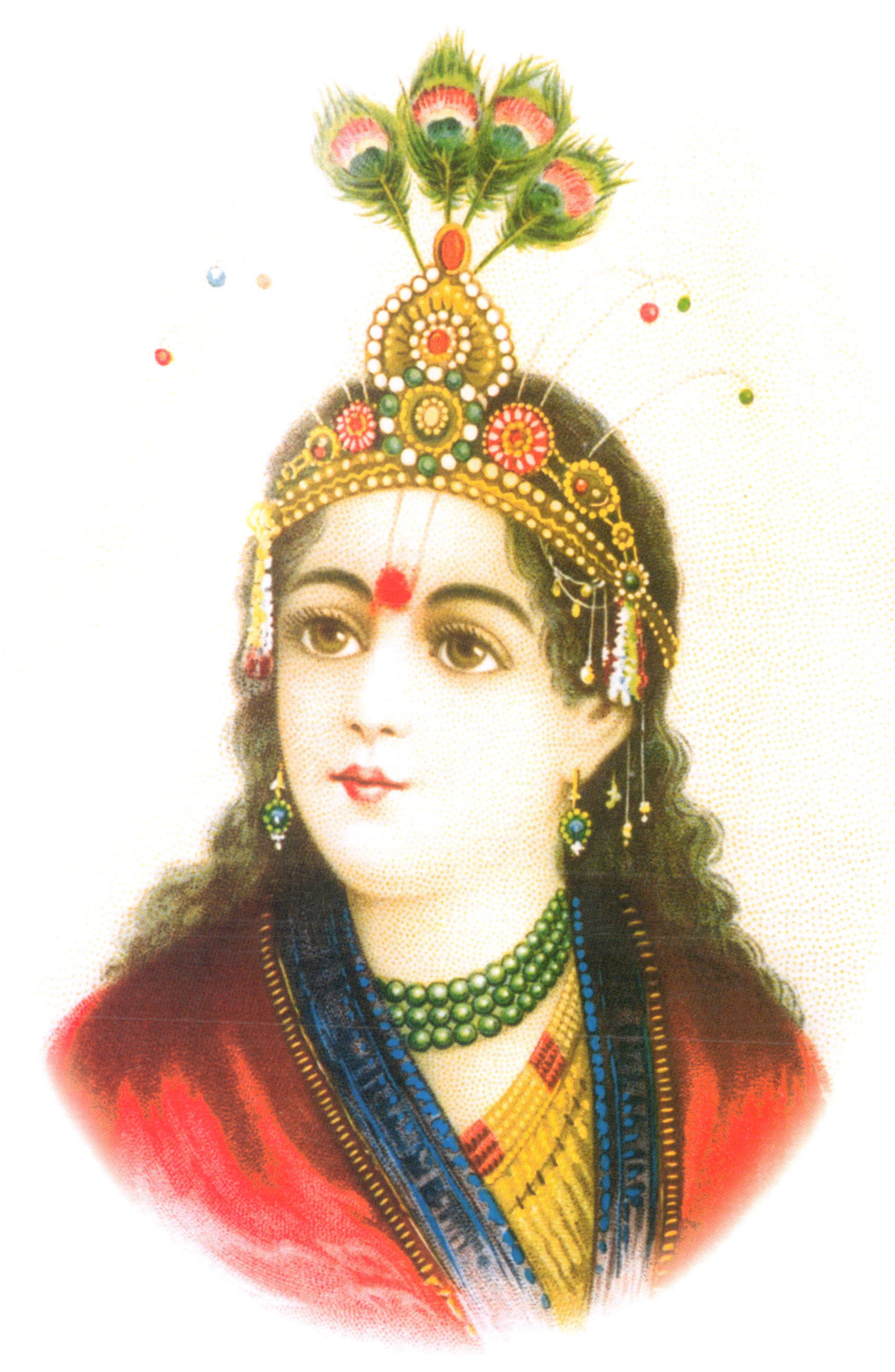

आयुर्वेदीय गर्भसंस्कार

आपल्या शयनगृहात लावण्यासाठी याची फ्रेम करता येईल.

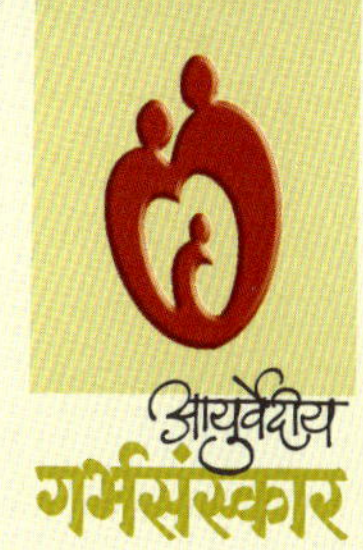

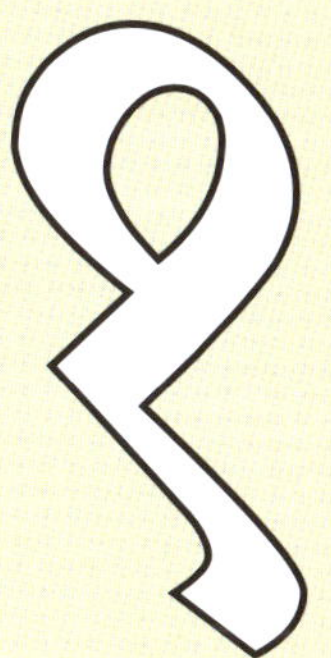

पूर्वतयारी गर्भधारणेची...

बुद्धिमान आणि आरोग्यसंपन्न भावी पिढी निर्माण होण्यासाठी गर्भसंस्कार जसे आवश्यक आहेत, तशीच गर्भधारणेचा निर्णय घेण्यापूर्वी त्यासाठीचे योग्य वय काय येथपासून पती-पत्नीने गर्भधारणेची मानसिक तयारी कशी करावी, बीजशुद्धी कशी करून घ्यावी, अशा अनेक अनुषंगिक विषयांची माहिती असणेही आवश्यक ठरते....

संस्कार जन्मजन्मांतरीचा

विश्वाची उत्पत्ती शून्यातून झाली. शून्य म्हटले की 'काही नाही' अशी भावना मनात येते; परंतु शून्यात पूर्ण समृद्धी असते, असे मानले जाते. कुठल्याही वस्तूची निर्मितीप्रक्रिया अतिशय महत्त्वाची असते. मनुष्याच्या बाबतीत तर ते अतिमहत्त्वाचे. कारण त्यावरच मानवाचे पुढील जीवन व सृजनाची प्रक्रिया अवलंबून असते. भारत हा शेतीप्रधान देश असला तरी सर्वसामान्य लोकांना शेती प्रक्रियेची काहीही माहिती नसते. शेतकरी जमिनीची प्रत पाहून, त्या क्षेत्राचे भौगोलिक स्वरूप म्हणजे पाऊस-पाणी वगैरे विचारात घेऊन, त्या ठिकाणी उपलब्ध होणारे मनुष्यबळ, वीज-पाणी यांचा विचार करून जमीन विकत घेतो. त्यानंतर करावी लागते जमिनीची मशागत. भाजणी, नांगरणी, मळणी वगैरे सर्व झाले की नंतर योग्य वेळी उत्कृष्ट आणि योग्य बीज पेरावे लागते. बीज अंकुरत असताना किंवा लहानसे इवलेसे रोपटे तयार होत असताना अतिशय काळजी घ्यावी लागतेच; परंतु अगदी लोंब्या भरून तयार झालेल्या शेताचीसुद्धा जपणूक करावी लागते.

आयुर्वेदातही असे सांगितले आहे,

ध्रुवं चतुर्णां सान्निध्यात्
गर्भः स्यात् विधिपूर्वकम् ।
ऋतुक्षेत्राम्बुबीजानां
साम्ग्रयात् अङ्कुरो यथा ॥ *...सुश्रुत शारीरस्थान*

ज्या प्रमाणे चांगले पीक येण्यासाठी योग्य ऋतू, मशागत केलेली जमीन, पुरेसे पाणी व संपन्न बीज या सर्व गोष्टी जुळून येणे आवश्यक असते त्या प्रमाणे उत्तम व संपन्न गर्भासाठी योग्य वेळ, निरोगी गर्भाशय व स्त्रीशरीर, गर्भाच्या विकासाला आवश्यक असणारे पोषण व संपन्न बीज या सर्व गोष्टींचा समन्वय आवश्यक असतो.

म्हणूनच प्राचीन काळापासून मानवाचे कल्याण इच्छिणाऱ्या आयुर्वेदशास्त्राने मनुष्याच्या उत्पत्तीचे सृजनकार्य कौशल्याने व काळजीपूर्वक करावे, असे सुचवून त्यासाठी एक संपूर्ण शास्त्र तयार केले. गर्भधारणेपूर्वी पती-पत्नींनी स्वतःच्या शारीरिक आरोग्यासाठी केलेली तयारी, योग्य गर्भधारणा व्हावी म्हणून केलेली उपाययोजना आणि गर्भ राहिल्यानंतर २८० दिवस घ्यावयाचे उपचार हे तर अतिशय महत्त्वाचे ठरतात. गर्भातील मूल स्वतःच्या पूर्वकर्म किंवा संचिताप्रमाणे (म्हणजेच पूर्वनियोजित प्रोग्रामप्रमाणे) जन्माला येणार असले तरी त्याचे शारीरिक पोषण मातेच्या रक्तामुळेच होते आणि त्याचे मन मातेशीच जोडलेले असते. आई काय बोलते, काय ऐकते, कसे वागते, काय खाते, काय पिते या सर्वांचाच गर्भावर परिणाम होत असतो. आणि मग स्वतःचे संचित, माता-पित्यांचे गुणदोष व गर्भारपणातील उपचार यांच्या एकत्रित परिणामातून मूल जन्माला येते.

निरोगी, सर्वगुणसंपन्न आणि उत्तम मानसिक व बौद्धिक क्षमता असणारी संतती उत्पन्न व्हावी यासाठी वेद-आयुर्वेदात विस्तृत माहिती दिलेली आहे.

गर्भ राहण्यासाठी स्त्रीबीज आणि पुरुषबीज यांचा संयोग आवश्यक आहे, हे जेवढे खरे तेवढेच त्या संयोगातून गर्भनिर्मिती होण्यासाठी जीवाचे, अर्थात चेतनत्वाचे अस्तित्व प्रस्थापित होणेही गरजेचे आहे हेही खरे.

गर्भस्तु खलु अन्तरिक्षवाय्वग्नितोयभूमिविकार श्चेतनाधिष्ठानभूतः । *...चरक शारीरस्थान*

अर्थात केवळ जड पंचमहाभूतांपासून सजीव गर्भ राहणे शक्य नाही, त्यासाठी चैतन्याचा सहभाग आवश्यक आहे. म्हणजेच गर्भधारणा झाली असे आपण जेव्हा म्हणतो तेव्हा स्त्री-

पुरुषाच्या शरीरातील भौतिक अंशाचे ते केवळ मीलन नसून त्यात चैतन्यत्वाचेही मीलन असते. चैतन्यत्व हे कोणत्याही जडबंधनात नसते, तर ते स्वतंत्रपणे स्वेच्छेने अंतर्भूत होते. गर्भधारणा ही एक नैसर्गिक चमत्कृती मानली जाते, ती यामुळेच.

चैतन्याच्या पाठोपाठ येते ते मन!

तत्र पूर्वं चेतनाधातुः सत्त्वकरणो गुणग्रहणाय प्रवर्तते ।

...चरक शारीरस्थान

म्हणजेच फलन (फर्टिलायझेशन) झाल्याच्या क्षणापासून गर्भ मनाने युक्त असतो आणि या मनावर पूर्वजन्मातील चांगल्या वाईट कर्मांचे संस्कार असतात. मागच्या जन्मातील सात्विक, राजसिक वा तामसिक आचरणाचा परिणाम गर्भाच्या मनावर कायम असतो. गर्भारपणाच्या नऊ महिन्यांच्या कालावधीसह जन्मापूर्वीचा सर्वच काळ पूर्वजन्म गणला जातो. आई-वडील, त्यांचे पूर्वज यांचे गुण आपल्यात गुणसुत्राच्या रूपाने येतातच. म्हणजे तुम्ही जन्मण्याआधीच जन्मलेले असता. हाच तो पूर्वजन्म. गुणसुत्राच्या साखळीमार्फत तुमची पुढची पिढी वाढते. म्हणजे तुम्ही तुमच्या वंशजांचा पूर्वजन्म!

गर्भाचे मन आपल्या आई-वडिलांच्या विशेषतः आईच्या मनाशी संबंधित असते, असे आयुर्वेदाने स्पष्ट केले आहे. चरकाचार्य म्हणतात,

सत्त्ववैशेष्यकराणि पुनस्तेषां तेषां
प्राणिनां मातृपितृसत्त्वान्यन्तर्वन्त्याः
श्रुतयश्चाभीक्ष्णं स्वोचितं च कर्म
सत्त्वविशेषाभ्यासश्चेति ॥ *...चरक शारीरस्थान*

गर्भाचे मन आपापल्या आई-वडिलांच्या मनाशी युक्त असते. गर्भवती स्त्री ज्या प्रकारच्या कथा-वार्ता ऐकेल, जे काही गीत-संगीत ऐकेल त्याच्या अनुसार बाळाचे मन घडत जाते. जे काही गर्भवती एकचित्त होऊन ऐकेल ते सर्व गर्भाच्या मनावर संस्कार करीत असते.

अर्थातच राजस, तामस वृत्ती दूर करून शुद्ध सात्विक व संपन्न मन, बुद्धीचे बालक हवे असेल, तर गर्भवतीने सात्विक, मनावर चांगले संस्कार घडविणाऱ्या गोष्टी ऐकायला हव्यात. कारण हुशारी, सर्वगुणसंपन्नता, धाडसीपणा, चांगले काय, वाईट काय हे समजण्याची नजर हे सर्व हवेहवेसे वाटणारे गुण सात्विकतेमध्ये आढळतात.

शारंगधर संहितेतही हेच सांगितले आहे.

गर्भोपपत्तौ तु मनः स्त्रिया यं
जन्तु व्रजेत् तदृशं प्रसूते । *...शारंगधर*

शूर, हुशार, सुंदर व निरोगी गर्भाची इच्छा असणाऱ्या गर्भिणीने गर्भावस्थेत तशा गुणांनी युक्त आदर्श व्यक्तींच्या कथा ऐकाव्यात, त्यांचे जीवनचरित्र वाचावे, त्यांच्याबद्दल विचार करावा.

महत्त्व ध्वनिसंस्काराचे

गर्भावरील आदर्श संस्कार 'ध्वनी'च्या माध्यमातून सर्वांत प्रभावीपणे होऊ शकतात. कारण मंत्र, संगीत असा कोणत्याही प्रकारचा ध्वनी आणि त्यातील अर्थ मन व बुद्धीने तर ग्रहण होतोच; परंतु ध्वनिलहरींची कंपने प्रत्यक्षपणे ही माता व गर्भ दोघांवरही परिणाम करतात. त्यामुळेच गर्भसंस्कारसंगीताचा उपयोग गर्भाचे आरोग्य, जन्माला येणाऱ्या बालकाचे व्यक्तिमत्त्व या दोहोंसाठी अतिशय चांगला होतो. माझ्या 'गर्भसंस्कार' या संगीतरचनेवर पुणे विद्यापीठाच्या सहकार्याने सुरू असलेल्या संशोधनाचे परिणाम अपेक्षेहूनही अधिक चांगले दिसून येत आहेत.

काळजीपूर्वक पाहिले तर रामायण-महाभारतासारख्या प्राचीन वाङ्मयातही 'गर्भसंस्कार' केले जात असत हे समजते. रामायणामध्ये श्रीराम जन्माच्या आधी 'पुत्रकामेष्टी यज्ञ' केल्याचे वर्णन सापडते. यज्ञातून प्रकट झालेल्या प्रत्यक्ष अग्निदेवांनी दशरथाला 'पायसदान' दिल्याचेही आपण ऐकतो. हे 'पायस' दुसरे तिसरे काही नसून संपन्न गर्भाच्या आकांक्षेने केलेल्या 'गर्भसंस्कारा'चाच एक भाग आहे. पायस म्हणजे एक प्रकारचे विशेष रसायन, जे यज्ञ प्रक्रियेतून तयार केले गेले. अन्नपचन करणाऱ्या मुख्य अग्नीला आयुर्वेदात जाठराग्नी किंवा वैश्वानर अग्नी म्हणून संबोधले जाते. अन्नाचे सप्तधातूत तसेच ओजशक्तीत रूपांतर होण्याची क्रिया या अग्नीच्या आधिपत्याखालीच होत असते. मुख्य अग्नी आणि इतर धात्वग्नी, भूताग्नी हेच

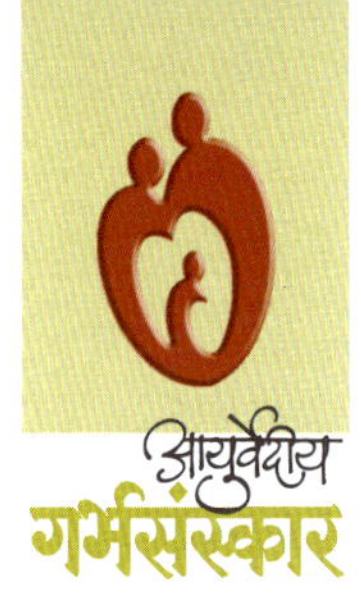

शरीरातील संप्रेरकांचेही कारक असतात. म्हणून या ठिकाणी अग्निदेवांकडून पायसदान घेतल्याचा आणि ते पायस दशरथाच्या तिन्ही राण्यांनी सेवन करण्याची कथा आलेली आहे. कौसल्येला लागलेले डोहाळे वज्रासन, वीरासन अशा आसनांचे होते. पुढे होणाऱ्या पुत्राच्या वीरतेचेच हे निदर्शक होते.

गर्भसंस्कार स्त्रीद्वारे गर्भापर्यंत पोचत असले तरी त्यामध्ये पतीचाही मोठा सहभाग असतो. गर्भारपणात पती-पत्नींचे एकमेकांकडे कायमच नीट लक्ष असावे. अशा अवस्थेत स्त्रियांच्या शरीरात सतत होत असणारे बदल लक्षात घेता पतीने तर अधिकच काळजीपूर्वक आपल्या पत्नीकडे लक्ष द्यावे. स्त्रीचे डोहाळे व्यवस्थित पुरवले नाहीत आणि गर्भारपणाचे नऊ महिने गर्भसंस्कार नीट प्रकारे झाले नाहीत तर, जन्मणारे मूल निरोगी होणे अवघड असते, हे श्रीरामांना ठाऊक होते. डोहाळे म्हणजे नुसती स्त्रीची इच्छा नाही, तर ती दोन जिवांची इच्छा असते. एक जीव सांगतो आणि दुसरा मागतो. म्हणूनच डोहाळ्यांच्या बाबतीत भारतीय संस्कृतीने योग्य ती संवेदनशीलता आणि सुसंस्कारी दृष्टी दाखविली आहे. पती-पत्नींना एकमेकांना पुरेसा वेळ देता यायला हवा, तसेच उभयतांतील संबंध अतिशय विश्वासाचे हवेत. श्रीराम व सीता यांचे नाते याला साजेसे होते. म्हणूनच सीतेनेही स्वतःचे डोहाळे मोकळेपणाने श्रीरामांना सांगितले. स्त्रीच्या गर्भारपणातील इच्छा या काही अंशी जन्मणाऱ्या मुलाचा स्वभाव, व्यक्तित्व, जीवनहेतू व जीवनकार्य म्हणजेच येणाऱ्या जिवाचा प्रोग्रॅमच जणू सुचवितात. सीतेला वाटत होते की, आपण वनविहार करावा आणि पाखरांसारखे रानावनात मुक्त स्वरांनी गात फिरावे... वनातील बासरीचा ध्वनी सतत कानात पडावा... गायीचे निरागस पाडस जवळ घ्यावे... त्याच्या निर्मळ डोळ्यांत पाहत त्याला चारा भरवावा... डोक्यावर एक आणि कंबरेवर एक घट घेऊन वल्कलांचे वस्त्र नेसून नदीवर पाणी भरण्यासाठी जावे.... या डोहाळ्यांचा अर्थ स्पष्ट आहे. वनात जाऊन आश्रमीय वातावरणात अत्यंत साधे नैसर्गिक जीवन जगण्याची सीतेची इच्छा दिसते. गर्भारपणातील मानसिक व शारीरिक इच्छा यांतील फरकही या ठिकाणी लक्षात घेणे आवश्यक आहे.

महाभारतातही सुभद्रेच्या पोटात असताना, अभिमन्यूने श्रीकृष्णांकडून चक्रव्यूहाचा भेद कसा करायचा हे शिकल्याची कथा सर्वांनीच ऐकलेली आहे.

नऊ महिने गर्भवाढीबरोबर प्रत्येक महिन्याला खावे काय, करावे काय हे आयुर्वेदाने सांगितलेले आहे. त्याचबरोबर गर्भ प्रत्येक महिन्याला कसा वाढत जातो, त्यांच्या आवश्यकता काय असतात, विकृती कशा येऊ शकतात, त्या टाळण्यासाठी कोणती काळजी घ्यावी, कोणते उपचार करावे, कोणत्या देवतांच्या प्रार्थना कराव्यात, कोणते मंत्र गावेत, याचेही मार्गदर्शन आयुर्वेदाने केलेले आहे.

हुशार, निरोगी व संस्कारसंपन्न मूल सर्वांनाच हवे असते; पण त्यासाठी तयारी करता येते याची कल्पना फार लोकांना नसते. शिवाय, तयारी करायची म्हटले तरी, नेमके काय करायचे, याचीही माहिती नसते. त्यातच आजच्या बदललेल्या परिस्थितीत माणसाला स्वतःकरता वेळ काढणे दिवसेंदिवस अवघड होत चालले आहे. मूल झाल्यावर त्याच्यासाठी वेळ काढणे भाग असतेच; पण गर्भ अस्तित्वात येण्यापूर्वी त्याच्या स्वागतासाठी सुनियोजित पूर्वतयारी करण्याच्या दृष्टीने दांपत्याने थोडा वेळ काढला, तर त्याचा मुलाला अप्रतिम फायदा होऊ शकतो. संपन्न व निरोगी बालक जन्माला येण्यासाठी काय करावे हे आपल्या शास्त्राने हजारो वर्षांपूर्वीच सांगितले आहे.

आज वाढती लोकसंख्या, भौतिक जगतात वेगाने होत असलेली प्रगती, परिणामतः वाढती स्पर्धा, यांना समर्थपणे सामोरे जायचे असेल, तर बुद्धिमान व संपन्न पिढीची नितांत आवश्यकता आहे आणि ही प्रगती उन्नतीच्या दिशेकडेच व्हावी अशी खात्री हवी असेल, तर या नव्या पिढीवर संस्कारही चांगलेच व्हायला हवेत. त्यासाठी 'गर्भसंस्कार' हा एकमेव पर्याय आहे!

'पिंडी ते ब्रह्मांडी' या न्यायानुसार शरीरातील विविध शक्तिकेंद्रे ही निसर्गातील विविध वैश्विक तत्त्वांचे प्रतिनिधित्व करणारी असतात, तसेच त्यांच्याशी संलग्न असतात. शरीरातील शक्तिकेंद्र आणि वैश्विक तत्त्व यामध्ये

सुसंवाद प्रस्थापित होण्यासाठी आपल्या भारतीय शास्त्रांत मार्गदर्शन केलेले आहे. उदा. विशिष्ट मंत्र म्हणण्याने किंवा ऐकल्याने शरीरातील विशिष्ट शक्तिकेंद्र जागृत करता येते व त्याद्वारा वैश्विक तत्त्वापर्यंत पोहेचता येते. ही संकल्पना समजण्यासाठी व्यवहारातील एक उदाहरण घेता येईल. संगणकाच्या विश्वात एक 'मास्टर कंट्रोल प्रोग्रॅम' असतो, ज्याच्याशी अनेक सर्व्हर जोडलेले असतात आणि या सर्व्हर द्वारा नियंत्रित केलेल्या आपल्या संगणकामध्ये निरनिराळे 'ॲप्स' असतात. ही 'ॲप्स'म्हणजे आपल्या शरीरातील 'शक्तिकेंद्रे' असे मानले तर ती ॲक्टिव्हेट होण्यासाठी 'सर्व्हर'शी म्हणजेच वैश्विक तत्त्वांशी जोडली गेली पाहिजेत आणि अशा सर्व सर्व्हरना मुख्य 'मास्टर कंट्रोल प्रोग्रॅम' म्हणजेच 'परमात्मा' याच्याशी संबंद्ध असायला हवे. ही संपूर्ण साखळी पूर्ण होण्यासाठी कधी व कोणत्या प्रार्थना कराव्यात, कोणते वेदमंत्र ऐकावेत, कोणत्या देवतेची उपासना करावी याचे मार्गदर्शन वेदांमध्ये तसेच आयुर्वेदात केलेले आहे.

- **आईची जीवनशैली, स्वतःचे संचित, आई-वडिलांचे गुणदोष आणि गर्भारपणातील उपचार यांच्या एकत्रित परिणामातून मूल जन्माला येते.**
- **आदर्श गर्भसंस्कार ध्वनीच्या माध्यमातून अधिक प्रभावीपणे होऊ शकतात.**
- **हुशार, निरोगी आणि संस्कारसंपन्न मूल हवे असेल, तर त्यासाठी आई-वडिलांना थोडा वेळ काढावा लागतोच.**
- **गर्भसंस्कार स्त्रीद्वारे गर्भापर्यंत पोचत असले तरी त्यामध्ये पतीचाही मोठा सहभाग असतो.**
- **बुद्धिमान, संपन्न आणि प्रगत पिढी निर्माण होण्यासाठी 'गर्भसंस्कार' हा एकमेव पर्याय आहे!**

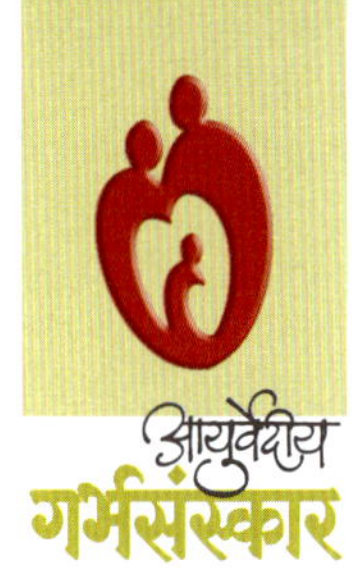

शुद्ध बीजापोटी...

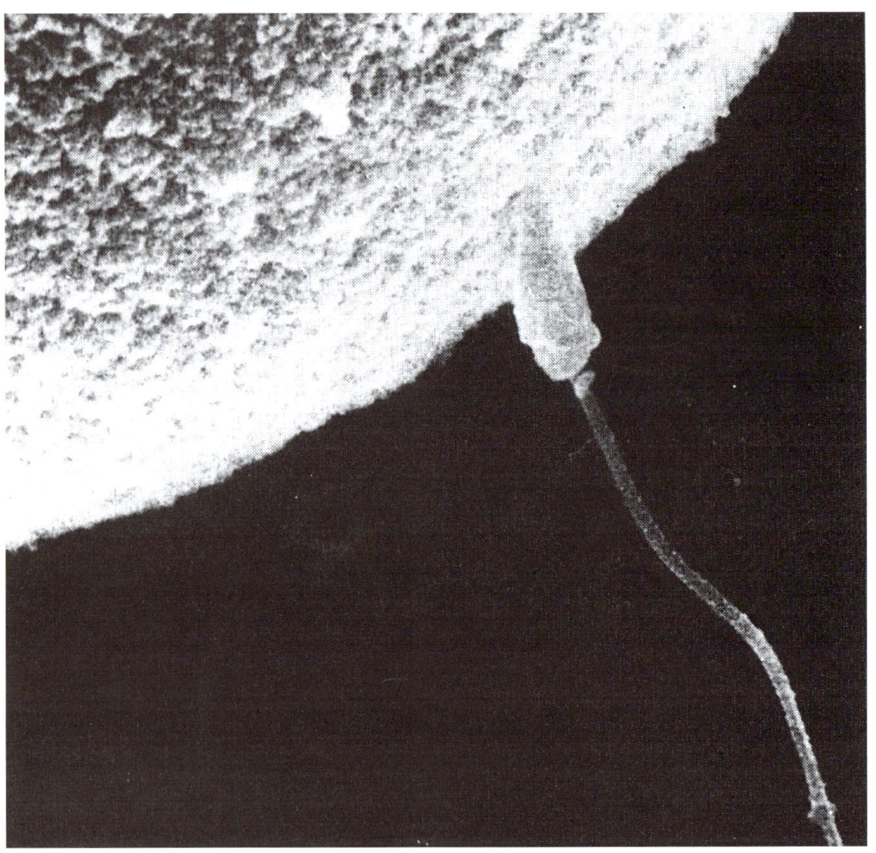

आरोग्यपूर्ण गर्भाच्या स्थापनेकरता गर्भाशय आणि त्यातील बीजांड व पुरुषबीज अर्थात शुक्राणू याला विशेष महत्त्व द्यावे लागते. गर्भधारणेत सर्वांत महत्त्वपूर्ण असतो तो पुरुष व स्त्री बीज यांचा संगम. स्त्री बीज आणि पुरुष बीज हे स्त्री व पुरुषाचे साररूपच असते. जर दोघांचेही शारीरिक, मानसिक व आध्यात्मिक आरोग्य चांगले असेल तर त्यांना होणारी संतती ही तशीच स्वस्थ व निरोगी होऊ शकेल याबद्दल शंकाच नसावी.

त्यामुळेच आयुर्वेदात गर्भनिर्मितीच्या आधी भावी आई-वडिलांची, त्यातही स्त्रीची विशेष काळजी घ्यायला सांगितले आहे. पुरुष जरी गर्भाचा मुख्य कारक असला तरी स्त्री त्या गर्भाला नऊ महिने आपल्या शरीरात धारण करते, त्याचे पोषण करते. 'रक्ताचे नाते' हा वाक्प्रचार आई व गर्भ या नात्यामुळेच रूढ झालेला असावा. कारण आई नाळेद्वारे स्वतः च्या रक्ताने गर्भाचे पोषण करून त्याला आकार देत असते. याशिवाय बालकाच्या आयुष्याच्या सुरुवातीच्या काळात आई एक मोठा आधारस्तंभ असतो. पुढेही मुलाला संस्कारित करणे, त्याच्या खाण्या-पिण्याची काळजी घेणे, मुलाच्या आरोग्याविषयी

जागरूक राहणे, अभ्यास घेणे आदी मुलाच्या जडणघडणीशी संबंधित बाबींमध्येही स्त्रीचीच भूमिका महत्त्वाची असते.

बाळाचे संगोपन करण्यात आई-वडिलांना मिळणारा आनंद व समाधान बालकामध्ये काही जन्मजात वैगुण्य असले तर मात्र हरवून जातो. त्यामुळेच आयुर्वेदाने उत्तम, सर्वगुणसंपन्न संततीसाठी अगदी सुरुवातीपासून बारीक सारीक गोष्टींचा व्यापक विचार केलेला आहे.

गर्भधारणेसाठी योग्य वय

सर्वसाधारणपणे तेराव्या वर्षी मुलींमध्ये रजोप्रवृत्ती आणि सोळाव्या वर्षी मुलांमध्ये शुक्रप्रवृत्ती होते; मात्र त्यांना धातुसंपन्न व्हायला आणि त्यांचे बीज सारवान, वीर्यवान व्हायला आणखी काही कालावधी जावा लागतो. त्यामुळे संतती होण्यासाठी योग्य वयाची मर्यादाही आयुर्वेदाने सांगितलेली आहे.

भारतीय वर्णाश्रमाप्रमाणे पहिला आश्रम ब्रह्मचर्याश्रम. म्हणजे वयाच्या पंचविसाव्या वर्षापर्यंत विद्याध्ययन पूर्ण करणे. त्यानंतर लग्न करून गृहस्थाश्रमाची सुरुवात होते.

तस्यां षोडषवर्षायां पञ्चविंशतिवर्षः पुरुषः पुत्रार्थं प्रयतेत।
तदा हि तौ प्राप्तवीर्यौ वीर्यान्वितम् अपत्यं जनयतः ॥

...अष्टांगसंग्रह शारीरस्थान

(या श्लोकाचा अर्थ असा - पुरुषाच्या वयाला २५ वर्षे आणि स्त्रीच्या वयाला १६ वर्षे पूर्ण झाली की ते संततीप्राप्तीसाठी सक्षम होतात आणि वीर्यवान अपत्याला जन्म देऊ शकतात.)

अलीकडे लग्नाच्या वेळी मुली किमान २२-२३ वर्षांच्या असतात. त्यामुळे लग्नानंतर सर्वसाधारणपणे वर्षा-दीडवर्षात गर्भधारणा होणे चांगले.

गर्भधारणेच्या वेळी जास्तीत जास्त वय किती असावे, हे पाहणेही महत्त्वाचे आहे. पुरुषाच्या बाबतीत वयाचा विचार करता अगोदरपासून वीर्यरक्षणासाठी प्रयत्न केलेले असल्यास ६५-७० वयापर्यंतही पुरुष गर्भाधान करण्यास सक्षम असू शकतो; मात्र पंचाहत्तरीनंतर पुरुषाला मैथुन वर्ज्य सांगितले आहे. स्त्रीच्या बाबतीत संपन्न बीजाबरोबरच, प्रसूतीसाठी आवश्यक लवचिकता, गर्भाशयाची ताकद व एकंदर शरीरशक्ती यांच्याही संपन्नतेची आवश्यकता असल्याने साधारणतः ३५ वर्षांनंतर गर्भधारणा न होऊ देणेच श्रेयस्कर समजावे. त्यानंतर अपत्य हवे असल्यास सुरुवातीपासूनच आयुर्वेदिक उपचारांची मदत घ्यावी.

स्त्री व पुरुषाच्या वयाचा उल्लेख करतानाही प्रत्येक वेळेला पुरुषापेक्षा स्त्री लहान असावी असेच सांगितलेले आहे. 'विशेषात् च वयोवर्णवृद्धां' म्हणजेच स्त्रीचे वय पुरुषापेक्षा अधिक असणे विवाहासाठी, पर्यायाने गर्भाधानासाठी अयोग्य होय.

अशा, योग्य वयात आलेल्या मुला-मुलीचे लग्न करताना आयुर्वेदशास्त्र गोत्राचाही आवर्जून विचार करते.

अतुल्यगोत्रस्य रजःक्षयान्ते रहोविसृष्टम् । *...चरक शारीरस्थान*

अर्थात स्त्री व पुरुष हे वेगवेगळ्या गोत्रातील असावेत हे चरकाचार्य अगदी सुरुवातीला सांगतात. एका विशिष्ट घराण्यात गुणसुत्रांची ठेवण एकसारखी असल्याने समान गुणसुत्राचे एकत्रीकरण योग्य प्रकारे होऊ न शकल्याने वैगुण्य उत्पन्न होऊ शकते. म्हणजे एका गोत्रात, एवढेच नव्हे तर त्यांच्या उपविभागातही (प्रवर), लग्न करणे निरोगी व उत्तम संततीसाठी इष्ट नाही. आज आधुनिक तंत्रज्ञानानेही हे सिद्ध झालेले आहे की, एकाच परिवारात झालेल्या लग्नापासून होणाऱ्या मुलांमध्ये चुकीच्या गुणसुत्राच्या एकत्रीकरणामुळे बऱ्याच प्रमाणात वैगुण्य आढळते.

'अन्ययोनी' म्हणजे भिन्न प्रकृती, भिन्न स्वभावाच्या स्त्री-पुरुषांनी विवाह वा मैथुन करू नये, असे सांगितलेले आहे. मग गर्भाधान तर वर्ज्यच समजायला हवे. तरीही असा भिन्न प्रकृती विवाह असल्यास गर्भाधानापूर्वी आयुर्वेदोक्त संपूर्ण शुद्धी व संस्कार अवश्य करावे.

थोडक्यात, योग्य वय, असमान गोत्र, जुळणारे स्वभाव, एकमेकांविषयी आपुलकी आणि उत्तम धातुसंपन्नता असणारे स्त्री व पुरुष गर्भधारणेस सक्षम होत.

मानसिक तयारी

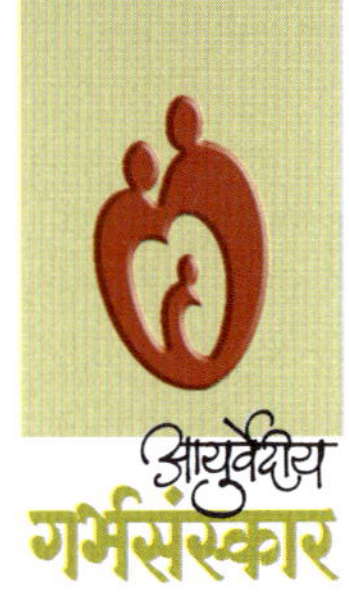

स्त्री व पुरुष 'स्वेच्छेने' म्हणजे ठरवून पूर्वतयारी करतील तेव्हाच गर्भ राहणे आयुर्वेदाला अपेक्षित आहे. अनियोजित गर्भधारणा किंवा चुकून झालेली गर्भधारणा आयुर्वेदाला संमत नाही. त्यामुळे खरोखरीच स्त्री व पुरुष हे शारीरिक, मानसिकदृष्ट्या अपत्याकरता तयार असतील तेव्हाच गर्भधारणेकरता प्रवृत्त व्हावे.

शुक्रशोणित जीव संयोगे तु खलु
कुक्षिगते गर्भसंज्ञा भवति । *...चरक शारीरस्थान*

या ठिकाणी चरकाचार्यांनी कुक्षी हा शब्द गर्भाशय या अर्थाने वापरला आहे. शुक्र अर्थात पुरुषाचा शुक्राणू, शोणित अर्थात स्त्रीचे बीजांड व जीव या तिघांचा संयोग जेव्हा होतो तेव्हा त्याला 'गर्भ' संज्ञा मिळते.

शुक्राणू आणि बीजांड हे नवीन जीव आकाराला आणण्यास समर्थ असतात. अर्थातच पुरुष व स्त्रीच्या सर्व गुणधर्मांनी ते युक्त असतात. दोघांची शारीरिक, मानसिक व आत्मिक स्थिती या सूक्ष्म बीजांमध्ये व्यक्त झालेली असते. त्यावरच गर्भाची मूळची जडणघडण, (ज्याला आयुर्वेद शास्त्र 'प्रकृती' म्हणते ती) ठरत असते. आपण व्यवहारातही 'मूळ प्रकृती ठणठणीत आहे' किंवा 'जरा बेताची आहे' असे म्हणतो. ती ही प्रकृती खरोखरच गर्भाचे अस्तित्व ज्या क्षणाला सुरू होते तेव्हाच ठरत असते. गर्भाला कारणीभूत स्त्री बीज, पुरुष बीज आणि जीव जितके निरोगी, संपन्न आणि उत्तम स्थितीत असतील तितकी आकाराला येणाऱ्या बाळाची प्रकृती उत्तम होते.

याउलट स्त्री आणि पुरुषामध्ये कोणत्याही प्रकारची अशक्तता असेल, काही वैगुण्य असेल तर ते त्यांच्या बीजांना अशक्त करेल, प्रभावहीन करेल अर्थात यामुळे बाळाची प्रकृती आदर्श होणार नाही.

शुद्ध बीज

बीजकोषातून बाहेर येणारे बीजांड अर्थात स्त्री बीज ज्यामध्ये असते ते आर्तव आणि ज्यामध्ये शुक्राणू अर्थात पुरुष बीज उपस्थित असतात ते वीर्य कसे असावे हेही आयुर्वेदात सांगितले आहे.

शुद्ध आर्तव कसे असावे हे सांगताना माधवनिदानात म्हटले आहे,

मासान्निष्पिच्छदाहार्ति पञ्चरात्रानुबन्धि च ।
नैवातिबहुलात्यल्पमार्तवं शुद्धमादिशेत् ॥
शशासृक् प्रतिमं यच्च यद्वा लाक्षारसोपमम् ।
तदार्तवं प्रशंसन्ति यच्चाप्सु न विरज्यते ॥ *...माधवनिदान*

जे आर्तव (पाळीतील रक्तस्राव) दर २८ दिवसांनी येते, चार-पाच दिवस टिकते, ज्याच्यात कोणत्याही प्रकारचा चिकटपणा किंवा गाठी नसतात, जळजळ होत नाही किंवा जे बाहेर पडताना वेदना होत नाहीत, असे आर्तव शुद्ध समजावे, तसेच अत्याधिक किंवा अल्प नसणारे परंतु गर्भाशयाची शुद्धी करणारे आर्तव शुद्ध समजावे. आर्तवाचा रंग लाल असावा व सुती कपड्यावरचा त्याचा डाग पाण्याने धुतल्यास समूळ निघून जाणारा असावा.

अशा प्रकारचे शुद्ध आर्तव गर्भधारणेसाठी उत्तम समजावे. याखेरीज वेगळी अशी काहीही लक्षणे असल्यास ती विकृती समजावी व त्यासाठी त्वरित योग्य उपचार करावेत. बऱ्याच वेळा स्त्रिया एखाद-दोन दिवस थोडासा रक्तस्राव झाला, रक्ताचा रंग काळा वा फिकट असला, रक्तात चिकटपणा किंवा गाठी असल्या तरी हे स्वाभाविक आहे, असे समजून पाळी व्यवस्थित चालू असल्याचा समज करून घेतात. पाळीच्या रक्ताला असणारा चिकटपणा किंवा पाळी व्यतिरिक्त अंगावर जाणारे पांढरे किंवा लाल पाणी याद्वारे शरीरातील हाडे तसेच मज्जा यांना बळकट करणाऱ्या शक्तीचा आणि शुक्रधातूचा व्यय होत असतो. म्हणून त्यावर लक्ष ठेवणे आवश्यक आहे. व्यवस्थित पाळी (मासिकधर्म) म्हणजे काय हा आयुर्वेदातील विषय याठिकाणी समजून घेण्यासारखा आहे.

वात-पित्त-कफ दोषांच्या असंतुलनामुळे आर्तवात दोष उत्पन्न होतो. बिघडलेल्या आर्तवाची लक्षणे खालीलप्रमाणे असतात,

वातदूषित आर्तव	- अल्पमात्रेत, वेदनासहित व काळसर वर्णाचे.
पित्तदूषित आर्तव	- प्रमाणात अधिक, दुर्गंधीयुक्त व सदाह

कफदूषित आर्तव - चिकट, बुळबुळीत,
त्रिदोषांनी दूषित आर्तव - अल्प प्रमाणात, वेदनासहित, दुर्गंधीयुक्त व गाठींनी युक्त

असे दूषित आर्तव गर्भधारणेस समर्थ नसते. अशाही परिस्थितीत गर्भधारणा झालीच तर गर्भ अशक्त राहू शकतो किंवा अकाली गर्भपातही होऊ शकतो.

शुद्ध शुक्राची लक्षणे खालील प्रकारे सांगितली आहेत.

तत्सौम्यं स्निग्धं गुरु शुक्लं मधुगन्धि मधुरं पिच्छिलं बहु बहलं घृततैलक्षौद्रान्यतमवर्णं च शुक्रं गर्भाधानयोग्यं भवति । *...अष्टांगसंग्रह शारीरस्थान*

जे शुक्र सौम्य, स्निग्ध, घट्ट, पांढऱ्या रंगाचे, मधासारखा वास असणारे, मधुर, पिच्छिल (बुळबुळीत), मात्रेत अधिक, तूप, तेल किंवा मधाच्या वर्णाचे असते ते गर्भधारणेस योग्य समजावे.

बिघडलेल्या शुक्राची लक्षणे खालीलप्रमाणे होत,

वातदूषित शुक्र - फेसयुक्त, मात्रेने अल्प व पातळ असते, उशिरा स्खलित होते व स्खलताना वेदना होतात.

पित्तदूषित शुक्र - स्खलताना जळजळ होते, हवा तेवढा चिकटपणा नसणारे व पिवळसर रंगाचे असते.

कफदूषित शुक्र - फार जास्त मात्रेत, खूप जड व खूप घट्ट असते.

त्रिदोषांनी दूषित शुक्र - मात्रेने कमी, दुर्गंधीयुक्त, पूययुक्त व गाठींनी युक्त असते.

अशा दूषित शुक्रामुळे गर्भ मुळात राहणेच अवघड असते. समजा राहिला तरी खालील समस्या उत्पन्न होऊ शकतात.

शुक्रस्य दोषात् क्लैब्यमहर्षणम् ।
रोगि वा क्लीबमल्पायुः विरूपं वा अपत्यं प्रजायते।
न चास्य जायते गर्भः पतति प्रस्त्रवत्यपि ।
दुष्टं शुक्रं हि नरं सापत्यं सदारं बाधते नरम् ॥

...चरक सूत्रस्थान

दोषयुक्त शुक्रामुळे होणारे मूल अल्पायुषी, अशक्त व कुरूप होऊ शकते. बहुधा गर्भ राहतच नाही व राहिला तरी अकाली पडून जातो. दुष्ट शुक्र हे स्वतः पुरुषाला, अपत्याला व स्त्रीलाही त्रासदायक ठरते.

म्हणून उत्तम संतती हवी असल्यास स्त्री बीज व पुरुष बीज उत्तम अवस्थेत आहेत, याची खात्री करून घ्यावी, तसेच काही दोष असल्यास प्रथम त्याचे निराकरण करून मगच गर्भधारणेस प्रवृत्त व्हावे.

सध्याच्या चाचण्यांत 'स्पर्म काऊंट' वगैरेसारख्या चाचण्यांच्या आधारे पुरुष-स्त्री बीजांच्या संपन्नतेची चाचणी करता येते.

प्रत्यक्षात बाळ हवे असणाऱ्या जोडप्यांकडून अनेकदा असा अनुभव येतो, की त्यांना बाळ हवे म्हणजे लगेच, ताबडतोब हवे असते; परंतु अशी घाई करणे बाळासाठी चांगले नाही. बाळ सगळ्यांनाच हवेहवेसे वाटते; पण घाईपोटी नंतर बाळ आणि आई दोघांच्याही आरोग्याचे नुकसान होऊ शकते.

बाळाला घडविण्यात स्त्रीचा मोठा सहभाग असतो. त्यामुळे स्त्रीने पाळी नियमित म्हणजे २८-२९ दिवसांनी चार-पाच दिवसांसाठी येते आहे याकडे लक्ष असू द्यावे. पाळीच्या वेळेला गाठी पडणे, पोटात दुखणे; मागे पाहिल्याप्रमाणे आर्तव दूषित झाल्याने होणारी लक्षणे दिसत नाहीत याकडे लक्ष ठेवावे. पांढरे अंगावर जात असल्यास त्यावर वेळीच उपचार करावेत. वारंवार मूत्रमार्गाला इन्फेक्शन अर्थात लघवीच्या ठिकाणी आग, खाज वगैरे होत असल्यास त्यावर वेळीच उपाययोजना करावी. याखेरीज हॉर्मोनच्या असंतुलनाची कोणतीही लक्षणे किंवा त्रास असेल उदा. थायरॉईडचे काम व्यवस्थित होत नसल्यास, बीजकोषातून (ओव्हरी) बीजांड येत नसल्यास, एकाएकी वजन वाढल्यास; एकाएकी चेहऱ्यावर लव वाढल्यास, स्तनांमध्ये जडपणा किंवा वेदना होत असल्यास वा यासारखी कोणतीही अस्वास्थ्यकर लक्षणे दिसत असल्यास

प्रथम त्यावर योग्य उपाययोजना करावी.

आजकाल बहुतांशी लोकांमध्ये रोग असला की, तो केवळ नियंत्रणाखाली ठेवला म्हणजे काम झाले असा समज, खरे तर गैरसमज, आढळतो; पण असे करण्याने, (त्रास समजला नाही तरी) शरीराचे नुकसान होतच असते. खरं तर ही गोष्ट कुणासाठीच चांगली नाही. बाळ हवे असणाऱ्या स्त्री-पुरुषांनी स्वतःची वा एकमेकांची अशी फसवणूक केली, तर त्याचे परिणाम बाळाला पुढे आयुष्यभर भोगावे लागतात. त्यामुळे स्त्री काय किंवा पुरुष काय, दोघांनीही प्रकृतीचा विचार करावा. काही रोग असलाच तर रोग बरा करणारी उपाययोजना आखावी.

याच तत्त्वाच्या आधारे अनुवंशिक रोगांचाही प्रतिबंध करता येणे शक्य आहे. बाळ हवे असणाऱ्या स्त्री-पुरुषांच्या घरी दमा, त्वचारोग, प्रमेह, मानसिक विकार किंवा फीट येणे वगैरे मेंदूचे विकार असतील, तर हे त्रास आपल्या बाळापर्यंत पोचू नयेत यासाठी स्त्री-पुरुषांनी गर्भधारणेला प्रवृत्त होण्यापूर्वीच काळजी घ्यायला हवी. गर्भधारणेनंतरही आईने बाळाच्या जन्मापर्यंत योग्य उपचार चालू ठेवायला हवेत. त्याचा बाळाला पुढे आयुष्यभर उपयोग होतो.

थोरल्या भावंडाला काही त्रास असला तर तो पुढच्या बाळाला येऊ नये यासाठीही काही विशेष उपाययोजना करता येते. त्याचा उत्तम उपयोगही होतो. उदा. थोरल्या भावंडाला बालपणापासून दम्याचा त्रास असल्यास, पुढच्या गरोदरपणात गर्भवतीला श्वसनसंस्थेतील दोष दूर करणारी औषधे (उदा. सितोपलादि चूर्ण वगैरे) दिल्यास होणाऱ्या बाळाला जन्मजात दम्याचा त्रास असण्याची शक्यता कमी करता येते.

- **स्त्रीचे वय पुरुषापेक्षा अधिक असणे विवाहासाठी पर्यायाने गर्भधानासाठी अयोग्य होय.**
- **आरोग्यसंपन्न, धातुसंपन्न आणि सारवान स्त्री-पुरुषांनी गर्भधारणेसाठी प्रयत्न करावेत.**
- **अनियोजित गर्भधारणा किंवा चुकून झालेली गर्भधारणा आयुर्वेदाला संमत नाही.**
- **उत्तम गर्भधारणेसाठी स्त्रीचे आर्तव शुद्ध असणे अत्यंत गरजेचे असते.**
- **दोषयुक्त शुक्रामुळे होणारे मूल अल्पायुषी, अशक्त आणि कुरूप होऊ शकते.**

बीजसंस्कार!

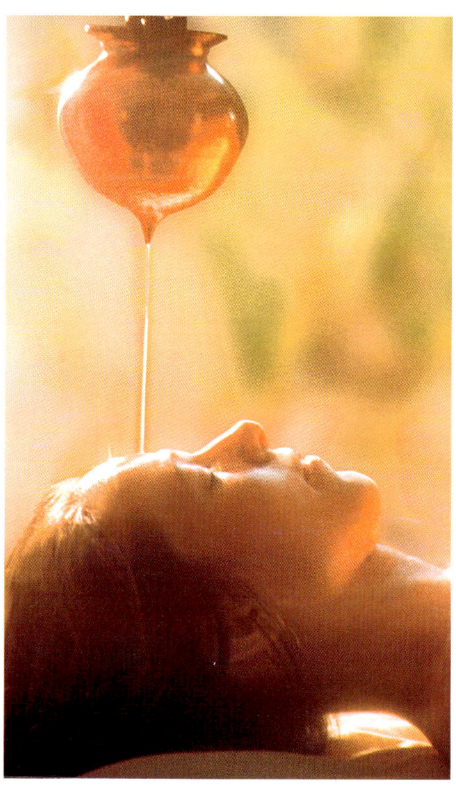

गर्भधारणेची पहिली पायरी म्हणजे 'शरीरशुद्धी'! आकाश व वायू तत्त्वांची शुद्धी म्हणजेच वातदोष संतुलन बस्तीद्वारे करतात. वायू व जल या महाभुतांची शुद्धी म्हणजेच पित्तदोष संतुलन विरेचनाद्वारे करतात. जल व पृथ्वी या महाभुतांच्या शुद्धीसाठी म्हणजेच कफदोष संतुलनासाठी वमन सुचवले जाते.

अशा उपचारांबद्दल आयुर्वेदात म्हटलेले आहे,

सर्वेषु च शुक्रार्तवदोषेषु स्त्रीपुंसौ स्नेहादिकर्मभिर्विशेषेण चोत्तरबस्तिभिः पुनः पुनरुपाचरेत् । *...अष्टांग संग्रह शारीरस्थान*

सर्व प्रकारच्या शुक्र व आर्तवदोषांमध्ये स्नेहन, स्वेदन, वमन, विरेचन, बस्तीकर्माने तसेच, विशेषतः अनेक वेळा उत्तरबस्ती करण्याने लाभ होतो.

पंचकर्मातून शरीरशुद्धी

प्रत्येकालाच या सर्व प्रकारच्या शुद्धींची गरज असेलच असे नाही. प्रकृतीनुरूप व असंतुलनानुसार आवश्यक ते उपचार केल्यास त्रिदोषांचे संतुलन करण्यास समर्थ असणारे विरेचन-बस्ती हे उपचार याकामी उत्तम लाभ देताना दिसतात.

याठिकाणी विरेचन म्हणजे नुसते पोट साफ होणे किंवा बस्ती म्हणजे एनिमा एवढाच अर्थ नाही तर आयुर्वेदिक पद्धतीने तयार केलेले व वनस्पतींनी सिद्ध केलेले तूप प्रकृती, वय, शरीरशक्तीचा विचार करून किमान तीन दिवस घेतात. शरीरातील अशुद्धता मोकळी होण्यासाठी शास्त्रोक्त अभ्यंग मसाज अर्थात बाह्य स्नेहन व बाष्पस्वेदन घेतात. बऱ्याच वेळा नुसत्या तेलाने मसाज, शिरोधारा वगैरे वरवरचे उपचार करून घेतले जातात व त्यालाच पंचकर्म म्हणून समाधान मानले जाते; मात्र खऱ्या अर्थाने शरीरशुद्धी हवी असेल, तर अशा प्रकारे स्नेहन, स्वेदन करून विधिपूर्वक विरेचन, बस्ती करायला हवेत. त्याचबरोबर मेरुदंडामध्ये शक्तिसंचार करून मेरुदंडाची लवचिकता व ताकद वाढविणारा 'कुंडलिनी मसाज' घ्यावा. मूत्रसंस्था, प्रजननसंस्था या ठिकाणचा जंतुसंसर्ग दूर व्हावा, बीजाशयावर सिस्ट, अनियमित पाळी वगैरे दोष दूर होऊन गर्भधारणेला मदत मिळावी, गर्भाशयाची ताकद वाढावी म्हणून उत्तरधूप, उत्तरबस्ती वगैरे उपचार तज्ज्ञ देखरेखीखाली केले तर फारच चांगले.

हे सर्व कोणत्याही प्रकारची तडजोड न करता व्यवस्थित करण्यासाठी दोन-तीन

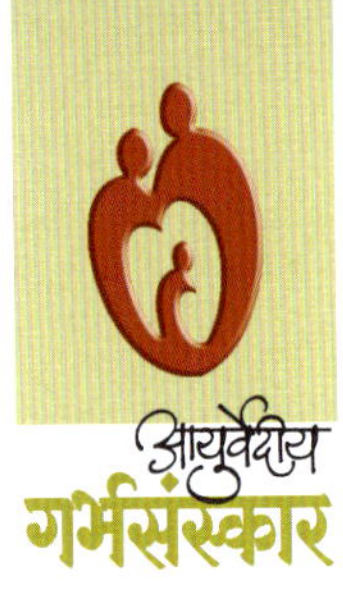

आठवड्यांचा अवधी लागतो. शास्त्रशुद्ध शरीरशुद्धीसाठी एवढा वेळ लागणे अनिवार्य आहे.

शरीरशुद्धीने बीजातले दोष तर दूर होतातच; पण त्याचा आणखी एक फायदा होतो. बीजाची ताकद वाढविण्यासाठी, बीजाला वीर्यवान, सर्वसंपन्न बनविण्यासाठी जी रसायने किंवा शक्ति-स्मृति-ओजवर्धक औषधे आयुर्वेद शास्त्र सुचवते ती सर्व अधिकाधिक शरीरात शोषून त्याचे कमाल फायदे मिळविण्यासाठी मोलाची मदत मिळते. शिवाय नितळ कांतीचा लाभ होतो, सर्व इंद्रियांची शक्ती वाढते, मन प्रसन्न होते. स्त्री-पुरुषांमधील आकर्षणही वाढते. या साऱ्याचा उपयोग पुढे गर्भधारणा होण्यास, तो नऊ महिने व्यवस्थित टिकण्यास व आरोग्यसंपन्न अपत्यप्राप्ती होण्यास निश्चितच होतो.

शरीरशुद्धीनंतरचा आहार व रसायने

शरीरशुद्धीच्या महत्त्वपूर्ण टप्प्यानंतर बीजाची ताकद वाढविण्यासाठी आयुर्वेदशास्त्र शक्ती व ओजवर्धक औषधे तसेच आहारविषयक मार्गदर्शन करते.

आयुर्वेदाप्रमाणे शुक्रधातू हा सातवा आणि शेवटचा धातू असून शक्ती व प्राण यांचे अधिष्ठान आहे. हा पुरुषाप्रमाणे स्त्रीशरीरातही असतो. पुरुषाच्या शरीरात वीर्य जसे शुक्रधातूपासून तयार होते, तसेच स्त्रीशरीरातील 'बीजांड' निर्मितीसाठीही शुक्रधातूच कारणीभूत असतो. अर्थातच उत्तम वीर्य म्हणजे शुक्राणू तसेच उत्तम बीजांडे या दोन्हीसाठी संपन्न शुक्रधातूची आवश्यकता असते.

शुक्रधातूचा संबंध आहे कफदोषाशी! त्यामुळे कफपोषक आहार-विहार शुक्रधातूच्या संवर्धनासाठी आवश्यक आहेच. आहारामध्ये दूध, लोणी, तूप, खडीसाखर, काळ्या मनुका, खारीक, अंजीर, बदाम, गोडांबी, खसखस वगैरे सात्विक व शुक्रधातूपर्यंत पोचून शरीरशक्ती वाढविणाऱ्या द्रव्यांचा समावेश असावा.

या सर्वांत दूध मिळायला अगदी सोपे, सर्वाधिक गुणकारी असल्याने सर्वश्रेष्ठ म्हणायला हवे. दुधाचे कार्य सांगताना शास्त्रकार म्हणतात की, दूध धातूवर्धक, बलवर्धक, वीर्यवर्धक, तारुण्यवर्धक आणि शरीराला मजबुती देणारे आहे. एवढेच नव्हे तर दुधाला 'सद्यः शुक्रकरः पयः' अर्थात शुक्रधातूची त्वरित वृद्धी करणारे असेही म्हटले आहे. त्यामुळे दोघांनीही रोज दूध प्यावे. धातुपोषक व शक्तिवर्धक कल्पासह, उदा. स्त्रियांनी 'संतुलन शतावरी कल्प', तर पुरुषांनी 'संतुलन चैतन्य कल्प' टाकून दूध घेतलेले अधिकच चांगले. रात्रभर पाण्यात भिजविलेले तीन-चार बदाम सोलून रोज सकाळी चांगले चावून खावेत. त्याबरोबरच पंचामृत (म्हणजे एक चमचा साखर, एक चमचा मध, एक चमचा दही, दोन चमचे तूप व सहा-सात चमचे दूध यांचे मिश्रण) सकाळी न्याहारीपूर्वी घ्यावे. यातच चिमूटभर केशर घालावे. असे हे पंचामृत अमृताप्रमाणे गुणकारी असून शरीरशक्ती, बुद्धी, स्मृती, मेधा व कांतिवर्धक असून शुक्रवर्धनास सर्व दृष्टीने सुयोग्य आहे.

भारतीय परंपरेत ताट वाढून झाले की शेवटी तूप घेण्याची पद्धत आहे. यामुळे अन्न अंगी लागण्यास आणि सहजतेने पचण्यास मदत होते. मात्र हे तूप अन्नशुद्धीपुरते फक्त दोन थेंब न घेता शुक्रवृद्धीकरता किमान दोन चमचे वापरावे. जेवण केवळ चव किंवा आवडी-निवडीचा विचार करून नाही, तर संतुलित शरीरद्रव्यांनी युक्त, प्रकृतीला अनुरूप व सात्विक असावे.

आहाराइतकीच महत्त्वाची आहे औषधयोजना. आयुर्वेदाने शतावरी, आवळा, गोक्षुर, अश्वगंधा, कवच, विदारी, ज्येष्ठमध, बला, पिंपळी, वंशलोचन, शिंगाडा, दूर्वा आदी वनस्पती शुक्रधातूच्या वृद्धीकरता उत्तम आहेत, असे सांगितले आहे. त्यापैकी शतावरी कल्प स्त्रियांसाठी उत्तम आहे. स्त्रियांना मासिक पाळीमुळे दर महिन्याला रक्तक्षय होत असल्याने रक्तधातूच्या पोषणाकडे विशेष लक्ष द्यावे लागते. खजूर, काळ्या मनुका, पालकासारख्या हिरव्या पालेभाज्या, डाळींब, भिजवलेले अंजीर यांचा स्त्रियांच्या आहारात अवश्य समावेश असावा. याबरोबरच आवळा, द्राक्षांसह इतर रक्तवर्धक व शुक्रवर्धक द्रव्यांपासून तयार केलेले 'संतुलन धात्री रसायन' किंवा मंडूर भस्म, सुवर्णमाक्षिक, गुलाब वगैरेंपासून तयार केलेले 'सॅन रोझ' सारखे रसायन घ्यावे.

पुरुषांनी गोक्षुरादि चूर्ण किंवा शतावर्यादि चूर्ण तूप-साखरेसह घ्यावे, तसेच ज्येष्ठमधाचे चूर्ण तूप-मधाबरोबर

घेऊन त्यावर दूध घेतल्याने उत्तम प्रकारे शुक्रवर्धन होते.

उत्तम अपत्यप्राप्तीसाठी चरकाचार्यांनी 'जातिसूत्रीय' नावाचा अध्याय सांगितला आहे. त्यात प्रथम शरीरशुद्धी सांगून नंतर स्त्री व पुरुषांसाठी आहार-औषधांची योजना सांगताना म्हटले आहे.

उपाचरेच्च मधुरौषधसंस्कृताभ्यां घृतक्षीराभ्यां
पुरुषं स्त्रियं तु तैलमाषाभ्याम् । *...चरक शारीरस्थान*

शरीरशुद्धीनंतर पुरुषांनी मधुर औषधांनी सिद्ध तूप व दुधाचे सेवन करावे, तर स्त्रीने उडीद व तीळतेलाचे सेवन करावे.

उदा. पुरुषांनी शतावरी, ज्येष्ठमध, काकोली, क्षीरकाकोली, विदारी वगैरे औषधांनी सिद्ध 'शतावरी घृत' घ्यावे किंवा ब्राह्मी, कोष्ठकोळिंजन, वावडिंग, वेखंडादि द्रव्यांनी सिद्ध 'सारस्वत घृत' घ्यावे. चरकाचार्यांनी 'वृष्यक्षीर' नावाचे खजूर, उडीद, शिंगाडा, कवच बीज आदि शुक्रपोषक द्रव्यांनी सिद्ध दूध सांगितले आहे. तेही यासाठी उत्तम होय. याशिवाय 'संतुलन मॅरोसॅन' (ऑल पर्पज मिक्शर), गोक्षुरपाक, गुडकुष्माण्डावलेह आदि रसायने प्रकृतीचा विचार करून सुरू करावीत.

स्त्रियांनी शतावरी कल्प, तसेच 'संतुलन अशोकादि घृत', कल्याणक घृत सुरू करावे. प्रकृतीला मानवत असल्यास मूग-उडदाचे लाडू खावेत. दूध, साखर व केशर-वेलची घालून तयार केलेली उडदाची खीर घ्यावी.

(हे सर्व उपाय प्रभावी खरे पण त्यातही अचूकता येण्यासाठी तज्ज्ञ वैद्यांचा सल्ला घ्यावा.)

निरोगी बीजांड तयार व्हावे व हॉर्मोन्सचे (संप्रेरकांचे) संतुलन प्रस्थापित व्हावे, टिकावे, शारीर-मानस स्तरावर स्त्रीसंतुलन कायम राहावे यासाठी स्त्रीने काही विशेष संगीतरचना ऐकाव्यात असे सांगितले आहे. वेदमंत्र व विशेषतः सामवेदातील ऋचा, विशिष्ट राग, विशिष्ट संगीत, वीणावादन ऐकल्यास त्याचा स्त्रीला स्वतःला व ओघानेच पुढे बाळाला निश्चित फायदा होतो. 'संतुलन फेमिनाइन बॅलन्स' ही माझी संगीतरचना या तत्त्वांवरच आधारलेली आहे. त्याचा आजवर अनेक स्त्रियांनी उपयोग करून घेतला आहे. गर्भधारणा अपेक्षित नसली तरी स्त्रीमध्ये हॉर्मोन्सचे संतुलन व्हावे, स्त्रीच्या विशिष्ट शरीरक्रिया उदा. नियमित पाळी येणे, बीजकोषातून बीजांड बाहेर पडणे, गर्भाशयाचे आरोग्य व्यवस्थित राहणे व एकंदर स्त्री-संतुलनाचा लाभ होण्यासाठी प्रत्येक स्त्रीने असे संगीत ऐकणे अत्यंत उपयुक्त असते.

सर्वांत महत्त्वाची गोष्ट म्हणजे शुक्रावरच शरीराची महत्त्वाची अनेक कार्ये अवलंबून असतात. त्यामुळे औषधांच्या योग्य योजनेबरोबरच ज्या शुक्रधातूचा ऱ्हास होण्याचा धोका असतो अशा चिंता, शोक, अनावश्यक चिडचिड, निराशा यांना आयुष्यात स्थान देऊ नये. उलट उत्तम संगीत, ध्यान, ॐकार गूंजनादि गोष्टींच्या आधाराने जीवन उत्साहयुक्त व आनंदमय बनविण्याचा प्रयत्न करावा.

थोडक्यात शास्त्रोक्त पद्धतीने शरीरशुद्धी झाल्यावर आहार व रसायनांद्वारे शुक्राणू व बीजांड निरोगी अवस्थेला पोचले की गर्भधारणेकरता प्रवृत्त व्हावे.

- **गर्भाधानापूर्वी स्त्री-पुरुष दोघांनीही त्रिदोष संतुलनासाठी पंचकर्माद्वारे शरीरशुद्धी करून घेणे आवश्यक असते.**
- **रक्तधातूच्या पोषणासाठी स्त्रियांच्या आहारात खजूर, काळ्या मनुका, पालकासारख्या हिरव्या पालेभाज्या, डाळींब, भिजवलेले अंजीर यांचा अवश्य समावेश असावा.**
- **शारीर-मानस स्तरावर स्त्रीसंतुलन कायम राहावे यासाठी स्त्रीने विशेष संगीत ऐकावे.**
- **चिंता, शोक, चिडचिड, निराशा यांमुळे शुक्रधातूचा ऱ्हास होतो. त्यामुळे अशा नकारात्मक भावना टाळाव्यात.**
- **शास्त्रशुद्ध शरीरशुद्धीसाठी दोन-तीन आठवड्यांचा अवधी लागणे अनिवार्य आहे, हे लक्षात घेऊनच पती-पत्नीने गर्भाधानाचा निर्णय घ्यावा.**

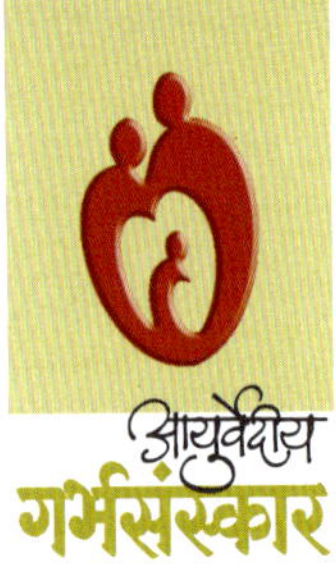

बीज अंकुरे-अंकुरे !

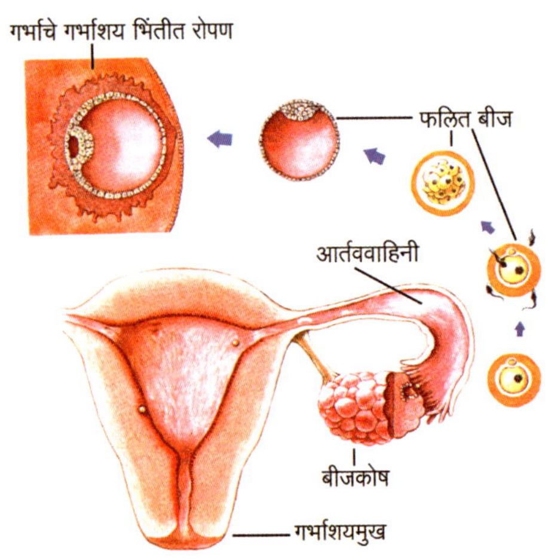

ऋतुकाळ आणि गर्भधारणा

चरकाचार्यांनी गर्भधारणेसाठी शुक्राणू व बीजांड यांच्या संयोगाबरोबर, अन्य अत्यावश्यक गोष्टी सांगितल्या आहेत, ज्या गर्भधारणेसाठी, गर्भाची नऊ महिने गर्भाशयात योग्य प्रकारे वाढ होण्यासाठी आणि योग्य वेळी गर्भाचा प्रसव होण्यासाठी कारणीभूत असतात.

शुक्रासृगात्माशयकाल
संपद्यस्योपचारश्च हितैस्तथाऽन्नैः ।
गर्भश्च काले च सुखी सुखं
च संजायते संपरिपूर्णदेहः ॥ *...चरक शारीरस्थान*

संपन्न शुक्राणू आणि उत्तम बीजांड, निरोगी व सशक्त गभाशय, गर्भधारणा होऊ शकेल असा काळ - ऋतुकाळ, सुसंस्कारांनी आणि शुभकर्मांनी युक्त असा आत्मा हे चारही घटक जुळून आल्यावर स्त्रीने त्याला हितकर आहार-आचरणाची योग्य जोड द्यावी. असे केल्याने योग्य वेळी गर्भ राहतो आणि उत्तमरीतीने त्याचे पोषण होऊन तो परिपूर्ण देहाने सुखपूर्वक जन्म घेतो.

आर्तवस्रावदिवसात् ऋतुःषोडशरात्रयः ।
गर्भग्रहणयोग्यस्तु स एव समयः स्मृतः ॥

...भावप्रकाश

ऋतुकाळ म्हणजे रजोदर्शन झाल्याच्या अर्थात पाळीच्या पहिल्या दिवसापासून पुढे सोळाव्या रात्रीपर्यंतचा काळ (गर्भाधारणेसाठी पाचव्या दिवसापासून किंवा पाळीनंतर रक्तस्राव पूर्ण थांबल्यानंतर पुढे सोळाव्या रात्रीपर्यंतचा काळ), ज्यामध्ये समागम झाल्यास गर्भधारणेची शक्यता सर्वाधिक असते. सोळाव्या रात्रीनंतर झालेला समागम गर्भधारणेकरता उपयुक्त नसतो. कारण ज्याप्रमाणे संध्याकाळनंतर कमळ मिटते त्याप्रमाणे सोळाव्या रात्रीनंतर स्त्रीचे गर्भाशयमुख आकुंचन पावते. त्यामुळे गर्भधारणा होण्यासाठी ऋतुकाळात स्त्री-पुरुषांनी एकत्र येणे आवश्यक असते.

ऋतुकाळ उलटल्यानंतर म्हणजे सोळाव्या रात्रीनंतर गर्भ बहुधा राहतच नाही, राहिल्यास अशा संततीत आरोग्य, बल, वर्ण, इंद्रियशक्ती, ओज वगैरे कमी असण्याची शक्यता वाढते.

प्रत्यक्षातही असे दिसते की, उशिरा म्हणजे विसाव्या दिवशी किंवा त्याही नंतर बीजांड निर्मिती (ओव्ह्यूलेशन) होत असणाऱ्या स्त्रीमध्ये गर्भधारणा होणे अवघड जाते.

गर्भाधानाची भेट

आयुर्वेद व अन्य भारतीय शास्त्रांनी, संपन्न, यशस्वी दीर्घायुष्यासाठी ज्या १६ संस्कारांची महती सांगितली आहे त्यातील 'गर्भाधान' हा प्रथम संस्कार आहे. सर्वगुणसंपन्न, निरोगी संततीची इच्छा मनात धरून स्त्री-पुरुषांनी एकत्र येण्याला 'गर्भाधान' संज्ञा दिलेली आहे.

प्रत्यक्ष गर्भाधानाआधी दांपत्याने महिनाभर आधी ब्रह्मचर्य पाळावे, असे केल्याने स्त्री व पुरुष दोघांच्याही शुक्रधातूचे रक्षण होऊन

शुक्राणू व बीजांड संपन्न होण्यास हातभार लागतो. गर्भधारणा होण्यासाठी ऋतुकाळ सोळाव्या रात्रीपर्यंत सांगितला आहे, मात्र आरोग्यपूर्ण, उत्तम बल वर्णादींनी युक्त बाळ हवे असल्यास पाळी संपल्यानंतर काही दिवस जाऊ द्यावेत आणि (रजोदर्शनापासून) आठव्या रात्रीपासून पंधराव्या रात्रीपर्यंत समागम करावा. यातही ऋतुकाळातील शक्यतोवर पुढचा दिवस निवडावा कारण

तासु उत्तरोत्तरमायुरारोग्यैश्वर्य सौभाग्यबलवर्णेन्द्रियसम्पद् अपत्यस्य भवति । *...अष्टांगसंग्रह शारीरस्थान*

उत्तरोत्तर दिवशी गर्भ राहिल्यास तो अधिकाधिक आरोग्य, ऐश्वर्य, सौभाग्य, बल, वर्ण, इंद्रियांनी संपन्न असतो आणि या उलट ऋतुकाळ उलटल्यानंतर म्हणजे सोळाव्या रात्रीनंतर गर्भ राहिल्यास संततीत आरोग्य, ऐश्वर्यादि गोष्टी कमी कमी होत जातात.

गर्भाधानापूर्वी अर्थात समागमापूर्वी स्त्री व पुरुष दोघेही फार जेवलेले किंवा अगदी भुकेले, तहानलेले असू नयेत. त्यांनी सात्त्विक व मनाला तृप्त करणारा हितकर आहार घेतलेला असावा. दोघांच्याही मनात परस्परांविषयी प्रेमभाव असावा व दोघांनाही अपत्यप्राप्तीची आकांक्षा असावी. दोघांनीही शोक, क्रोध, उद्वेग, चिंता टाळाव्यात. तसेच वात वाढविणाऱ्या अन्य गोष्टीही शक्यतो टाळाव्यात, कारण त्यामुळे गर्भधारणा होण्यास त्रास होतो. गर्भ राहिला तरी गर्भपात, मूढगर्भ (पोटामध्ये बाळ आडवे असणे) किंवा अन्य प्रकारचा गर्भोपद्रव होण्याची शक्यता असते.

गर्भाधानाची वेळ

आयुर्वेदाने गर्भधारणेसाठी मैथुन रात्रीच करावे असे सांगितले आहे. रात्रीच्या पहिल्या दोन प्रहरांमध्ये म्हणजे साधारणतः दीड वाजण्यापूर्वी, त्यातही शक्यतो १२ वाजण्यापूर्वी गर्भधारणा होणे उत्तम. दिवसा मैथुन वर्ज्य असल्याने दिवसा होणारी गर्भधारणा प्रशस्त नसते.

गर्भाधानाच्या वेळी असणाऱ्या एकंदर ऋतुस्थितीवरही बाळाच्या प्रकृतीची जडणघडण अवलंबून असल्याने शिशिर-हेमंत (हिवाळा) हे सर्वोत्तम शक्ती असणारे ऋतू गर्भाधानासाठी निवडल्यास अधिक चांगले. गर्भाधानासाठी सहसा एकादशी, त्रयोदशी किंवा अमावस्या या तिथी टाळाव्यात. विश्वास असल्यास ज्योतिषशास्त्राच्या मार्गदर्शनाने अनुकूल व शुभ दिवस निवडल्यास अधिकच चांगले.

पाळीच्या दिवसांची गणना करताना रात्री रजोदर्शन झाल्यास, प्रथम दिन निर्णयाकरता, सूर्यास्तापासून सूर्योदयापर्यंतच्या वेळाचे तीन भाग करावेत. पहिल्या दोन भागात आर्तवदर्शन झाल्यास पूर्वीचा दिवस प्रथम समजावा व तिसऱ्या भागात रजोदर्शन झाले असता उजाडणारा दिवस प्रथम समजावा. उदा. सोमवारी सूर्यास्त सात वाजता असला आणि मंगळवारी सूर्योदयही सात वाजता असला, तर बारा तासाचे पहिले दोन भाग म्हणजे आठ तास होतात. तेव्हा सूर्यास्तानंतर तीन वाजेपर्यंत रजोदर्शन झाल्यास सोमवार पहिला दिवस समजावा, तर तीन वाजल्यानंतर रजोदर्शन झाल्यास मंगळवार हा पहिला दिवस समजावा.

गर्भाधानासंबंधी काही विशेष अडचण असल्यास दिवस राहण्याअगोदर तज्ज्ञ वैद्यांचे मार्गदर्शन घेतलेले चांगले. कारण आयुर्वेदात वरील गोष्टींखेरीज अन्यही अनेक बारीक-सारीक गोष्टींचा विचार केलेला आहे.

शयनगृह

गर्भाधानाचे ठिकाण अर्थात शयनगृहात एकांत असावा, ते स्वच्छ व धूपादींनी शुद्ध केले असावे. शय्या आकाराने मोठी असावी, त्यावर घातलेली चादर स्वच्छ व शक्य असल्यास पांढऱ्या, हलक्या बदामी किंवा फिक्या रंगाची असावी. गडद रंगाची चादर वापरणे शक्यतो टाळावे. कारण त्यातून उत्सर्जित होणारी ऊर्जा मानसिक शांती कमी करू शकते; तसेच धूप, फुले, अत्तर वगैरे कोणत्याही प्रकारचा दोघांच्याही मनाला रुचणारा सुगंध शयनगृहात असलेला चांगला. शयनगृह स्वच्छ तर असावेच, पण तेथे काटेरी वनस्पती, झाडे वगैरे ठेवलेली नसावीत. कुठल्याही प्रकारची अडगळ किंवा अव्यवस्थितपणा नसावा, तसेच ती जागा हवेशीर व उत्तम ऊर्जेने संपन्न असावी. स्त्री-पुरुषांनी श्वेत वस्त्रे परिधान केलेली अधिक चांगली. काही चिकित्सक व्यक्तींना ही सर्व अतिशयोक्ती वाटेलही; परंतु या सर्व गोष्टींचा मानसिक स्तरावर परिणाम होत असल्याने या सर्वांमुळे मनाची शांती,

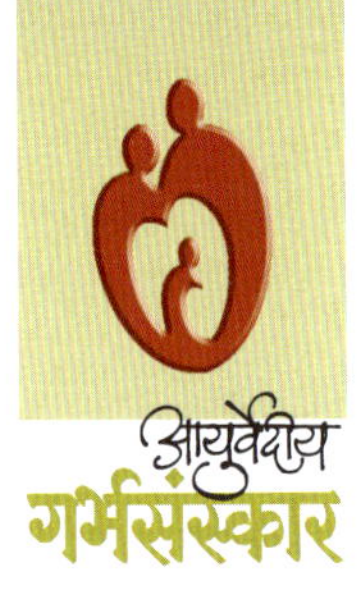

प्रसन्नता व उत्साह वाढण्यास मदत मिळते.

यानंतर आयुर्वेदशास्त्राने सांगितले आहे की, शयनगृहात पुरुषाने उजव्या पायाने व स्त्रीने डाव्या पायाने शय्येवर चढावे व पुरुषाने खालील मंत्र म्हणावेत.

अहिरसि आयुरसि सर्वतः प्रतिष्ठाऽसि धाता त्वा ददतु
विधाता त्वा दधातु ब्रह्मवर्चसा भव ॥ *...चरक शारीरस्थान*

हे गर्भा, तू सूर्यासम आहेस, तू माझे आयुष्य आहेस, तू सर्व बाजूंनी माझी प्रतिष्ठा आहेस, विधाता तुझे रक्षण करो, तू ब्रह्मतत्त्वाने युक्त होवोस.

ब्रह्मा बृहस्पतिर्विष्णुः सोमः सूर्यस्तथाऽश्विनौ ।
भगोऽथ मित्रावरुणौ वीरं ददतु मे सुतम् ॥ *...चरक शारीरस्थान*

हे ब्रह्मदेव, बृहस्पती, विष्णू, सोम, सूर्य, अश्विनीकुमार तसेच भग, मित्र, वरुणादि देवता, मी आपणा सर्वांना आवाहन करतो की, आपण मला शूर, उत्तम, आरोग्यपूर्ण संतती प्रदान करावी.

अशा प्रकारे दोन मंत्र म्हणून समागमास प्रवृत्त व्हावे. स्त्रीने पाठीवर झोपून शुक्राचा स्वीकार करावा. तिने समागमानंतर गार पाण्यात भिजवलेले कापड ओटीपोटावर ठेवावे.

या सर्व मार्गदर्शनाचा शब्दशः अर्थ जरी घेतला नाही तरी सध्याच्या युगात त्यातील मथितार्थ समजून घेणे आवश्यक आहे. गर्भाशयातील उष्णतेचा त्रास होत असणाऱ्यांनी थंड पाण्यात भिजवलेले कापड ओटीपोटावर ठेवल्याने फायदा होईल. प्रत्यक्ष संस्कृत प्रार्थना जरी म्हणता आली नाही तरी उत्तम संततीसाठी ज्या शक्तींची आवश्यकता असते त्यांचा विचार करावा लागेल व तशी मानसिकताही ठेवावी लागेल.

या संपूर्ण गर्भाधान विधीमध्ये मनाचा सहभाग फार महत्त्वाचा आहे. स्त्री-पुरुषांच्या मनाचा गर्भावर होणारा परिणाम समजावताना वाग्भटाचार्य म्हणतात,

इच्छेतां यादृशं पुत्रं तद्रूपचरितांश्च तौ ।
चिन्तयेतां जनपदांस्तदाचारपरिच्छदौ ॥ *...अष्टांगहृदय शारीरस्थान*

स्त्री-पुरुषांचे मन ज्या प्रकारच्या भावांनी युक्त असेल त्याचा प्रभाव गर्भाच्या मनावर पडतो. गर्भधारणेच्या आधी आई-वडिलांची मानसिक स्थिती, गर्भधारणेच्या वेळी मनात येणारे विचार यांचा गर्भाची मानसिक स्थिती घडण्यावर मोठा प्रभाव असतो त्यामुळे स्त्री-पुरुषांनी प्रसन्न मनाने एकत्र यावे, मनात सुसंपन्न बालकाची इच्छा ठेवून त्या प्रकारचे विचार करावेत व नंतरही संपूर्ण गर्भारपणात घरातील वातावरण प्रसन्न असावे, विशेषतः स्त्रीने अधिकाधिक आनंदी राहण्याचा प्रयत्न करावा.

प्रत्यक्ष गर्भधारणा होण्यापूर्वी खालील काही गोष्टींकडे आवर्जून लक्ष द्यावे लागेल.

पहिली महत्त्वाची गोष्ट म्हणजे गर्भधारणेस इच्छुक स्त्री व पुरुषाचा संबंध समाजमान्य असायला हवा. जन्माला येणाऱ्या बाळाची शारीरिक, मानसिक व भावनिक पातळीवर योग्य काळजी व संगोपन करण्याची त्या दोघांची तयारी हवी. बाळावर योग्य संस्कार, त्याचे शिक्षण, त्याच्यावर मायेची पखरण या सगळ्या गोष्टी द्यायला आपण सक्षम आहोत की नाही, या सगळ्या गोष्टींचा विचार प्रत्येक सुज्ञ स्त्री-पुरुषाने अगोदर करून मगच गर्भधारणेस प्रवृत्त व्हावे. मूल जन्माला आल्यावर, ते जाणते होऊन स्वतःच्या पायावर स्वतःचे जीवन सुरू करेपर्यंत त्याची काळजी घेण्याची व त्याला ममता देण्याची जबाबदारी आई-वडिलांवर असल्यामुळे बाळाच्या जन्मानंतर अशा कालमर्यादेपर्यंत विभक्त होण्याचे स्वातंत्र्य राहत नाही. म्हणजेच गर्भाधान ही एक मोठी जबाबदारी आहे हे लक्षात ठेवणे आवश्यक आहे.

गर्भाधान कोठे करावे ?

आजचा आधुनिक काळ व त्यातील आधुनिक रीतिरिवाजांचा विचार करता एक गोष्ट विशेष सांगावी लागेल ती म्हणजे स्त्री-पुरुषाने 'गर्भाधान' अनोळख्या, अज्ञात जागी करू नये. 'हनिमून' किंवा रोजच्या धकाधकीच्या जीवनापासून चार दिवस विश्रांती मिळण्याच्या दृष्टिकोनातून कुठेतरी बाहेर जाण्याची रीत आज असली तरी जे ठिकाण आपल्या ओळखीचे नाही, वास्तुशास्त्राला अनुसरून वास्तूची उभारणी केलेली आहे किंवा नाही याची जेथे खात्री नाही, वरवर पाहता स्वच्छता दिसत असली तरी सूक्ष्म स्तरावर जेथे स्थानऊर्जा, शुद्ध, पवित्र असेलच याची शाश्वती नाही अशा नवख्या ठिकाणी 'गर्भाधान' न करणेच इष्ट होय.

याउलट जेथे शुद्धता, पावित्र्याची खात्री आहे, जी वास्तू वास्तुशास्त्राच्या नियमांनी बांधलेली आहे असे ठिकाण गर्भाधानासाठी निवडावे.

पूर्वी सांगितल्याप्रमाणे उत्तम अपत्यासाठी पंचकर्माद्वारे शरीरशुद्धी, रसायन-वाजीकर औषधांनी स्त्री बीज व पुरुष बीजाची संपन्नता जरी साध्य केली तरी जेव्हा गर्भाधान करण्याचे योजले असेल त्या एक-दोन आठवड्यांत स्त्री व पुरुष दोघांनाही कुठल्याही प्रकारचा मानसिक ताण नसावा; घरात, कुटुंबात कुठल्याही प्रकारचे भांडण, कोर्टकचेऱ्या वगैरे मन:स्ताप पाठीशी नसावेत; कुणाचे आजारपण, घरात अचानक मृत्यू झाल्याने ताण वाढला असेल तर किंवा अचानक खूप धावपळ करावी लागली असेल, तर त्याचा शरीर-मनावर झालेला परिणाम पूर्णतः नाहीसा झाल्याशिवाय गर्भाधानास प्रवृत्त होऊ नये. अगदी घरात लग्नकार्य जरी असले तरी त्यामुळे झालेली धावपळ, जागरणे, आग्रहाची जेवणे यामुळे शरीरावरचा परिणाम नाहीसा झाल्यावरच गर्भधारणेसाठी प्रयत्न करावेत.

उत्तम गर्भधारणेत शारीरिक आरोग्य, शुद्धतेबरोबरच मनाच्या पावित्र्याचाही मोलाचा हातभार असतो. त्यामुळे गर्भाधानाच्या कालावधीत सत्संग, संस्कारपूर्ण वाचन, ध्यान वगैरे गोष्टी आवर्जून कराव्यात. घरात प्रसन्न वातावरण ठेवावे. त्या दिवसांत पती-पत्नीत कोणत्याही प्रकारचा वादविवाद होणार नाही याकडे लक्ष द्यावे.

लग्नापूर्वी योग्य काळजी न घेतल्यामुळे अनेकदा शारीरिक, मानसिक पातळीवर काहीतरी वैगुण्य राहून जाते. लैंगिकसंबंधी कोणतीही वाईट सवय असेल, मग स्त्रीच्या बाबतीत अतिउत्तेजनेमुळे अंगावरून पांढरे पाणी जात असेल किंवा पुरुषाच्या बाबतीत मुष्टिमैथुन, वीर्यस्खलनासारख्या प्रवृत्ती-तक्रारी असतील तर ते नुकसान पूर्ण भरून येण्यासाठी योग्य उपचार करावेत व या दोषांचे पूर्ण निराकरण झाल्याची खात्री झाल्यावरच गर्भाधानास प्रवृत्त व्हावे.

गर्भधारणेच्या पूर्वतयारीच्या दृष्टीने सांगितलेल्या या सर्व गोष्टी सांभाळणे अजिबात अवघड नाही. मनापासून केलेल्या प्रत्येक चांगल्या गोष्टीचे फळ तितकेच उत्तम मिळते हा अनुभव याही विषयात अनेकांनी घेतलेला आहे. बाळ हवे असणाऱ्या प्रत्येकाने तो आवर्जून घ्यावा असाच आहे.

जन्माला आल्यानंतर जीव की प्राण बनणाऱ्या आपल्या लाडक्या बाळाला जन्मापूर्वी दिलेली ही गर्भाधान संस्काराची 'भेट' बाळाच्या उज्ज्वल भविष्यासाठी पर्यायाने संपूर्ण समाजाच्या उत्तम भविष्यासाठी खऱ्या अर्थाने 'अमूल्य व अपूर्व' ठरू शकते. आजची सुजाण, सुबुद्ध तरुण दांपत्ये याचा अवश्य अनुभव घेतील, याचा मला विश्वास आहे.

- **स्त्री-पुरुषांचे मन ज्या प्रकारच्या भावांनी युक्त असेल त्याचा प्रभाव गर्भाच्या मनावर पडतो.**
- **पाळी सुरू झाल्यापासून आठव्या ते पंधराव्या दिवशी रात्री गर्भाधान होणे इष्ट.**
- **गर्भधारणेस प्रवृत्त झालेल्या स्त्री-पुरुषांचा संबंध समाजमान्य असावा.**
- **पावित्र्य, सकारात्मक मानसिकता यांचे स्थान गर्भधारणेत अत्यंत महत्त्वाचे आहे.**
- **अनोळखी, नवख्या जागी गर्भाधान करू नये.**

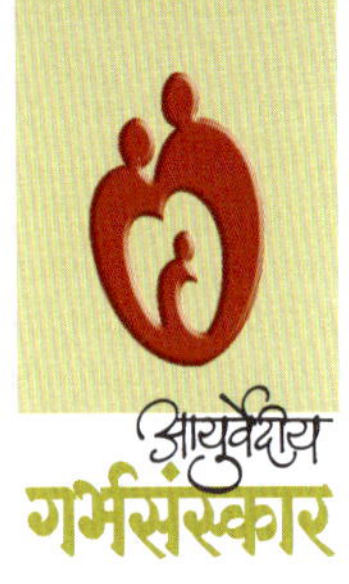

प्रजनन संस्था

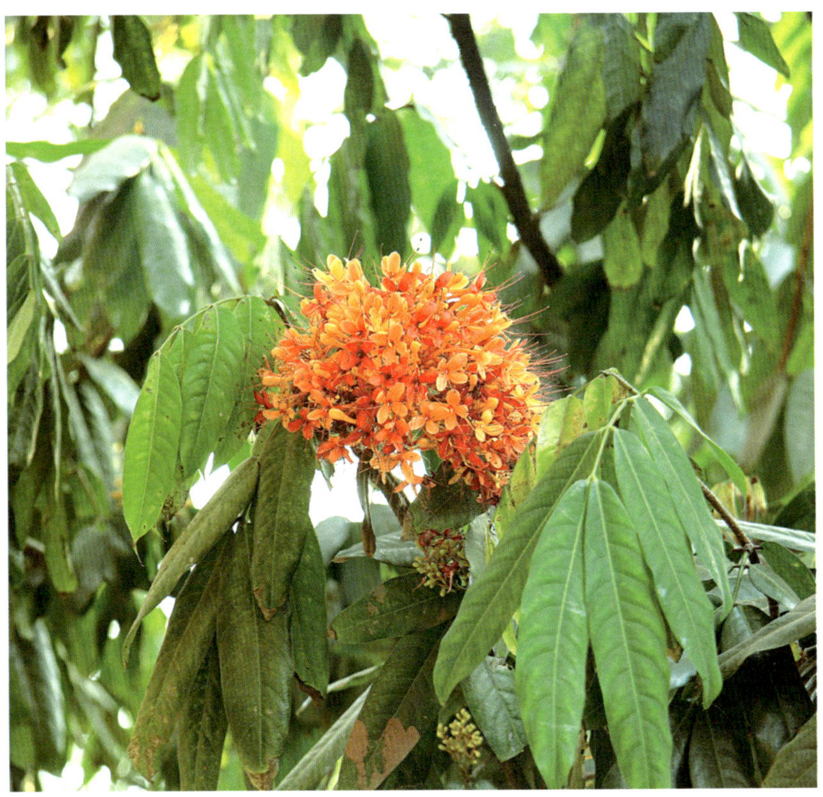

मनात आले म्हणून गर्भाधान होतेच असे नाही. त्याचे यशापयश अनेक घटकांवर अवलंबून असते. गर्भाधान अयशस्वी का होते याची कारणे जाणून घेण्यापूर्वी स्त्री व पुरुष जननसंस्थेची ओळख करून घेणे आवश्यक आहे.

स्त्री प्रजनन संस्था

योनीपासून ते गर्भाशयापर्यंतच्या रचनेला आयुर्वेदामध्ये 'त्र्यावर्ता योनी' असे नाव दिले आहे.

शंखनाभ्याकृतिर्योनि
स्त्र्यावर्ता सा प्रकीर्तिता ।
तस्यास्तृतीये त्वावर्ते
गर्भशय्या प्रतिष्ठिता ।। *...सुश्रुत शारीरस्थान*

योनी हे प्रथम आवर्त, गर्भाशयमुख (सर्व्हिक्स) हे दुसरे आवर्त आणि गर्भ ज्या ठिकाणी राहतो व मोठा होतो ते गर्भाशय हे तिसरे आवर्त होय.

आशय म्हणजे पोकळी. गर्भ ज्या पोकळीत वाढतो ते गर्भाशय. गर्भाशय हा स्त्रीशरीरातील प्रमुख व अतिशय महत्त्वाचा अवयव. सामान्य स्थितीत याचा आकार ८x५ सें. मी. असतो, वजन ५० ते ८० ग्रॅम असून आतील पोकळीची क्षमता तीन मिलीलिटर असते.

गर्भाशयाच्या भिंती सव्वा सें. मी. जाडीच्या असून त्यातील पेशी खूप लवचिक असतात. त्या मोठ्या प्रमाणावर ताणल्या जाऊ शकतात. यामुळेच गर्भारपणात गर्भाशयाचा आकार

सामान्य स्थितीपेक्षा चार-पाच पटींनी वाढू शकतो, तर वजन एक किलोपर्यंत वाढते. प्रसवानंतर सव्वा महिन्यात क्रमाक्रमाने गर्भाशयाचे वजन आणि आकारमान सामान्य स्थितीला येते.

संपूर्ण गर्भारपणात गर्भाशयमुख बंद असते. प्रसवाची सुरुवात गर्भाशयमुख उघडण्यापासून होते. काही कारणाने गर्भारपणातच गर्भाशयमुख मोठे झाले, तर गर्भपात होऊ शकतो. गर्भारपणात असे होण्याची शक्यता असल्यास किंवा झाल्यास गर्भाशयमुखाला टाका घातला जातो. त्यामुळे गर्भपात टाळता येतो. प्रसूतीपूर्वी गर्भाशयमुख गोलाकार असते. प्रसूतीनंतर ते कायमचे चिरेच्या आकाराचे होते. गर्भाशयमुखाला वेदना, स्पर्श, तापमान आदी कोणत्याही प्रकारच्या संवेदना नसतात.

गर्भाशयापासून उजव्या व डाव्या बाजूला दोन आर्तववाहिन्या (फॅलोपिअन ट्यूब्ज) निघून दोन्ही बाजूला असणाऱ्या बीजकोषापर्यंत पोहोचतात. बीजकोषाजवळच्या टोकाला या आर्तववाहिन्या पसरट असून त्यांचा आकार अर्धवट फुललेल्या जास्वंदीच्या फुलासारखा असतो. या विशेष रचनेमुळे बीजकोषातून बाहेर पडणारे स्त्रीबीज लगेच पकडून आर्तववाहिनी आत घेऊ शकते आणि आर्तववाहिनीतून ते गर्भाशयात येते. आर्तववाहिनीमध्ये क्षय रोगामुळे किंवा इतर कोणत्याही प्रकारचा जंतुसंसर्ग झाल्यामुळे अवरोध निर्माण होऊ शकतो. अशा अवरोधामुळे स्त्रीबीज गर्भाशयापर्यंत येऊ शकत नाही, अर्थातच गर्भधारणा होऊ शकत नाही.

बीजकोषांची संख्या दोन असून ते ३x२x१ सें. मी. आकाराचे असतात. एका महिन्यात सहसा एकाच बीजकोषातून स्त्री बीज बाहेर पडते. कधी उजव्या तर कधी डाव्या अशा पद्धतीने हा क्रम बदलत राहतो. बीजकोषातून बीज बाहेर पडले की लगेचच आर्तववाहिनीद्वारे आत ओढले जाते. प्रत्येक महिन्याला एक एक बीजांड तयार होऊन बाहेर पडत असले, तरी बीजकोषातल्या बीजांची एकूण संख्या जन्मापासूनच ठरलेली (प्रोग्रॅम्ड) असते. बीजांडाच्या एकूण संख्येत नंतर कधीच बदल होत नाही. पाळीच्या पहिल्या दिवसापासून साधारण बाराव्या ते चौदाव्या दिवशी बीजांड बाहेर पडते. यालाच 'ओव्ह्यूलेशन' असे म्हणतात.

बीजांडाचा शुक्राणूशी संयोग झालाच तर गर्भस्थापना होण्याच्या दृष्टीने या १२-१४ दिवसात निसर्ग गर्भाशयाची तयारी करत असतो. गर्भधारणा न झाल्यास पुन्हा पाळी येते व पाळीच्या दिवसात निसर्गाने गर्भाशयात गर्भासाठी केलेली तयारी योनीवाटे रक्तस्रावाद्वारे हळू हळू बाहेर पडते; मात्र पाळी नियमित येत असली म्हणजे बीजांड तयार होत असेलच असे नाही. बीजांड तयार न होता पाळी येण्याला 'नॉनओव्ह्यूलेटरी सायकल' म्हणतात. या स्थितीत अर्थातच गर्भधारणा होऊ शकत नाही.

सामान्यतः पाळीमध्ये साधारणपणे चार-पाच दिवस रक्तस्राव होतो. जो सुरुवातीचे एखाद-दोन दिवस अधिक असतो व पुढे कमी कमी होत जातो. पाळीच्या चार दिवसांत साधारणपणे ५०-१०० मिलीलिटर रक्तस्राव होणे स्वाभाविक आहे.

पुरुष प्रजनन संस्था

पुरुषबीजाला शुक्राणू असे म्हटले जाते. आयुर्वेदाप्रमाणे संपूर्ण शरीरात विद्यमान असणाऱ्या शुक्रधातूचे साररूप असलेले शुक्र (वीर्य) समागमाच्या वेळी स्खलित होते. निरोगी स्थितीत एका वेळेला उत्सर्जित होणारे वीर्य ३.५ मि.ली. असून १ मि.ली. वीर्यात शुक्राणूंची संख्या ६० ते १२० दशलक्ष इतकी असते. एका शुक्राणूचा आकार इंचाचा पाचशेवा भाग इतका सूक्ष्म असतो. हे शुक्राणू वृषणात तयार होतात व तेथून शुक्रवाहिन्यांमार्फत पुरुष-इंद्रियातून वीर्याबरोबर बाहेर पडतात. वीर्यामध्ये शुक्राणू एवढ्या प्रचंड संख्येत उपस्थित असले तरी त्यातील निरोगी आणि सशक्त असलेले ३०० ते ५०० शुक्राणूच बीजांडापर्यंत पोचू शकतात. गर्भाशयमुखापासून ते आर्तववाहिनीतील बीजांडापर्यंत पोचण्यासाठी शुक्राणूंना एक तासाचा अवधी लागतो. एका शुक्राणूचा बीजांडात प्रवेश झाला की, बाकीच्या शुक्राणूंना बीजांडात प्रवेश मिळत नाही.

आयुर्वेदाप्रमाणे शुक्राणू सौम्य, शीत गुणाचे सांगितलेले असल्यामुळे त्या जागी फार उष्णता चांगली नसते. शुक्राणू शरीर तापमानापेक्षा कमी तापमानालाच तयार होऊ शकतात. निसर्गानेही वृषणाचे तापमान कमी राहण्याकरता त्याचे स्थान

शरीरापासून वेगळे ठेवले आहे.

या ठिकाणी पुरुषांतील वीर्याचे व शुक्राणूंचे तसेच स्त्रीमधील पाळीतील रक्तस्रावाचे सामान्य परिमाण सांगितलेले असले तरी यात व्यक्तिगत प्रकृती व कालमानाप्रमाणे बदल होऊ शकतो.

गर्भधारणा

गर्भधारणेसाठी स्त्री बीज व पुरुष बीज यांचा संयोग होणे महत्त्वाचे असते. तयार झालेले स्त्री बीज आर्तववाहिनीमध्ये ओढले जाते व काही काळ तेथेच राहते. हे स्त्री बीज २४ तास जिवंत असते. या २४ तासांत जर त्याचा शुक्राणूशी संयोग झाला तरच गर्भधारणा होते. फलित झालेले बीजांड हळूहळू आर्तववाहिनीतून गर्भाशयात पोचते व गर्भाशय-भिंतीत रोवले जाते. अपरा (प्लासेन्टा) तयार होईपर्यंत गर्भाशयाच्या भिंतीद्वारेच त्याचे पोषण होत असते.

जुळी किंवा अधिक मुले

सामान्यतः स्त्री एका वेळेला एकाच अपत्याला जन्म देते; परंतु कधी कधी बीजात दोष असल्यास गर्भाशयात एकाच वेळी दोन किंवा अधिक गर्भ अस्तित्वात असलेले दिसतात. याबाबतीत आयुर्वेदात म्हटले आहे,

बीजेऽन्तर्वायुना भिन्ने द्वौ जीवौ कुक्षिमागतौ ।
यमावित्यभिधीयेते धर्मेतरपुरःसरौ ॥ *...सुश्रुत शारीरस्थान*

फलित बीजांडाचे वायुमुळे दोन भाग झाले असता गर्भाशयात 'यमल गर्भ' म्हणजे दोन गर्भ तयार होतात, यांनाच आपण जुळे गर्भ असे म्हणतो. हेच विभाजन दोनापेक्षा अधिक भागात झाले तर दोनापेक्षा अधिक गर्भ तयार होऊ शकतात.

जुळ्या गर्भाचे समान व भिन्न असे दोन प्रकार असतात. जेव्हा स्त्री-पुरुष बीजाचा संयोग झाल्यावर फलित बीजाचे दोन भाग होतात तेव्हा तयार होणारे गर्भ एकसारखे (आयडेंटिकल ट्विन्स) आणि समान लिंगाचे असतात. जन्मानंतरही ही जुळी मुले दिसायला, वागायला अगदी एकसारखी असतात. याउलट जेव्हा चुकून एकाच वेळेस दोन बीजांडे तयार होतात आणि त्या दोघांचा शुक्राणुबरोबर संयोग होतो, तेव्हा जे दोन गर्भ तयार होतात, ते पूर्णतः वेगळे असतात (अन्‌आयडेंटिकल ट्विन्स). अशा वेळी दोन्ही मुले, दोन्ही मुली किंवा एक मुलगा एक मुलगी असू शकते. जगभरात एकूण जन्माला येणाऱ्या बालकांमध्ये एका वेळी एक बालक जन्माला येणे, जुळी बालके जन्माला येणे व तिळी बालके जन्माला येणे यांचे प्रमाण १००००:१०००:१ असे असते.

वास्तविक स्त्रीच्या गर्भाशयाची रचना एका वेळेला एकाच गर्भाची व्यवस्थित वाढ होऊ शकेल, अशी असते, तसेच स्वतः स्त्री आणि गर्भ या दोघांनाही पुरेसे पोषण मिळण्याच्या दृष्टीनेही एक गर्भ राहणेच श्रेयस्कर असते.

मूळ बीजात दोष असल्याने वायू गर्भाचे असे चुकीचे विभाजन करतो. एखाद्या घराण्यात जुळी किंवा तिळी होण्याचा इतिहास असू शकतो. शिवाय ज्या स्त्रिया गर्भधारणेपूर्वी हॉर्मोन्सशी संबंधित औषधे घेतात, त्यांना घराण्यात इतिहास नसतानासुद्धा जुळी वा तिळी मुले होताना दिसतात. 'यमल गर्भ' जन्मास येण्यात आयुर्वेदाने चुकीचा आहार-विहार व अनैसर्गिक वागणूक ही कारणे सांगितली आहेत.

गर्भधारणेला कारणीभूत शरीररचना एकदा लक्षात आली, की गर्भधारणा होण्यात काय अडचणी येऊ शकतात हे समजणे सोपे होते. गर्भधारणा न होण्याची कारणे, त्यावरचे उपाय हे आपण पाहणार आहोतच, पण त्यातही स्त्री संतुलनासाठी सुरुवातीपासून दक्ष राहिले तर अशा अडचणींना तोंड देण्याची गरजच पडणार नाही.

- **स्त्री बीज २४ तास जिवंत असते. या २४ तासांत जर त्याचा शुक्राणूशी संयोग झाला तरच गर्भधारणा होते.**
- **बीजकोषातल्या बीजांची एकूण संख्या जन्मापासूनच ठरलेली (प्रोग्रॅम्ड) असते. बीजांडाच्या एकूण संख्येत नंतर कधीच बदल होत नाही.**
- **शुक्राणू सौम्य, शीत गुणाचे असल्याने त्याजागी फार उष्णता चांगली नाही. म्हणून अतिघट्ट कपडे वापरणे टाळावे.**

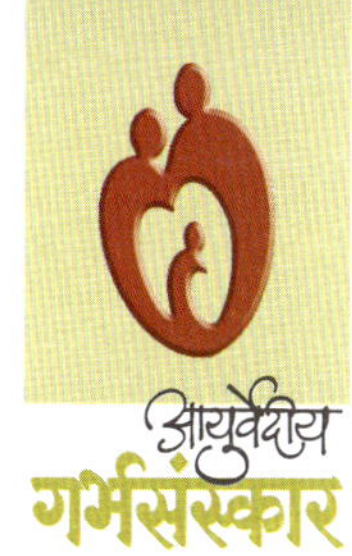

स्त्रीत्व संतुलन - फेमिनाईन बॅलन्स

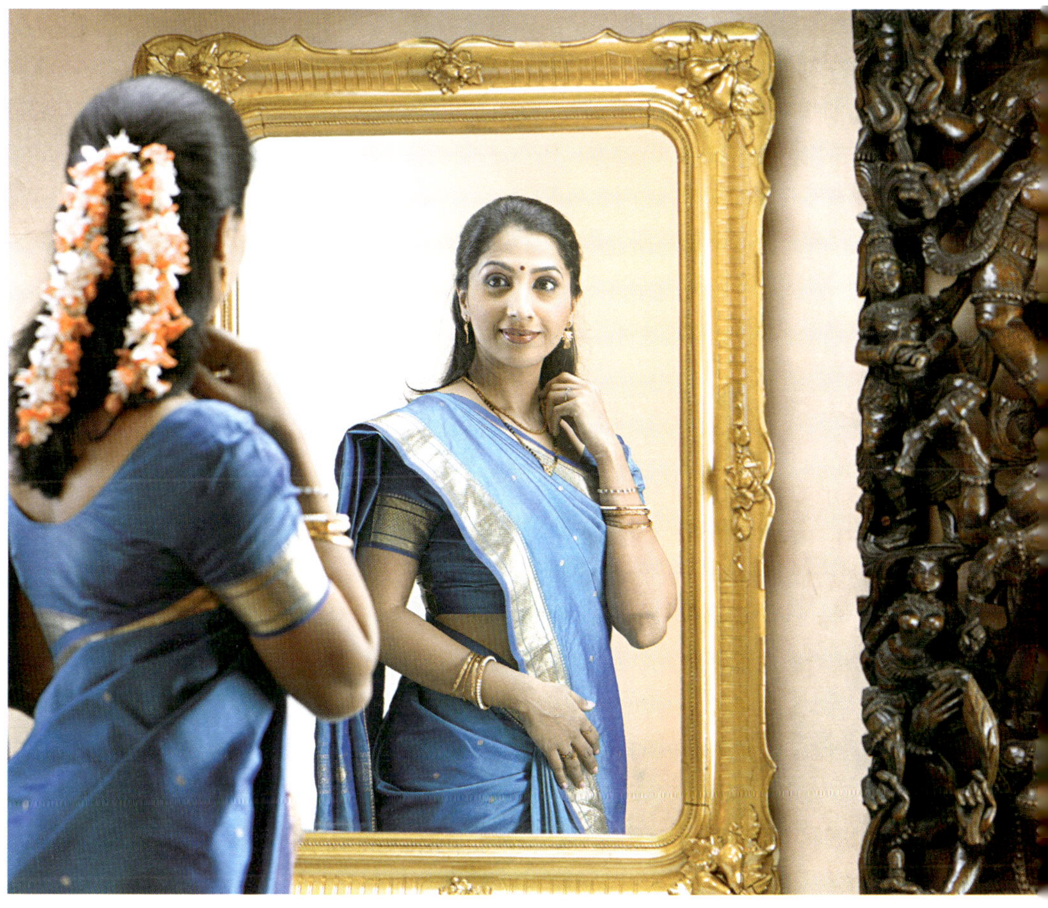

स्त्रीची शारीरिक रचना विशिष्ट असते आणि तिच्या शरीरातील संप्रेरकांचे चक्र (हॉर्मोनल सायकल) व्यवस्थित चालले तर तिला कोणत्याही प्रकारचे शारीरिक विकार होण्याची शक्यता कमी असते.

म्हणून हॉर्मोन्सचे संतुलन कायम राहून स्त्रीचे आरोग्य टिकून राहण्यासाठी काही साध्या; पण प्रभावी गोष्टी आयुर्वेदशास्त्राने सांगितलेल्या आहेत. त्यांची थोडक्यात माहिती याप्रमाणे -

- रोज वेळेवर सात ते आठ तास शांत झोप घ्यावी.
- पाळीच्या दिवसांमध्ये शारीरिक व मानसिक विश्रांती आवर्जून घ्यावी.
- औषधांनी सिद्ध तेलाचा उदा. 'संतुलन फेमिसॅन तेला'चा पिचू योनीमध्ये ठेवणे हाही स्त्रीआरोग्यासाठी एक साधा व प्रभावी उपाय आहे.

या तेलाच्या वापराचे फायदे असे की,

१. हॉर्मोन्सचे संतुलन टिकते.
२. योनी, योनीमुख व गर्भाशय यांची शुद्धी होऊन बल वाढते.
३. गर्भाशयाची गर्भ धारण करण्याची क्षमता वाढते.
४. बीजकोष, बीजवाहिन्या निरोगी राहण्यास

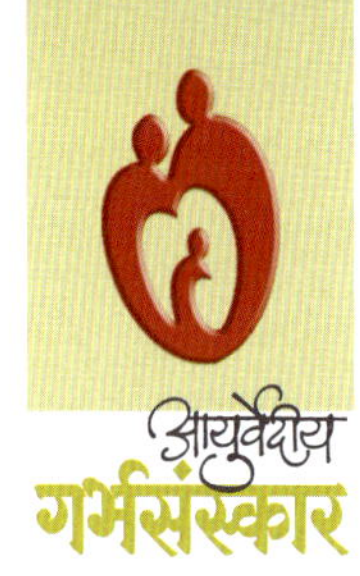

मदत मिळते.

५. योनीच्या ठिकाणी कोरडेपणा न राहता आवश्यक तेवढी स्निग्धता राहते.
६. वयोमानापरत्वे अथवा बाळंतपणानंतर येणारे योनीचे शिथिलत्व टळू शकते.
७. मूत्र किंवा योनीमार्गातील इन्फेक्शन तसेच अंगावरून पांढरे जाणे आदी त्रासांना प्रतिबंध होतो.

या शिवाय असा पिचू ठेवल्याने शरीरातील अतिरिक्त उष्णता कमी होते; झोप शांत लागायला मदत होते; चिडचिड कमी होते, मानसिक अस्वास्थ्य कमी होते. प्रत्यक्षातही अनेक स्त्रियांनी असा अनुभव घेतलेला आहे.

विशेष द्रव्यांची धुरी घेतल्यास उदा. 'संतुलन शक्ती धूप' निखाऱ्यावर टाकून आलेली धुरी खालून घेतल्यास औषधी धुरी योनीमार्गे आत प्रवेशित होऊन हॉर्मोन्सचे संतुलन टिकविण्यास मदत होते, इन्फेक्शन होण्यास प्रतिबंध होतो, अंगावरून पाणी, पांढरे जाणे बंद होते आणि पाळी नियमित येण्यासही मदत होते. सामान्यतः अशी धुरी बाळंतपणानंतर खालून तसेच सर्वांगास दिली जाते. स्त्री-आरोग्यासाठी असा धूप आठवड्यातून एक-दोन वेळा घ्यावा.

गर्भाशयाबरोबर स्तनांचीही काळजी सुरुवातीपासून घेण्याने स्त्रीसंतुलन राहण्यास मदत मिळते. त्यासाठी मरीचादि लेप वरून लावण्यासाठी वापरावा किंवा दाडीमाद्य तेल, 'संतुलन सुहृद तेल' आठवड्यातून दोन-तीन वेळा स्तनांवर हलक्या हाताने जिरवावे. याने स्तनांचे आरोग्य आणि स्तनांची दृढता टिकून राहण्यास मदत मिळते, स्तनात गाठी वगैरे तक्रारींना प्रतिबंध होतो. बाळंतपणानंतर स्तन्य वाढते. स्तनांची योग्य काळजी घेतली तर त्यानेही हॉर्मोन्सचे संतुलन नीट राहते.

औषधे व उपचार

हॉर्मोन्सचे संतुलन कायम राहण्यासाठी, पर्यायाने स्त्रीचे आरोग्य टिकून राहण्यासाठी, या साध्या; पण प्रभावी गोष्टी उपयुक्त असतातच. बरोबरीने काही विशेष औषधेही सेवन करता येतात, आवश्यकतेनुरूप तज्ज्ञांचा सल्ला घेणे सर्वोत्तम असले तरी काही प्रभावी औषधे तसेच उपचारांची माहिती पुढे दिलेली आहे -

सेवन करण्यास योग्य औषधांचा विचार करता शतावरी, कोरफड, अशोक, मंजिष्ठा वगैरे वनस्पती स्त्रीआरोग्यासाठी वरदानच होत. रोज दुधातून शतावरी कल्प घेण्याने सर्व प्रजनन अवयवांना ताकद मिळते, सुडौल बांधा, नितळ अंगकांतीचाही लाभ होतो. रोज सकाळी ताज्या कोरफडीचा एक चमचा गर खाणे स्त्रीस्वास्थ्यासाठी उत्तम होय. त्याहूनही अधिक प्रभावी म्हणजे कोरफड, अशोक, अनंतमूळ आणि अशाच इतर वनस्पतींपासून बनवलेले कुमारी आसव, अशोकारिष्ट किंवा 'संतुलन फेमिनाईन बॅलन्स' हे आसव. याच्या नियमित वापराने पाळी नियमित येते, रक्तस्राव पुरेसा व योग्य होतो, गर्भाशयादि प्रजनन अवयवांचे आरोग्य टिकून राहते, हॉर्मोन्सचे संतुलन कायम राहते. 'मंजिष्ठासॅन', 'सॅन रोझ' हेही रक्तधातूची शुद्धी, प्रसादन करतात तसेच हिमोग्लोबिनचे प्रमाण योग्य ठेवून स्त्रीस्वास्थ्यास मोलाचा हातभार लावतात.

तसेच प्रकृती, हॉर्मोन्सच्या असंतुलनाचे स्वरूप, तीव्रता, कारण वगैरे गोष्टींचा विचार करून तज्ज्ञ वैद्यांच्या सल्ल्याने चंद्रप्रभा, गोक्षुरादि चूर्ण, 'संतुलन अशोकादि घृत', फलघृत वगैरे औषधे सुरू करता येतात. याखेरीज तज्ज्ञ व अनुभवी देखरेखीखाली करून घ्यायचे उपचार याप्रकारे होत.

योनीधावन – औषधी काढ्याने योनी व्यवस्थित धुणे या क्रियेला 'योनीधावन' म्हणतात. त्रिफळा, धायटी, अशोक वगैरे वनस्पती योनीधावनासाठी वापरल्याने तेथील इन्फेक्शन, जखमा, स्राव वगैरे त्रास कमी व्हायला मदत मिळते. यानंतर योनीधूपन केल्यास त्याचा अधिक चांगला उपयोग होतो.

उत्तरबस्ती – वर सांगितलेले योनीधावन केल्यानंतर केलेली उत्तरबस्ती विशेष परिणामकारक असते. यामध्ये औषधी तेल किंवा तूप योनीमार्गाद्वारे गर्भाशयात पोहोचविले जाते. गर्भाशयाची ताकद वाढणे, बीजकोषामधून बीजांड तयार होण्याची प्रक्रिया योग्य प्रकारे होणे, आर्तववाहिन्या बीज वाहून नेण्यास सक्षम राहणे, गर्भधारणेसाठी गर्भाशय तयार होणे वगैरे सर्वच गोष्टींसाठी उत्तरबस्तीचा चांगला उपयोग होताना दिसतो.

हॉर्मोन्स अतिशय संवेदनशील असून त्यांचे स्त्रीच्या आयुष्यात केवळ शारीरिकच नाही तर मानसिक व भावनिक

स्तरांवरही खूप महत्त्वाचे स्थान असते. म्हणूनच हॉर्मोन्सच्या संतुलनासाठी औषधांबरोबर संगीताची जोड मिळाल्यास आश्चर्यजनक परिणाम दिसतात. विशिष्ट वेदमंत्र, विशेषतः सामवेद आणि ऋग्वेदातील ऋचा, विशिष्ट रागात संगीतबद्ध केलेल्या रचना, वीणावादन या सर्वांचा अंतर्भाव असलेली 'संतुलन फेमिनाईन बॅलन्स' ही संगीतरचना एकंदर स्त्रीसंतुलनासाठी व स्त्रियांच्या विशिष्ट शारीरक्रिया व्यवस्थित चालण्यासाठी उपयुक्त सिद्ध झालेली आहे.

या संगीतरचनेत स्त्रीच्या संरक्षणासाठी अथर्ववेदातील काही रक्षामंत्रांचा अंतर्भाव केलेला आहे. स्त्रीच्या शरीरातील प्रथिनांचे संतुलन होण्यास व शरीरातील अतिरिक्त उष्णता कमी होण्यास उपयुक्त ठरणाऱ्या सारंग रागावर आधारित श्री शंकराचार्यरचित 'अच्युताष्टकम्' स्तोत्राचा यात समावेश आहे. स्त्रीसंतुलनासाठी उपयुक्त असणाऱ्या बिभास रागावर आधारित विशेष संगीताचा तसेच वीणावादनाचाही यात समावेश आहे. स्त्रीशरीरातील विविध अवयवांचे कार्य यथार्थ होत राहावे व संपूर्ण शरीराला चैतन्याचा लाभ व्हावा यासाठी पारंपरिक सूर्यकवचाचाही यात समावेश आहे. नैराश्य, भय, चिंता यांचा नाश होऊन मन शांत व आनंदी होण्यासाठी आणि स्त्रीला सौंदर्य, आरोग्य व नवचैतन्याचा लाभ होण्यासाठी उपयुक्त असे 'यमुनाष्टक'ही यात आहे.

स्त्री स्वास्थ्यासाठी योग्य आहार व योगासनांची जोड हवीच. आहाराबद्दल थोडक्यात सांगायचे झाले तर सात्विक व सुपाच्य गोष्टी नियमित वेळेस घ्याव्यात. आहारामध्ये कोबी, फ्लॉवर, राजमा, मटार, छोले, सिमला मिरची, गवार, दूध व फळे एकत्र (फ्रूटसॅलड इ.), अंडे पूर्ण वर्ज्य समजावे. फार आंबट, तिखट व खारट गोष्टी, आंबवलेले पदार्थ, वांगे, कच्चा टोमॅटो व तळलेले पदार्थ आहारात कमी ठेवावेत. शक्यतो फास्ट फूड, एरिएटेड पेय आणि रात्रीचे फार उशिरा हॉटेलचे जेवण टाळावे.

प्रत्येकाच्या प्रकृतीला साजेशी योगासने एकंदर स्वास्थ्यासाठी उत्तम असतातच. त्यातही योगमुद्रा, पवनमुक्तासन, कटिचक्रासन, संतुलन क्रिया समर्पण, संतुलन क्रिया फुलपाखरू वगैरे योगासने, नियमित चालायला जाणे, योग्य मार्गदर्शनाखाली शिकलेले प्राणायाम, दीर्घश्वसन, भस्त्रिका उत्तम होत. केवळ बाळ हवे याचसाठी हॉर्मोन्सच्या संतुलनाकडे लक्ष द्यायला पाहिजे असे नाही तर एकंदरच स्त्रीचे शारीरिक स्वास्थ्य, मनाची प्रसन्नता, उत्साह, तारुण्य, सौंदर्य या सगळ्याच गोष्टींसाठी हे संतुलन कायम राहणे आवश्यक असते. योग्य आहार, योगासने, स्वास्थ्यसंगीत आणि आरोग्य कल्पांच्या मदतीने स्त्रीने तिचे स्त्रीत्व संतुलन कायम ठेवण्यासाठी प्रयत्नशील राहावे.

गर्भधारणेतील अडथळ्यांचे निवारण करण्यासाठी असे सर्व उपचार केल्यानंतरही लगेचच त्याचे अपेक्षित परिणाम दिसून येतील असे नव्हे. कारण, मानवी प्रयत्नांच्याही पलीकडे असते ते दैव किंवा भाग्य. प्रत्येक गोष्ट घडून यायला नियत वेळ येणे आवश्यक असते. त्यामुळे हे सर्व प्रयत्न करावेतच; पण त्याबरोबरच परमशक्तीचा पाठिंबा आवश्यक असल्याने श्रद्धाही वाढवावी.

- **गर्भाशयाबरोबर स्तनांचीही काळजी सुरुवातीपासून घेण्याने स्त्रीत्व संतुलन राहण्यास मदत मिळते.**
- **हॉर्मोन्सच्या संतुलनासाठी औषधांबरोबर संगीताची जोड मिळाल्यास आश्चर्यजनक परिणाम दिसतात.**
- **रोज सकाळी ताज्या कोरफडीचा एक चमचा गर खाणे स्त्रीस्वास्थ्यासाठी उत्तम.**
- **स्त्रीचे शारीरिक स्वास्थ्य, मनाची प्रसन्नता, उत्साह, तारुण्य, सौंदर्य या साऱ्यासाठी स्त्रीत्व संतुलन कायम राहणे आवश्यक असते.**
- **स्त्री स्वास्थ्यासाठी योग्य आहार आणि योगासनांची जोड हवीच.**

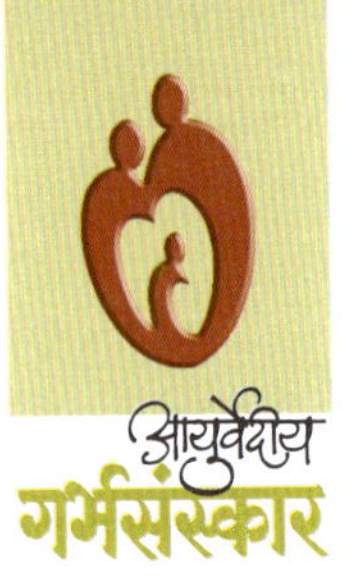

गर्भधारणेतील यशापयश

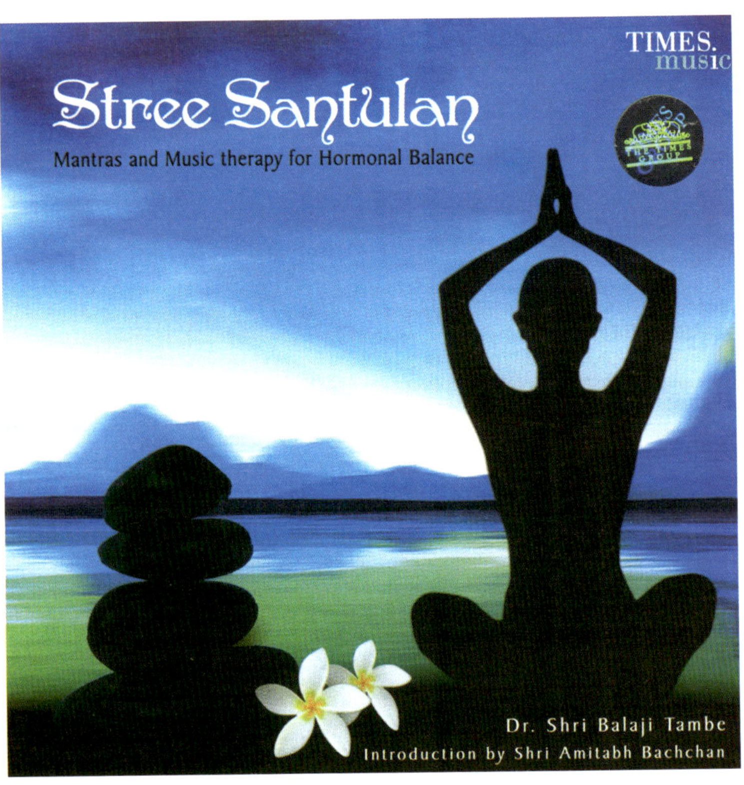

गर्भधारणा न होण्याची आयुर्वेदात बरीच कारणे सांगितली आहेत.

योनिप्रदोषान्मनसोऽभितापात्
शुक्रासृगाहारविहारदोषात् ।
अकालयोगात् बलसंक्षय्याच्च गर्भं
चिराद्विन्दति सप्रजाऽपि ॥...*चरक शारीरस्थान*

योनीमध्ये रचनात्मक किंवा क्रियात्मक दोष असल्यामुळे, मानसिक क्षोभामुळे, शुक्राणू तसेच बीजांडामध्ये बिघाड असल्यामुळे, योग्य व प्रकृतीनुरूप आहार-आचरण न ठेवल्यामुळे, ऋतुकाळाखेरीज इतर वेळेला समागम केल्यामुळे, रोगामुळे किंवा इतर कोणत्याही कारणामुळे स्त्री-पुरुषांची शक्ती कमी झालेली असल्यास गर्भ चटकन राहत नाही.

मूल होत नसल्यास पहिला दोष दिला जातो तो स्त्रीलाच. स्त्रीच्या सर्व चाचण्या नॉर्मल आल्याशिवाय सहसा कोणीही पुरुष स्वतःची तपासणी करून घेण्यास पुढाकार घेत नाही. दोष कुणातही असला तरी उपचार मात्र दोघांवर करणे चांगले.

पुरुषांमध्ये आढळणारे त्रास स्त्रीच्या तुलनेत संख्येने कमी असले तरी त्यांचा परिणाम मात्र वंध्यत्व हाच असतो.

वंध्यत्वाची पुरुषांमधील कारणे

पुरुषांमध्ये प्रामुख्याने आढळणारे दोष म्हणजे शुक्राणू कमी असणे, शुक्राणूमध्ये वैगुण्य असणे किंवा शुक्राणूंचा अभाव असणे. कधी कधी जननेंद्रियांत दोष असणे हेही वंध्यत्वाचे कारण असू शकते. शरीरामध्ये शुक्राणू तयार होण्याच्या प्रक्रियेमध्ये जन्मतः

विकृती असल्यासही वंध्यत्व येऊ शकते.

पूर्वी सांगितल्याप्रमाणे शुक्रधातूचे पोषण करण्यास सक्षम असणारा सकस आहार न घेणे हे याचे एक कारण असते, तसेच रात्रीची उशिरा झोप, अत्याधिक मानसिक ताण यात भर घालतात. अतिप्रमाणात तिखट, तेलकट पदार्थ खाणे, शरीरपोषणाचा विचार न करता केवळ रुचीपायी 'जंक फूड' अधिक प्रमाणात खाणे हेही शुक्रधातूसाठी हानिकारक असते.

खरे तर लहान वयापासूनच शुक्रवर्धक आहार घेणे हितकर आहे. उदा. तरुण वयात चण्याची डाळ भिजवून खाणे; हिवाळ्यात डिंकाचे लाडू खाणे; आहारात दूध, घरचे साजूक तूप, घरचे ताजे लोणी इत्यादींचा योग्य प्रमाणात समावेश करणे; प्रकृतीनुरूप उचित रसायन उदा. 'संतुलन च्यवनप्राश', 'संतुलन धात्री रसायन', 'संतुलन सूर्यप्राश' इत्यादींचे सेवन करणे.

आयुर्वेदाप्रमाणे शुक्राणू सौम्य, शीत गुणाचे सांगितलेले असल्यामुळे त्या जागी फार उष्णतेचा प्रयोग चांगला नसतो. म्हणूनच स्नानाच्या वेळी फार गरम पाणी वापरणे, प्रकृतीचा विचार न करता अतिप्रमाणात सौना, स्टीम बाथ घेणे, गरम ठिकाणी कायम काम करणे, तसेच फॅशनच्या आहारी जाऊन सतत घट्ट कपड्यांच्या उदा. जीन्स, वापरानेही त्या जागी जास्त ऊब निर्माण झाल्याने व दाब पडल्याने तसेच मांडीवर लॅपटॉप घेऊन काम करण्याने शुक्राणू उत्पत्तीवर हानिकारक परिणाम होताना दिसतात. म्हणून निसर्गानेही शरीराची रचना करताना शुक्राणू तयार होणारा अवयव शरीराच्या बाहेर ठेवलेला आहे, जेथे शरीराच्या सामान्य तापमानापेक्षा सरासरी २ डिग्री सेंटिग्रेड तापमान कमी असते.

मद्यपान, धूम्रपान वगैरेंच्या आहारी जाण्याने व अतिसेवनाने शुक्रधातूचा ऱ्हास होतो.

वयात येताना चुकीच्या गोष्टी ऐकल्यामुळे, वाचल्यामुळे किंवा दृश्य पाहिल्यामुळे मनात अयोग्य संवेदना निर्माण होऊन हस्तमैथुनाकडे प्रवृत्ती वाढते. आयुर्वेदात शुक्रधातूच्या रक्षणास अतीव महत्त्व दिलेले आहे. मात्र अज्ञानामुळे आणि मानसिक आंदोलनांच्या आहारी जाऊन लहान वयातच मुले शुक्रधातू वाया घालवतात. आज चाललेल्या चुकीच्या प्रचारामुळे मुलांनाही वाटते की, या सगळ्यात वावगे असे काही नाही; मात्र या सगळ्यामुळे शुक्र ऱ्हास होत असतो. ज्याप्रमाणे पाण्याची टाकी भरून वाहते तसे एखाद्या वेळेस वीर्यस्खलन वा स्वप्नदोष होऊन शरीरातून शुक्रधातू बाहेर जाणे जरी साहजिक व नैसर्गिक असले तरी शुक्रधातू शरीरातील बाकीच्या क्रिया व्यवस्थित पार पाडू न शकता चलित झाला, तर त्याने मात्र शुक्रक्षय होऊन शरीराचे मोठे नुकसान होऊ शकते. त्यामुळे आयुर्वेदाने सांगितल्याप्रमाणे योग्य वय येईपर्यंत शुक्राचे रक्षण आणि त्यानंतरही विचारपूर्वक वापर आणि वर्धन करणे सर्वांसाठीच इष्ट असते. शुक्र किंवा वीर्य हे फक्त मैथुन व गर्भधारणेसाठी आवश्यक असते असे नाही, तर ते शरीरातील प्रत्येक पेशीमध्ये उपस्थित असते आणि ते संपूर्ण शरीराचे सारस्वरूप असल्याने शरीरातील अनेक महत्त्वाच्या क्रिया, सृजनशीलता, कल्पनाशक्ती, उत्साह, वीरवृत्ती वगैरे मानसिक भावसुद्धा शुक्रधातूच्या संपन्नतेवरच अवलंबून असतात.

शुक्रक्षय आणि लठ्ठपणा हेही परस्परांशी संबंधित असतात. लठ्ठपणा वाढणे म्हणजे शरीरात नुसताच मेदधातू वाढणे. एका बाजूने शरीरातील शुक्रधातू अशक्त झाला की वजन वाढायला सुरुवात होते, तर दुसऱ्या बाजूने खाल्लेले अन्न मेदधातूतच परिवर्तित होत राहिल्यामुळे शुक्रधातूपर्यंत पोहोचू शकत नाही. असे हे दुष्टचक्र चालू राहते. लठ्ठपणा फार वाढल्यास मैथुनशक्तीही कमी होऊ शकते.

मूत्रमार्गातील किंवा शुक्रवाहिनीतील दोष, शुक्रवाहिनीमधील अडथळा अथवा जंतुसंसर्गसुद्धा बऱ्याचदा वंध्यत्वाचे कारण ठरते. शुक्राच्या चाचणीमध्ये बऱ्याचदा महत्त्व दिले जाते ते फक्त शुक्राणूंच्या संख्येवर व त्यांच्या हालचालीवर. त्यात कधीतरी आढळणारा 'पू' किंवा 'रक्त' याला कुणी सहसा महत्त्व देत नाही. अशा शुक्राला आयुर्वेदात अपत्योत्पत्तीकरता निकृष्ट सांगितले गेलेले आहे. अशा वेळेस लगेच योग्य उपचार करावेत, कारण अशा शुक्रामुळे दिवस राहिले तर होणाऱ्या बाळात वैगुण्य उत्पन्न होण्याचा संभव अधिक असतो.

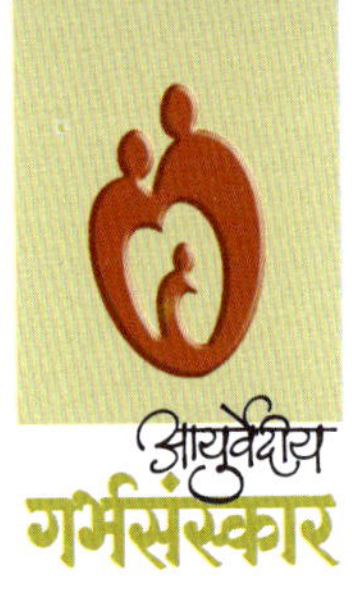

दीर्घकालीन आजारानंतरही शुक्रधातूचे प्रमाण कमी झालेले आढळते.

फिरंग, उपदंश वगैरे गुप्तरोगही शुक्राला विगुण करणारे असतात, शिवाय याची लागण जोडीदाराला सुद्धा होऊ शकते आणि त्यालाही याचे गंभीर परिणाम भोगावे लागतात. तसेच अशा दांपत्याला होणाऱ्या अपत्यामध्ये जन्मजात दोषही असू शकतो. कित्येकदा पुरुषांना समागमाच्या वेळेस लिंगाचे उत्थापन होत नसल्याचा त्रास जाणवतो. लिंगउत्थापन न होण्याचा त्रास कित्येकदा मानसिक कारणांशी संबंधित असतो.

वास्तविक असा त्रास व्हायला लागला की, काय चुकते आहे ते पाहून, आहार-आचरणात लगेच योग्य बदल करायला हवेत. शुक्रधातूला पोषक आहार-रसायने सुरू करायला हवीत. मात्र, बहुतेक वेळेस संकोचापायी योग्य मार्गदर्शन घेतले जात नाही आणि न्यूनगंड वाढून त्रास अधिकच बळावत जातो. अशा त्रासासाठी आयुर्वेदाने सांगितलेल्या काही विशेष औषधांनी सिद्ध 'संतुलन पुरुषम् तेला'चा फार चांगला उपयोग होताना दिसतो.

अलीकडे जाणवणारा सर्वांत महत्त्वपूर्ण बदल म्हणजे जीवनात वाढलेल्या अवास्तव अपेक्षा. आज सर्वच जण जास्त शिकून, जास्त काम करून, जास्तीत जास्त पैसे मिळवण्याच्या मागे असतात; पण त्यातून उत्पन्न झालेला थकवा, मानसिक अशांतता, ताण, चिंता, निद्रानाश याकडे मात्र सगळ्यांचेच दुर्लक्ष होते. परिणामतः शरीरशक्ती कमी होते, शुक्रधातू अशक्त होतो. आजकाल बरेच व्यावसायिक वयाच्या तिशी-पस्तिशीलाच समागमातील उत्सुकता, समर्थता कमी झाल्याची तक्रार घेऊन माझ्याकडे येतात. त्या सगळ्यांकडून बहुधा हीच चूक घडत असल्याची दिसते. मैथुन अक्षमता, मैथुनाची भीती ही कारणे सुद्धा वंध्यत्वाची कारणे असतात.

या कोणत्याही त्रासात शेवटी सर्व कार्य शुक्रधातुवर्धन व शुद्धी यावरच करायचे असते. औषधांबद्दल थोडक्यात सांगायचे तर शतावर्यादि चूर्ण, गोक्षुरादि चूर्ण तूप-साखरेबरोबर घेणे किंवा सुवर्णमालिनी वसंत, वसंतकुसुमाकर, मकरध्वज रस वगैरे सिद्ध औषधे तज्ज्ञांच्या सल्ल्यानुसार घेतल्यास शुक्रशुद्धी आणि वर्धन होणे शक्य आहे. बरोबरीने पूर्वी सांगितल्याप्रमाणे शुक्रधातूपोषक आहार ठेवावा. रात्रीची लवकर झोप, प्रकृतीनुरूप योगासने, मानसिक ताण कमी करण्याकरता चांगले संगीत किंवा विरंगुळा वगैरे उपाय योजता येतात.

वंध्यत्वाची स्त्रीमधील कारणे

योनी हा शब्द आयुर्वेदात योनी, गर्भाशयमुख (सर्व्हिक्स) आणि गर्भाशय या तीन अवयवांच्या एकत्र समुदायासाठी वापरला जातो. त्यामुळे या तिघांमध्ये काहीही रचनात्मक दोष असल्यास गर्भधारणा होत नाही. उदा. योनी संकुचित असणे, लहान असणे, योनिपटलातील (हायमन) छेदाचा अभाव, गर्भाशयाची स्थिती विकृत असणे, गर्भाशय अशक्त असणे, आर्तववाहिन्या अवरुद्ध (ब्लॉक्ड फॅलोपिअन ट्यूब्ज) असणे, बीजकोष विकृती (पॉलिसिस्टिक ओव्हरी) इत्यादी. याखेरीज ओव्ह्यूलेशन न होता पाळी येणे यांसारख्या क्रियात्मक विकृतींमुळेही गर्भधारणा होत नाही, तसेच स्त्रीच्या शरीरात अतिरिक्त प्रमाणात पित्तदोष वाढला असल्यामुळे योनीमध्ये अतिरिक्त उष्णता तयार होते व अशा वेळेला समागमानंतर शुक्राणू (सौम्य व शीत गुणाचे असल्याने) लगेचच मृत होतात आणि गर्भधारणा होऊ शकत नाही.

क्वचित अज्ञानामुळे स्त्रीला मैथुनकर्माची भीती वाटणे किंवा मैथुनकर्म सहन न होणे यामुळेही गर्भ राहण्यास अडचण येऊ शकते.

या प्रकारचा काहीही त्रास असल्यास त्यावर लवकरात लवकर योग्य उपचार करावेत. योग्य या अर्थाने की, या उपचारांचे कोणतेही दुष्परिणाम नसावेत आणि ते तात्पुरते नव्हे तर, विकृती मुळापासून दूर करणारे असावेत. अन्यथा स्त्रीच्या बाबतीत अंगातली उष्णता अधिकच वाढणे, वजन वाढणे वगैरे त्रास उद्‌भवू शकतात. ते पुढे आयुष्यभर त्रास सोसावे लागतात. त्यामुळे तज्ज्ञांच्या मार्गदर्शनाखाली योग्य उपचारच करावेत.

आणखी एक महत्त्वाची बाब म्हणजे स्त्री-पुरुषांचे परस्परांतील संबंध. गर्भधारणा होण्यापूर्वी विशेषतः स्त्रीचे सासरच्या मंडळींशी खूप सौहार्दाचे संबंध निर्माण झाले असणे आवश्यक आहे. अपत्याचे प्रोग्रॅमिंग पुरुषाकडूनही होत असल्याने त्याच्या नातेवाइकांचा पाठिंबा स्त्रीने मिळविणे आवश्यक असते. तो तसा न मिळाल्यासही गर्भधारणेत अडचणी येऊ शकतात.

नियमित पाळीचे महत्त्व

स्त्रीशी निगडित असलेली सर्वांत महत्त्वाची, पण अतिशय दुर्लक्षित अशी जी बाब आहे ती म्हणजे पाळीच्या वेळेतील अनैसर्गिक आचरण.

आयुर्वेदात स्त्रीच्या मासिक पाळीबद्दल सखोल विचार केला गेला आहे. मासिक पाळी म्हणजे ऋतुकाळातील पहिले तीन दिवस. पाळीच्या या तीन दिवसांत आयुर्वेदाने स्त्रीसाठी काही विशेष नियम सुचवलेले आहेत. या काळात रक्तस्राव होत असल्याने स्त्री नाजूक व संवेदनशील झालेली असते. त्यामुळे तिने कोणत्याही प्रकारच्या शारीरिक किंवा मानसिक ताणापासून दूर राहावे. व्यायाम करणे, जड गोष्टी उचलणे, प्रवास करणे, फार श्रमाची कामे करणे, गर्दीच्या ठिकाणी जाणे, रात्री जागरण करणे, दिवसा झोपणे, नखे काढणे, स्नान करणे वगैरे गोष्टी टाळाव्यात. स्नान करू नये याचा अर्थ शारीरिक स्वच्छता करू नये असा नव्हे, तर डोक्यावरून अंघोळ करणे, फार वेळ शॉवरखाली उभे राहणे, टबबाथ घेणे टाळावे. मनाला उत्तेजित करणारे किंवा भीतीदायक दृश्य पाहणे वा वाचणे; कुटुंबातील व्यक्तींशी वाद-विवाद करणे टाळावे. या काळात स्त्रीचे जेवणही हलके आणि सात्त्विक असावे. पोट साफ होईल याकडे लक्ष ठेवावे. पाळीच्या तीन दिवसांत शक्यतो चांगल्या गोष्टींचे चिंतन, मनन करावे.

आयुर्वेदाप्रमाणे या तीन दिवसांत स्त्रीच्या शरीरातील ऊर्जा स्वाभाविकपणेच कमी (अधोगामी) असल्याने तिने मंदिर, अन्न-पाणी वगैरे उच्च ऊर्जेचे स्रोत असणाऱ्या वस्तू वा ठिकाणांशी संपर्क टाळावा. सर्वांत महत्त्वाचे म्हणजे पाळीचे तीन-चार दिवस रक्तस्राव चालू असेपर्यंत समागम टाळावा. याप्रकारे तीन दिवस नियमपूर्वक राहिल्यानंतर चौथ्या दिवशी सकाळी स्त्रीने डोक्यावरून अंघोळ करावी, यामुळे शरीरातील संतुलन पुन्हा प्रस्थापित होण्यास मदत मिळते. साधारणतः सातव्या दिवसांनंतर केलेला समागम आरोग्यास चांगला.

हे सर्व नियम स्त्रीच्या आणि तिच्या ठायी जन्म घेणाऱ्या बाळाच्या आरोग्यरक्षणासाठीच सांगितलेले आहेत. उत्तम संततीची इच्छा असणाऱ्या दांपत्याने गर्भधारणेपूर्वी हे नियम आवर्जून पाळावेतच; पण इतर वेळीही प्रत्येक पाळीच्या वेळेस सांभाळायला हवेत. त्याने स्त्रीचे आरोग्य, हॉर्मोन्सचे संतुलन आणि स्त्रीत्व टिकून राहायला मदत होते.

आधुनिक काळात झालेल्या विकासाने आज स्त्रीचे जीवनही अंतर्बाह्य बदलून गेले आहे. आजची स्त्री समाजात पुरुषाच्या बरोबरीने बाहेर वावरायला लागली आहे, घराबरोबरच बाहेरच्या जबाबदाऱ्याही उचलायला लागली आहे. आज कोणतेही क्षेत्र असे राहिलेले नाही जेथे स्त्री पोचलेली नाही; मात्र या सगळ्यात ती दिवसेंदिवस निसर्गापासून दूर होते आहे. तिला तिच्या कोवळेपण, संवेदनशीलता, भाव-भावना आदी स्त्रीसुलभ गुणांशी तडजोड करावी लागते आहे. बाहेर नोकरी, काम करताना तिला तिच्या स्वभावाला किंवा प्रकृतीला अनुरूप काम मिळेलच असे नाही. सर्वच कामे सर्वांनाच करता येत नाहीत. कारण प्रत्येक कामाला विशिष्ट शारीरिक व मानसिक प्रकृती आवश्यक असते. शिवाय घरातील कामाबरोबरच ऑफिसच्या कामाचा ताण, वरिष्ठांच्या काम करण्याच्या पद्धतीमुळे येणारा ताण यामुळे तिचे एकूणच सगळे आरोग्य बिघडत जाते. घरामध्ये पती, मुले व इतर मंडळींबरोबर आनंदात जेवणखाण करणारी स्त्री आज दिवसभराच्या घर-ऑफिस या ओढाताणीमुळे 'आज संध्याकाळी जेवायला बाहेरच जाऊ या' असा प्रस्ताव मांडू लागली आहे. अर्थातच अशी तारेवरची कसरत करताना कुटुंबाबरोबर तिचेही आरोग्य पणाला लागते.

'वेळ नाही' या नावाखाली पाळीचे छोटे-मोठे नियम तर दूरच; पण साधी विश्रांतीही तिला मिळत नाही. या सगळ्या

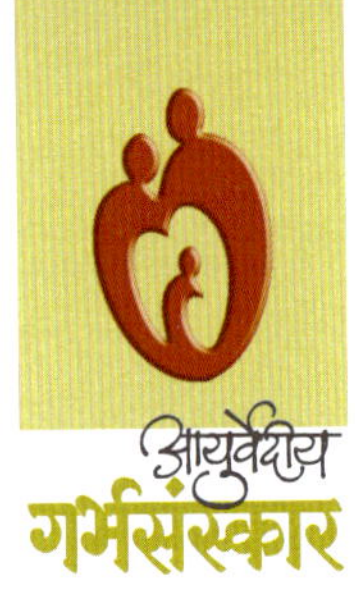

व इतर चुकीच्या वागणुकीमुळे हॉर्मोन्सचे असंतुलन होऊन स्त्रीला नाना प्रकारचे त्रास सहन करावे लागतात.

हे नियम न पाळल्याने होणारे त्याचे दुष्परिणाम सिद्ध करता येणे अवघड असले तरी त्यामुळे शरीराची आणि आरोग्याची हानी होते हे निश्चित. गर्भधारणा, निरोगी गर्भावस्था, सुलभ प्रसूती या सर्व गोष्टी सुरळीत न होता अवघड होत जाणे, हॉर्मोन्सच्या असंतुलनामुळे स्त्रियांमध्ये तरुण वयापासूनच अनारोग्याची लक्षणे दिसणे, जन्मणाऱ्या बाळांना जन्मापासून विकार असणे या सर्व उत्तर व उपाय नसणाऱ्या समस्यांचा विचार करायचा झाला तर हा मुद्दा महत्त्वाचा ठरेल.

अज्ञानाद्वा प्रमादाद्वा लोभाद्वा दैवतश्चवा ॥
सा चेत्कुर्यान्निषिद्धानि गर्भो दोषांस्तदाप्नुयात् ॥

....भावप्रकाश

अर्थात, रजस्वला स्त्री अज्ञानामुळे, चुकून अथवा लोभांमुळे निषिद्ध म्हणून सांगितलेले कृत्य करेल तर, त्याचे प्रायश्चित्त तिच्या गर्भाला भोगावे लागेल.

गर्भधारणा अपेक्षित असणाऱ्या स्त्रीने मासिक धर्म चालू असतांना खालील गोष्टी केल्या तर त्याचा गर्भावर व होणाऱ्या बाळावर विपरीत परिणाम होऊ शकतो. उदा. ऋतुकाळातील पहिल्या तीन दिवसांत स्त्री रडल्यास गर्भाचे डोळे विकृत होतील, दिवसा झोपल्यास बाळही झोपाळू होईल, नखे कापल्यास गर्भाची किंवा होणाऱ्या बाळाची नखे विकृत होतात, लेप, स्नान वगैरे केल्यास गर्भ दुःखी होईल, घाईघाईने धावल्यास बाळ चंचल स्वभावाचे होईल, मोठ्याने आवाज ऐकल्यास बाळ बहिरे होईल,अतिप्रमाणात हसल्यास बाळाचे दात, ओठ व जीभ काळ्या रंगाचे होऊ शकतात, फार बडबड केल्यास बाळही अकारण बडबड करणारे होते, फार श्रम केल्यास बाळाला मानसिक विकार होऊ शकतात, जमीन खणण्याचे काम केल्यास बाळाला तोल सांभाळण्याचा त्रास असू शकतो, तीव्र वारा अंगावर घेतल्यास बाळ वेडे होऊ शकते. गर्भधारणा झाली नाही किंवा होण्याचा संभव नसला तरी कोणत्या तरी प्रकारचे दुष्परिणाम स्त्रीवरही होत असावेत.

पाळी नियमित असणे हे स्त्रीमध्ये हॉर्मोन्सचे संतुलन असल्याचे द्योतक असते. हॉर्मोन्सच्या असंतुलनामुळे पाळी तर बिघडतेच; पण बरोबरीने नैराश्य, वजनात अचानक वाढ होणे, चेहऱ्यावर मुरुम, पुटकुळ्या येणे, पाळीच्या आधी अंग जड होणे, विशेषतः स्तनात जडपणा व सूज जाणवणे वगैरे अनेक लहान-मोठी लक्षणे दिसू शकतात. शिवाय गर्भ राहणे, गर्भाची गर्भाशयात व्यवस्थित वाढ होणे, नऊ महिने पूर्ण होऊन प्रसव होणे, जन्मानंतर बाळाला पुरेसे दूध देऊ शकणे वगैरे सर्व गोष्टी सुरळीत होऊ शकण्यासाठी स्त्रीमध्ये मुळात हॉर्मोन्सचे संतुलन असणे अत्यावश्यक आहे. पाळीच्या वेळेत आवश्यक असलेली विश्रांती आणि काळजी न घेतल्यामुळे, लग्नानंतर लगेच बाळ नको असल्याने किंवा आपल्या सोयीपरत्वे पाळी लवकर आणण्यासाठी किंवा लांबविण्यासाठी हॉर्मोन्सच्या गोळ्या घेणे वगैरे कारणे आहार-विहारात होणाऱ्या चुकांना जोड देतात. परिणामतः स्त्रियांमध्ये हॉर्मोन्सचे असंतुलन होताना दिसते.

पाळी उशिरा येणे, त्यात कमी दिवस आणि कमी प्रमाणात रक्तस्राव होणे याला आयुर्वेदात 'रजक्षय' म्हणतात. यामध्ये रक्तस्राव होताना वेदना होतात व गाठीही पडतात. याची बहुधा सकस आहाराचा अभाव आणि हिमोग्लोबिन किंवा रक्ताची कमतरता ही दोन मुख्य कारणे असतात. काही वेळा टाइफॉइड, कावीळ वगैरे दीर्घ आजारानंतरही असा त्रास होऊ शकतो. शरीरात वातदोषाचे असंतुलन झाल्यामुळेही रजक्षय होऊ शकतो. शिवाय, आयुर्वेदाप्रमाणे रजाची निर्मिती ज्यापासून होते तो रसधातू काही कारणांनी विशेषतः अति चिंतेमुळे प्रमाणापेक्षा कमी झाल्यामुळेही असा त्रास होऊ शकतो.

असा रजक्षय फार दिवस टिकला तर त्याचा परिणाम म्हणून स्त्रीचे वजन विशेषतः कंबर, नितंबाच्या ठिकाणी वाढताना दिसते, केस गळायला सुरुवात होते, त्वचा काळवंडते, अंगातील उष्णता वाढते आणि अशक्तता जाणवते.

सामान्यतः स्त्रियांना फक्त वाढलेले वजन आणि गळणारे केस याचीच चिंता असते. प्रत्यक्षात मात्र रजक्षयावर योग्य

उपचार घेतले की, सगळ्याच तक्रारी आपोआप दूर व्हायला मदत होते.

यावर कोरफड व इतर औषधांपासून तयार केलेले कुमारी आसव, अशोकारिष्ट किंवा 'संतुलन फेमिनाइन बॅलन्स आसव' वापरणे चांगले.

रसधातूच्या पोषणासाठी तसेच एकंदरच शरीरशक्ती वाढण्यासाठी दूध, शतावरी कल्प, 'संतुलन शतानंत कल्प' आदी रसायने रोज घ्यावीत. रक्तधातूचे पोषण होऊन हिमोग्लोबिन वाढण्यासाठी प्रवाळभस्म, सुवर्णमाक्षिक भस्म, केशर वगैरे द्रव्यांनी युक्त 'सॅन रोझ' घेणेही चांगले होय.

रजक्षयाच्या उलट म्हणजे अत्यार्तव, अर्थात रक्तस्राव अधिक प्रमाणात होणे. बऱ्याचदा स्त्रियांची समजूत अशी असते की, प्रमाणापेक्षा अधिक आणि जास्त दिवस झालेल्या स्रावाने शरीरातील अशुद्धी निघायला मदत होते. प्रत्यक्षात मात्र अंगावर जास्त गेल्यामुळे शरीरात दुर्बलता निर्माण होणे, रक्त कमी झाल्याने निस्तेजपणा, चक्कर येणे, केस गळणे वगैरे लक्षणे दिसावयास लागतात. त्याबरोबरच चिडचिड, मानसिक अशांतता वगैरे त्रासही दिसू लागतात आणि सगळ्यात मोठा दुष्परिणाम म्हणजे गर्भाशय अशक्त झाल्यामुळे गर्भधारणा होणे अवघड होऊ शकते.

हा त्रास मुख्यत्वे पित्त व वातदोषाशी संबंधित असल्याने आहारात तेलकट, मसालेदार, आंबवलेले पदार्थ, चिंच, आंबट दही, वाटाणा, हरभरा, पावटा, छोले, राजमा आदी पदार्थ टाळावेत.

यावर कारणानुरूप योग्य उपचार करावे लागतात आणि त्यावेळेस मुख्यत्वे खालील चार गोष्टी लक्षात घ्याव्या लागतात.

१. होत असलेला रक्तस्राव थांबविणे.

२. झालेला रक्तक्षय भरून आणणे.

३. गर्भाशयाची शुद्धी करून त्याची शक्ती वाढविणे.

४. हॉर्मोन्सचे संतुलन प्रस्थापित करणे.

यासाठी पुष्यानुग चूर्ण, लोध्रासव, तुरटीची लाही, आधी सांगितलेले 'सॅन रोझ', योनीभाग औषधी काढ्याने धुणे, योनीमध्ये 'संतुलन फेमिसॅन तेला'सारख्या औषधी तेलाचा पिचू ठेवणे, गर्भाशयाला ताकद देणाऱ्या फलघृत, 'संतुलन अशोकादि घृत' वगैरेंचे सेवन करणे यासारखे उपचार करता येतात.

अंगावरून पाण्यासारखे किंवा किंचित चिकट असे पांढरे जाणे हे फक्त पाळीच्या आधी दोन-तीन दिवस व ओव्ह्यूलेशनच्या दोन दिवसांत नैसर्गिक समजावे. या खेरीज इतर वेळेला थोडा जरी स्राव होत असला तरी ते योग्य नव्हे. कारण त्यामुळे पाय दुखणे, कंबर दुखणे, थकवा जाणवणे वगैरे त्रास होऊ शकतात. आयुर्वेदात यालाच 'सोमरोग' म्हटले आहे. 'सोम' म्हणजे 'अमृत'. या विकारात अमृताप्रमाणे असणारे स्त्रीशरीरातील शुक्रादि आवश्यक धातू योनीवाटे शरीराबाहेर जात असतात. अर्थातच यामुळे स्त्री, विशेषतः गर्भाशय अशक्त होऊन गर्भधारणा होणे अवघड होते.

बऱ्याचदा पाहण्यात येते की, स्त्रीला योनीमार्गातून अस्वाभाविक स्राव होत असला तरी ती त्याच्याकडे संपूर्ण दुर्लक्ष करते. अधून-मधून अंगावरून पांढरे पाणी जाणे किंवा दह्यासारखे चिकट स्राव होणे म्हणजे काही तरी त्रास आहे, याची कल्पनाच स्त्रियांना नसते, त्यामुळे असा त्रास वर्षानुवर्षे अंगावर काढला जातो.

आमच्या आत्मसंतुलन केंद्रात अनेक दांपत्ये आरोग्याच्या विविध तक्रारी घेऊन येतात. वंध्यत्व ही मुख्य तक्रार घेऊन आलेल्या काही दांपत्यांच्या सगळ्या तपासण्या नॉर्मल असतात, तरीही त्यांना मूल होत नसते. अशा वेळी खोलात शिरल्यावर मूळ कारण लक्षात येते ते म्हणजे बराच काळ दुर्लक्षित असलेले मूत्रमार्गातील किंवा योनीमार्गातील इन्फेक्शन. काही स्त्रियांनी त्यावर तात्पुरते उपचारही घेतलेले असतात; परंतु या भागातले इन्फेक्शन पूर्णपणे ठीक होणे अवघड असते. काही विशिष्ट औषधांनी इन्फेक्शनची लक्षणे जरी तात्पुरती नाहीशी झाली तरी आतल्या आत इन्फेक्शन, मात्र तसेच राहते आणि कारण मिळाले की उफाळून वर येते. अर्थातच वारंवार होणाऱ्या जंतुसंसर्गामुळे गर्भधारणेची क्षमता कमी झालेली असते.

जंतुसंसर्ग तसेच अंगावरून पांढरे वगैरे जाण्याचा त्रास मुळापासून बरा करण्यासाठी धायटी, लोध्र, त्रिफळा,

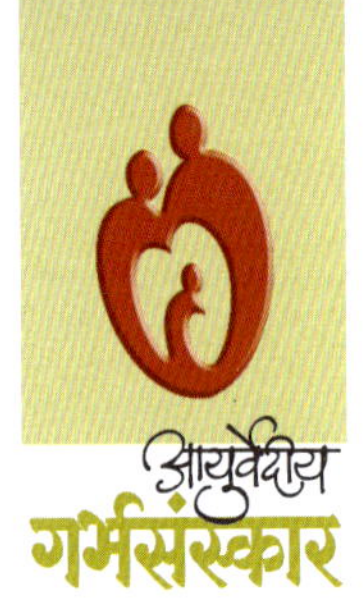

गोमूत्र वगैरे औषधांनी सिद्ध केलेल्या 'संतुलन फेमिसॅन तेला'सारख्या तेलाचा पिचू (तेलात बुडवलेला कापसाचा बोळा) योनीमध्ये ठेवावा, तसेच त्रिफळा, दारुहळद वगैरे जंतुनाशक औषधांनी तयार केलेल्या काढ्याने योनीधावन (धुवून स्वच्छ करणे) करून नंतर बाळंतशेप, हळद, धायटी वगैरे औषधांपासून तयार केलेल्या 'संतुलन शक्ती' धूपासारख्या धूपाने योनीभागी धुरी घ्यावी. योनीभागाची स्वच्छता राखावी. बरोबरीने प्रकृतीनुसार ज्येष्ठमध, अनंतमूळ, नागकेशर, लोध्र, धायटी वगैरे चूर्णे किंवा पुष्यानुग चूर्ण सेवन केल्यास चांगला उपयोग होतो.

या सर्व तक्रारींमध्ये आहारावरही विशेष लक्ष द्यावे लागते. फार प्रमाणात तिखट, आंबट किंवा कोरडे पदार्थ टाळावेत. आंबट दही, कोबी, फ्लॉवर, सिमला मिरची, गवार, अंडे, अतिप्रमाणात मांसाहार, चवळी, वाटाणा, पावटा व इतर जड पदार्थ आवर्जून वर्ज्य करावेत.

आचार्य चरकांनी 'योनिव्यापद' हे वंध्यत्वाचे मुख्य कारण सांगितले आहे. योनिव्यापद म्हणजे चुकीच्या आहार-आचरणामुळे स्त्रीच्या योनीत (पूर्वी सांगितल्याप्रमाणे यात गर्भाशय, सर्व्हिक्स, योनी या सर्व अवयवांचा समावेश होतो) विकृती निर्माण होणे. त्यामध्ये वर्णन केलेले उपप्लुता (अचरणा), परिप्लुता, शुष्का व वामिनी हे योनीरोगही वंध्यत्वास कारणीभूत असतात.

उपप्लुता योनिव्यापद

पाण्डुं सतोदमास्त्रावं श्वेतं स्त्रवति वा कफम् ।
कफवातामय व्याप्ता सा स्यात् योनिरुपप्लुता ॥

...चरक चिकित्सास्थान

यात योनीतून फिकट किंवा कफाप्रमाणे पांढरा स्राव होतो. स्राव होताना योनीमध्ये टोचल्याप्रमाणे वेदना होतात. हा योनिव्यापद कफ व वातदोषातील बिघाडामुळे होतो.

परिप्लुता योनिव्यापद

शूना स्पर्शाक्षमा सार्तिर्नीलपीतमसृक् स्त्रवेत् ।
श्रोणि वंक्षणपृष्ठार्तिज्वरार्ताया परिप्लुता ॥

...चरक चिकित्सास्थान

यात योनीमध्ये सूज आल्याने त्या ठिकाणी स्पर्श सहन होत नाही, योनीवाटे पिवळसर स्राव होतो व कंबर-पाठीमध्ये वेदना होतात. हा योनिव्यापद पित्त व वातदोषातील बिघाडामुळे होतो.

शुष्का योनी

व्यवायकाले रुन्धन्त्या वेगान् प्रकुपितोऽनिलः ।
कुर्यात् विण्मूत्रसङ्गार्ति शोषं योनिमुखस्य च ॥

...चरक चिकित्सास्थान

काही स्त्रियांमध्ये, समागमाच्या वेळी मल-मूत्राचे वेग अडवून धरल्यामुळे वात दोष कुपित होऊन योनी कोरडी होते. त्यामुळे समागमाच्या वेळेस तिला वेदना होतात व तेही गर्भधारणा न होण्यास कारणीभूत ठरू शकते.

वामिनी योनी

शुक्रं गर्भाशयं गतम् ।
सरुजं नीरुजं वाऽपि या स्त्रवेत् सा तु वामिनी ॥

...चरक चिकित्सास्थान

कित्येकदा वात-पित्त विकृतीमुळे समागमानंतर योनीमध्ये शुक्र स्वीकारले न जाता बाहेर निघून येते त्यामुळे गर्भधारणा होऊ शकत नाही. यामध्ये शुक्र बाहेर जाताना कित्येकदा स्त्रीला वेदनाही जाणवते.

या सर्व बिघाडांवर योग्य औषधोपचार, उत्तरधूप, उत्तरबस्ती, योनीपिचू वगैरे उपायांद्वारे योनिशुद्धी करावी. सोबत योग्य आहार-आचरणाची जोड द्यावी.

गर्भधारणा न होण्याची कारणे, जी पूर्वीच्या काळी क्वचितच एखाद्या स्त्रीमध्ये दिसत असत, ती आज सामान्य होत चालली आहेत. वर्तमानपत्रे, मासिके इत्यादी प्रसारमाध्यमांत 'जगभरात वंध्यत्वाचे वाढत चाललेले प्रमाण' हा महत्त्वाचा मुद्दा असतो, यावरूनही ही गोष्ट अगदी सहज ध्यानात येते.

हॉर्मोन्सच्या असंतुलनामुळे होणारा आणि वंध्यत्वास कारणीभूत असणारा एक त्रास म्हणजे ओव्ह्यूलेशन न होताच पाळी येणे. यात पाळी जरी वेळच्या वेळी येत असली तरी शरीरात बीजकोषामध्ये बीजांड तयार होण्याची प्रक्रिया होत नसते, अर्थात बीजाच्या अभावामुळे गर्भधारणा होऊ शकत नाही.

वंध्यत्वाचे आणखी एक कारण म्हणजे वातवर्धक आहार-विहारामुळे स्त्रीचा वातदोष असंतुलित होऊन बीजवाहिन्यांत अडथळा निर्माण होणे. त्यामुळे बीज निर्माण झाले तरी शुक्राणूच्या संपर्कात येऊ न शकल्याने गर्भधारणा अशक्य होते. क्षयरोग, फार काळ दुर्लक्षित राहिलेला रक्तक्षय, वारंवार गर्भपात अशा कारणांनी वात वाढून हा त्रास होताना दिसतो. कित्येकदा बऱ्याच वेळ उपेक्षित राहिलेले योनीमार्गातील इन्फेक्शन हळूहळू बीजवाहिन्यांपर्यंत पसरून बीजवाहिन्यांमध्ये अवरोध निर्माण करू शकते.

बीजकोषामध्ये किंवा बीजकोषावर 'सिस्ट' (गाठ) असल्यासही गर्भधारणा व्हायला त्रास होतो. आयुर्वेदाच्या दृष्टीतून विचार करता हा त्रास वात-पित्तदोषाच्या असंतुलनामुळे झालेला आढळतो. सिस्ट एक किंवा अनेक असू शकतात, लहान किंवा मोठे असू शकतात. या विकाराला पी.सी.ओ.एस्. असे संबोधले जाते. सिस्टचे अनेक प्रकार असतात. काही प्रकारचे सिस्ट निरुपद्रवी असून सहसा कोणतीही लक्षणे उत्पन्न करत नाहीत. काही सिस्ट असे असतात की, काही ठराविक काळात लक्षणे दाखवितात उदा. पाळीच्या वेळेला किंवा ओव्ह्यूलेशनच्या वेळेला पोटात दुखणे. मात्र असे सिस्ट आपोआप किंवा थोड्याशा औषधोपचाराने बरे होतात. काही सिस्ट असे असतात की, त्यामुळे बीजांड तयार होऊ शकत नाही, परिणामतः वंध्यत्व निर्माण होऊ शकते. या प्रकारचे सिस्ट उपचार करण्यास सर्वांत अवघड असून त्यात उपरोक्त लक्षणांबरोबर चेहरा व पोटावर लव वाढणे, वजन वाढणे ही लक्षणेही दिसतात.

एकूणच पाळीतील दोषांमुळे किंवा पाळीतील अनैसर्गिक वर्तनामुळे आणखी एक त्रास स्त्रियांच्या बाबतीत होताना दिसतो, तो म्हणजे सध्या वाढलेला थायरॉईड ग्रंथीचा त्रास. त्यामुळे शरीरावर सूज येणे, वजन वाढणे, रक्तदाब वाढणे असे त्रासदेखील सहन करावे लागतात.

आजकाल वंध्यत्वाला कारणीभूत असणारा आणखी एक प्रकार आढळतो तो म्हणजे गर्भाशयात गाठी होणे. यालाच आयुर्वेदशास्त्राप्रमाणे 'अर्बुद' म्हणता येते. अर्बुद म्हणजे दोषांच्या असंतुलनामुळे होणारी अनावश्यक अशी वाढ, ती शरीरात कुठेही होऊ शकते. गर्भाशयातील अर्बुदालाच आजकाल 'फाईब्रॉइड' म्हटले जाते. काही वर्षांपूर्वी पन्नाशी आणि फाईब्रॉइड हे समीकरण दिसायला सुरुवात झाली होती, पण आजकाल मात्र अगदी तरुण स्त्रियांनाही फाईब्रॉइडचा त्रास होताना दिसतो. यात मुख्यत्वे वातदोष असंतुलन असू शकते, पित्त किंवा कफदोषाचा संबंध असू शकतो. गर्भाशयातील गाठ आकाराने फार मोठी असली, तर गर्भधारणा होणे अशक्यप्राय असते. ही गाठ लहान असल्यास गर्भ राहिला तरी गर्भपात होण्याची शक्यता अधिक असते किंवा गर्भात काहीतरी व्यंग असण्याची शक्यताही वाढते.

नुसता गर्भ राहायला हवा म्हणूनच नाही तर एरवीही या गाठींवर योग्य उपचार करायला लागतात. कारण, गर्भाशयात गाठी असलेल्या स्त्रियांमध्ये पाळी लवकर येणे, अतिप्रमाणात रक्तस्राव होणे, ओटीपोटात जडपणा वाटणे व दुखणे, कंबर दुखणे, सायटिकाचा त्रास होणे, पायात खेचल्यासारखे दुखणे, पोट तसेच नितंबाच्या ठिकाणी मेद साठायला सुरुवात होणे, वारंवार मूत्रप्रवृत्ती होणे आदी त्रास सुरू होतात.

गर्भाशयातील गाठीवर योग्य उपचार झाले असता कैक वेळा गाठ संपूर्णतः नाहीशी होऊ शकते किंवा अनेकदा संकोच पावून बारीकशा स्वरूपात गर्भाशयात राहू शकते. कधी कधी मूळ गाठ कमी करण्यासाठी केल्या जाणाऱ्या उपचारांबरोबरच तातडीचे उपाय म्हणून अतिप्रमाणात होणारा रक्तस्राव बंद करण्यासाठीही विशेष उपाय योजावे लागतात. गर्भाशयातील गाठ फार मोठी असल्यास कधी कधी शस्त्रक्रियेचीही आवश्यकता भासू शकते; मात्र त्यातही शक्यतो गर्भाशय न काढता फक्त गाठच काढता येईल यासाठी अधिकाधिक प्रयत्नशील राहावे.

आजकाल स्त्रियांमध्ये गर्भाशयात गाठी होण्याचे प्रमाण बरेच वाढलेले असले तरी अशा गाठी कर्करोगाच्या असण्याचे प्रमाण त्यामानाने नगण्य आहे. त्यामुळे गाठ झाली की ती कर्करोगाचीच असेल असे समजून घाबरून जाऊन तडकाफडकी गर्भाशय काढून टाकण्याचा अविचारी निर्णय घेऊ नये. कारण, त्यामुळे मूळचे हॉर्मोन्सचे असंतुलन तर दूर होत नाहीच, उलट गर्भाशय काढून टाकल्यामुळे असंतुलनात

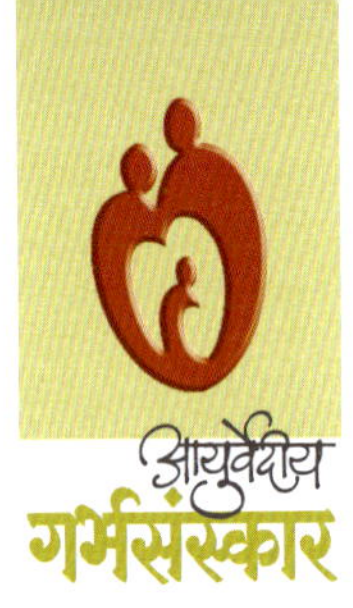

भरच पडते. त्याचे दुष्परिणाम पुढे आयुष्यभर भोगावे लागतात.

गर्भाशयच काढून टाकण्याने स्त्रीचे गर्भाशयामुळे असलेले स्त्रीत्वच पणाला लागते आणि तिच्या शरीरात स्त्री व पुरुष हॉर्मोन्सचे असंतुलन होण्यास सुरुवात होते. पाळी थांबल्यानंतरही असे असंतुलन होत असल्याने आजकाल हॉर्मोनल रिप्लेसमेंट थेरपी (एच्आरटी) सारख्या उपाययोजना केल्या जातात; मात्र त्यांचा दुष्परिणामही बराच होत असल्याचे अभ्यासावरून लक्षात आले असल्याने काही अपरिहार्य कारण असल्याशिवाय या थेरपीचा सरसकट उपयोग केला जात नाही.

गर्भाशय काढून टाकल्यानंतर सहा महिन्यांपासून ते दोन वर्षांच्या कालावधीत बहुतांशी स्त्रियांमध्ये एकूण प्रजननसंस्था बिघडल्याने विविध दुष्परिणाम दिसायला लागतात. अगदी क्वचित, एखादीच लाखात एक अशी स्त्री असू शकते की, जिला हे दुष्परिणाम जाणवत नाहीत. आतापर्यंतच्या माझ्या पाहण्यात अशा असंख्य केसेस आलेल्या आहेत की, गर्भाशय काढल्यानंतर स्त्रियांच्या कंबर, ओटीपोट, नितंबांच्या ठिकाणी चरबी साठायला सुरुवात होते, वजन एकाएकी आणि अति प्रमाणात वाढते, हॉर्मोन्सचे असंतुलन होते, गंभीर स्वरूपाचा संधिवात किंवा इतर वातरोग, एवढेच नाही तर उच्च रक्तदाब, मधुमेह, हृदयविकारासारखे सहसा स्त्रियांना न होणारे आणि बरे होण्यास दुष्कर असे रोग होताना दिसतात.

केवळ वंध्यत्व येते म्हणून नव्हे तर एकंदरच स्त्रीची प्रजननसंस्था व्यवस्थित राहून स्त्री संतुलन राहावे यासाठी स्त्री विकारांवर वेळेवर योग्य उपचार करावेत.

एकूणच स्त्रियांच्या बाबतीत मुळात असे सगळे विकार होऊच नयेत यासाठी काळजी घ्यायला हवी आणि विकार झालेच तर त्यावर आयुर्वेदिक पद्धतीने उपचार करणेच सर्वोत्तम; मात्र एवढे सगळे करूनही एखाद्या केसमध्ये परिस्थितीचे गांभीर्य व निकड समजून शल्यकर्मांसारखे उपचार करावे लागतात.

या सर्व त्रासांचे आजच्या काळात विविध तपासण्या करून चटकन व नेमके निदान करता येते व योग्य उपचार लगेच सुरू करता येतात; मात्र या सर्वांच्या मुळाशी हॉर्मोन्सचे असंतुलन असल्याने ते संतुलन पुन्हा प्रस्थापित करण्यासाठी स्त्रीने उपचार करून घेणे आवश्यक ठरते.

- **मनक्षोभ हे ही वंध्यत्वाचे एक मोठे कारण असल्याचे आयुर्वेदाने म्हटले आहे.**
- **पाळी नियमित असणे हे स्त्रीमध्ये हॉर्मोन्सचे संतुलन असल्याचे द्योतक असते.**
- **पाळीतील दोष किंवा अनैसर्गिक वर्तन यामुळे स्त्रियांना थायरॉईड ग्रंथीचा त्रास, तसेच शरीरावर सूज येणे, वजन वाढणे, रक्तदाब वाढणे असे त्रासदेखील सहन करावे लागतात.**
- **घाबरून जाऊन तडकाफडकी गर्भाशय काढून टाकण्याचा अविचारी निर्णय घेऊ नये.**
- **हॉर्मोन्सचे संतुलन पुन्हा प्रस्थापित करण्यासाठी स्त्रीने उपचार करून घेणे आवश्यक आहे.**
- **रात्रीची उशिरा झोप, अत्याधिक मानसिक ताण, अतिप्रमाणात तिखट, तेलकट पदार्थ खाणे, धूम्रपान, मद्यपान, शरीरपोषणाचा विचार न करता केवळ रुचीपायी जंक फूड अधिक प्रमाणात खाणे हेही शुक्रधातूसाठी हानिकारक असते.**
- **योग्य वय येईपर्यंत शुक्राचे रक्षण आणि त्यानंतरही विचारपूर्वक वापर व वर्धन करणे सगळ्यांसाठीच इष्ट असते.**

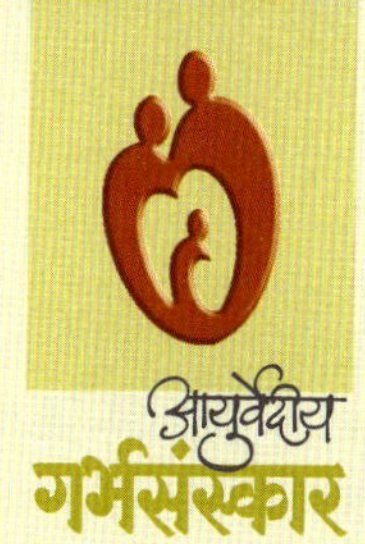

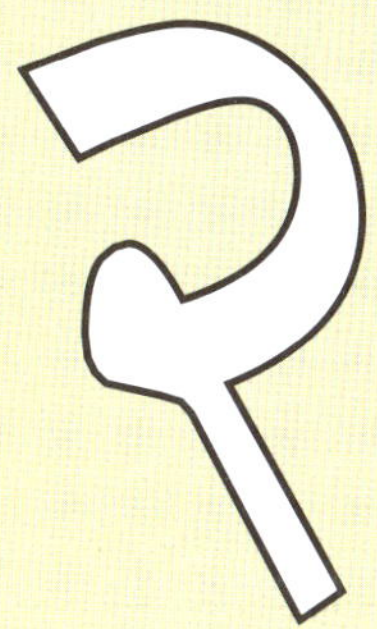

काळजी गर्भवतीची...

गर्भारपण-बाळंतपण म्हणजे स्त्रीचा दुसरा जन्मच. या काळात तिचे स्वतःचे आरोग्य आणि तिच्या शरीरात वाढत असलेल्या गर्भाचे आरोग्य यांची दुहेरी जबाबदारी तिला आणि तिच्या कुटुंबीयांना निभावून न्यायची असते. म्हणूनच या काळातील आहार, आसने, पथ्यापथ्य यांचे नेमके ज्ञान सर्वांनाच गरजेचे आहे...

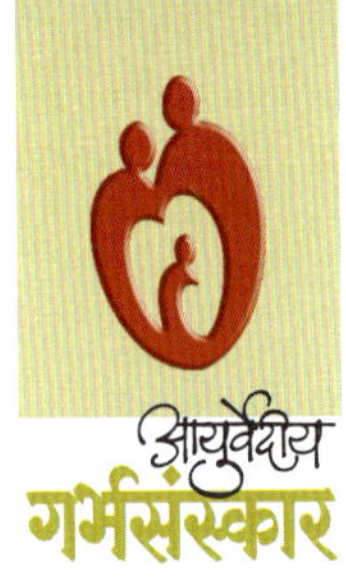

जाणीव नवागताची...

ते क्षण कोणतीही स्त्री उभ्या आयुष्यात विसरू शकणार नाही. कळल्या कळल्या हृदयाचा ठोका एका क्षणासाठी तरी नक्कीच चुकतो. शरीरात दडलेले ते गोड गुपित जेव्हा उमगते तेव्हा आनंद अगदी गगनात मावेनासा होतो. ही गोड बातमी घरच्यांना, जवळच्या आपल्या लोकांना सांगताना अपार आनंदाबरोबरच काहीसा संकोचही वाटत असतो. बरोबरीनेच मनात एक ना एक अनेक शंका यायला सुरुवात होते की, सगळे व्यवस्थित तर होईल ना? माझे बाळ चांगले तर असले ना? त्यापाठोपाठ उत्सुकताही निर्माण होते, मुलगा असेल की मुलगी, एक असेल की जुळे?

काही संवेदनशील स्त्रियांना गर्भाधान झाले हे लगेचच कळते; पण बहुतांश स्त्रियांमध्ये पहिली पाळी चुकल्यानंतरच दिवस राहिल्याचे लक्षात येते. तेव्हापर्यंत गर्भाधान होऊन जवळजवळ १४-१५ दिवस झालेले असतात. आजच्या काळात लघवीची घरच्या घरी एक छोटी तपासणी (एच्. सी. जी. हॉर्मोन) करूनही दिवस राहिले आहेत हे कळू शकते. त्यानंतर स्त्रीने शास्त्रोक्त काळजी घेण्यास सुरुवात करावी. दुसरी पाळी चुकल्यानंतर तज्ज्ञ डॉक्टरांकडे जाऊन तपासणी करावी; पण शक्यतो आतून तपासणी करणे टाळावे. दिवस राहिल्यानंतर बहुतांश स्त्रियांमध्ये दिसणारी लक्षणे अशी -

निष्ठीविका गौरवमङ्गसादः
तन्द्राप्रहर्षौ हृदये व्यथा च ।
तृप्तिश्च बीजग्रहणं च योन्यां गर्भस्य
सद्योऽनुगतस्य लिङ्गम् ॥ *...चरक शारीरस्थान*

- मळमळणे, तोंडाला पाणी सुटणे, उलट्या होणे. चक्कर येणे.
- कशातही मन न लागणे तरीही आत कुठेतरी समाधान, तृप्तीची भावना प्रतीत होणे.
- अंग गळून गेल्यासारखे वाटणे.
- अंगावर अकारण रोमांच उभे राहणे.
- छातीत धडधडणे.
- छातीत जळजळणे.
- कोणताही तीक्ष्ण वास सहन न होणे.

प्रत्येक स्त्रीमध्ये ही सगळी लक्षणे दिसतीलच असे नाही. बहुतेक वेळा पहिल्यांदा दिवस गेलेले असल्यास ही लक्षणे अधिक प्रमाणात आढळतात, दुसऱ्या किंवा तिसऱ्या वेळी हा त्रास कमी कमी होत जातो. काही भाग्यवान स्त्रियांमध्ये तर काहीही त्रास होताना दिसत नाही. पहिल्या दोन-तीन महिन्यांत मळमळ, अन्नावर वासना नसणे वगैरे त्रास होत असल्यास सूतशेखर, द्राक्षादि वटी सारखी औषधे घेता येतात. अर्धा चमचा धणे पाण्यात भिजत घालून, बारीक वाटलेल्या गोळ्यात तेवढीच साखर मिसळून, तांदळाच्या धुवणासह सेवन केल्याने गर्भिणीच्या उलट्या थांबतात.

इथे एक गोष्ट अगदी आवर्जून सांगावीशी वाटते की, प्रत्येक स्त्रीचे प्रत्येक गरोदरपण वेगळे असते. तिला होत असणारा त्रास किंवा येणारा अनुभव हा तिच्या व तिच्या बाळाच्या प्रकृतीवर अवलंबून असतो. बहुतेक वेळा असे पाहण्यात येते की, नुकतेच दिवस राहिलेल्या स्त्रीला बघून सर्व प्रौढ स्त्रियांची अशी प्रतिक्रिया असते की 'हिला कसा इतका त्रास होतो आहे, आम्हाला एवढी बाळंतपणं होऊनही असं काही नव्हतं झालं'; पण काळ, परिस्थिती, वर सांगितल्याप्रमाणे स्त्रीची प्रकृती आणि शक्ती या सर्व गोष्टींच्या अनुषंगाने प्रत्येक स्त्रीचा अनुभव वेगळा असू शकतो, त्यामुळे त्याची कोणीही आपापसांत तुलना करू नये.

गर्भ गर्भाशयात राहण्याचा कालावधी २८० दिवस किंवा ४० आठवडे असतो.

पाळी चुकल्याच्या तारखेवरून प्रसूतीची अंदाजे तारीख काढता येते. सामान्यतः या तारखेच्या आठ दिवस अलीकडे पलीकडे प्रसूती होण्याची शक्यता असते.

गर्भावस्थेचा काळ बाळाच्या आणि स्त्रीच्या दृष्टीने अतिशय महत्त्वाचा आणि संवेदनशील असतो. स्त्रीच्या शरीरात एक नवीन जीव आकार घेत असल्याने तिला खाण्या-पिण्यात, आचरणात व विचारात खूप काळजी घ्यावी लागते. गर्भवतीची ही नाजूक अवस्था चरकाचार्य या शब्दात वर्णन करतात.

पूर्णमिव तैलपात्रं असंक्षोभयताऽन्तर्वत्नि भवत्युपचर्या ।

...चरक शारीरस्थान

काठोकाठ भरलेले तेलाचे भांडे जसे इकडून तिकडे नेताना अतिशय काळजीपूर्वक, हात जराही हालू न देता न्यावे लागते तसेच गर्भवती स्त्रीला जीव ओतून, जिवापेक्षाही प्रिय असलेल्या आपल्या आत आकार घेणाऱ्या जिवाची आणि स्वतःची काळजी घ्यावी लागते. त्याबरोबरच घरच्या, जवळच्या लोकांनीही त्यांची जबाबदारी व सहभाग विसरून चालत नाही. या दिवसांमध्ये स्त्रीला शारीरिक व मानसिक स्तरावर जपणे आणि सर्व बाजूंनी दक्षता घेणे आवश्यक असते.

गर्भवतीचे आचरण

गर्भारपणाच्या नऊ महिन्यांच्या काळात स्वतः स्त्री आणि तिच्या आत आकार घेणारा गर्भ, दोघेही अतिशय कोमल, नाजूक स्थितीत असतात. गर्भवती स्त्रीला जपून राहावे, वागावे लागते ते यासाठीच. त्यादृष्टीने तिने काय काळजी घ्यावी याबद्दल आयुर्वेदशास्त्राने सांगितलेल्या गोष्टी पाहूया. यांचे पालन गर्भवती स्त्रीने गर्भावस्थेत अवश्य करावे.

उत्कटविषमकठिनासनसेविन्या
वातमूत्रपुरीषवेगानुपरुन्धत्या दारुण
अनुचितव्यायामसेविन्याः तीक्ष्णोष्णातिमात्रसेविन्याः
प्रमिताशनसेविन्या गर्भो म्रियतेऽन्तः तथा
अभिघातप्रपीडनैः श्वभ्रकूपप्रपातदेशावलोक
नैर्वाऽभीक्ष्णं मातुः प्रपतत्यकाले गर्भाः तथाऽ
तिमात्रसंक्षोभिभिर्यानैर्यानेन अप्रियातिमात्रश्रवणैर्वा।

...चरक शारीरस्थान

वातमूत्रपुरीषवेगानुपरुन्ध –

गर्भवती स्त्रीने कधीही मलमूत्रप्रवृत्ती किंवा गॅसेस्‌चा वेग थांबवून ठेवू नये. असे करण्याने तिच्या शरीरात वातदोषाचे असंतुलन होऊन कालांतराने विविध समस्या निर्माण होऊ शकतात. लघवी थांबविल्यास यूरीन इन्फेक्शन होण्याची शक्यता वाढते, गर्भाशयावर अनावश्यक दाबही येऊ शकतो. गॅसेस् धरून ठेवल्याने मळमळणे, छातीत जळजळणे, ढेकर येणे वगैरे त्रास होऊ शकतात. वेळच्या वेळी किंवा वेग आला असताना मलप्रवृत्ती झाली नाही तर नंतर अन्न खायचीही इच्छा होत नाही. गर्भावस्थेत गॅसेस् होणार नाहीत, तसेच रोजच्या रोज पोट व्यवस्थित साफ होईल याकडे लक्ष ठेवायला हवे. अन्यथा गॅसेस्‌च्या दाबामुळे किंवा कुंथण्यामुळे गर्भाशयावर दाब येऊन त्रास होऊ शकतो.

उत्कटविषमकठिनासनसेविन्या –

गर्भवतीने फार कडक, वेड्यावाकड्या ठिकाणी किंवा आरामदायक नसणाऱ्या जागी बसू नये. गर्भवतीने वेड्यावाकड्या आसनात बसू नये, जसे फार वेळ उकिडवे बसणे किंवा पाय फार फाकवून बसणे वगैरे. बसताना पाठीचा कणा नेहमी सरळच ठेवावा, पाठीला पोक काढून बसू नये. सुरुवातीपासून बसण्याच्या सवयीकडे लक्ष दिल्यास गर्भ सुस्थितीत राहायला मदत मिळते.

प्रततोत्तानशायिन्याः पुनर्गर्भस्य नाभ्याश्रया नाडीकण्ठमनुवेष्टयति –

सतत पाठीवर न निजता बहुतेक वेळेस कुशीवर झोपावे अन्यथा गर्भाच्या गळ्याभोवती नाळ गुंडाळली जाऊ शकते.

अनुचरपरिरक्षणार्थं न रक्तानि वासांसि –

पूर्ण लाल भडक रंगाचे कपडे घालू नयेत कारण त्यामुळे दुष्ट शक्ती आकृष्ट होऊ शकतात. गरोदरपणात फारसे गडद रंग टाळणे एकंदर चांगलेच होय.

न गर्भिणीं कूपमवलोकयत् –

गर्भिणीने विहिरीत, खोल दरीत किंवा फार उंचावरून खाली पाहू नये. यामुळे क्वचित गर्भिणीला धसका बसल्यामुळे गर्भाला अपाय होऊ शकतो.

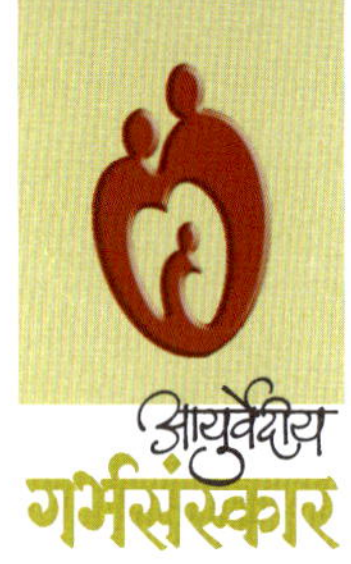

अप्रियातिमात्रश्रवणैर्वा –

गर्भवतीने फार जोराचा आवाज किंवा अप्रिय ध्वनी ऐकणे टाळावे. कुठलाही कर्कश आवाज, कर्कश संगीत ऐकणे, फटाक्यांचा मोठा आवाज किंवा अस्वस्थ वाटेल असा आवाज ऐकणे टाळावे.

दारुण अनुचितव्यायाम –

जी गर्भवती भलतेच शारीरिक कष्ट करते किंवा अनुचित वेडे-वाकडे व्यायाम करते तिच्या गर्भाची वाढ अपुरी होते. जिममध्ये जाऊन कठीण व्यायाम करणे, फार प्रमाणात ॲरोबिक्स किंवा पोहण्याचा व्यायाम करणे, फार जास्त वजन उचलणे वगैरे गोष्टी गर्भाला अपायकारक ठरू शकतात.

तीक्ष्णउष्णातिमात्रसेविन्याः –

आहारामध्ये अतिशय तीक्ष्ण, उष्ण, तिखट, मसालेदार पदार्थांचे सेवन करणे, भुकेपेक्षा फार कमी जेवण घेणे, पोषणतत्त्वे कमी असलेला आहार घेणे किंवा निःसत्त्व गोष्टी आहारात जास्त ठेवणे ह्यामुळे गर्भाचे पोषण योग्य प्रकारे होत नाही. आहाराबद्दलची अधिक माहिती आपण पुढे विस्तृतपणे घेणार आहोत.

अति मात्रसंक्षोभिभिर्यानैः –

अंग खिळखिळे होईल अशा वाहनातून प्रवास करणे गर्भवतीला योग्य नाही. आजच्या काळात वाहन व रस्त्याचा विचार करणे गरजेचे आहे. खड्डे व खाचखळग्यांतून जाताना कमीत कमी हादरे बसतील ह्याची काळजी घेणे अत्यंत गरजेचे आहे.

गरोदरपणात पहिले तीन महिने शक्यतो लांबचा प्रवास टाळावा. शेवटचे दोन महिने जेव्हा गर्भ आकाराने मोठा झालेला असतो तेव्हाही प्रवास करणे चांगले नसते. इतर वेळेस सुद्धा गर्भवतीला प्रवास त्रासदायक ठरणार नाही असे वाटत असेल तेव्हाच प्रवास करावा.

अभिघात –

गर्भवतीच्या पोटावर कोणत्याही प्रकारचा आघात होणे गर्भासाठी अपायकारक असते.

प्रपीडनैः –

गर्भवतीने घट्ट कपडे घालू नयेत तर सुटसुटीत कपड्यांचा वापर करावा. पोटावर आवळून बांधले जातात असे कोणतेही पोशाख उदा. जीन्स, परकर, स्कर्ट शक्यतोवर सैलच वापरावेत. घट्ट कपडे वापरल्यामुळे रक्तप्रवाहात अडथळा येऊन त्रास होऊ शकतो.

आजच्या काळाला अनुसरून सांगायचे झाले तर गर्भवती स्त्रीने उंच टाचेच्या चपला वापरणे इष्ट नाही. कारण त्यामुळे पाठदुखीचा त्रास सुरू होऊ शकतो, तसेच गर्भाच्या वाढत्या आकारामुळे गर्भवतीला ताठ उभे राहणे दिवसेंदिवस कठीण होत जाते, अशा वेळेला उंच टाचेची चप्पल वापरल्यास तोल जाऊन पडण्याचा संभव अधिक असतो.

गर्भवती स्त्रीने धूम्रपान पूर्ण टाळावे. आधुनिक संशोधनानुसार धूम्रपानामुळे गर्भाच्या मानसिक, बौद्धिक वाढीवर परिणाम होऊ शकतो हे सिद्ध झालेले आहे. गर्भारपणात मद्यपान करणाऱ्या स्त्रीचे मूल अल्प स्मृती असणारे व मनाने अतिशय चंचल असू शकते.

तिने जागरणे करू नयेत तसेच दुपारी झोपूही नये. या दोन्ही गोष्टींनी क्रमशः वात, पित्त तसेच कफदोष असंतुलित होत असल्याने त्याचा दुष्परिणाम तिच्या स्वतः च्या आणि गर्भाच्या प्रकृतीवर होऊ शकतो. दुपारी थोडी विश्रांती घ्यायला हरकत नाही; मात्र गाढ झोप टाळणेच इष्ट होय. रात्रीही शक्यतो कुशीवर झोपणे चांगले. गर्भारपणात सातत्याने फक्त पाठीवर (उताणे) झोपण्याने गर्भाच्या कंठाभोवती नाळेचे वेढे बसू शकतात, असे आयुर्वेदात सांगितले आहे.

अप्रिय, तिटकारा आणणाऱ्या गोष्टी गर्भवतीच्या कानावर येऊ देऊ नयेत कारण त्यामुळे गर्भपात होणे शक्य असते. नातेसंबंधात ताण-तणाव, तक्रारी असल्या तरी तोच तोच कटु विषय उगाळला जाणार नाही याची गर्भवतीने आणि इतरांनीही काळजी घ्यावी.

भीतिदायक वाचन किंवा आजकाल सर्रास चालू असलेल्या हॉरर मालिका, चित्रपट गर्भवतीने अजिबात बघू नयेत. संवेदनशील गर्भावर त्याचा दुष्परिणाम होणे सहज शक्य असते. सतत ताण, दुःख, कपट आहे, अशा मालिका

व चित्रपट बघण्याचे टाळावे. वाचन, चित्रपट ही मनावर खोल परिणाम करणारी माध्यमे आहेत. त्यांचा जितका चांगला परिणाम होऊ शकतो तितकाच वाईट परिणामही होऊ शकतो, याचे भान ठेवावे. अतिशय तरल, नाजूक अवस्थेतल्या गर्भावर असा काही अनिष्ट परिणाम झाला तर त्यामुळे गर्भपात होऊ शकतो किंवा बाळाचे मन कमकुवत, घाबरट होऊ शकते.

गर्भवतीने नऊही महिने असुरक्षित, अनोख्या म्हणजे जेथे वस्ती नाही, लोकांचा वावर नाही अशा ठिकाणी जाऊ नये वा राहू नये, जेणेकरून तिच्या मनात भीतीची भावना तयार होणार नाही. आयुर्वेदात असे उल्लेख आहेत की जी गर्भवती स्त्री रात्रीच्या वेळी अनोळखी जागी, जंगलात, नदीच्या काठी वगैरे भटकते, तिला होणाऱ्या मुलामध्ये मानसिक विकार होण्याची शक्यता अधिक असते. सतत वादविवाद करणाऱ्या गर्भवती स्त्रीच्या अपत्याला अपस्माराचा त्रास होऊ शकतो.

गर्भवती स्त्रीने शक्यतोवर मैथुन टाळणेच इष्ट असते. त्यातही पहिल्या तीन महिन्यांपर्यंत समागम कटाक्षाने टाळावा. कारण या काळात गर्भ स्थिर झालेला नसल्याने गर्भपाताची भीती असू शकते, तसेच गर्भाचा आकार वाढलेला असल्याने शेवटच्या तीन महिन्यांतही मैथुन टाळावेच लागते. संपूर्ण गर्भावस्थेत योनी, गर्भाशयादी अवयव अतिशय नाजूक असल्यामुळे त्यांना कसलाही क्षोभ होता कामा नये. अन्यथा गर्भपात होऊ शकतो किंवा अकारण शक्ती खर्च झाल्याने गर्भाच्या वाढीवर परिणाम होऊ शकतो. जी गर्भवती स्त्री अतिमैथुन संग करते तिचे मूल शरीराने अपंग, विकृत व निर्लज्ज असू शकते.

गर्भवतीने नेहमी आनंदी राहावे. शोकमग्न किंवा चिंताग्रस्त मुळीच राहू नये. त्यामुळे जन्माला येणारे मूल भित्रे, खुरटलेले व अल्पायुषी होईल असे आयुर्वेदशास्त्र सांगते. तसे पाहता शोक, चिंता वगैरे सगळ्यांनाच नकोसे असतात. अनेक स्त्रियांना अकारण मनाला लावून घेण्याची, काळजी करण्याची सवय असते. शोक करण्याने किंवा काळजी करण्याने मूळ परिस्थिती बदलत नाही; उलट स्वतः ला आणि बाळाला त्रास झाला तर असलेली परिस्थिती अधिकच वाईट होण्याचा संभव आहे, हे जाणून शक्यतोवर त्यातून बाहेर पडण्याचा प्रयत्न करावा. त्यासाठी संगीत, ध्यान व चांगले वाचन यांचा उत्तम उपयोग होतो. मन शांत करणारे स्वास्थ्यसंगीत (स्पिरिट ऑफ हार्मनी, योगनिद्रा - शांती व ध्यानासाठी, ॐ कार गुंजन - संतुलन मेडिटेशन, गर्भसंस्कार) ऐकावे, म्हणावे. शोक, चिंता नसतानाही बाळाची मानसिक क्षमता अधिकाधिक उन्नत होण्यासाठी हे संगीत ऐकण्याने उत्तम फायदा होतो. विशिष्ट वेदमंत्र, संस्कृत साहित्यातील विशिष्ट स्तोत्रे, विशिष्ट रागात संगीतबद्ध केलेले वाद्यसंगीत यांचा गर्भावर उत्कृष्ट परिणाम होतो आणि उत्तम संस्कार करता येतात, हे माझ्या अनेक वर्षांच्या संशोधनातून सिद्ध झालेले आहे. 'गर्भसंस्कार संगीत' हे त्याचेच प्रत्यक्ष रूप आहे. गर्भवतीने नियमितपणे गर्भसंस्कार संगीत ऐकलेले असेल तर त्याचे परिणाम अपत्याच्या जन्मानंतर प्रत्यक्ष जन्मानंतर अनुभवता येतात. उदा. अशा बालकांचे विकासाचे टप्पे (माईल स्टोन्स) वेळेअगोदर व सहजतेने पार होतात. घरातील मंडळी तसेच डॉक्टरांनी सुद्धा गर्भसंस्कारित बालकांमध्ये आश्चर्यजनक प्रगती होत असल्याचे जाणवल्याचे नमूद केलेले आहे. 'गर्भसंस्कार पुरस्कारा'च्या निमित्ताने दरवर्षी देश-विदेशातून जी माहिती संकलित होते, त्यातूनही गर्भसंस्कारांची विशेषता व उपयुक्तता अधोरेखित होते.

स्त्रीच्या विचारांचा आणि भावनांचा परिणाम गर्भावर होत असल्याने गर्भावस्थेत स्त्रीने शक्यतो हेवे-दावे, मत्सर वगैरे मानसिक दोषांपासून दूर राहावे. फार चिडचिड करणाऱ्या स्त्रीचे मूल क्रोधिष्ट व कपटी तसेच दुसऱ्याची निंदा करणारे असू शकते, गर्भारपणात चोरी करणाऱ्या स्त्रीचे मूल वाईट कर्मे करणारे होते.

गर्भवतीने फार वेळ (म्हणजे ८-९ तासांपेक्षा जास्त) झोप घेतली तर मूलही झोपाळू, मंद बुद्धीचे आणि मंद अग्नी असणारे होते.

गर्भवतीच्या आसपास अस्वच्छतेचा लवलेशही नसावा.

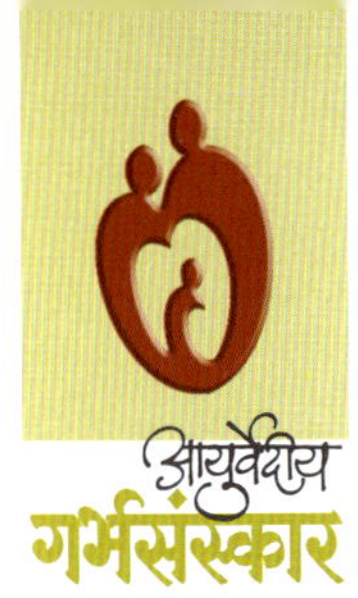

अप्रिय किंवा वाईट वास येत असेल अशा ठिकाणी तिने फार वेळ राहू नये, पाळी सुरू असलेल्या स्त्रीच्या संपर्कात शक्यतोवर येऊ नये.

तसेच, वड-चिंचेच्या झाडाजवळ जाऊ नये; विशेषतः तिन्हीसांजेला अप्रशस्त, माहीत नसलेल्या ठिकाणी जाऊ नये, असे आयुर्वेद सांगतो.

फार मोठ-मोठ्याने बोलू नये, संतापू नये.

अशी प्रथा प्रचलित आहे की, गर्भवतीने सापाकडे पाहू नये किंवा फार वेळ पाहत राहू नये. यामागे असलेल्या 'सापाची सावली पडते' अशासारख्या समजुतीत काही अर्थ आहे वा नाही याचा अंदाज नाही; परंतु सर्प पाहिल्यानंतर मनात भीती उत्पन्न होते, बऱ्याच जणांचे तर पाय लटपटतात आणि त्याची गती पाहिल्यानंतर पाहणाऱ्याच्या शरीरात वेगळीच स्पंदने उत्पन्न होतात. ती स्पंदने गर्भवतीला मानवणारी नसावीत म्हणून सर्प पाहू नये अशी प्रथा असावी.

- **गर्भाधानासाठी प्रयत्न सुरू केल्यानंतर लगेचच गर्भवतीची दिनचर्या आचरण्यासही सुरुवात करावी.**
- **प्रत्येक स्त्रीचे प्रत्येक गरोदरपण वेगळे असते. त्यामुळे इतरांनी गरोदरपणातील त्रासांची तुलना करू नये.**
- **गर्भवतीने मलमूत्रादी वेग अडवून ठेवू नये, तसेच मैथून करू नये.**
- **गर्भवतीने घट्ट कपडे, मोठा आवाज आणि भलतेच शारीरिक कष्ट टाळावेत.**
- **गर्भवतीने धूम्रपान, मद्यपान, जागरण पूर्णपणे टाळावेच, अकारण फिरणेही टाळावे.**

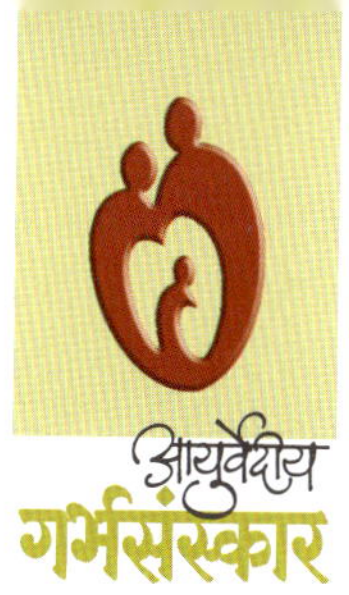

गर्भवतीसाठी पोषक आहार

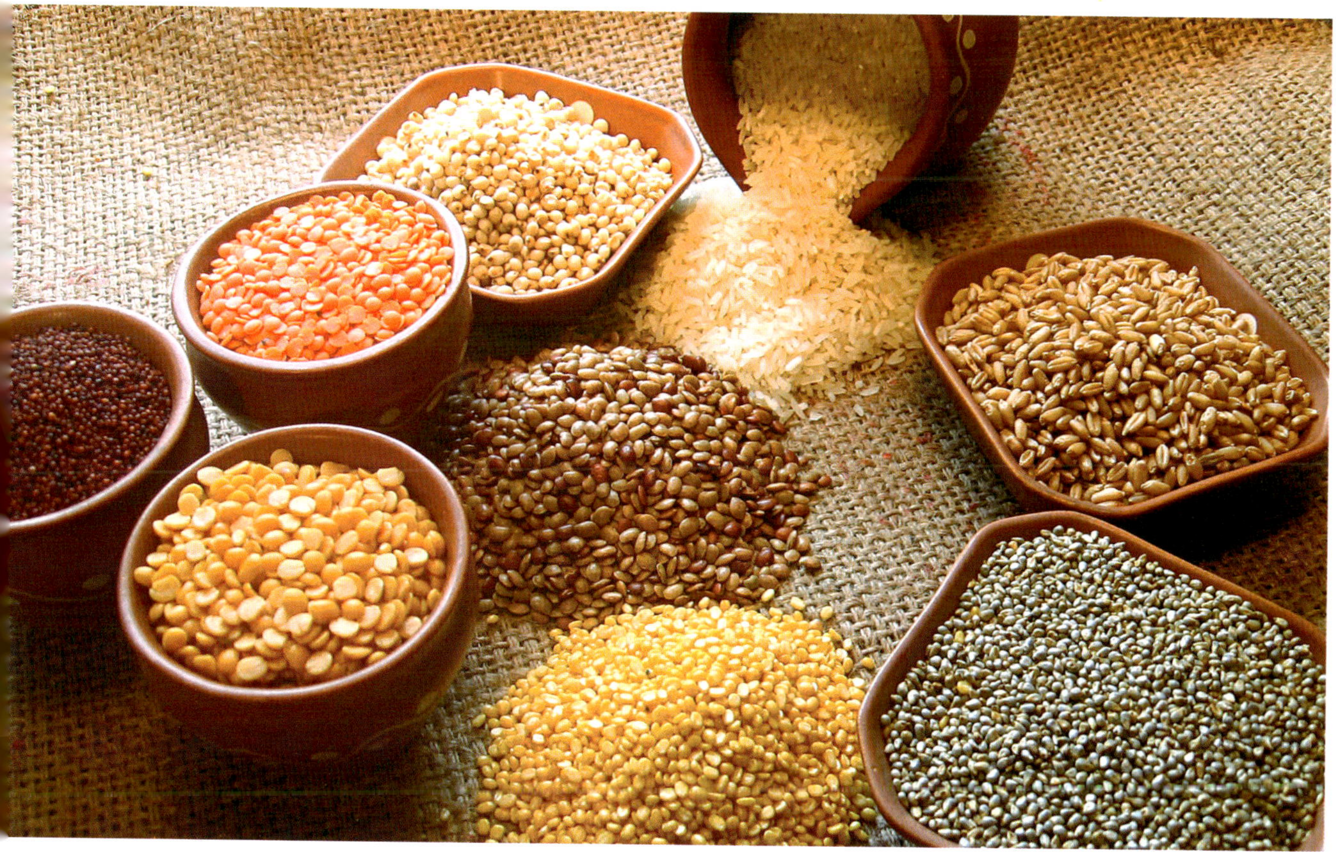

गर्भावस्थेत बाळाच्या आरोग्याची जडणघडण होत असते. या काळात आहाराकडे नीट लक्ष दिल्यास गर्भवती स्त्रीचे स्वतःचे व बाळाचे आरोग्य नीट राहायला पुढे आयुष्यभर मदत होते. सत्त्वपूर्ण व संतुलित आहार एकंदर आरोग्यासाठी हवाच. गर्भवतीने खाल्लेल्या अन्नापासून तयार झालेला आहाररस हाच गर्भाचे पोषण आणि त्याची वाढ करत असतो. त्यामुळे गर्भवतीने आहाराकडे लक्ष देणे अतिशय आवश्यक असते. आहाररस योग्य स्वरूपात आणि पुरेशा प्रमाणात तयार होण्यासाठी गर्भवतीने विशेषत्वाने काळजी घ्यायला पाहिजे हे सांगताना चरकाचार्य म्हणतात,

स्त्रिया ह्यापन्नगर्भायास्त्रिधा रसः प्रतिपद्यते स्वशरीरपुष्टये, स्तन्याय, गर्भवृद्धये च ।

... चरक शारीरस्थान

अर्थात गर्भवती स्त्रीच्या आहाररसाला तीन जबाबदाऱ्या पार पाडायच्या असतात. एक स्वतः गर्भवतीच्या शरीराचे पोषण करणे, दुसरी स्तन्याच्या निर्मितीसाठी तयारी करणे आणि तिसरी म्हणजे गर्भाची वृद्धी व पोषण करणे. असे तिहेरी काम व्यवस्थित होण्यासाठी आहाराची योजनाही विचारपूर्वक करावी लागते.

संतुलित आहाराचे महत्त्व गर्भावस्थेत

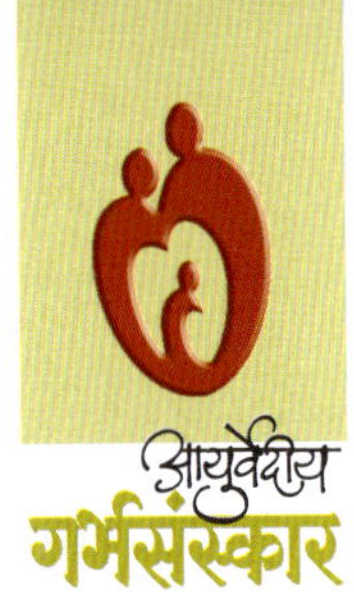

आणखी वाढते. आहारात कोणत्याही प्रकारची कमतरता राहिल्यास त्या आवश्यक पोषकतत्त्वांपासून गर्भ वंचित राहतो. त्याचा परिणाम गर्भाच्या वाढीवर होऊ शकतो. कधी अचानक गर्भपात होऊ शकतो, तर कधी नियत वेळेच्या आधीच बाळंतपण होऊ शकते. जन्मतः बाळाचे वजन कमी असू शकते किंवा अशक्त प्रकृतीचे बाळ जन्मू शकते. हे दुष्परिणाम टाळण्यासाठी गर्भवतीने आहाराकडे विशेष लक्ष द्यायला हवे.

पाणी – गर्भवतीचे पिण्याचे पाणी किमान १५ ते २० मिनिटे उकळून निर्जंतुक केलेले असावे. कारण पाण्यातून चुकूनही जंतांचा प्रादुर्भाव झाला तर शरीरावश्यक जीवनसत्त्वे आणि मुख्यत्वे लोह शरीराला पुरेशा प्रमाणात मिळू शकत नाही. पर्यायाने वजन कमी होणे, अपचन होणे वगैरे त्रास होऊ शकतात. गरोदरपणात जंतांचा नाश करणारी तीव्र औषधेही देता येत नसल्याने पाणी उकळूनच प्यावे. पाणी उकळताना त्यात वाळा, चंदन, नागरमोथा इत्यादी द्रव्यांपासून तयार केलेले जलसंतुलन चूर्ण टाकल्याने त्याचे लाभ वाढतातच. गर्भाच्या मेंदूच्या विकासावर सुवर्णभारित जलाचा उत्तम उपयोग होतो. सुवर्णभारित जल तयार करण्याकरिता पाणी उकळून घेत असताना चोवीस कॅरेट सोन्याचा चांदीच्या साखळीत गुंफलेला छोटा पातळ पत्रा त्यात टाकून ठेवावा. हा पत्रा केवळ याच उपयोगासाठी ठेवावा. जल सुवर्णभारित करण्यासाठी अंगठी अथवा तत्सम अन्य एखादा दागिना वापरू नये.

गर्भवतीने आहारात कोणकोणते पदार्थ घ्यावेत हे आता आपण पाहू या.

दूध – नैसर्गिक रूपात प्रथिने (प्रोटिन्स) व कॅल्शियम प्राप्तीसाठी दूध सर्वोत्तम होय. बाळाचे धातू परिपूर्ण व्हावेत, हाडे मजबूत व्हावीत यासाठी दूध मोलाचा हातभार लावते. कैक वेळा बाळंतपणानंतर स्त्रीची हाडे कमकुवत होताना दिसतात. पर्यायाने कंबरदुखी, सांधेदुखीसारखे त्रास मागे लागतात. हे परिणाम गर्भावस्थेत व नंतरही कॅल्शियम पुरेशा प्रमाणात न मिळाल्याचे असू शकतात. त्या दृष्टीने आधीपासूनच सकाळ-संध्याकाळ कपभर दूध घ्यावे. आयुर्वेदशास्त्रानेही जीवनशक्ती, ओजशक्ती वाढविण्यात दूध श्रेष्ठ असल्याचे सांगितले आहे. बाळाची शारीरिक व बौद्धिक वाढ व्यवस्थित होण्यासाठी दूध महत्त्वाचे ठरते. आधुनिक विज्ञानानुसार दुधामधून 'जीवनसत्त्व ब' (व्हिटॅमिन बी कॉम्प्लेक्स) आणि 'जीवनसत्त्व अ' (व्हिटॅमिन ए) ही मिळतात.

दूध ताजे आणि शुद्ध असणे सर्वांत चांगले. पॅकिंग केलेले दूध वापरल्यास ते फक्त पाश्चराईझ केलेले असावे. होमोजिनाईज्ड, स्किम्ड किंवा टोन्ड दुधाचा वापर न करणेच चांगले, तसेच, दूध उकळी येईपर्यंत व्यवस्थित तापवलेले असावे आणि शक्यतोवर कोमट किंवा सामान्य तापमानाचे झाल्यावर प्यावे. फ्रीजमधले थंडगार दूध न पिणेच इष्ट. दूध क्रीम काढलेले नसावे, तसेच फार पातळही नसावे. घट्ट दूध प्यायचे नसल्यास त्यात थोडे पाणी घालून उकळून प्यावे. दूध पचत नसेल म्हणजे दूध प्यायल्यानंतर गॅसेस् होणे, पोट जड होणे किंवा जुलाब होणे वगैरे त्रास होत असतील; तर सुंठ आणि वावडिंग घालून उकळलेले दूध प्यावे. त्यासाठी पाऊण कप दुधात सुंठीचा चेचलेला एक सें.मी. लांबीचा तुकडा, वावडिंगाचे १०-१२ दाणे आणि अर्धा कप पाणी घालावे. हे सर्व मिश्रण मंद आचेवर पाव कप पाणी उडून जाईपर्यंत उकळावे आणि गाळून घ्यावे. असे संस्कारित दूध पचायला सोपे असते. अनेकदा 'दूध आवडत नाही', 'वजन वाढेल' वगैरे कारणांनी स्त्रिया दूध प्यायची टाळाटाळ करतात; पण दूध न घेतल्याने होणारे स्वतःचे आणि बाळाचे नुकसान अन्य कोणत्याही उपायाने भरून येऊ शकत नाही हे लक्षात ठेवायला हवे.

संपूर्ण गर्भावस्थेमध्ये, सकाळ संध्याकाळ कपभर दुधात दीड-दोन चमचे 'संतुलन शतावरी कल्प' घालून घेणे अतिशय फायदेशीर ठरते; मात्र शतावरी कल्प शास्त्रीय पद्धतीने व उत्तम प्रतीच्या शतावरीपासून तयार केलेला आहे, याची खात्री असू द्यावी. गर्भवती स्त्रीचे पोषण, गर्भाची योग्य वाढ व स्तन्यनिर्मितीची तयारी या तिन्ही जबाबदाऱ्या पार पाडण्याची क्षमता शतावरी कल्पात असल्याने गर्भावस्थेचे नऊ महिने व प्रसूतीनंतरही बाळ अंगावर दूध पित असेपर्यंत दूध व शतावरी कल्प चालू ठेवावे. पोषणाबरोबरच शतावरीमध्ये स्त्रीचा बांधा

उत्तम ठेवण्याचीही क्षमता असल्याने गरोदरपणात आणि बाळंतपणानंतरही स्त्रीचे वजन अवाजवी वाढू न देणे यामुळे साध्य होते.

लोणी, ताक, तूप – दुधापासून बनवलेले घरचे ताजे लोणी, गोड ताक आणि साजूक तूप हे तीनही घटक संतुलित आहारासाठी अत्यावश्यक असतात. गर्भवतीने आणि खरे तर कुटुंबातल्या सर्वांनीच घरचे ताजे लोणी व शुद्ध तूपच खाणे अभिप्रेत आहे.

नवनीतं नवं वृष्यं शीतं वर्णबलाग्निकृत् । *...वाग्भट सूत्रस्थान*

ताजे लोणी शीत गुणधर्माचे असून, जीवनशक्ती वाढविणारे, उत्तम कांती देणारे, ताकद वाढविणारे व अग्निदीपन करणारे आहे. गर्भारपणात मुख्यतः शेवटच्या तीन-चार महिन्यांत मूळव्याधीचा त्रास होण्याचा संभव असतो. लोणी मूळव्याधीवर औषधासारखे सांगितलेले असल्याने गर्भारपणात सुरुवातीपासून एक-दोन चमचे लोणी-साखर खाल्ल्यास मूळव्याधीला प्रतिबंध होऊ शकतो.

ताजे गोड ताक हेही रोज दुपारच्या जेवणानंतर लगेच घेणे पचनाकरता व एकंदर आरोग्याकरता चांगले असते. आयुर्वेदाने ताक वात-कफशामक, पचायला हलके, पोटाच्या कोणत्याही तक्रारीसाठी पथ्यकर सांगितले आहे. अन्नरुची नसणे, ॲनिमिया आणि गॅसेस् वगैरे तक्रारींमध्ये लाभदायक असल्याने गर्भारपणात विशेष उपयोगी आहे. कित्येक स्त्रियांना गर्भारपणाच्या शेवटच्या तीन-चार महिन्यांत अंगावर सूज येताना दिसते. ताक सूज कमी करणारे असल्याने गर्भारपणात नियमित घेणे उत्तम असते. फक्त ताक दुधाहूनही पातळ असेल याकडे लक्ष ठेवावे, तसेच ताक करताना दह्यात पाणी घालून व्यवस्थित घुसळणेही महत्त्वाचे आहे. ताक म्हणजे निव्वळ पातळ केलेले दही नव्हे. त्यावर घुसळण्याचा संस्कार होणे महत्त्वाचे असते. त्यातून लोणीही काढून घेतलेले असावे. बाजारात मिळणारी नमकीन किंवा मीठी लस्सी ताकाला पर्याय होऊ शकत नाही.

वाटीभर ताकात पाव चमचा जिऱ्याची पूड व दोन चिमूट काळे मीठ टाकून घेतल्यास ताक चवदारही लागते आणि अधिक फायदेशीरही होते.

आयुर्वेदाने तूप श्रेष्ठ व अमृतसदृश सांगितले आहे.

शस्तं धीस्मृतिमेधाग्निबलायुःशुक्रचक्षुषाम् ।
स्नेहानां उत्तमं शीतं वयसः स्थापनं परम् ।
सहस्रवीर्यं विधिभिर्घृतं कर्मसहस्रकृत् । *...वाग्भट सूत्रस्थान*

तूप सर्व स्निग्ध द्रव्यांमध्ये श्रेष्ठ असून तिन्ही दोषांना संतुलित करणारे आहे. एकंदर जीवनशक्ती, रोगप्रतिकारशक्ती व ताकद वाढविणारे असून डोळे, कान वगैरे इंद्रिये उत्तम क्षमतेची राहण्यास मदत करणारे आहे. बुद्धी, स्मरणशक्ती व आकलनशक्ती तुपामुळे वाढतात. म्हणूनच नियमित तूप खाल्ल्याने गर्भवतीला स्वतःला तर फायदा होतोच, बरोबरीने बाळही बुद्धिसंपन्न होण्यास मदत मिळते.

तूप किती आणि कसे घ्यायचे असा एक प्रश्न सगळ्यांनाच पडतो. सर्वसामान्यांनी रोज किमान चार-पाच चमचे साजूक तूप आवर्जून घ्यायला हवे. गर्भारपणात स्त्रीने सकाळच्या जेवणात तीन-चार चमचे व संध्याकाळच्या जेवणात तीन-चार चमचे तूप अवश्य सेवन करावे. स्वयंपाक करताना फोडणीसाठी तूप वापरले तरी चालते. तरीही जेवण वाढल्यानंतर वरणभात, पोळी यावरही वरून तूप नक्की घ्यावे.

घरी कढवलेले गाईच्या दुधाचे तूप सर्वांत चांगले. ते पुरेशा प्रमाणात न मिळाल्यास घरी केलेले म्हशीच्या दुधाचे तूप वापरायला हरकत नाही.

गर्भारपणात कॅल्शियमप्रमाणेच लोहाचीही (आयर्न) अधिक आवश्यकता असते. लोहावर शरीरातील महत्त्वपूर्ण रक्तधातू अवलंबून असतो. रक्तधातू पुरेशा प्रमाणात नसला तर स्त्रीला गर्भारपणात अशक्तता, छातीत धडधडणे, थोड्याही कामाने थकवा, निस्तेजपणा वगैरे त्रास होतात. गर्भाचाही परिपूर्ण विकास होत नाही. मूल जन्मतः अशक्त व कमी वजनाचे होण्याची शक्यता असते आणि प्रसूत होतानाही विविध समस्या उद्‌भवू शकतात.

लोहासाठी पालक, मेथी, माठ, चाकवत, चवळी यांसारख्या ताज्या पालेभाज्या आहारात रोज असाव्यात. क्वचित आंबट चुका, मुळ्याची पाने, अळू, सरसों वगैरे भाज्या आहारात ठेवता येतील. महत्त्वाचे म्हणजे लोहतत्त्वाच्या संपूर्ण चयापचयाकरता 'क' जीवनसत्त्वाची

आवश्यकता असल्याने पालेभाज्या खाताना वर थोडेसे लिंबू पिळावे. शिवाय आहारात काळ्या मनुका, काळे खजूर, बीट, डाळींब, सफरचंद, आवळा, केशर इत्यादींचा समावेश असावा. अन्न शिजवताना थोड्या गुळाचा वापर करण्यानेही लोह मिळण्यास चांगली मदत होते.

गहू, नाचणी, प्रकृतीला मानवणारी आणि पचायला फार जड नसणारी सालासकटची कडधान्ये, नारळ, खारीक, खसखस, डिंकाचे लाडू हे कॅल्शियम आणि लोहासाठी चांगले.

स्वयंपाक करताना नॉनस्टिक कोटिंग किंवा स्टेनलेस स्टीलच्या भांड्यांऐवजी लोखंडाची कढई, तवा, पळी वापरणे अधिक चांगले. कारण त्यातूनही शरीरात लोह वाढण्यास मदत मिळते. एरवीही लोखंडाची पळी वगैरे वापरणे चांगलेच; पण गर्भारपणात मात्र हे आवर्जून करावे.

एक गोष्ट विशेषत्वाने सांगायची म्हणजे, अन्न असो वा औषध, ते नैसर्गिक व शुद्ध असेल तरच अंगी लागते, शरीराकडून स्वीकारले जाते आणि पर्यायाने आपले काम करण्यास सक्षम ठरते. उदाहरणार्थ, मोसंबीचा ताजा रस घेतल्याने मिळणारे समाधान आणि फायदा, मोसंबीचा फ्लेवर टाकून तयार केलेले सरबत पिण्यापेक्षा अनेक पटींनी अधिक असते हे आपण सर्वच जाणतो. लोह, कॅल्शियमच्या बाबतीतही तेच आहे. प्रयोगशाळेत रासायनिक द्रव्यांच्या मिश्रणाने तयार केलेले लोह किंवा कॅल्शियम शरीरात गेल्यानंतर स्वीकारले जाईलच असे नाही. अनेकांना लोहाच्या गोळ्यांनी मलावष्टंभ होतो तो यामुळेच. शिवाय अशा अनैसर्गिक पद्धतीने तयार केलेल्या गोळ्यांमुळे शरीरात उष्णता वाढू शकते, ज्याचा परिणाम गर्भवती व बाळ दोघांवर होतो म्हणूनच आहारातून कॅल्शियम व लोह मिळविता येईल तेवढे चांगले. कारण, ते नैसर्गिक असल्याने व्यवस्थित पचू शकते आणि त्याचे शोषणही योग्य प्रकारे होऊ शकते.

आयुर्वेदात अशी अनेक प्रभावी औषधे आहेत की ज्यांचा उपयोग लोह व कॅल्शियम वाढविण्यासाठी होतो आणि त्यांचा अशा प्रकारचा कोणताही दुष्परिणाम होत नाही. प्रवाळ भस्म किंवा पिष्टी, मौक्तिक (मोती) भस्म वगैरे औषधे शीत असूनही कॅल्शियम वाढविणारी असल्यामुळे प्रवाळपंचामृत, 'संतुलन पित्तशांती' ही औषधे नऊही महिने निःशंक मनाने घेता येतात. रक्तधातूच्या पोषणासाठी नवायास लोह, मण्डूरभस्म, सुवर्णमाक्षिक भस्म, केशर वगैरे उत्तम होत. 'संतुलन लोहितप्लस', 'संतुलन रुधिरा' तसेच 'संतुलन सॅन रोझ'मुळे रक्तधातूचे पोषण झाले की एकंदर आरोग्याबरोबरच तेजस्वी अंगकांतीचाही लाभ होतो.

अशा प्रकारचे लोह व कॅल्शियम व्यवस्थित घेतल्याने बाळंतपणानंतर सहसा दिसणाऱ्या केस गळणे, कंबर दुखणे, हाडांची ताकद कमी होणे वगैरे तक्रारींना प्रतिबंध होतो.

डाळी, कडधान्ये व धान्ये

सकाळ व संध्याकाळच्या जेवणात एक वाटी तरी आमटी व साधे वरण असायलाच पाहिजे. मूग आणि तूर या दोन्ही डाळी रोजच्या वापरासाठी उत्तम कारण त्या पचावयास सोप्या, शरीरपोषक व बहुधा सर्व प्रकृतींना अनुकूल असतात. एकंदर शरीरशक्तीसाठी प्रोटिन्सची आवश्यकता असते आणि गर्भारपणात तर ही आवश्यकता अधिकच असते. कारण गर्भाचे संपूर्ण अस्तित्व, त्याच्या शरीराची घडण प्रथिनांवरच अवलंबून असते. मुगाची उसळ तर उत्तम असतेच; पण मटकी, मसुराची व कुळथाची उसळही कधीतरी खाण्यास हरकत नाही. ताजा गावरान मटार मिळत असल्यास त्या त्या ऋतूत अधून मधून घ्यायला हरकत नाही; पण शक्यतो उडदाची, हरभऱ्याची डाळ किंवा चणा, छोले, चवळी, राजमा, पावटा, वाटाणा यांसारखी कडधान्ये कमीत कमी प्रमाणात घ्यावीत. सोयाबीनसारखी पचायला फार जड असलेली कडधान्ये टाळलेलीच बरी.

रोजच्या जेवणात एक वेळेला (शक्यतो दुपारी) मोड आलेल्या कडधान्यांच्या उसळीचा थोड्या प्रमाणात समावेश करावा. महत्त्वाची गोष्ट म्हणजे मोड आलेली कडधान्ये वाफवून व शिजवूनच वापरावी. आजकाल चुकीच्या प्रचारामुळे लोक मोड आलेली कडधान्ये कच्चीच सॅलडच्या रूपात किंवा जास्त प्रमाणात खाताना दिसतात; परंतु अशी कच्ची कडधान्ये पचायला दुष्कर असतात व यांच्या अतिरिक्त सेवनाने हळूहळू पचनावर वाईट परिणाम होतो. त्यामुळे आपल्या भारतीय जेवणातील उसळीप्रमाणे मोड आलेले मूग,

मटकी वगैरे कडधान्ये शिजवूनच खावीत.

शाकाहारी आहारातून प्रथिने अपुऱ्या प्रमाणात मिळतात असाही एक चुकीचा समज समाजात आढळतो; परंतु संतुलित आहार घेतल्यास अर्थात आहारात दूध, डाळी, कडधान्ये, सुकामेवा वगैरे गोष्टी योग्य प्रमाणात अंतर्भूत केल्यास प्रोटिन्सची कमतरता होण्याचा प्रश्नच उद्भवत नाही. शिवाय लक्षात घेण्याजोगी एक महत्त्वाची गोष्ट म्हणजे 'प्रोटिन्स हवेत' या नावाखाली मांसाहार, सोयाबीन किंवा जड व कच्ची कडधान्ये खाल्ली तरी ती जोपर्यंत पचत नाहीत तोपर्यंत त्यांचा उपयोग होत नाहीच. त्यामुळे पचायला सोप्या व आपल्या प्रकृतीला अनुकूल असणाऱ्या गोष्टींतूनच प्रोटिन्स मिळवणे इष्ट होय.

धान्ये हा आहारातील मुख्य घटक होय. भात, पोळीने वजन वाढेल या भीतीने आजकाल बरेच लोक भाज्या, सॅलडवरच अधिक भर देतात; परंतु त्याने फायदा होणे तर दूरच उलट आहार असंतुलित राहिल्याने इतर त्रास होऊ शकतात. गर्भवतीने तर या फॅडच्या मुळीच आहारी जाऊ नये.

धान्यांपैकी तांदूळ, गहू, ज्वारीचा रोजच्या आहारात समावेश करता येतो. गहू व तांदूळ दोन्ही आयुर्वेदात पथ्यकर व सर्व प्रकृतींना अनुकूल सांगितलेले आहेत. जुना तांदूळ पचायला हलका, पौष्टिक व तृप्ती देणारा आहे. शिवाय तो वात-पित्तशामक व कफाचे पोषण करणारा असल्याने रोजच्या आहारात आवर्जून घ्यावा. भातावर मुगाचे किंवा तुरीचे वरण, लिंबू व साजूक तूप किंवा मुगाची वा तुरीची खिचडी साजूक तूप घेऊन खाल्ल्यास ते पचायलाही चांगले असते व खाल्ल्याचे समाधान मिळून शरीराचे पोषणही चांगले होते. भाताबरोबर किंवा इतर कोणत्याही धान्याबरोबर डाळींचे सेवन केल्याने त्या पदार्थांचे पचन शरीरात अधिक चांगल्या रीतीने होऊ शकते. म्हणूनच आपल्या रोजच्या जेवणात भात व पोळीबरोबर आमटी व वरण हमखास असतेच.

गहूसुद्धा पौष्टिक, पित्तनाशक व विशेषतः हाडांना बळकटी देणारा असतो. पोळ्या किंवा भाकरी करताना गहू किंवा ज्वारीचे पीठ दुधात भिजवणे अधिक चांगले. त्यामुळे पोळी वा भाकरी अधिक पौष्टिक बनते व अनायसेच दूधही पोटात जाते. फुलका आणि पोळी तर चांगलीच; पण अधूनमधून पराठा केल्यास त्यात गव्हाच्या पिठाबरोबर थोड्या प्रमाणात भाजणी आणि तांदळाचे पीठही मिसळता येते. याने चवही बदलते आणि वेगवेगळ्या धान्यांचे सेवनही होते.

ज्वारी वीर्याने थंड आणि बाजरी जरा गरम असल्याने, भाकरी करताना ज्वारी, बाजरीचे मिश्र पीठ घेतलेले चांगले. जव पचनशक्ती वाढविणारे व पित्त, कफदोषांचे शमन करणारे आहे तर नाचणी पचायला हलकी आहे त्यामुळे ज्वारी-बाजरीच्या पिठात कधीकधी नाचणी, तांदळाचे वा जवाचे पीठ मिसळायला हरकत नाही.

बाजारात मिळणारे गहू, ज्वारी वगैरेंचे तयार पीठ वापरण्यापेक्षा चांगल्या प्रतीची धान्ये गिरणीतून दळून आणून किंवा घरगुती यंत्रावर ताजी दळून वापरणे अधिक चांगले. दळून आणल्यावर पीठ चाळून घेऊ नये.

एकंदरच सर्व धान्ये एक वर्ष जुनी झाल्यानंतरच वापरावी असे आयुर्वेदशास्त्र सांगते. कारण अशी जुनी धान्ये पचायला सोपी असतात; तसेच, धान्य किंवा पीठ भाजून घेण्यानेही त्यांचे पचन सहजपणे होते.

- **स्वतःचे पोषण, गर्भाचे पोषण आणि स्तन्यनिर्मिती अशी तिहेरी जबाबदारी गर्भवती स्त्रीला आहाराद्वारे पार पाडायची असते.**
- **आहाराचा विचार करताना पाण्याचा, त्याच्या शुद्धतेचा, निर्जंतुकतेचा विचार प्राधान्याने करावा.**
- **नैसर्गिक प्रथिने आणि कॅल्शियमचा स्त्रोत असलेले दूध ओज आणि शक्तीचे वर्धन करते.**
- **स्वयंपाक करताना लोखंडाची भांडी वापरल्यास शरीराला लोहाचा पुरवठा आपसूकच होतो.**
- **शाकाहारातून (डाळी) शरीराची प्रथिनांची आवश्यकता पूर्ण भागविता येते; मात्र, सोयाबीन, छोले, राजमा यांसारखे पचायला जड पदार्थ टाळलेलेच बरे.**

गर्भवतीसाठी भाज्या व फळे

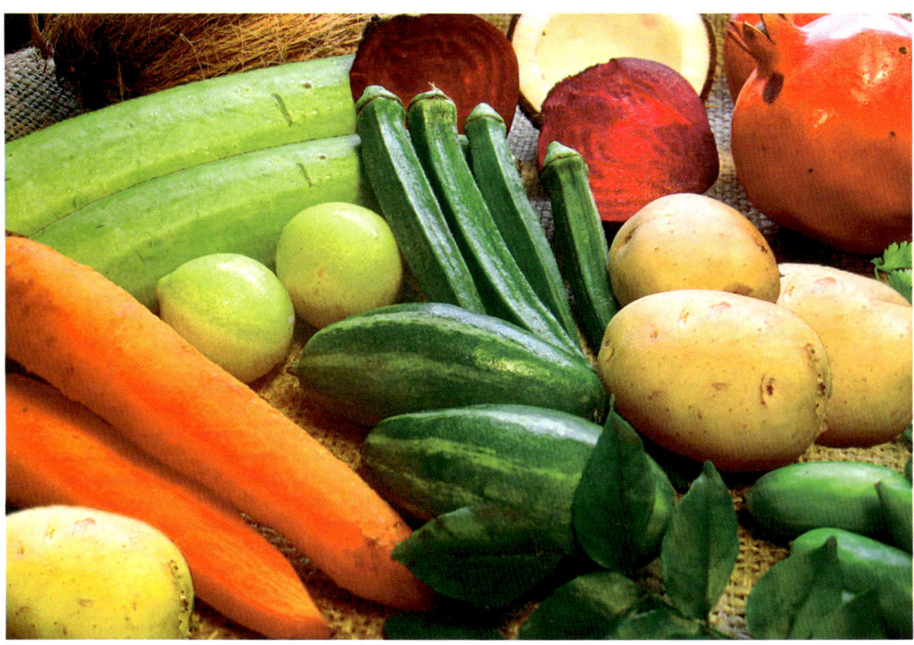

गर्भारपणात आहारयोजना विचारपूर्वक करावी लागते. गर्भवतीच्या जेवणात भाज्या, फळे, धान्ये, डाळी, कडधान्ये वगैरे सगळ्या घटकांचा योग्य प्रमाणात व योग्य स्वरूपात समावेश व्हायला हवा. हा समावेश कसा करायचा, नेमक्या कोणत्या भाज्या, कोणती फळे वापरायची, असे अनेक प्रश्न गर्भवतीचा आहार योजताना पडतात.

भाज्या

संतुलित आहारातील एक अविभाज्य घटक म्हणजे भाज्या. हिरव्या पालेभाज्या आणि फळभाज्या रोजच्या आहारात योग्य प्रमाणात घेतल्या जात आहेत याकडे गर्भवतीने निश्चितच लक्ष ठेवायला हवे. आयुर्वेद शास्त्राप्रमाणे दुधी, दोडके, घोसाळी, तोंडली, बटाटा, पडवळ, कोहळा, टिंडा, लाल भोपळा, कारले, भेंडी, गाजर वगैरे फळभाज्या; तसेच पालक, मेथी, चवळई, माठ, तांदुळजा, चाकवत वगैरे पालेभाज्या पथ्यकारक व बहुतेक कोणत्याही प्रकृतीला मानवणाऱ्या सांगितल्या आहेत. गाजर, काकडी, बीट, टोमॅटो यांसारख्या भाज्यांचाही रोज थोड्या प्रमाणात कोशिंबिरीसारखा उपयोग करता येतो.

दुधीभोपळ्याची भाजी पचायला हलकी तरीही ताकद देणारी असते. आयुर्वेदाने दुधीबद्दल सांगितले ते असे,

मिष्टतुम्बीफलं हृद्यं पित्तश्लेष्मापहं गुरु ।
वृष्यं रुचिकरं प्रोक्तं धातुपुष्टिविवर्धनम् ॥

...भावप्रकाश

दुधी हृदयाला पोषक, पित्त-कफदोषांना संतुलित करणारी, वीर्यवर्धक, रुचकर, सातही धातूंना पोषक असल्याने पथ्यकारक आहे, तसेच त्यात ब जीवनसत्त्व, कॅल्शियम, लोह असल्यामुळे भाजी, सूप, कोशिंबीर, हलवा अशा वेगवेगळ्या स्वरूपात दुधीचा उपयोग करावा. यामुळे चवही बदलते आणि

दुधीसारखी पथ्यकर भाजी खाल्लीही जाते.

गाजर, लाल भोपळ्यासारख्या भाज्यांतून अ जीवनसत्त्व (कॅरोटिन) अधिक प्रमाणात मिळते. भेंडी, दोडका यामध्ये कॅल्शियम, लोह, अ, ब, क जीवनसत्त्वे असतात तर कारल्यामध्ये क जीवनसत्त्व अधिक असते. मेथी व चवळईमधून क जीवनसत्त्व भरपूर प्रमाणात मिळायला मदत होते. एकंदरच या सगळ्या भाज्यांमध्ये खनिजे आणि जीवनसत्त्वे भरपूर प्रमाणात असल्यामुळे त्यांचा समावेश आहारात अवश्य करावा.

पालकामध्ये लोह भरपूर असतेच, शिवाय गर्भस्राव होऊ नये यासाठीही पालक उपयोगी असतो. म्हणून पालकाचे सूप, भाजी, कोशिंबीर आहारात ठेवावी.

तोंडले थोडे तुरट असल्याने गर्भारपणात मलप्रवृत्ती कमी बांधून होत असल्यास आले, कोथिंबीर टाकून केलेली तूप-जिऱ्याची फोडणी दिलेली तोंडल्याची भाजी खावी.

दुधी, कोहळा, तोंडले या भाज्या पित्त कमी करतात. म्हणून गर्भारपणात पहिल्या तीन महिन्यांत मळमळणे, उलट्या होणे वगैरे त्रास होतात तेव्हा त्या अधिक प्रमाणात आहारात ठेवाव्यात.

मल घट्ट होण्याची आणि शौचाला साफ न होण्याची प्रवृत्ती असताना घोसाळी, दोडकी, पालक, दुधी वगैरे भाज्या फायदेशीर ठरतात.

भाज्या शक्यतोवर चांगल्या पाण्यावर पोसलेल्या असाव्यात. रासायनिक कीटकनाशके व खते न वापरता पिकविलेल्या भाज्या आरोग्यासाठी हितकर असतात. त्यामुळे शक्य झाल्यास सेंद्रिय भाज्या वापरणेच चांगले. स्वच्छ व ताज्या भाज्या भरपूर गरम पाण्याने व्यवस्थित धुऊन आणि शिजवूनच सेवन कराव्यात. गाजर, बीट, पालक वगैरेची कोशिंबीर केली तरी वाफवूनच करावी. पावसाळ्यात एकंदर पाणी दूषित होत असल्याने व जंतुप्रादूर्भावाची शक्यता वाढत असल्याने पालेभाज्या जरा जपून वापराव्यात.

रताळे, सुरण, मका, मशरूम वगैरे पचायला जड असणाऱ्या भाज्या शक्यतो टाळाव्यात, तसेच सिमला मिरची, गवार, वांगे, कांद्याची पात वगैरे पित्त वाढविणाऱ्या भाज्या कमी प्रमाणात खाव्यात. आजकाल प्रचलित झालेला गाजराचा रस, टोमॅटोचा रस टाळणेच इष्ट. टोमॅटोचे सूप क्वचित घ्यायला हरकत नाही.

भाज्या अतिमसालेदार व झणझणीत न करता त्यात ओले खोबरे, तीळ, खसखस, धण्याची पूड, जिरे पूड वगैरे टाकून चविष्ट बनवाव्यात. रोजच्या आहारात कोथिंबिरीचा वापर करणे उत्तम गोष्ट आहे. कोथिंबिरीची भाजी करायलाही हरकत नाही. अधून मधून कोथिंबिरीचे पराठे किंवा वडीही सेवन करायला हरकत नाही.

कोथिंबीर, ओले खोबरे, लिंबू, पुदिना, आले, हिरव्या मिरच्या, जिरे यांची हिरवी चटणी आहारात ठेवणे चांगले. याने पचन सुधारते, गरोदरपणात अन्नावरची वासना कमी झालेली असताना अशी चटणी जेवणात असली की तोंडाला चव येते.

भाज्या आणि निरनिराळी सूप बनवताना मिरचीच्या अति वापराऐवजी आल्याचा वापर करणे अधिक चांगले.

तुपाची फोडणी देऊन केलेले पदार्थ गर्भवतीला देता आले तर अधिक चांगले. भाजी तेलाची फोडणी देऊन केली तरी हरकत नाही; मात्र, तेल कमीत कमी प्रमाणात वापरावे. तेल अधिक वापरल्यास अपचन, वजन वाढणे वगैरे त्रास होऊ शकतात. आजकाल बाजारात अनेक प्रकारची तेले मिळतात. त्यातील शेंगदाण्याचे तेल रोजच्या वापरासाठी चांगले असते.

फळे

गर्भारपणात रोज एखादे ताजे, त्या ऋतूत तयार होणारे फळ खाणेही आवश्यक आहे. सफरचंद, द्राक्षे, डाळींब, गोड संत्रे, मोसंबी, अंजीर, आवळा वगैरे फळांपैकी एखादे-दुसरे फळ रोज खाल्लेले चांगले. डाळींब, अंजीर, सफरचंद ही फळे मुख्यत्वे रक्तपोषक असतात. संत्री, मोसंबी, आवळा वगैरे आंबट फळांमध्ये क जीवनसत्त्व भरपूर असल्याने तेही अप्रत्यक्ष रूपात इतर फायद्यांबरोबर रक्तवाढीसही उपयोगात येतात.

गोड संत्र्या-मोसंबीचा पाणी न घालता घरी काढलेला अर्धा ग्लास रस गर्भवतीने नियमित घेणे चांगले. यामुळे गर्भवतीच्या रसधातूचे पोषण झाले की, बाळाच्या वाढीला हातभार लागतो. बाळंतपणानंतर स्तन्योत्पत्तीसही मदत मिळते.

आयुर्वेदात द्राक्षे ही फळात सर्वोत्तम सांगितलेली आहेत. त्यामुळे द्राक्षांच्या ऋतूत ताजी द्राक्षे अवश्य खावीत (मात्र द्राक्षे खाताना ती भरपूर पाण्याने धुऊन घेऊन काही वेळ

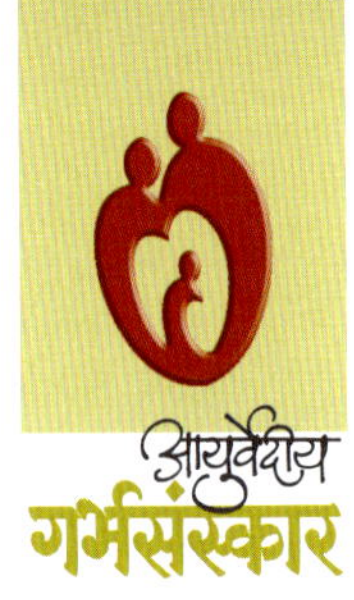

पाण्यात भिजत घातलेली असावीत). एरवी १०-१२ मनुका खाव्यात. मनुका पाण्यात भिजवून खाल्ल्याने रक्ताचे पोषण होते, तसेच पोट साफ राहायला मदत होते.

शहाळ्याचे ताजे पाणी गर्भारपणात नियमित घेणेदेखील चांगले. त्यामुळे वरील फायदे मिळतातच, शिवाय गर्भोदकाचे (गर्भाशयातील द्रव - ॲम्निऑटिक फ्लुईड) प्रमाण योग्य राहण्यास मदत मिळते. आजकाल बऱ्याचदा गरोदरपणाच्या सातव्या-आठव्या महिन्यात गर्भोदकाचे प्रमाण अचानक कमी झाल्याचे आढळते. सुरुवातीपासूनच शहाळ्याचे पाणी पिण्याची सवय ठेवलेली असल्यास असे होत नाही. गर्भोदक कमी होत आहे, असे आढळल्यानंतर लगेचच शहाळ्याचे पाणी पिण्यास सुरुवात करण्यानेही उपयोग होताना दिसतो. शहाळ्यातील कोवळे खोबरे (मलई) शक्तिवर्धक, पचायला हलकी तसेच पित्त कमी करणारी असते, त्यामुळे शहाळ्यातली मलई गर्भवतीने अवश्य खावी. एकंदर नारळ व शहाळे मांसधातूला पोषक असल्याने गर्भाच्या पोषणाला हातभार लावते व मांसधातूपासून तयार होणाऱ्या त्वचेला सतेज व निरोगी ठेवण्यास मदत करते. किसलेले ओले किंवा सुके खोबरे यांचाही पूर्वी सांगितल्याप्रमाणे भाजी, आमटी, चटणीत वापर करावा.

कोकम सरबताचाही प्रकृतिनुरूप वापर केलेला चांगला! कोकम सरबतामध्ये जिरेपूड, थोडीशी मिरी पूड, साखर व काळे मीठ टाकून घेतल्याने पित्त तर कमी होतेच; पण पचन सुधारण्यासही उपयोग होतो. पहिल्या तीन महिन्यात जेव्हा अन्न खाण्यास रुची वाटत नाही, कोरडे उबके येतात अशा वेळेस घोट घोट कोकम सरबत घेतल्यास आराम वाटतो.

आंबा सर्वांनाच आवडतो व ते एक उत्तम पोषण करणारे फळ आहे; मात्र आवडत असल्याने अतिप्रमाणात खाल्ला गेला तर तो पचनाला जड असल्याने जुलाब होण्याची शक्यता असते. त्यामुळे आंबा खायचा झाल्यास आंब्याचा रस काढून, एक वाटी रसात दोन-तीन चमचे घरगुती साजूक तूप व एक-दोन चिमूट सुंठीचे चूर्ण टाकून घ्यावा; तसेच आंबा खाण्याअगोदर किंवा रस काढण्याअगोदर दोन-तीन तास थंड पाण्यात भिजवलेला असावा. मँगो मिल्कशेक मात्र आवर्जून टाळावा.

कैरी पित्तकर असल्याने तिचा वापर क्वचित आमटी वा चटणीसाठी केलेला चालतो; पण रोज कैरी टाळावी; तसेच गर्भारपणात चिंचेचाही वापर कमीत कमी करावा. आंबट चवीकरता लिंबू आणि कोकम सर्वांत चांगले. चिंच कैरी खावीशी वाटते तेव्हाही ती किंचित, तोंडाला चव येण्यापुरतीच चाखावी.

बोरे, कवठ, अननस, स्ट्रॉबेरीसारखी आंबट फळे फार प्रमाणात खाऊ नयेत. परदेशातून आयात केलेली, 'नॉन सिझनल' फळे खाणे टाळावे. पेअर, पेरू, सीताफळ, रामफळ, चिकू, जांभूळ, कलिंगड वगैरे फळे क्वचित खाल्ल्यास चालतील.

गर्भवतीने मुळीच खाऊ नये ती म्हणजे पपई. पपईमध्ये गर्भाशयाचा संकोच करण्याचा गुणधर्म असल्यामुळे पपई खाल्ल्याने गर्भपात होऊ शकतो.

फळे खाताना एक गोष्ट लक्षात ठेवायला हवी ती म्हणजे फळे कापल्याबरोबर लगेचच खावीत किंवा रस काढल्यावर लगेचच घ्यावा, अन्यथा त्यातील पौष्टिक तत्त्वे नष्ट होऊ शकतात, तसेच फळे दिवसा खाणे अधिक इष्ट. सूर्यास्तानंतर फळे न खाणेच चांगले. बाजारात उपलब्ध असलेल्या डबाबंद फळांच्या रसांचा वापर न केलेलाच चांगला. कारण असा रस एक तर जुना असतो आणि टिकण्यासाठी त्यात रासायनिक प्रिझर्वेटिव्हज् घातलेली असण्याची शक्यता असते. कित्येकदा तर रसाच्या नावाखाली फक्त इसेन्सच टाकलेले असतात.

मिल्कशेक हा प्रकार सध्या फार प्रचलित आहे; मात्र दूध व फळे एकत्र करून खाणे आयुर्वेदाने चुकीचे सांगितले असल्याने गर्भारपणात याचे सेवन न करणेच चांगले. आजकाल जन्मतःच ॲलर्जी, त्वचेचे रोग, कमकुवत फुप्फुसे वगैरे त्रास आढळतात त्यामागे फ्रुटसॅलड, मिल्कशेक हे एक कारण असू शकते.

गर्भवतीने सुकामेव्यापैकी बदाम न चुकता रोज खावेत. रात्री पाण्यात तीन-चार बदाम भिजत घालून, सकाळी सोलून, बारीक चावून खाल्ल्याने स्त्रीची स्वतःची ताकदही कायम राहते व बाळाच्या मेंदूचेही पोषण व्हायला मदत होते. ग्लासभर दुधात चमचाभर खारकेची पूड घालून घ्यावी किंवा रोज एक खारीक बारीक चावून खावी. गर्भारपणात खजुराचे सेवन करणेही चांगले. रोज एक किंवा दोन खजूर दोन चमचे

घरगुती साजूक तुपाबरोबर खाल्ल्यास बाळाचे वजन नीट वाढायला मदत होते. सुके अंजीर नुसते किंवा पाण्यात भिजवून खाल्ल्याने शरीराचे चांगले पोषण होते. अक्रोड आणि जर्दाळू गर्भाच्या मेंदूचे पोषण करत असल्याने गर्भारपणात अधून मधून खाणे चांगले; मात्र अक्रोड पचायला जड असल्याने जपून खावा. काजू, पिस्ता, चारोळी वगैरे सुकामेव्याचे पदार्थ पित्त वाढविणारे असल्याने जपून खाल्लेलेच बरे.

मध, केशर, खडीसाखर वगैरे

गर्भवतीने एक ते दोन चमचे मध रोज घेणे चांगले. मध हे मधुर, थोडेसे तुरट, बुद्धी वाढविणारे, वर्ण व कांती उजळविणारे, डोळ्यांना हितकर आणि पौष्टिक, तसेच पित्त व कफदोषांचे संतुलन करणारे आणि रक्तशुद्धी करणारेही आहे. सकाळी अनशापोटी चमचाभर मध पंचामृत किंवा दुधात घेणे चांगले; मात्र मध शुद्ध व चांगल्या प्रतीचे आहे, याची खात्री असू द्यावी कारण साखर वा गुळाचा पाकमिश्रित मधाने वरील उपयोग नक्कीच होणार नाही. मध कधीही गरम करून खाऊ नये. त्यामुळे दुधासह मध घ्यायचे झाल्यास दूध अगदी कोमट किंवा सामान्य तापमानाचे असावे.

गर्भवतीने रोज सकाळी 'पंचामृत' घेणे उत्तम. नावाप्रमाणेच 'अमृत' असणारे असे 'पंचामृत' रोज घेतल्यास शरीरशक्ती वाढते, स्फूर्ती वाढते, स्मरणशक्ती वाढते, कांती उजळते, हृदय-मेंदू वगैरे महत्त्वाच्या अवयवांचे पोषण होते व वात-पित्त-कफ या त्रिदोषांचे संतुलन होते. गर्भारपणात सकाळी सकाळी होणाऱ्या उलट्या, उमासे वगैरे तक्रारी कमी व्हायला मदत होते. पंचामृताचे हे सगळे फायदे गर्भवतीला स्वतःला तर मिळतातच; पण गर्भालाही त्याचा उत्तम फायदा होतो.

याच पंचामृतात चिमूटभर केशर घालणे अधिकच उत्तम. केशर स्निग्ध व उष्ण असून रक्तधातू वाढविणारे आणि रक्तशुद्धी करणारेही आहे. गर्भारपणात केशर नियमित घेतल्याने गर्भाच्या हृदयाला बल मिळते, कांती सतेज होते शिवाय बाळंतपणाच्या कळा नीट यायला मदत होते. म्हणून पंचामृतात एक चमचा 'संतुलन अमृतशतकरा' घातले तर पंचामृताचे फायदे शतपटींनी वाढतात.

आपल्याकडे डिंकाचे लाडू प्रसूतीनंतर फक्त बाळंतपणातच देण्याची पद्धत रूढ आहे; परंतु, खरे तर डिंक संपूर्ण नऊ महिने घ्यायला पाहिजे. तुपात तळून तयार केलेली डिंकाची लाही हाडांना पोषक असल्याने गर्भारपणात घेतल्यास कंबरदुखी, सांधेदुखी वगैरे त्रास होत नाहीत आणि गर्भाची हाडेही मजबूत होतात.

खडीसाखर शीतल, पित्तशामक व पौष्टिक असते व स्वरही सुधारते. सुरुवातीच्या तीन-चार महिन्यांत जेव्हा गर्भवतीला अन्नावर वासना नसते, मळमळते, तेव्हा खडीसाखर चघळल्याने पित्त कमी होऊन आराम मिळतो. रोज चमचाभर घरच्या ताज्या लोण्यात थोडीशी खडीसाखर टाकून खाणेही चांगले. एरवीही साध्या साखरेऐवजी खडीसाखर घेतलेली चांगली.

साळीच्या लाह्या शीतल, पचायला हलक्या व खाल्ल्यानंतर समाधान देणाऱ्या असतात. साळीच्या लाह्यांनी ताकदही वाढते व पचनही सुधारते. उलट्या किंवा जुलाब झाल्यास नुसत्या मूठभर कोरड्या लाह्या चावून खाल्ल्यास उत्तम फायदा होतो. गर्भारपणात डोळ्यांची, हातापायांची आग होत असल्यास मूठभर लाह्या तीन-चार तास पाण्यात भिजवून, गाळून तयार केलेले 'लाह्यांचे पाणी' उत्तम होय.

गर्भारपणात शक्यतो उपवास करूच नये. अगदीच आवश्यक असल्यास पचायला सोपे असलेले राजगिरा, बटाटा, भगर किंवा साबुदाण्याची खीर खावी.

- **दुधी, पालक, गाजर, कोहळा, बटाटा यांसारख्या पचायला हलक्या; परंतु ताकद देणाऱ्या भाज्या आहारात आवर्जून असाव्यात.**
- **गर्भवतीसाठी भाजी-आमटीला तुपाची फोडणी द्यावी.**
- **मधुर, ताज्या आणि त्याच ऋतूतील फळांचा घरी काढलेला ताजा रस अवश्य सेवन करावा.**
- **सूर्यास्तानंतर फळांचे सेवन करू नये.**
- **गर्भारपणात सकाळी पंचामृताचे सेवन करणे चांगले.**

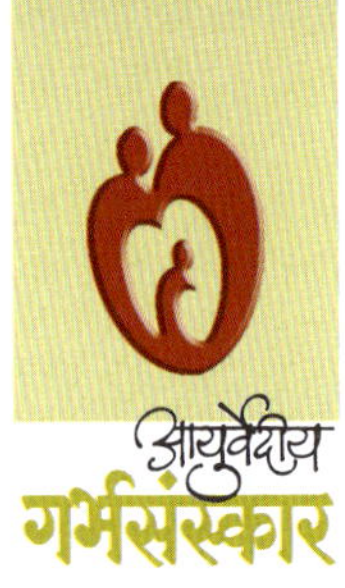

गर्भवतीने केव्हा काय खावे?

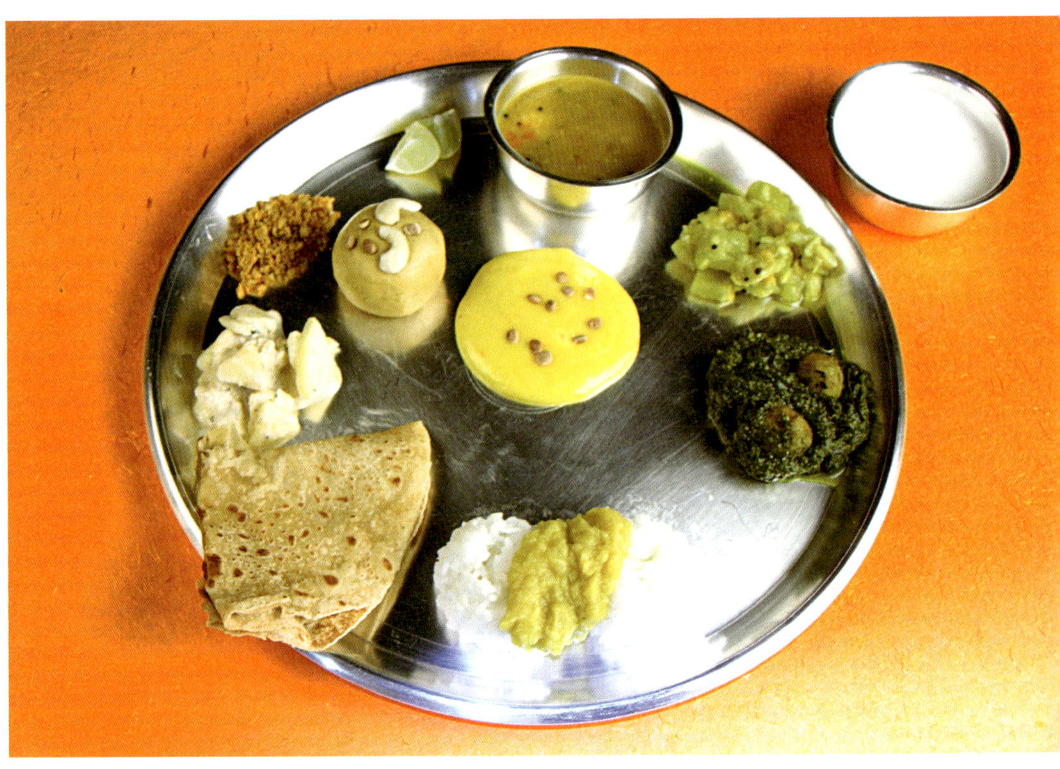

प्रत्येक महिन्याचा पूरक आहार

गर्भाची जसजशी वाढ होत जाते तसतसे त्याला पोषणही व्यवस्थित व पुरेसे मिळते आहे, याकडे लक्ष ठेवावे लागते. चरकाचार्यांनी याच दृष्टीतून पहिल्या महिन्यापासून नवव्या महिन्यापर्यंत दूध आणि दुधापासून तयार होणारे लोणी, तूप हे पदार्थ विशिष्ट पद्धतीने, काही वेळा विशिष्ट औषधी वनस्पतींबरोबर घ्यायला सांगितले आहेत. प्रत्येक महिन्यात गर्भशरीराचे वेगवेगळे अवयव वा धातू आकाराला येत असतात. त्या दृष्टीने आहाराची रचना केलेली आहे. या गर्भविशेष आहाराचा गर्भाची वाढ परिपूर्ण होण्यासाठी, तसेच गर्भवती स्त्रीचे आरोग्य नीट राहण्यासाठी अप्रतिम फायदा होताना दिसतो.

पहिला महिना –

प्रथमे मासे शङ्‌किता चेत्, गर्भमापन्ना क्षीरमनुस्कृतं मात्रावत् शीतं काले काले पिबेत् ।

सात्म्यमेव च पुनर्भोजनं सायंप्रातश्च भुञ्जीत ।

पहिल्या महिन्यात, गर्भधारणा झाली आहे अशी शंका आली की, आधी तापवून घेतलेले (सामान्य तापमानाचे) दूध थोडे थोडे वारंवार घ्यायला सुरुवात करावी. प्रकृतीला अनुकूल व सोसवेल असे जेवण घ्यावे. (बहुतेक स्त्रियांना गर्भधारणा झाली आहे, हे पाळी चुकल्याशिवाय कळत नाही. त्यामुळे गर्भधारणेसाठी प्रयत्न केल्यापासूनच हा उपचार सुरू करायला हरकत नाही)

दुसरा महिना –

द्वितीये मासे क्षीरमेव च मधुरौषधसिद्धम् ।

दुसऱ्या महिन्यात मधुर रसाच्या म्हणजे शतावरी, गोक्षुर, बला, विदारी वगैरे वनस्पतींनी सिद्ध (या वनस्पतींसोबत पाणी घालून उकळविलेले दूध) घ्यावे. याला सोपा व उत्तम पर्याय म्हणजे शतावरी कल्प घालून दूध पिणे.

तिसरा महिना –

तृतीये मासे क्षीरं मधुसर्पिर्भ्यामुपसंसृज्य ।

तिसऱ्या महिन्यात रोज सकाळी दुधासह तूप व मध मिसळून घ्यावे. साधारण कपभर दुधात दोन चमचे तूप आणि एक चमचा मध घेतलेले चांगले.

चौथा महिना –

चतुर्थे मासे क्षीरनवनीतमक्षमात्रमश्नीयात् ।

चौथ्या महिन्यात रोज सकाळी दुधापासून बनविलेल्या ताज्या घरच्या १० ग्रॅम (एक मोठा चमचा) लोण्यामध्ये खडीसाखर मिसळून घ्यावे.

पाचवा महिना –

पञ्चमे मासे क्षीरसर्पिः ।

पाचव्या महिन्यात वरण, भात, पोळी वगैरे बरोबर सात-आठ चमचे घरचे साजूक तूप आवर्जून खावे.

सहावा व सातवा महिना –

षष्ठे मासे क्षीरसर्पिः मधुरौषधसिद्धं, तदेव सप्तमे मासे ।

सहाव्या व सातव्या महिन्यात मधुर औषधांनी सिद्ध तूप अनशापोटी घ्यावे. उदा. शतावरी घृत, यष्टीमधुघृत वगैरे.

आठवा महिना –

अष्टमे तु मासे क्षीरयवागुं सर्पिष्मतीं काले काले पिबेत् ।

...चरक शारीरस्थान

आठव्या महिन्यांत दररोज कुठली तरी खीर, उदा. रव्याची खीर, तांदळाची खीर, अहळिवाची खीर वगैरे घ्यावी.

नववा महिना सुरू झाला की, योनीच्या ठिकाणी औषधांनी सिद्ध तेलाचा उदा. 'संतुलन फेमिसॅन तेला'चा पिचू, ठेवण्यास सुरुवात करावी व तो बाळंत होईपर्यंत नियमाने ठेवावा. नवव्या महिन्यातच मधुर औषधांनी सिद्ध केलेल्या तेलाची अनुवासन बस्ती द्यावी. या सर्व उपायांनी प्रसूतीमार्गाचे स्नेहन होऊन, अपान वायू प्राकृत होऊन प्रसूती सुखपूर्वक होते.

यदिदं कर्म प्रथमं मासं समुपादायोपदिष्टमानवमान् मासात्तेन गर्भिण्या गर्भसमये गर्भधारिणीकुक्षिकटीपार्श्वपृष्ठं मृदु भवति, वातश्चानुलोमः संपद्यते मूत्रपुरीषे च प्रकृतिभूते सुखेन मार्गमनुपद्येते, चर्मनखानि च मार्दमुपयान्ति, बलवर्णौ चोपक्षीयेते, पुत्रं चेष्टं सपदुपेतं सुखिनं सुखेनैषा काले प्रजायत इति । *...चरक शारीरस्थान*

गर्भारपणातील प्रत्येक महिन्यात या परिचर्येचे पालन केल्याने गर्भारपणाच्या नऊ महिन्यात व प्रसवसमयी स्त्रीचे कुशी, कंबर, कटिविवर, पाठ वगैरे अवयव स्निग्ध व मऊ होतात; वायूचे, विशेषतः प्रसवास जबाबदार असणाऱ्या अपान वायूचे अनुलोमन होते आणि दिवस पूर्ण भरून ती वेळेवारी, सहजतेने, संपन्न व निरोगी अपत्याला जन्म देते.

पहिल्या महिन्यापासून ते नवव्या महिन्यापर्यंत सुचविलेली ही आहारद्रव्ये व उपचारांचा फायदा गर्भवतीला स्वतःचे आरोग्य टिकविण्यास तर होतोच, बरोबरीने तिचे बाळही निरोगी, उत्तम कांती व ताकद असलेले. तसेच छान आवाज असलेले व उत्कृष्ट शरीरबांधा असलेले होण्यास मदत मिळते, गर्भधारणेचे नऊ महिने सहज पार पडतात आणि प्रसूती सहसा समस्या उत्पन्न न होता सहज होते.

गर्भारपणात आहाराबरोबरच औषधेही महत्त्वाची असतात. पूर्वी उल्लेख केल्याप्रमाणे कॅल्शियम आणि लोहतत्त्व पुरेशा प्रमाणात मिळण्यासाठी खात्रीपूर्वक तयार केलेली प्रवाळपंचामृत, कामदुधा, मुक्तावटी, 'संतुलन पित्तशांती' वगैरे औषधे तसेच पुनर्नवामंडूर, मंडूर भस्म, सुवर्णमाक्षिक भस्म, 'संतुलन लोहितप्लस', 'संतुलन रुधिरा' 'सॅन रोझ' यासारखे कल्पही तज्ज्ञ वैद्यांच्या सल्ल्याने सुरू करावेत.

गर्भवतीचे वजन व्यवस्थित वाढत नसल्यास शतावर्यादि घृत किंवा ज्येष्ठा घृतासारखे घृत सुरू करावे.

गर्भारपणात कोणत्याही लहान-मोठ्या त्रासाकडे किंवा आजाराकडे दुर्लक्ष अजिबात करू नये. कारण त्याचे दुष्परिणाम स्त्रीवर व गर्भावर होऊ शकतात, तसेच प्रसवातही अडचणी येऊ शकतात. शिवाय गर्भवती स्त्री अतिशय संवेदनशील व नाजूक असल्याने कोणताही आजार बळावला

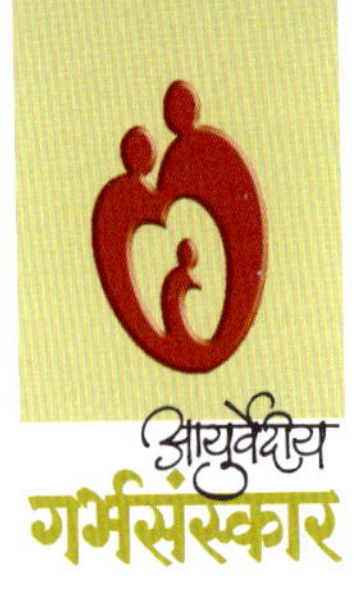

तर त्यावर तीव्र औषधे देता येणेही शक्य नसते. त्यामुळे वेळेवारीच साधे व नैसर्गिक औषधोपचार घ्यावेत हे श्रेयस्कर.

गर्भारपणात काय टाळावे?

दिवस राहिल्यानंतर कोणत्याही रूपात कोरफड खाऊ नये. कोरफडीपासून तयार केलेले कुमारी आसव वगैरे औषधे बंद करावीत.

गर्भवतीने आहारात कोणत्याही प्रकारचे जड पदार्थ टाळावेत. सध्या चीज फार लोकप्रिय झालेले आहे व त्याने भरपूर कॅल्शियम मिळते, असा समज असल्यामुळे आजकाल स्त्रियांना गर्भारपणात चीज खाण्याचा सल्ला दिला जातो; परंतु चीज पचायला अत्यंत जड असल्याने फायद्यापेक्षा नुकसानच जास्ती करते. चीज खावेसे वाटलेच तर त्यातल्या त्यात सॉफ्ट क्रीमी चीज पचण्यास जरा हलके असल्यामुळे, दुपारच्या जेवणात थोड्या प्रमाणात कधीतरी खाल्ले तर चालू शकेल. पनीर चीजएवढे जड नसले तरी वारंवार आहारात ठेवणे योग्य नाही.

बिस्कीट, नुडल्स, केक वगैरे मैद्यापासून बनवलेले पदार्थही गर्भारपणात कमी खावेत. या गोष्टी खायच्या झाल्यास त्या पूर्ण गव्हापासून (होलव्हीट) बनविलेल्या असल्यास उत्तम.

भेळपुरी, दहीपुरी, पाणीपुरी वगैरेतसुद्धा मैदा असतो. शिवाय त्यातून कच्चे मीठ पोटात जाते आणि पोषण असे काही मिळत नाही. त्यामुळे या गोष्टीही अगदी कधीतरी घेतल्यास चालेल.

सोडा व इतर शीतपेये वात वाढवितात, तसेच त्यात असलेल्या गॅसमुळे अग्नीही मंद होतो आणि घसाही खराब होण्याचा संभव असल्याने शीतपेये टाळलेलीच बरी. शीतपेयांऐवजी ताजे लिंबाचे सरबत, कोकम सरबत वगैरे घेता येईल.

आंबवलेले पदार्थ पचण्यास जड आणि पित्त वाढविणारे असतात. त्यामुळे ते फार प्रमाणात घेऊ नयेत. इडली, डोसा, ढोकळा वगैरे घरी बनवून कधीतरी खाण्यास हरकत नाही; परंतु त्यांचे पीठ फार वेळ आंबवणे किंवा आंबवून झाल्यावर फ्रीजमध्ये ठेवून अनेक दिवस वापरणे टाळावे.

तसेच यीस्ट, बेकिंग पावडर, सोडा वगैरे घालून तयार केलेली बेकरी प्रॉडक्टस् आहारात कमीत कमी असावीत. पाव, ब्रेडसारख्या गोष्टी कधीतरी खायच्या झाल्यास अगदी ताज्या असतानाच व गरम करून म्हणजे टोस्ट करून खाणे अधिक चांगले. टोस्टवर बाजारातील सॉल्टेड बटर लावण्याऐवजी घरचे ताजे लोणी किंवा घरचा मोरांबा लावावा. केक, पेस्ट्री यांपैकी काही खावेसे वाटलेच तर उत्तम प्रतीचे असल्याची खात्री करून घ्यावी. कारण त्यात आयसिंगकरता वापरल्या जाणाऱ्या द्रव्यांमुळे व केक मऊ आणि स्पाँजी होण्यासाठी वापरल्या जाणाऱ्या बेकिंग पावडरमुळे पचनावर वाईट परिणाम होऊ शकतो.

आजकाल बाजारात मिळणारे खाद्यपदार्थ आकर्षक दिसण्यासाठी त्यात कृत्रिम रंग मिसळण्याची प्रवृत्ती वाढत आहे. केक, कोल्ड्रिंक्स, डबाबंद रस, हॉटेलमधल्या भाज्या वगैरे बहुतेक सर्व पदार्थात रंग मिसळलेला असतोच. त्याने गॅसेस् वगैरे पचनाचे त्रास तर होतातच; पण बरोबरीने या कृत्रिम रासायनिक रंगांमुळे शरीरात विषद्रव्ये साठतात. परीक्षणानंतर आज लक्षात आले आहे की, अशा रंगांमुळे किडनी, स्प्लीन, यकृत, बीजकोषावर घातक परिणाम होतात. अर्थातच गर्भाच्या जडणघडणीवर यांचा परिणाम होऊ नये म्हणून गर्भवतीने असे रंग वापरलेले पदार्थ टाळावेत.

अंडे पौष्टिक आहे, असा चुकीचा प्रचार करून आजकाल गर्भवतीच्या आहारात अंड्याचा समावेश करायला हटकून सांगतात; मात्र आयुर्वेदाने अंडे आम वाढविणारे, पचायला फार जड आणि शरीरात सामावण्यास अतिशय अवघड सांगितलेले आहे. गर्भारपणात अंडे खाल्ल्यास बाळाला जन्मतःच त्वचेच्या ॲलर्जी, पुरळ वगैरेंचा त्रास होण्याचा संभव बळावतो त्यामुळे अंडे गर्भारपणात निषिद्ध समजावे.

मांसाहार, म्हणजे अगदी चिकन, मासे वगैरेसुद्धा गर्भारपणात टाळणे इष्ट. आयुर्वेदाने गर्भारपणात निषिद्ध गोष्टींमध्ये मांसाहाराचा समावेश केला आहे. मांसाहार तामसिक असतो एवढे एकच कारण याच्या पाठीमागे नाही, तर गर्भारपणात पचन अनियमित होत असते, अधून मधून पित्ताचा त्रास होत असतो, गर्भाचा आकार वाढल्यानंतर आतड्यांची स्वाभाविक हालचाल होण्यास फारशी जागा उपलब्ध नसल्याने

पचन मंदावते. म्हणून अशा वेळी कोणतेही मांस पचायला जड व पित्त वाढविणारे असल्याने न खाल्लेलेच चांगले.

बऱ्याचदा असा समज आढळतो की, गर्भारपणात प्रथिने पुरेशा प्रमाणात मिळण्यासाठी मांसाहार आणि अंडे खाण्यावर भर द्यायला हवा; मात्र खरे तर शाकाहारी जेवणातूनसुद्धा प्रथिने पुरेशा प्रमाणात मिळतात आणि ते पचायलाही सोपे असतात.

गर्भारपणातील आहाराबाबत मार्गदर्शन करताना आयुर्वेदशास्त्र कसलाही अतिरेक न करण्याचा सल्ला देते. गोड, आंबट, खारट, तिखट, कडू आणि तुरट या षड्रसांनी युक्त आहार असावा हे खरे; पण, एखाद्याच रसाच्या अतिसेवनाने काय दुष्परिणाम होऊ शकतात हे चरकाचार्य याप्रमाणे सांगतात,

मधुरनित्या प्रमेहिणं मूकमतिस्थूलं वा । अर्थात सतत नुसतेच गोड खाण्याने बाळाला प्रमेह होऊ शकतो, मुकेपण येऊ शकते, तसेच बाळात अति स्थूलतेचे बीज पेरले जाते.

अम्लनित्या रक्तपित्तिनं त्वगक्षिरोगिणं वा । चिंच, टोमॅटो, आंबट दही, आंबवलेले पदार्थ वगैरे आंबट पदार्थ नियमित आणि अतिप्रमाणात खाण्यात ठेवल्यास बाळाला जन्मतःच त्वचारोग, डोळ्यांचे विकार, तसेच नाकातून रक्त येणे वगैरे त्रास होऊ शकतात.

लवणनित्या शीघ्रवलीपलितं खलित्यरोगिणं वा । खारट पदार्थ सतत खाण्याने किंवा अन्नात वरून मीठ अति प्रमाणात घेण्याने बाळाचे केस अकाली पांढरे होतात, गळतात, तसेच नंतर अकाली सुरकुत्या पडण्याची प्रवृत्ती वाढते.

कटुकनित्या दुर्बलमल्पशुक्रमनपत्यं वा । तिखट पदार्थ अति प्रमाणात घेतल्यास बाळ अशक्त प्रकृतीचे, शुक्रधातू कमी असणारे व पुढे प्रजोत्पादनास असमर्थ होऊ शकते.

तिक्तनित्या शोषिणमबलमनुपचितं वा । कडू पदार्थ फार खाल्ल्यास बाळ सुकलेले, कमी वजनाचे, अशक्त व खुरटलेले होऊ शकते.

कषायनित्या श्यावम् आनाहिनमुदावर्तिनं वा।

... चरक शारीरस्थान

तुरट चवीचे पदार्थ अतिप्रमाणात खाल्ल्यास बाळाचा रंग काळवंडतो, तसेच बाळाला पोटात वायू धरणे, खाल्लेले अन्न वर येणे वगैरे त्रास होतात.

थोडक्यात आवडते किंवा खावेसे वाटते म्हणून कुठल्यातरी एकाच चवीचा अतिरेक न करता आहार संतुलित आणि प्रकृतीला अनुकूल असा ठेवावा.

आहारयोजना करताना या सगळ्या गोष्टी ध्यानात ठेवायलाच हव्यात. गर्भवतीने सकाळपासून रात्रीपर्यंत कुठल्या गोष्टी, कशा प्रकारे घेता येतील हे थोडक्यात खालीलप्रमाणे सांगता येईल. आपली पचनशक्ती पाहून याचे पालन करावे. गर्भारपण हा गर्भवतीचा कोडकौतुकाचा काळ आहे हे खरेच. या काळात स्त्री आपले आवडते पदार्थ खाण्यावर भर देते. मात्र, हे पदार्थ एखाद-दोनच असतील तर, तेच ते पदार्थ खाण्याने लाभापेक्षा नुकसानच होण्याची शक्यता जास्त. शिवाय या काळात पदार्थ आवडीचे असण्याइतकेच ते षड्रसपूर्ण, स्वतःसाठी आणि गर्भातल्या बाळासाठी पोषक असणे आवश्यक असते. आहारातील पदार्थ, वेळा, त्यांचे पोषणमूल्य यांची लिखित नियमावली आपल्या पूर्वजांनी अनुभवाने लिहूनच ठेवली आहे. तिचे अनुकरण करणे बाळासाठी चांगले आहेच, त्याचबरोबर स्वतःसाठी उपयुक्त आहे. बाळंतपणानंतरचे आजार, केस गळणे, शरीर बेढब होणे, कंबर सुटणे, काळवंडणे आदी प्रकार त्यामुळे टाळता येतात.

सकाळी नाश्त्याबरोबर – पंचामृत, रात्री भिजवलेले ३-४ बदाम, भिजवलेले एखादे अंजीर, ५-७ मनुका, २ चमचे शतावरी कल्प टाकलेले कपभर दूध, 'सॅन रोझ', 'संतुलन ब्रह्मलीन घृत', 'संतुलन च्यवनप्राश' वगैरे रसायन कल्प घ्यावेत.

नाश्ता (साधारण ८-८.३० च्या दरम्यान) दुपारच्या जेवणासाठी व्यवस्थित भूक लागेल एवढ्या प्रमाणात घ्यावा.

सकाळी १०.३०-११ वाजता एखादे फळ किंवा फळांचा रस घ्यावा.

दुपारचे जेवण (साधारण १२.३०-१ वाजता)- प्रकृतिनुरूप योजलेले ताजे, गरम व सात्विक असून गर्भारपणातल्या सर्व गरजा पूर्ण करण्यास सक्षम व पोट

व्यवस्थित भरेल; पण जड होणार नाही एवढ्या प्रमाणात असावे. दुपारच्या जेवणात वरण-भात; एक फळभाजी; एक पालेभाजी किंवा उसळ; पोळी, फुलका किंवा भाकरी; आमटी, कोशिंबीर, ताजे ताक वगैरेंचा समावेश असावा.

नाश्ता (संध्याकाळी ५-५.३० वाजता) - दोन चमचे 'संतुलन शतावरी कल्प' टाकून कपभर दूध, 'सॅन रोझ' सारखा रसायन कल्प, भूक असल्यास उकड / एखादा लोणी लावून बनविलेला टोस्ट / तूप-साखर-पोळीची पुरचुंडी / मूठभर साळीच्या लाह्या वगैरे घ्याव्यात.

सायंकाळचे जेवण - प्रकृतीला अनुरूप व हलके, ताजे व गरम असावे.

आहारयोजना जरी व्यवस्थित केलेली असली तरी आहार घेण्याची पद्धतही योग्य असणे आवश्यक असते. 'उदरभरण नोहे जाणिजे यज्ञकर्म' हे आपल्या सर्वांना माहीतच आहे. अन्न फक्त पोट भरण्यासाठी खायचे नसते, तर ते जठराग्नीला 'हवन' या जाणिवेने पावित्र्य व श्रद्धापूर्वक करायला हवे. म्हणूनच आपल्याकडे जेवणाअगोदर प्रार्थना म्हणण्याची पद्धत आहे. अंतराग्नीला अन्नरूपी समीधा देताना, निसर्गाला आणि आपल्या श्रद्धास्थानाला अभिवादन करणे चांगले.

विशेष सांगायचे म्हणजे, गर्भारपणात स्त्रीला डोहाळे असतील त्याप्रमाणे आवडते पदार्थ निश्चितच द्यावेत, तसेच अधे मधे भूक लागत असल्यास थोडेसे खाण्यास हरकत नाही.

जेवताना कधीही पोक काढून बसू नये. गर्भारपणात पाठीच्या मणक्यावर आलेल्या ताणामुळे पोक काढायची सवय लागते. असे बसल्याने अन्नाचे पचन नीट होत नाही.

जेवण व न्याहारीच्या वेळा सांभाळणेही अत्यंत महत्त्वाचे आहे. शरीरामध्ये पाचकरस स्रवण्याचा एक ठराविक व नियमित असा क्रम असतो आणि खाण्याच्या वेळा या क्रमानुसार ठेवणे आवश्यक असते. पाचनशक्ती प्रदीप्त असताना घेतलेला आहार पचण्यास सोपा जातो व त्यामुळे जठराग्नी प्रदीप्त राहण्यासाठी मदत मिळते. म्हणून जेवणाच्या वेळांत फार फेरफार करू नये.

गर्भारपणात इतर सर्व गोष्टींप्रमाणे पचनही संवेदनशील आणि नाजूक झालेले असते. एखाद्या दिवशी जेवायची वेळ झाली असता 'आता भूक नाही, जरा उशिरा जेवावे' असे वाटले तर जबरदस्तीने खाणेही योग्य नाही. चुकीच्या वेळेला आणि भूक नसताना घेतलेला आहार शरीराला अपाय करतो; पण भूक नाही म्हणून सातत्याने कमी खाणेही चांगले नाही. भूक बेताची असताना थोडे, हलके आणि सुपाच्य असे अन्न घेतलेले चांगले.

सायंकाळचे जेवण फार उशिरा घेऊ नये. दिवसाच्या तुलनेने रात्री पचनशक्ती कमी असल्याने आणि शारीरिक हालचालही नसल्याने रात्रीचा आहार कमी मात्रेत व हलका असावा. गर्भारपणात रात्रीचे जेवण अधिक केले आणि पचले नाही तर त्याचा भार गर्भाशयावर व छातीवर येऊन अस्वस्थता जाणवू शकते. त्यामुळे या दिवसांत शक्यतोवर उशिरा जेवणे किंवा रात्रीच्या जेवणात इतर जड गोष्टी खाणे टाळलेले चांगले.

याखेरीज आयुर्वेदाने आहाराबाबत सांगितलेले अन्य नियमही गर्भारपणात कटाक्षाने पाळावेत.

- **चरकाचार्यांनी सांगितलेल्या आहाराचे अनुसरण गर्भवतीने करणे बाळासाठी आणि तिच्या स्वतःसाठीही अत्यंत उपयुक्त ठरते.**
- **गर्भवतीने बाहेरचे पदार्थ खाणे कटाक्षाने टाळावे.**
- **गर्भवतीचा आहार षड्रसपूर्ण, गरम, सात्विक आणि घन-द्रव अशा प्रकारांचे संतुलन असलेला असावा.**
- **गर्भारपणात न्याहारी आणि जेवणाच्या वेळा सांभाळणे अत्यंत आवश्यक आहे.**
- **'उदरभरण नोहे जाणिजे यज्ञकर्म' या भावनेने अन्नसेवन करावे.**

आवर्जून करण्यासारखे काही

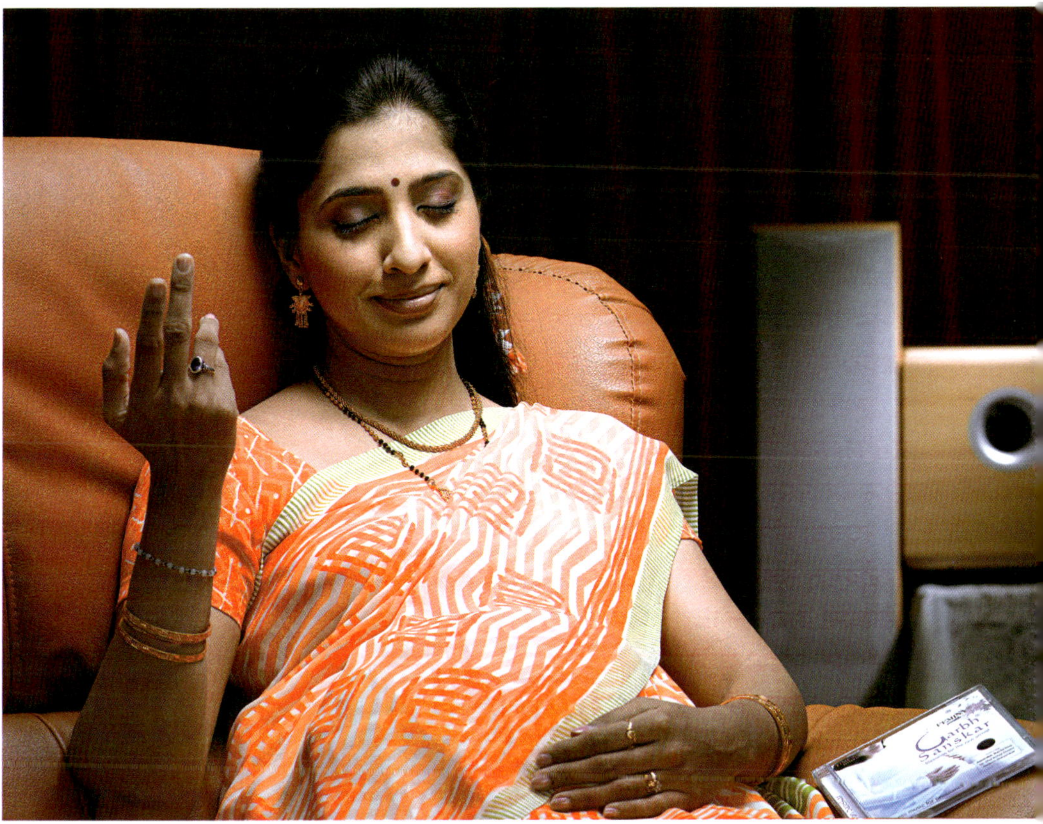

प्रत्येक महिन्याला गर्भाचा जसजसा विकास होत जातो तसतसे गर्भवतीमध्ये बदल होत जातात. आयुर्वेदात या बदलांना साहाय्यभूत ठरतील असे काही उपचार सांगितले आहेत. या उपचारांचा गर्भवतीने आपल्या दिनक्रमात समावेश करावा.

पहिल्या तीन महिन्यांत बाहेरून जरी गर्भवतीत फार बदल दिसत नसला तरी आतल्या आत बरेच बदल होत असतात. गर्भामुळे मूत्राशयावर सतत दाब पडतो, त्यामुळे वारंवार लघवीची भावना होऊ शकते. अशा वेळी वेग अडवून न ठेवता लगेच मूत्रविसर्जन करणे श्रेयस्कर असते, अन्यथा त्यामुळे वात वाढू शकतो. पहिल्या तीन महिन्यांत गर्भ स्थिर झालेला नसल्याने स्त्रीने कोणत्याही प्रकारचे शारीरिक अतिश्रम टाळलेले बरे. कारण असे श्रम सहन न झाल्यास गर्भपात होण्याची शक्यता असते.

स्तनांची काळजी

पहिल्या तीन महिन्यांत मुख्यतः स्तनांमध्ये शारीरिक बदल होत असतो त्यामुळे या काळात स्तनांची व स्तनाग्रांची नीट काळजी घ्यायला हवी. याने प्रसूतीनंतर पुरेशा प्रमाणात दूध यायला मदत मिळते व बाळाला दूध पिणेही सोपे जाते. त्याकरता 'संतुलन सुहृद तेला'चा स्तनांवर किमान पाच-सहा मिनिटे हलक्या हाताने मसाज करावा. पहिले तीन महिने दररोज

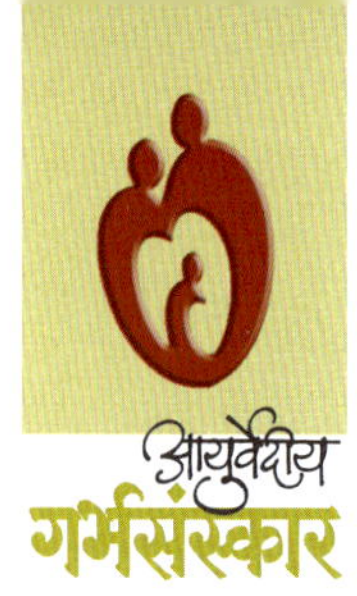

व त्यानंतर आठवड्यातून किमान दोन-तीन वेळा असा मसाज केलेला चांगला. या मसाजमुळे उपरोक्त फायद्याबरोबर प्रसव व स्तन्यपानानंतर स्तनांना येणारे शैथिल्य कमी होते.

स्ट्रेच मार्क्स

गर्भाचा आकार जसजसा वाढत जातो तसतसा पोटाच्या त्वचेवर ताण यायला लागतो व परिणामतः त्वचेवर स्ट्रेच मार्क्स दिसायला सुरुवात होते. बरोबरच त्वचा कोरडी पडून खाजही येते; मात्र खाजवण्याने या स्ट्रेच मार्क्सचे प्रमाण वाढण्याची शक्यता असल्याने खाज सुटली तरी त्वचेला नखे लागणार नाहीत अशी काळजी घ्यावी. खाज अगदीच सहन होत नसेल तर मऊ सुती वस्त्राने चोळावे.

त्वचेचा कोरडेपणा कमी करायला तसेच स्ट्रेच मार्क्स आटोक्यात ठेवायला शक्यतो तिसऱ्या महिन्यापासूनच वर्ण्य औषधांनी सिद्ध तेल उदा. कुंकुमाद्य तेल, 'संतुलन रोझ ब्युटी तेल' पोट, मांड्या व नितंब या भागांवर हलक्या हाताने जिरवावे. यातच 'सॅन मसाज पावडर' टाकून चोळल्यानेही खाज कमी होते आणि त्वचेची शिथिलताही कमी होते. सहाव्या महिन्यानंतर दिवसातून दोन-तीन वेळासुद्धा असे तेल जिरवणे चांगले. आयुर्वेदाच्या ग्रंथात स्ट्रेच मार्क्स कमीत कमी होण्यासाठी काही औषधी प्रयोग सांगितले आहेत.

चन्दनमृणालकल्कैश्चास्याः स्तनोदरं विमृद्गीयात् ।

...चरक शारीरस्थान

चंदन व कमळाच्या देठापासून बनवलेला कल्क स्तन आणि पोटावर लावून हलक्या हाताने चोळावा.

शिरीषधातकीसर्षपमधुकचूर्णैर्वा । *...चरक शारीरस्थान*

शिरीषाच्या खोडाची साल, धायटीची फुले, मोहरी आणि ज्येष्ठमध यांच्या समभाग मिश्रणापासून बनवलेला कल्क लावून हलक्या हाताने चोळावा.

परिषेकः पुनर्मालतीमधुकसिद्धेनाम्भसाः । *...चरक शारीरस्थान*

जाईची पाने व ज्येष्ठमध यांच्यापासून बनवलेल्या कोमट किंवा थंड काढ्याची पोटावर धार धरावी.

अभ्यंग

चौथ्या महिन्यापासून गर्भवती स्त्रीने सर्वांगावरही हलक्या हाताने तेल जिरविण्यास सुरुवात करावी. त्यासाठी 'संतुलन अभ्यंग (एस्. तीळ)तेला'सारख्या तेलाचा वापर करावा. अधूनमधून असे तेल लावल्याने गर्भारपणात अवाजवी वजन वाढण्यास प्रतिबंध होतो, तसेच शरीरबांधा नीट राहण्यास मदत मिळते. शेवटचे तीन महिने मात्र न चुकता तेलाचा अभ्यंग घ्यावाच व 'संतुलन कुंडलिनी तेला'सारखे तेल कंबर, पाठीवर लावावे म्हणजे कंबरेच्या भागातील सांधे लवचिक राहण्यास मदत होते, ज्याचा सुलभ प्रसूतीसाठी हातभार लागतो. तसेच, पूर्वी सांगितल्याप्रमाणे नववा महिना लागला की रोज रात्री झोपण्यापूर्वी योनीमधे 'संतुलन फेमिसॅन तेला'सारख्या सिद्ध तेलाचा पिचू ठेवावा. याने प्रसूती सुलभ व्हायला मदत होते.

या सर्व उपायांनी वात संतुलन झाल्याने गर्भवती स्त्रीचे आरोग्य टिकून राहते, शरीराचा बांधेसूदपणा टिकून राहतो, शरीरशक्ती कायम राहते व प्रसूती योग्य वेळेला व सुलभ होण्याची पूर्वतयारी होते.

घरातील वातावरण

गर्भावर ज्याप्रमाणे माता-पित्याच्या शारीरिक स्थितीचा प्रभाव पडत असतो त्याचप्रमाणे त्यांची मानसिकता, घरातील व आसपासचे एकंदर वातावरण यांचाही परिणाम होत असतो. त्यामुळे मुख्यतः गर्भवती स्त्रीने व तिच्या कुटुंबातील सर्वांनीच, विशेषतः पतीने, या दृष्टीने राहण्या-वागण्यात सतर्कता राखावी. गर्भवती स्त्रीने आवर्जून कराव्यात अशा गोष्टी आयुर्वेदात सांगितल्या आहेत व तशीच परंपराही आहे.

धूपितार्चितसंमृष्टं मषकाद्यपवर्जितम् ।
ब्रह्मघोषैः सवादित्रैर्वादितम् वेश्म शस्यते ॥

...काश्यपसंहिता

गर्भवती स्त्री ज्या घरात राहते तेथे सकाळ संध्याकाळ धूप करावा, पूजा-अर्चा होत असावी. ते घर मच्छर, पाली, कोळीष्टके वगैरेंपासून सुरक्षित असावे व घरात पवित्र

मंत्रघोष, प्रार्थना व इतरही गीतसंगीताचा गुंजारव होत असावा.

गर्भवतीने सकाळी लवकर उठून कोमट पाण्याने स्नानादि क्रिया पार पाडाव्यात, शक्यतोवर शुभ्र किंवा हलक्या रंगाची वस्त्रे परिधान करावीत. घरातल्या वडीलधाऱ्या व्यक्तींना, देवांना नमस्कार करावा. याखेरीज आयुर्वेदशास्त्रात गंध, धूप, नैवेद्य, जप वगैरेंद्वारा सूर्याची पूजा करावी असे सांगितले आहे. आपल्या श्रद्धेनुसार वेगवेगळे जप, प्रार्थना, पूजा-अर्चा केलेलीही चांगली. या सगळ्यांमुळे घरातले एकंदर वातावरण व स्त्रीचे मन प्रसन्न आणि शांत राहायला नक्कीच मदत मिळेल. शक्य असल्यास गर्भवतीने उगवत्या सूर्याचे दर्शन घेणे चांगले. अर्थातच याच्यावरून एक गोष्ट सहज लक्षात येईल की, घरात सूर्यप्रकाश व सूर्याची शक्ती पुरेशा प्रमाणात यायला हवी, त्याबरोबर घरात हवाही खेळती राहील असे पाहावे.

घरामध्ये कोणत्याही प्रकारचे अपशब्द / वादविवाद होणार नाहीत, याची दक्षता घ्यावी. घरातले वातावरण खेळीमेळीचे, उल्हासयुक्त व प्रेमपूर्ण असावे. स्त्रीने या काळात कोणतेही भीतिदायक किंवा मनावर ताण येईल असे चित्रपट, सिरीयल्स पाहू नयेत; उलट चांगले संस्कार होतील, मनाला बोध होईल अशा प्रकारचे वाचन करावे, उदा. शिवचरित्र, रामायण, कृष्णलीला, देशभक्तांचे, महापुरुषांचे चरित्र वगैरे. मनाला उल्हसित व उत्साहित करू शकतील अशा हलक्या-फुलक्या कथा वाचाव्यात, चित्रपट पाहावेत. भारतीय शास्त्रे-पुराणे यांचे आधुनिक अर्थ सांगणारी श्रीराम विश्वपंचायतनसारखी पुस्तके वाचावीत. तिन्हीसांजेच्या वेळेस पुन्हा देवासमोर धूप, निरांजन लावावे, रामरक्षा आवर्जून म्हणावी. 'र'चा उच्चार अग्नितत्त्ववर्धक असल्याने पचन चांगले होण्यास आणि शौर्याची भावना उत्पन्न होण्यास उपयुक्त असतो. शिवाय, 'रं' बीजामुळे अनिष्ट शक्तींपासूनही गर्भवतीचे आणि गर्भाचे रक्षण होते. येत असल्यास संकटनाशनस्तोत्र म्हटलेलेही चांगले. घरात व शयनघरात चांगली चित्रे लावावीत.

स्वास्थ्यसंगीत व ध्यान

मुख्यतः गर्भवती ज्या घरात राहते त्या घरात सतत सुरेल, सुमधुर संगीताचे सूर खेळत असावेत. गर्भाला गर्भवती स्त्रीचे बोलणे व बाहेरचे संगीत ऐकू येत असते. विशिष्ट संगीत आणि भारतीय शास्त्राप्रमाणे सांगितलेले मंत्र गर्भाला ऐकवून त्यावर संस्कार करणे शक्य आहे. आईच्या पोटात असतानाच अभिमन्यूने श्रीकृष्णाच्या तोंडून चक्रव्यूहाची रचना समजावून घेतली होती, ही गोष्ट आपणा सर्वांनाच माहिती आहेच. शास्त्रात सांगितले गेलेले विशेष स्वास्थ्यसंगीत, मंत्रपाठ, वीणावादन वगैरे गर्भवतीने रोज ऐकल्यास गर्भ आनंदी राहतो व संस्कारसंपन्न, गुणसंपन्न होतो, तसेच स्त्रीही निरोगी व आनंदी राहते.

याच तत्त्वावर साकारलेली 'गर्भसंस्कार' ही स्वास्थ्यसंगीतरचना अतिशय उत्कृष्ट काम करताना दिसते. ही संगीतरचना ऐकणारी बाळे निश्चितपणे वेगळी असतात. त्यांचा शारीरिक, मानसिक व बौद्धिक प्रतिसाद सहज लक्षात येण्यासारखा उत्कट असतो, तसेच हे संगीत त्यांच्या ओळखीचे असल्याने जन्मानंतरही त्यांना ते ऐकायला आवडते. बाळ रडतानाही हे संगीत कानावर पडले की शांत होते हा अनेकांचा अनुभव आहे. यात सुरुवातीला काश्यपसंहितेत सांगितल्याप्रमाणे वेदातील ब्रह्मघोष, विशेषतः अथर्ववेदातील गर्भाच्या सर्व अंगांची वाढ करण्यास मदत करणारे, संपन्न व शांतीपूर्ण जीवनास सहाय्यक ठरणारे मंत्र आहेत, तसेच यजुर्वेदातील व ऋग्वेदातील गर्भाला दीर्घायुष्यासह उत्तम दृष्टी, श्रवणशक्ती, संपन्न वाणी आणि इतर शक्ती शेवटपर्यंत मिळोत असे आवाहन करणारे मंत्र आहेत. याशिवाय पहिल्या महिन्यापासून प्रसव होईपर्यंत गर्भाचे विविध शक्तींद्वारा, देवतांद्वारा रक्षण व्हावे बरोबरीने गर्भवतीवरही अनिष्ट, अरिष्ट येऊ नये यासाठी गर्भरक्षक मंत्र म्हटलेले आहेत. हे सगळे मंत्र म्हणताना त्याचे उच्चार, म्हणण्याची पद्धत, स्वराची कायमता याकडे विशेष लक्ष दिलेले आहे. गर्भावस्थेतही परिणामकारक ठरतील आणि सर्वांत महत्त्वाचे म्हणजे गर्भावर इष्ट संस्कार करू शकतील अशा रागांची योजना केलेली आहे. उदाहरणादाखल

सांगायचे तर बाळ धीट, शूर व नेतृत्वगुणांनी संपन्न व्हावे यासाठी श्रीमद्‌भगवद्‌गीतेतील वीररसाचे निवडक श्लोक त्याला साजेशा शंकरा रागात गायले आहेत.

गर्भ आकाराला येण्यासाठी पंचमहाभूतांची भूमिका किती महत्त्वाची आहे हे आपण पाहिले आहेच. ही पाचही महाभूते संतुलित राहावीत आणि आपापली कामे योग्य प्रकारे करून संपन्न बाळाची निर्मिती करण्यास सक्षम ठरावीत यासाठी ॐकार सहित पंचतत्त्वबीजमंत्रांचाही यात समावेश आहे. वीर्यवृद्धी आणि संपन्न ओजतत्त्वाचा लाभ करण्यास सक्षम अशा आसावरी रागावर आधारलेल्या वीणावादनाचाही यात समावेश आहे.

जन्माला येणारा जीव केवळ जड शरीर नसून त्याच्या आतील आत्मतत्त्व हे अधिक महत्त्वाचे आहे हे व त्या आत्मतत्त्वावर सत्य, मांगल्य, प्रेम या तत्त्वांचा संस्कार व्हावा, साक्षात्कार व्हावा या दृष्टीने 'आत्मसंस्कारषट्‌कम् -शिवोऽहम् शिवोऽहम्' हे स्तोत्रही यात आहे. माता-पिता, गुरु, ईश्वर या सगळ्यांकडून आशीर्वाद मिळावा, संपूर्ण जीवन एखाद्या उत्सवाप्रमाणे सुखसमृद्धी व यशाने संपन्न व्यतीत व्हावे यासाठी पवित्र गुरुबानीमधील आशीर्वचनही यात आहे.

हे गर्भसंस्कारसंगीत गर्भधारणेपासून ते गर्भजन्मापर्यंत रोज नियमित ऐकणे सर्वांत चांगले.

- **स्तनांना 'संतुलन सुहृद' तेलाने नियमित मॉलिश करण्याने स्तनांचे आरोग्य उत्तम राहते.**
- **पोट, मांड्या या भागात नियमित 'संतुलन रोझ ब्युटी तेल' जिरवण्याने स्ट्रेच मार्क्स् कमी होतात.**
- **'संतुलन अभ्यंग तेल' आणि 'संतुलन कुंडलिनी तेल' कंबर व पाठीला जिरविल्याने सांधे लवचिक राहण्यास मदत मिळते आणि सुलभ प्रसूतीस हातभार लागतो.**
- **गर्भवतीच्या घरातील वातावरण प्रसन्न राहावे यासाठी घरातील सर्वांनीच सतर्कता राखणे इष्ट.**
- **'गर्भसंस्कार'सारखे स्वास्थ्यसंगीत गर्भवतीने नियमित ऐकावे.**

किरकोळ आजारांवर उपचार

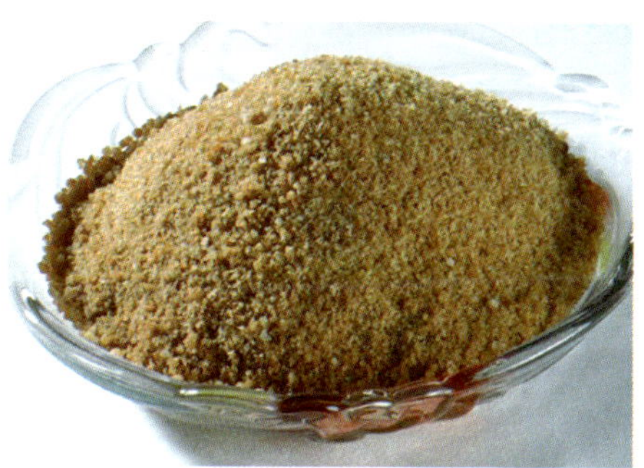

गर्भारपणात स्त्री अतिशय संवेदनशील झालेली असल्याने आहार-आचरणामध्ये जशी काळजी घ्यायला हवी तशीच ती औषधोपचारांतही घ्यायला हवी. आयुर्वेदिक ग्रंथात याविषयी सांगितलेले आहे,

व्याधींश्चास्या मृदु-मधुर-शिशिर-सुखसुकुमारप्रायैः औषधोपचारैः उपचरेत्।

... चरक शारीरस्थान

गर्भवती स्त्रीने खरे तर आजार होणारच नाही यासाठी प्रयत्नशील राहायला पाहिजे; पण काही त्रास झालाच तर त्यावर वापरायचे औषध साधे-सोपे, थंड वीर्याचे, सहज घेता येईल असे आणि कोणत्याही प्रकारचा त्रास होणार नाही याची खात्री असलेलेच असावे. औषधांमुळे कोणत्याही प्रकारचा दुष्परिणाम स्त्रीवर किंवा बाळावर होणार नाही याकडे आवर्जून लक्ष द्यावे. गर्भवती स्त्री आणि गर्भ दोघांची प्रकृती अतिशय संवेदनशील व नाजूक असल्याने गर्भारपणात ॲण्टिबायोटिक्स शक्यतो घेऊ नयेत. इतर औषधेही, अगदी साधी वेदनाशामक औषधेही, तज्ज्ञांचा सल्ला घेऊनच वापरावीत. कारण बरीच औषधे गर्भारपणात घेणे वर्ज्य असते.

गर्भारपणात त्रास व्हायला लागला तर त्यावर ताबडतोब व तज्ज्ञांच्या मार्गदर्शनानुरूप योग्य उपचार सुरू करावे हेच श्रेयस्कर. तरीही काही साध्या साध्या त्रासांवर काय उपाय करता येतील याची माहिती असणे महत्त्वाचे आहे.

जुलाब-डिसेंट्री – गर्भारपणात काही कारणांनी जुलाब होऊ लागल्यास लगेच आले-लिंबाच्या रसात थोडासा मध टाकून घ्यावा. कुटजघनवटी किंवा संजीवनी वटीसारखे साधे; पण प्रभावी औषध तज्ज्ञांच्या सल्ल्यानुसार घ्यावे. जुलाब होत असताना मुगाची खिचडी, मऊ भात-ताक, साळीच्या लाह्या असे हलके पदार्थ घ्यावेत; मात्र पाण्यासारखे किंवा फार प्रमाणात जुलाब होत असल्यास, आव किंवा रक्त पडत असल्यास मात्र लगेचच तज्ज्ञांचा सल्ला घ्यावा.

मूळव्याध आणि फिशर – मूळव्याध वा तत्सम व्याधींवर लोणी-खडीसाखरेचे सेवन करावे. त्रिफळा, अविपत्तिकर चूर्णानी पोट साफ राहते आहे याकडे लक्ष ठेवावे. नागकेशर चूर्ण लोण्यात मिसळून घ्यावे. गुदभागी शतधौतघृत किंवा ताज्या कोरफडीच्या गराचा लेप करावा. गर्भारपणात रक्ताचा प्रत्येक थेंब महत्त्वाचा असतो हे लक्षात ठेवून योग्य औषधोपचार सुरू करावेत.

मलावरोध – मलावरोध असल्यास जेवणानंतर अविपत्तिकर चूर्ण किंवा त्रिफळा चूर्ण घ्यावे. रात्री झोपण्यापूर्वी ग्लासभर गरम पाण्यात दीड-दोन चमचे तूप घालून प्यावे.

गॅसेस, पोटात दुखणे, जेवल्यानंतर पोट जड होणे – पोटाच्या त्रासांसाठी जेवणाआधी आल्याचा छोटा तुकडा सैंधव मिठासह खावा, जेवणानंतर शंखवटी, लवणभास्कर चूर्ण वगैरे घ्यावे.

सर्दी, खोकला, घसा दुखणे – सर्दी, खोकल्यावरील उपचारांसाठी मीठ व हळद घालून गरम पाण्याच्या गुळण्या कराव्यात.

सितोपलादि चूर्ण गरम पाणी वा मधासह घ्यावे. एक बेहडा, एक इंच ज्येष्ठमधाचा तुकडा, अडुळशाचे एक पिकलेले पान हे सर्व चार कप पाण्यासह उकळावे व एक कप उरल्यानंतर गाळून घेऊन साखर घालून प्यावे.

ताप - कणकण/कसकस जाणवायला सुरुवात झाली की, लगेचच प्यावयाचे पाणी धणे, चंदन आणि वाळा टाकून उकळून घेऊन कोमट असतानाच प्यावे. संशमनी वटी, मुस्तादि चूर्ण घ्यावे. भुकेनुरूप मुगाचे सूप, मुगाची खिचडी वगैरे हलके पदार्थ आहारात असावेत. पायाच्या तळव्यांना काशाच्या वाटीने हलक्या हाताने 'संतुलन पादाभ्यंग घृत' चोळावे; मात्र ताप अधिक असल्यास लगेच तज्ज्ञांचा सल्ला घ्यावा.

मूत्रमार्गात इन्फेक्शन – मूत्रमार्गाच्या जंतुसंसर्गावरील उपचारासाठी त्रिफळा, दारुहळद वगैरे इन्फेक्शन कमी करणाऱ्या द्रव्यांचा किंवा तयार 'संतुलन शक्ती धुपा'चा योनीभागी धूप घ्यावा. शक्य असल्यास प्रशिक्षित आयुर्वेदिक थेरपिस्टकडून धायटी, त्रिफळा वगैरे द्रव्यांपासून तयार केलेल्या काढ्याने योनीभाग धुऊन घ्यावा. बरोबरीने तज्ज्ञांच्या सल्ल्याने प्रकृतीस अनुरूप चंद्रप्रभा, गोक्षुरादि चूर्ण, पुनर्नवा घनवटी वगैरे औषधे घ्यावीत.

सूज – गर्भारपणात आठव्या-नवव्या महिन्यात पायावर थोडी सूज येणे स्वाभाविक असते; मात्र त्या अगोदर किंवा संपूर्ण अंगावर सूज आल्यास, विशेषतः चेहऱ्यावर सूज येत असल्यास ते रक्तदाब वाढल्याचे लक्षण असू शकते. अशा वेळी तज्ज्ञांच्या सल्ल्याने चंद्रप्रभा, गोक्षुरादि वटी, पुनर्नवा मंडूर, पुनर्नवासव वगैरे औषधे चालू करायला लागतात.

प्री एक्लेमशिया – आजकाल बऱ्याच स्त्रियांमध्ये पाचव्या महिन्यानंतर अंगावर, विशेषतः पायावर सूज दिसू लागते, रक्तदाब सातत्याने जास्ती म्हणजे साधारण १५०/९० च्या आसपास राहतो, लघवी तपासली असता त्यात प्रथिने आढळतात आणि बरोबरीने स्त्रीचे वजनही झपाट्याने वाढत असते. अशी लक्षणे दिसत असल्यास त्याला प्री एक्लेमशिया म्हटले जाते. याकडे दुर्लक्ष केल्यास गर्भावर अनिष्ट परिणाम होऊ शकतात आणि प्रसवातही अडचणी येऊ शकतात. म्हणून अशी काही लक्षणे दिसत असली तर खालचा रक्तदाब ९०-९५ पेक्षा अधिक होत नाही याकडे लक्ष ठेवावे लागते. स्त्रीचे वय अधिक असल्यास, गरोदरपणाच्या आधीपासून वजन जास्ती असल्यास, कुटुंबामध्ये मधुमेहाचा इतिहास असल्यास आणि गर्भारपणात सुरुवातीपासून आवश्यक ती काळजी न घेतल्यास असा त्रास होण्याची शक्यता अधिक असते. आजकाल असा त्रास दिवसेंदिवस वाढत चाललेला दिसतो; मात्र सुरुवातीला खाण्या-पिण्यात नीट काळजी घेतली, आयुर्वेदिक उपचार घेतले तर असा त्रास टाळता येणे शक्य आहे. पहिल्या गर्भारपणात असा त्रास झालेल्या स्त्रियांनी तरी पुढच्या गर्भारपणात योग्य खबरदारी घ्यावी.

याखेरीज गर्भारपणात अंगावरून पांढरे किंवा पाणी जात नाही ना, याकडे लक्ष ठेवावे लागते. आजकाल कैक वेळा गर्भधारणा झाल्यानंतरही बायकांना पहिल्या काही महिन्यात थोडा थोडा रक्तस्राव होत राहतो. हे दोन्ही त्रास असे आहेत की त्याचा गर्भाच्या वाढीवर व पोषणावर विपरीत परिणाम होऊ शकतो, तसेच स्वतः स्त्रीही अशक्त होते. त्यामुळे यावर तातडीने योग्य उपचार करायला हवेत. तांदूळ पाण्यात भिजवून तयार केलेले तांदळाचे धुवण, ताकासह नागकेशराचे चूर्ण घेणे, योनीभागी धुरी घेणे, पुष्यानुग चूर्ण, शतावर्यादि चुर्णासारखी औषधे घेणे अशा उपायांनी फरक न पडल्यास तज्ज्ञांच्या सल्ल्याने योग्य औषधे घ्यावीत.

- **मुळात आजार होऊच नयेत यासाठी गर्भवतीने प्रयत्नशील राहावे.**
- **आजार झाला आणि औषधे घ्यावी लागलीच तर शक्यतो तीव्र औषधे टाळावीत.**
- **घराण्यात एखाद्या आजाराचा पूर्वेतिहास असल्यास त्यासाठी आधीपासूनच पुरेशी खबरदारी घ्यावी.**
- **गर्भावस्थेतील छोट्या आजारांमध्ये पहिला महत्त्वाचा उपाय म्हणजे सुपाच्य आहार घेणे.**
- **गर्भारपणाच्या काळात मूत्रमार्गातील जंतुसंसर्ग अथवा कोणत्याही प्रकारची सूज यांवर तातडीने उपाययोजना करावी.**

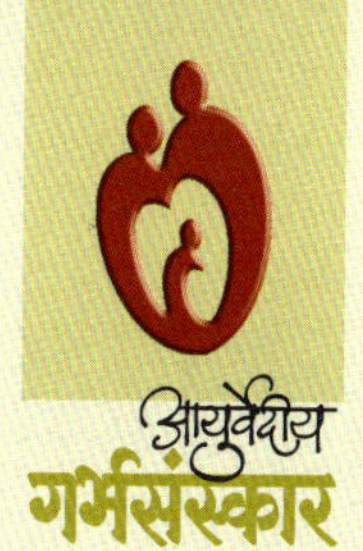

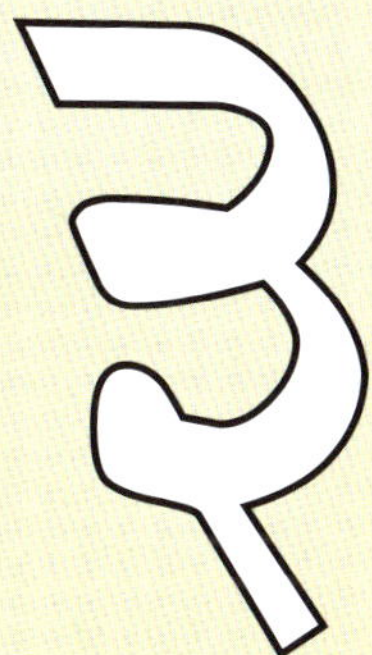

जोपासना गर्भाची...

वैद्यकशास्त्रातील प्रगतीमुळे अत्याधुनिक तंत्रज्ञानाच्या साह्याने गर्भाच्या होत असलेल्या वाढीचे चित्र नेमकेपणाने स्पष्ट होण्यास खूपच मदत झालेली आहे. त्यालाच परंपरेने चालत आलेल्या ज्ञानाची जोड दिली की, गर्भाच्या जोपासनेसाठी नेमके काय करायला हवे, काय टाळायला हवे आणि त्यामागील कारणमीमांसा काय, याचे चित्र स्पष्ट होते...

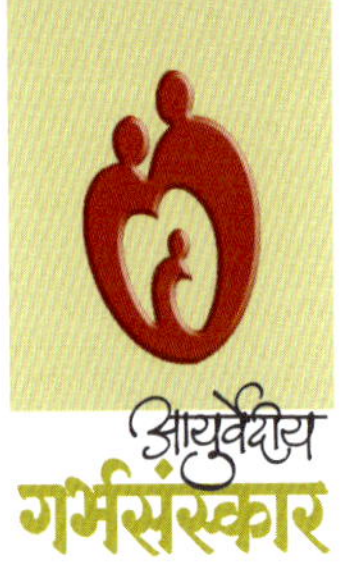

आयुर्वेदीय गर्भसंस्कार

गर्भाचा विकास व पोषण

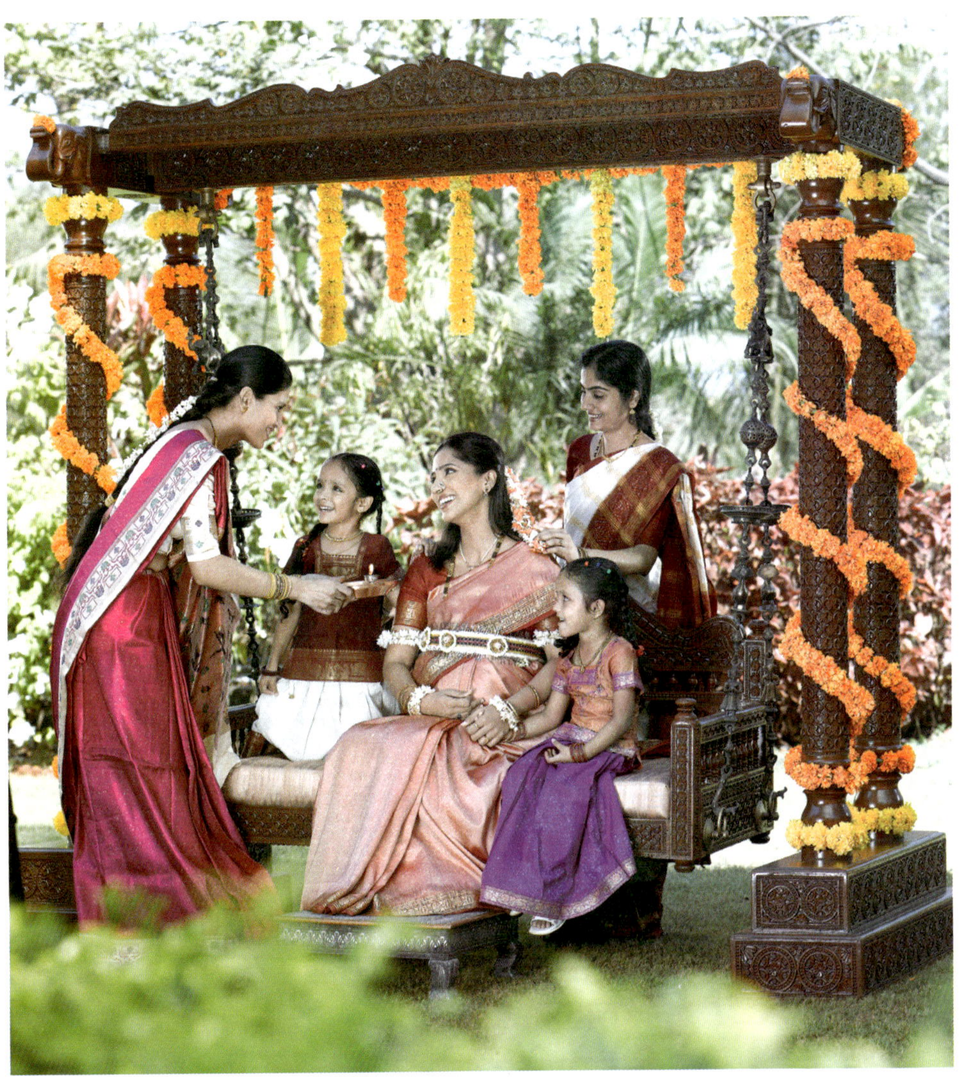

गर्भधारणेपासून प्रसूतीपर्यंत गर्भाची क्रमवार वाढ कशी होत जाते, हे आयुर्वेदाने सविस्तर सांगितले आहे. आज आधुनिक तंत्रज्ञानाच्या साहाय्याने आपल्याला गर्भाची वाढ प्रत्यक्ष पाहायलाही मिळू शकते; मात्र हजारो वर्षांपूर्वी आयुर्वेदात हा सारा क्रमविकास इतक्या समर्पकपणे तपशीलवार कसा सांगितला असेल याचे आश्चर्य वाटल्याशिवाय राहत नाही.

पहिला महिना

स सर्व गुणवान् गर्भत्वमापन्नः प्रथमे मासि संमूर्च्छितः सर्वधातुकलुलिकृतः खेटभूतो भवत्यव्यक्तविग्रहः सदसद्भूताङ्गावयवः ।

...चरक शारीरस्थान

पहिल्या महिन्यात गर्भाचे स्वरूप कफाच्या गोळ्याप्रमाणे असते, त्याला आकृती आलेली नसते.

दुसरा महिना

द्वितीये मासि घनः संपद्यते पिण्डः पेश्यर्बुदं वा ।

...चरक शारीरस्थान

दुसऱ्या महिन्यात गर्भ अधिक घन व्हायला सुरुवात होते व त्याला गोल, लांबट गोल किंवा ओघळाप्रमाणे आकार यायला सुरुवात होते.

तिसरा महिना

तृतीये हस्तपादशिरसां पंचपिण्डका निर्वर्तन्ते अंगप्रत्यंग विभागश्च सूक्ष्मो भवति । *...सुश्रुत शारीरस्थान*

तिसऱ्या महिन्यात गर्भाच्या छोट्याशा गोळ्याला शेपूट आल्याप्रमाणे दिसते आणि दोन हात, दोन पाय व डोके असे पाच भाग दिसायला लागतात, बाकी सर्व इंद्रिये आणि अवयव सूक्ष्म रूपाने तयार होतात.

चौथा महिना

चतुर्थे सर्वांगप्रत्यंगविभागः प्रव्यक्तो भवति,
गर्भहृदयप्रव्यक्तिभावात् चेतनाधातुरभिव्यक्तो भवति।
तस्मात् गर्भश्चतुर्थे मासि
अभिप्रायमिन्द्रियार्थेषु करोति।
द्विहृदया च नारी दौहृदिनीं आचक्षते। *...सुश्रुत शारीरस्थान*
चतुर्थे मासि स्थिरत्वं आपद्यते गर्भः, तस्मात्तदा गर्भिणी गुरुगात्रत्वं अधिकं आपद्यते विशेषेण । *...चरक शारीरस्थान*

चौथ्या महिन्यात गर्भ स्थिर होतो. तो आकाराने वाढलेला असल्याने गर्भवती स्त्रीला शरीर जड झाल्याची भावना होते. गर्भाचे सर्व अवयव अधिक स्पष्ट होत जातात, विशेषतः हृदय प्रकर्षाने जाणवू लागते.

चौथ्या महिन्यात गर्भशरीरातले हृदय आणि गर्भवती स्त्रीचे हृदय अशी दोन हृदये स्त्रीच्या शरीरात असल्याने तिला 'दौहृदिनी' म्हटले जाते आणि हृदयाच्या अनुषंगाने काय हवे-काय नको अशा गर्भाच्या इच्छा स्पष्ट दिसायला लागतात. यालाच आयुर्वेदात 'दौहृद' व बोलीभाषेत 'डोहाळे' म्हटले जाते.

डोहाळे म्हणजे एक प्रकारे आतील गर्भाच्या आईद्वारे प्रकट होणाऱ्या इच्छाच असतात. त्यामुळे त्या पुऱ्या करणे अत्यंत गरजेचे असते. या इच्छा पूर्ण न केल्यास वाताचा प्रकोप होऊन गर्भावर विपरीत परिणाम होऊ शकतो. नंतर जन्मणाऱ्या मुलामध्ये शारीरिक विकृती, मानसिक उद्विग्नता वा असमाधान येऊ शकते. गर्भवतीचे खाण्यापिण्याच्या बाबतीतले डोहाळे तर पुरवावेतच; पण त्यातही कोणत्याही गोष्टीचा अतिरेक होत नाही याची काळजी घेणे आवश्यक असते. गोड, आंबट वगैरे सहाही चवींचा अतिरेक केल्यास काय दुष्परिणाम होऊ शकतात हे आपण पाहिले आहेच. कित्येकदा स्त्रीला त्रासदायक किंवा अशक्य असणाऱ्या इच्छाही होतात. अशा वेळेला अशी काही तरी योजना करायला हवी की, त्याने स्त्रीची इच्छाही अपुरी राहणार नाही आणि गर्भावर दुष्परिणामही होणार नाहीत. उदा. माती, खडू वगैरे खाण्याची इच्छा झाल्यास मातीसारखी चव असणारे प्रवाळभस्म चाटायला देता येते. चिंच वगैरे खूप आंबट खायची इच्छा आवळा वा आमसूल देऊन पुरवता येते. डोहाळे योग्य तऱ्हेने पुरविल्याने मूल आनंदी, समाधानी, स्वस्थ व दीर्घायू व्हायला मदत होते. डोहाळे योग्य तऱ्हेने पुरविले गेल्यास ते जन्मणाऱ्या बाळाच्या शारीरिक आणि बौद्धिक विकासास अत्यंत उपयुक्त सिद्ध होते. म्हणूनच यासाठी षोडश संस्कारांमध्ये सीमान्तोन्नयन हा विशेष संस्कार सुचविलेला आहे.

पाचवा महिना

पञ्चमे मनः प्रतिबुद्धतरं भवति । *...सुश्रुत शारीरस्थान*
पञ्चमे मासि गर्भस्य मांसशोणितपचयो भवति अधिकं अन्येभ्यो मासेभ्यः । *...चरक शारीरस्थान*

पाचव्या महिन्यात गर्भाचे मन विशेषत्वाने जाणिवेने संपन्न होत असते, तसेच सप्तधातूंपैकी मांस व रक्त या दोन धातूंची या महिन्यात विशेष जडणघडण होत असते. याखेरीज गर्भोपनिषद या ग्रंथात पाचव्या महिन्यात पाठीचा कणा आकार घेतो असेही सांगितलेले आहे.

सहावा महिना

षष्ठे बुद्धिः। *...सुश्रुत शारीरस्थान*
षष्ठे मासि गर्भस्य बलवर्णोपचयो भवति अधिकं अन्येभ्यो मासेभ्यः । *...चरक शारीरस्थान*

सहाव्या महिन्यात गर्भाची बुद्धी विशेषत्वाने घडत असते, तसेच गर्भात बल व वर्ण हेही अधिक रूपाने व्यक्त होत असतात.

यावरून एक गोष्ट लक्षात येते की बुद्धी, कांती, बल

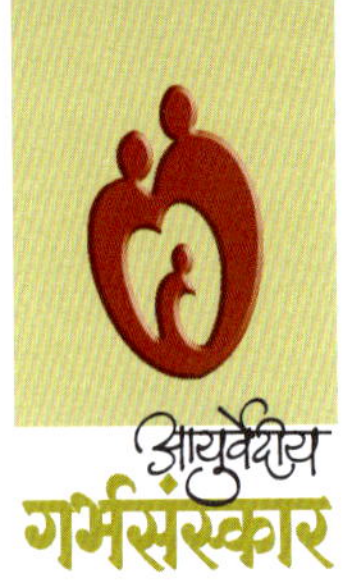

या सगळ्या गोष्टींचे मूळ गर्भावस्थेतच रोवले जाते. बाळ बुद्धिसंपन्न, उत्तम वर्णाचे आणि सशक्त प्रकृतीचे हवे असल्यास स्त्रीने खरे तर संपूर्ण गर्भारपणातच; पण विशेषतः या महिन्यात स्वतःच्या प्रकृतीकडे, आहार-आचरणाकडे, तसेच बाळाला पोषण व्यवस्थित मिळते आहे की नाही याकडे काळजीपूर्वक लक्ष द्यावे.

गर्भाच्या वर्णावर मुख्यतः तेजमहाभूताचा प्रभाव असतो. तेज महाभूताबरोबर जल महाभूताचे अधिक्य असल्यास गर्भाचा रंग उजळ, गोरा होतो; तर पृथ्वी महाभूताचे अधिक्य असल्यास सावळा-काळा होतो. महाभूतांचे अधिक्य शेवटी आहारानुरूपच ठरत असते.

गर्भाच्या रंगावर चार गोष्टींचा प्रभाव असतो असे अष्टांगसंग्रह शारीरस्थान या ग्रंथात म्हटले आहे.

१. पितृजमातृज – म्हणजे आईवडिलांच्या रंगानुरूप बाळाचा रंग ठरतो.

२. देशज – ज्या प्रकारच्या देशात आपण राहतो तेथील हवामानाचा, वातावरणाचा परिणाम बाळाच्या रंगावर होतो.

३. कुलज – अपत्याचा जन्म ज्या कुलपरंपेरत होतो त्या कुळामध्ये जो रंग प्रामुख्याने अस्तित्वात असेल त्यानुसार गर्भाचा रंग ठरतो.

४. महाभूतज – आहारात पंचमहाभूतांपैकी ज्या महाभूताचे प्राधान्य असेल त्यानुसारही गर्भाचा रंग ठरतो.

सात्विक, पातळ आणि शुभ्र रंगाचे आहार पदार्थ खाल्ल्याने गर्भाचा रंग उजळ, शक्य तितका गोरा होतो तर पित्त वाढविणाऱ्या गडद रंगाच्या गोष्टी सतत घेण्याने गर्भाचा रंग सावळा होतो, असेही एक मत आढळते.

एकंदरच बाळाचा रंग उजळ व्हावा, त्वचा सतेज व्हावी अशी इच्छा असल्यास गर्भवती स्त्रीने दूध, तूप, खीर, लोणी, भात, ताक, शहाळ्याचे पाणी, केशर-सुवर्णयुक्त पंचामृत आदी पदार्थांचे आवर्जून सेवन करावे. याने रंगच नव्हे तर एकंदरच गर्भाचे पोषण व्यवस्थित व्हायला मदत होते, हे आपण पूर्वी पाहिले आहेच.

सातवा महिना

सप्तमे सर्वांगप्रत्यंगविभागः प्रव्यक्ततरः । *...सुश्रुत शारीरस्थान*

सातव्या महिन्यांत गर्भाचे सर्व अवयव, सर्व अंग प्रत्यंग तयार झालेले असतात. गर्भाची वाढ पुरेशी झालेली नसली तरी गर्भाचे शरीर संपूर्णतः तयार झालेले असते. त्यामुळे काही कारणास्तव सातव्या महिन्यात अकाली प्रसूती झाली तरी बालक जगण्यास सक्षम असते.

अर्थात नऊ महिन्यांनंतर प्रसूती होऊन व्यवस्थित व संपूर्ण वाढ झालेले बाळ जन्माला येणे हेच सर्व दृष्टीने आदर्श होय. कारण गर्भाशयात गर्भाला मिळणाऱ्या पोषणाची सर बाकी कशालाच येऊ शकत नाही.

आठवा महिना

अष्टमे अस्थिरी भवति ओजः । तत्र जातश्चेन्न जीवेत्
निरोजस्त्वात् नैर्ऋत भागत्वाच्च । *...सुश्रुत शारीरस्थान*

आठव्या महिन्यात ओज म्हणजे शरीरोपयोगी सर्वश्रेष्ठ अशी तेजस्वरूप शक्ती गर्भवती स्त्री आणि गर्भ यांच्यात

गर्भाच्या अवस्था

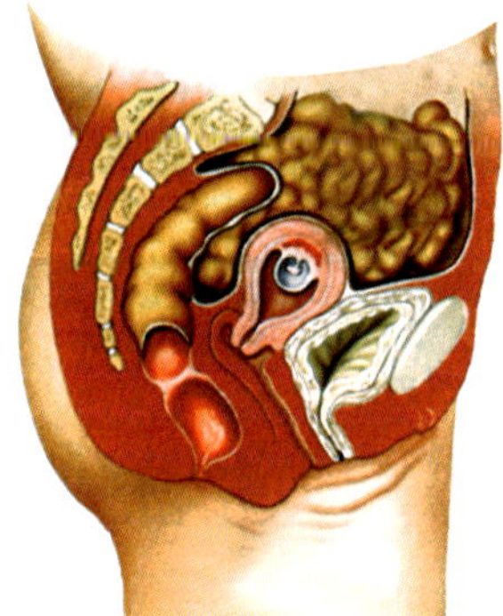
एक महिन्याचा गर्भ

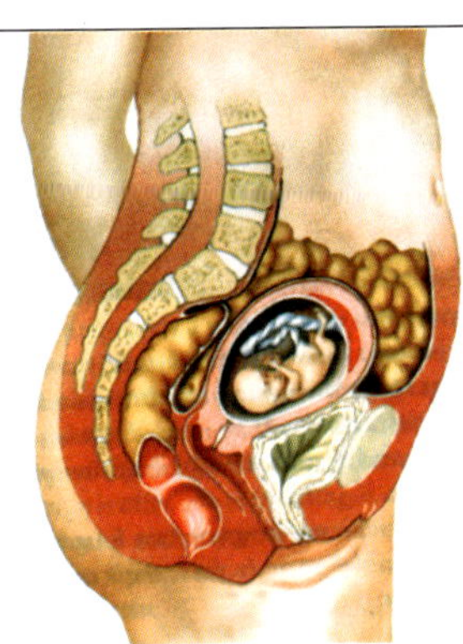
तीन महिन्यांचा गर्भ

आळीपाळीने येत जात असते. त्यामुळे या महिन्यात स्त्री घटकेत (तिच्याकडे ओज असताना) आनंदी, उत्साही असते तर घटकेत (गर्भाकडे ओज असताना) म्लान व थकलेली वाटते. म्हणून आठव्या महिन्यात प्रसूती होणे स्त्री आणि गर्भ दोघांसाठी सुरक्षित नसते. चुकून या महिन्यात प्रसूती झालीच तर ज्याच्याकडे ओज नसते त्याच्या जिवाला धोका उद्‌भवू शकतो किंवा काहीतरी कायमस्वरूपी विकृती पाठीमागे लागू शकते.

नववा महिना

तस्मिन्नेकदिवसातिक्रान्तेऽपि नवमं मासं उपादाय प्रसवकालं इत्याहुरादशमान् मासात् । *...चरक शारीरस्थान*

नवव्या महिन्यात गर्भाची वाढ परिपूर्ण होते व तो प्रसवासाठी तयार होतो.

गर्भधारणेनंतर ३७व्या आठवड्यापासून ते ४०व्या आठवड्यापर्यंत प्रसूती होणे उत्तम असते. याच्यानंतर म्हणजे उशिरा प्रसूती होणे चांगले नाही. कारण गर्भाला गर्भाशयात असताना पोषण करणारी अपरा (प्लॅसेंटा) गर्भाशयापासून सुटू लागते व त्यामुळे गर्भावर अनिष्ट परिणाम होऊ शकतात. कधी कधी वेळेवर प्रसूती न झाल्यास गर्भाची नखे जन्मतःच वाढलेली सापडतात, त्वचा राठ झालेली आढळते.

थोडक्यात 'नऊ महिने नऊ दिवस' या गर्भारपणाच्या आदर्श काळाच्या आसपास सहज प्रसूती होणे स्त्री आणि गर्भ दोघांच्याही दृष्टीने उत्तम होय.

गर्भाचे पोषण

गर्भाचे पोषण आईच्या आहारापासून, मुख्यत्वे तिच्या रसधातूपासून होत असते.

स्त्रिया ह्यापन्नगर्भायास्त्रिधा रसः प्रतिपद्यते, स्वशरीरपुष्टये, स्तन्याय, गर्भवृद्धये च । *...चरक शारीरस्थान*

गर्भवतीच्या रसधातूवर गर्भाचे पोषण करण्याची, स्तनांचे पोषण करून स्तन्यनिर्मिती करण्याची आणि स्त्रीच्या स्वतःच्या शरीराचे पोषण करण्याची अशी तिहेरी जबाबदारी असते. ही जबाबदारी समर्थपणे पार पाडण्यासाठी मुळात तिचा रसधातू संपन्न असणे आवश्यक असते. त्यामुळेच आपण पूर्वीपासून गर्भवतीच्या आहारावर विशेष लक्ष देण्यावर भर देत आलेलो आहोत. जसजसा गर्भाचा विकास होतो तसतशी गर्भनाळ व्यक्त होते, ती आईच्या रसधातूतील सारभाग गर्भापर्यंत पोहोचविण्याचे काम करते.

मातुस्तु खलु रसवहायां नाड्यां गर्भनाभिनाडी प्रतिबद्धा साऽस्य मातुराहाररसवीर्यमभिवहति । *...सुश्रुत शारीरस्थान*

ही गर्भनाळ एका बाजूने गर्भाच्या नाभीशी व दुसऱ्या बाजूला आईच्या गर्भाशयाशी जुळलेली असते. ज्या ठिकाणी नाळ गर्भाशयाला चिकटलेली असते तेथे सर्व शिरांपासून जाळ्याप्रमाणे रचना तयार झालेली असते. त्यालाच 'अपरा'(प्लॅसेंटा) असे म्हणतात. अपरेमार्फत गर्भाला पोचणारा रसधातू सारस्वरूपाचा असल्यामुळे गर्भाच्या शरीरात बहुतांशी जसाच्या तसाच स्वीकारला जातो. याच कारणामुळे गर्भामध्ये मलभाग जवळ जवळ नसतो व मलविसर्जनाचीही आवश्यकता नसते. गर्भधारणेसाठी प्रयत्न केल्यानंतर लगेचच स्त्रीने आपल्या हालचाली आणि वर्तणुकीवर नियमन घालून

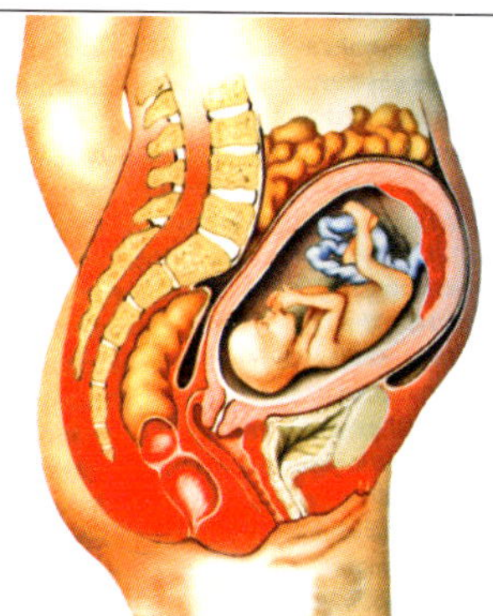

पाच महिन्यांचा गर्भ

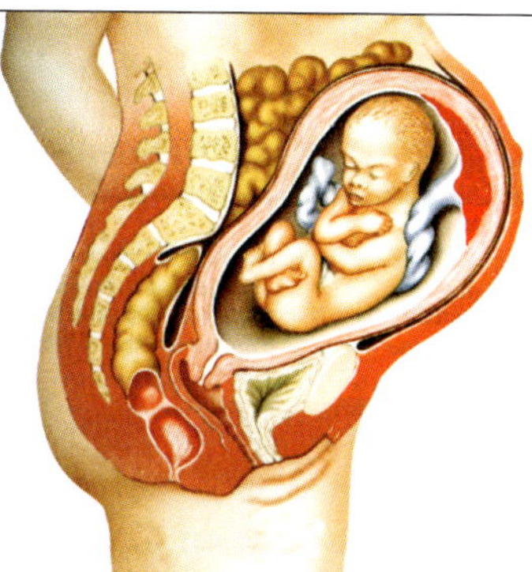

सात महिन्यांचा गर्भ

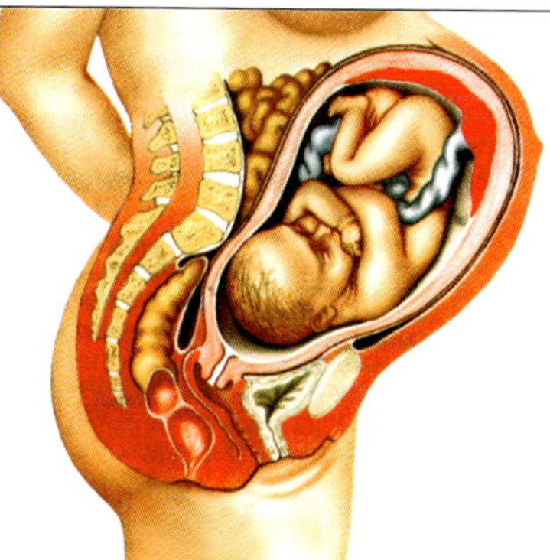

पूर्ण विकसित गर्भ

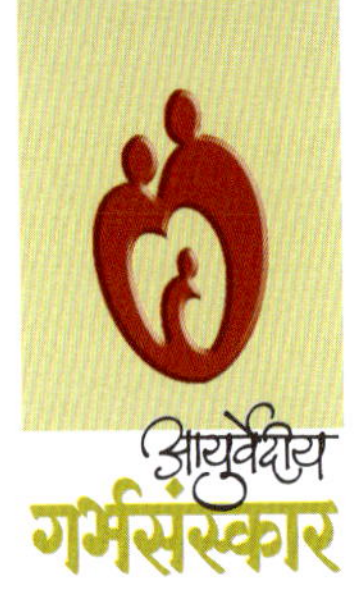

घ्यावे. त्याने अपरेसंदर्भातील अडचणी निर्माण होण्याचे प्रमाण कमी होते.

गर्भाशयात असताना गर्भ गर्भकोषातल्या (ॲम्निऑटिक सॅक) विशेष द्रव पदार्थात तरंगत असतो. या द्रवाला 'गर्भोदक' (ॲम्निऑटिक फ्लुइड) असे म्हणतात. आयुर्वेदाच्या दृष्टिकोनातून हे गर्भोदक पृथ्वी व जल महाभूताच्या अधिक्यातून तयार होत असते. जसजसा गर्भ वाढत जातो, तसतशी गर्भोदकाची मात्रा वाढत जाते. गर्भोदकामुळे गर्भाचे बाह्य आघातांपासून संरक्षण होते, गर्भाच्या हालचाली सहज होऊ शकतात, कारण तो त्यात पोहतच असतो. गर्भोदकाचे प्रमाण सामान्यतः ९०० ते १००० मिलिलिटर असते व हे गर्भोदक दर ३-४ तासांनी पूर्णतः बदलत असते. रोज साधारणतः ४०० मिलिलिटर गर्भोदक गर्भाच्या पोटात जात असते; पण त्याचा त्रास होऊ नये अशी निसर्गाची रचना असल्याने मूत्राद्वारे ते उत्सर्जित होते. बाळाच्या पोटात गर्भोदक जाण्याचा हा दोष जन्मानंतर करायच्या अन्नप्राशन संस्काराने दूर करता येतो, असे शास्त्र सांगते. ९०० ते १००० मिलीलिटर एवढे गर्भोदकाचे सामान्य परिमाण सांगितलेले असले तरी यात व्यक्तिगत प्रकृती व कालमानाप्रमाणे बदल होऊ शकतो.

प्रसवाच्या वेळेला गर्भाला बाहेर ढकलण्यासाठी ज्या कळा येतात तेव्हा चुकीचा दाब न येता गर्भ बाहेर पडणे गर्भोदकामुळे सोपे जाते. प्रसव होताना सुरुवातीला जे पाणी जायला सुरुवात होते, ते गर्भोदकच असते.

प्रसवाची वेळ जवळ आल्यावर गर्भोदक आपोआप काही प्रमाणात कमी व्हायला सुरुवात होते; मात्र आजकाल बऱ्याचदा अनेक स्त्रियांमध्ये गर्भोदकाचे प्रमाण एकाएकी कमी झालेले आढळते. गर्भोदक फार कमी होणे हे गर्भाला घातक ठरू शकते.

गर्भविकास व गर्भपोषणातील पंचमहाभूतांचा सहभाग

तं चेतनावस्थितं वायुर्विभजति, तेज एनं पचति, आपः क्लेदयन्ति, पृथिवी संहन्ति, आकाशं विवर्धयति ।

...सुश्रुत शारीरस्थान

गर्भ तयार होताना पेशी विभाजनापासून ते अंगप्रत्यंग निर्मितीपर्यंत आवश्यक असणारे सर्व विभाजन, वायू महाभूतामुळे होते. अग्नी महाभूतामुळे गर्भशरीर क्रमाक्रमाने तयार होण्यासाठी आवश्यक ती ऊर्जा मिळते आणि सर्व प्रकारची रूपांतरे होतात. जल महाभूत गर्भशरीराला प्राकृत ओलावा व स्निग्धता देऊन एकत्र बांधून ठेवण्याचे काम करते आणि गर्भपोषणास कारणीभूत ठरते. पृथ्वी महाभूत गर्भाला स्थिरता व घट्टता देऊन आकाराला आणायचे काम करते आणि आकाशमहाभूत या सर्व क्रिया व्हायला जी जागा लागते ती क्रमाक्रमाने उपलब्ध करून देते.

याप्रकारे पाचही महाभूतांच्या कार्यातूनच गर्भाचे शरीर आकाराला येते. ही महाभूते जर काही कारणांनी मूळ नैसर्गिक रूपात राहिली नाहीत तर गर्भात विकृती येण्याची शक्यता वाढते. उदा. विकृत वायू महाभूतामुळे गर्भविकास होत असताना चुकीच्या विभाजनामुळे पाचऐवजी सहा बोटे असणे, गुदभागी छिद्रच नसणे, गुदमार्ग व मूत्रमार्ग संलग्न असणे इत्यादी.

अग्नी महाभूत असंतुलित झाल्यास त्वचाविकृती, विविध ॲलर्जी, पचनविकृती उत्पन्न होऊ शकतात. डोळ्यांवरही त्याचा दुष्परिणाम होऊ शकतो.

विकृत जल महाभूतामुळे गर्भाला पोषण पुरेशा प्रमाणात न मिळणे, गर्भोदकाचे प्रमाण कमी होणे, जलशीर्ष (मेंदूत पाणी असणे) यांसारखे त्रास होऊ शकतात.

विकृत पृथ्वी महाभूतामुळे गर्भ अस्थिर होऊ शकतो ज्यामुळे गर्भपात होण्याची शक्यता असते किंवा हाडे ठिसूळ होणे, शरीराची वाढ प्रमाणबद्ध न होता खुजेपण वगैरे जन्मजात विकृती उत्पन्न होऊ शकतात, तसेच गर्भाची वाढही हवी तेवढी होत नाही.

आकाश महाभूतात असंतुलन झाल्याने हृदयाच्या पडद्यात छिद्र असणे, हृदयातल्या कप्प्यांची विकृती, कानाचे दोष वगैरे त्रास होऊ शकतात.

प्रत्येक महाभूत आणि त्याच्याशी संबंधित शरीरातील इंद्रिय, शरीरावयव यांची थोडक्यात माहिती याप्रमाणे देता येईल -

महाभूत	शरीरघटक
वायू	स्पर्शनेंद्रिय, त्वचा

अग्नी	चक्षुरेंद्रिय, नेत्र, जाठराग्नी
जल	रसनेंद्रिय, जीभ, कफ, मेद, रक्त, मांस, शुक्र वगैरे धातू
पृथ्वी	घ्राणेंद्रिय, नाक, एकंदर शरीराचा आकार
आकाश	श्रोत्रेंद्रिय, कान, मुख, कंठ, धडातील पोकळ अवयव

तसेच गर्भामध्ये हृदय, फुप्फुस वगैरे विविध शरीरावयव तयार होत असताना वात-पित्त-कफ त्रिदोष आणि रस, रक्त, मांस, मेद, अस्थी, मज्जा, शुक्र हे सप्तधातू यांचाही सहभाग प्रामुख्याने असतोच. आयुर्वेदात सर्व अवयव कशाप्रकारे तयार होतात हे सविस्तर दिलेले आहे, त्यातील काही महत्त्वाचे याप्रमाणे होत.

हृदय – श्लेष्मरक्तप्रसादात् । *...सुश्रुतसंहिता शारीरस्थान*

प्राकृत कफ आणि रक्ताच्या सारभागापासून हृदय तयार होते.

फुप्फुस – रक्तफेनप्रसादात् । *...सुश्रुतसंहिता शारीरस्थान*

रक्ताच्या फेसाच्या सारभागापासून फुप्फुस तयार होते.

यकृत, प्लीहा – यकृतप्लीहानौ शोणितजौ ।

...सुश्रुतसंहिता शारीरस्थान

यकृत व प्लीहा (स्प्लीन) हे दोन अवयव मुख्यत्वे रक्तधातूपासून तयार होतात.

वृक्क (किडनी) – रक्तमेदप्रसादात् वृक्कौ ।

...सुश्रुतसंहिता शारीरस्थान

रक्तधातू व मेदधातूंच्या सारभागापासून मूत्रपिंड तयार होतात.

वृषण – मांसासृक्कफमेदप्रसादात् वृषणम् ।

...सुश्रुतसंहिता शारीरस्थान

मांसधातू, रक्तधातू, प्राकृत कफ व मेदधातूच्या सारभागापासून वृषण तयार होतात.

शरीरातील सर्व पोकळ अवयव उदा. आतडी, गर्भाशय, बस्ती (मूत्राशय) वगैरेंची उत्पत्ती सांगताना आयुर्वेदात म्हटले आहे की, रक्तधातू आणि प्राकृत कफ यांचे पित्ताद्वारे पचन होऊन जेव्हा सारभाग तयार होत असतो तेव्हा त्यामधून वाताचा संचार होऊन हे अवयव तयार होतात.

त्वचा कशी तयार होते हेही आयुर्वेद असे सांगते -

शुक्रशोणितस्याभिपच्यमानस्य क्षीरस्येव सन्तानिकाः सप्त त्वचो भवन्ति । *...सुश्रुतसंहिता शारीरस्थान*

ज्याप्रमाणे दूध तापत असताना वर सायीचा थर जमतो, त्याप्रमाणे गर्भाशयात शुक्राणू व बीजांडाचा पाक होत असताना साररूप त्वचेची उत्पत्ती होते.

गर्भ, गर्भावयवांची माहिती देताना आयुर्वेदाने एक वैशिष्ट्यपूर्ण गोष्ट सांगितली ती म्हणजे जरी गर्भाचे संपूर्ण शरीर माता-पित्यापासून तयार होत असले तरी प्रत्येक अवयवामध्ये येणारे भाव हे दोघांकडून समान मात्रेत येत नाहीत. काही अवयवांवर विशेषतः मातेचा प्रभाव तर काही अवयवांना पित्याचा प्रभाव असतो.

सामान्यतः सर्व मृदू अवयव मातेपासून तर सर्व कठीण अवयव पित्यापासून उत्पन्न होतात. त्वचा, रक्तधातू, मांसधातू, मेदधातू, नाभी, हृदय, पॅन्क्रियाज, यकृत, प्लीहा, आमाशय, लहान-मोठे आतडे, मलाशय, गुद, मूत्रपिंड, मूत्राशय हे सर्व अवयव मातृज आणि केस, दाढी, मिशा, अंगावरील लव, दात, हाडे, सिरा, स्नायू, धमनी, शुक्र इत्यादी पितृज होत.

- **चौथ्या महिन्यात गर्भाच्या हृदयाची जाणीव गर्भवतीला होऊ लागते.**
- **उत्तम मानसिक व शारीरिक आरोग्य असलेले बाळ जन्मावे यासाठी गर्भवतीचे डोहाळे पुरविले जाणे गरजेचे असते.**
- **बाळाची बुद्धी, कांती, बल यांचे मूळ गर्भावस्थेतच रोवले जाते याची जाणीव गर्भवतीने कायम ठेवावी.**
- **गर्भाच्या उत्तम पोषणासाठी गर्भोदकाचे प्रमाण पुरेसे असणे अत्यंत आवश्यक असते.**
- **गर्भधारणेसाठी प्रयत्न केल्यानंतर लगेचच स्त्रीने आपल्या हालचाली आणि वर्तणुकीवर नियमन घालून घ्यावे. त्याने अपरेसंदर्भातील अडचणी निर्माण होण्याचे प्रमाण कमी होते.**

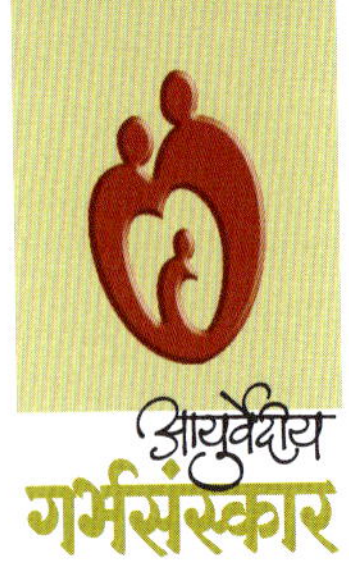

गर्भात येऊ शकणाऱ्या विकृती

शरीर, मन, बुद्धी, कला अशा विविध दृष्टीतून संपन्न बालक हवेहवेसे वाटणे अगदी स्वाभाविक आहे. प्रत्यक्षात मात्र गर्भामध्ये कधी जन्मापासून तर कधी जन्मानंतर लगेचच काही विकृती आढळतात. त्यांची कारणे खालील प्रकारे सांगता येतील.

१. **घराण्यातील आनुवंशिक विकृती किंवा स्त्री-पुरुषांना असणारे वैयक्तिक त्रास** – आनुवंशिक विकृतींमध्ये लहान-मोठे त्रास, प्रवृत्तींचा समावेश करता येईल. उदा. प्रमेह, दमा, थॅलेसिमिया, मानसिक आजारांपासून ते त्वचाविकार, लठ्ठपणा, पित्त वाढण्याची प्रवृत्ती, डोके दुखणे, डोळ्यांची अशक्तता यामागे आनुवंशिकता हे कारण असू शकते. हे विकार जरी वयानुरूप वेगवेगळ्या वेळेला व्यक्त होत असले तरी त्याची सुप्त रूपातील लक्षणे अगोदरपासून बालकामध्ये दिसू शकतात. उदा. घराण्यात प्रमेह असल्यास मुलामध्ये लहानपणापासूनच अवाजवी लठ्ठपणा किंवा कृशता, लघवीच्या वेळेला जळजळ, दृष्टी कमजोर असणे, एकूणच शक्ती कमी असणे असे दोष दिसू शकतात. मात्र प्रत्यक्ष रक्तात साखर सापडायला वयाचे ३५-४० वे वर्ष उजाडू शकते.

२. आयुर्वेदाने सांगितलेले पाळीचे नियम देखील गर्भाच्या आरोग्याला लाभदायकच आहेत. प्रथम रजोदर्शनापासून ते गर्भधारणा होईपर्यंत स्त्रीने पाळीच्या तीन-चार दिवसांत आहार-आचरणातील नियम न पाळल्यास दोषप्रकोप होऊन गर्भावर परिणाम होऊ शकतात. विशेषतः आईकडून येणाऱ्या मातृज अवयवांशी संबंधित दोष उत्पन्न होऊ शकतात.

३. **स्त्री-पुरुषांमध्ये गर्भधारणेच्या पूर्वीच्या काळात किंवा प्रत्यक्ष गर्भधारणेच्या वेळी उत्पन्न होणारी विकृती** – गर्भधारणेच्या वेळी शुक्राणू व बीजांड संपन्न अवस्थेत असले पाहिजेत, हे आपण पूर्वी पाहिले आहेच. विषमज्वर, कावीळ, क्षय यांसारखे दीर्घकाळ दुष्परिणाम राहू शकणारे विकार झाल्यास ते मुळापासून पूर्णतः बरे होण्याकडे आवर्जून लक्ष द्यायला हवे. अन्यथा त्याचा परिणाम बीजावर होऊन बाळाच्या प्रकृतीमध्ये वैगुण्य येऊ शकते. त्याशिवाय निरोगी स्त्री-पुरुष जेव्हा गर्भधारणेकरता प्रयत्न करतात तेव्हा खूप शारीरिक श्रम, जागरणे, कोणत्याही प्रकारचा मानसिक ताप वगैरे गोष्टी घडल्यास त्यामुळेही गर्भामध्ये शारीरिक वा मानसिक विकृती येण्याची शक्यता असते. गर्भधारणेच्या वेळी घ्यायची काळजी आपण पूर्वी पाहिलेली आहेच.

४. शुक्राणू व बीजांड संपन्न असणे ही आदर्श स्थिती असते; मात्र काही वेळा बाळ जन्माला आल्यानंतर त्यात जन्मजात विकृती सापडतात. उदा. गर्भाशय नसणे, अंडाशयाची वाढ व्यवस्थित झालेली नसणे, हृदयातील पटलांमध्ये व झडपांमध्ये दोष असणे, एखादी किडनी नसणे इ. अशा वेळी संपूर्ण बीजात दोष नसतो तर बीजातील त्या नेमक्या अवयवाला कारणीभूत असणाऱ्या बीजभागात किंवा बीजावयवातच दोष असतो आणि म्हणूनच गर्भधारणा झाली तरी गर्भात ते वैगुण्य उत्पन्न होते. चरकाचार्य या बाबतीत सांगतात -

यस्य यस्य ह्यवयवस्य बीजे बीजभागे वा दोषाः प्रकोपमापद्यन्ते, तं तमवयवं विकृतिराविशति । *...चरक शारीरस्थान*

आधुनिक संशोधनाने आज जे 'जनुकशास्त्र'

मांडले त्यातील जनुके (जीन्स), गुणसूत्रे (क्रोमोझोम्स) यांचा विचारच या सूत्रातून स्पष्ट होतो. एकाच कुटुंबात किंवा नात्यानात्यातील स्त्री-पुरुषसंयोगामुळे जन्माला येणाऱ्या गर्भातही जन्मजात विकृती येताना दिसते.

५. **गर्भारपणातल्या नऊ महिन्यांत उत्पन्न होणारे विकार** – गर्भारपणात स्त्रीने आहार-आचरणातील पथ्ये पाळली नाहीत, ती प्रसन्न राहिली नाही, तर गर्भात विकृती येऊ शकते. याशिवाय या काळात तिला होणाऱ्या लहान-मोठ्या त्रासांचाही गर्भावर परिणाम होऊ शकतो. मूत्रमार्गातील इन्फेक्शन, अंगावरून पांढरे जाणे, अंगात बारीक ताप राहणे, वारंवार सर्दी-खोकला, घसा दुखणे असे त्रास झाले तर तेही मुळापासून बरे करण्यासाठी उपचार करायला हवेत. स्त्रीला या काळात लागणारे डोहाळेही तिला व गर्भाला त्रास होणार नाहीत याची काळजी घेऊन पुरे करायला हवेत.

६. **प्रसवाच्या वेळेला उत्पन्न होणाऱ्या विकृती** – प्रसूती होताना स्त्रीने चुकीच्या वेळेला जोर लावणे, काही कारणामुळे प्रसवास बराच वेळ लागणे, प्रसव होत असताना अनवधानाने गर्भाला इजा होणे वगैरेंमुळेसुद्धा गर्भात विकृती उत्पन्न होऊ शकतात. उदा. कष्टकारक प्रसवात धुसमटल्यामुळे गर्भाला प्राणवायू कमी प्रमाणात मिळाल्यास चेतासंस्थेचे विकार उत्पन्न होताना दिसतात.

७. **प्रसवानंतर योग्य काळजी न घेतल्यास होणारे विकार** – जन्म झाल्यानंतर पहिल्या काही दिवसांत बाळ हळूहळू स्थिर होत असते, तसेच ते खूप संवेदनशीलही असते. त्यामुळे या काळात त्याची सर्वच बाजूंनी काटेकोर काळजी घ्यावी लागते. या काळात काही अवघड इन्फेक्शन झाले तर त्याचे दुष्परिणाम बऱ्याच काळापर्यंत होताना दिसतात.

८. **पूर्वसंचित किंवा दैव** – कित्येकदा मुलामधल्या विकृतीला तर्कसंगत असे कोणतेही कारण सापडत नाही तेव्हा त्यामागे पूर्वजन्मातील संचित, ग्रहबाधा ही कारणे असू शकतात. आयुर्वेदातही 'देवादिप्रकोपनिमित्ता विकाराः समुपलभ्यन्ते' असा स्पष्ट संदर्भ सापडतो.

गर्भस्राव आणि गर्भपात

गर्भावस्थेतील पहिले तीन महिने गर्भ अतिशय नाजूक व अस्थिर असतो. त्यामुळे या काळात काहीही चुकल्याने गर्भस्राव होण्याची शक्यता सर्वाधिक असते. प्रत्यक्षातही पहिल्या तीन महिन्यांत रक्तस्राव सुरू झाला तर तो गर्भाला बहुतेक वेळा घातकच ठरताना दिसतो. या काळात गर्भाला निश्चित असा आकार अजून आलेला नसल्याने तो स्रावरूपाने बाहेर पडतो. यालाच आयुर्वेदात 'गर्भस्राव' असे म्हटलेले आहे. गर्भस्रावाला सुरुवात झाली की तो थांबवणे बरेच अवघड, अनेकदा अशक्य असते.

चौथ्या, पाचव्या व सहाव्या महिन्यांत गर्भ अंगप्रत्यंगाने पूर्ण होत असताना काही कारणांनी रक्तस्राव सुरू झाला व गर्भ पडून गेला तर त्याला 'गर्भपात' असे म्हटलेले आहे. या काळात गर्भ बराचसा स्थिर असल्याने त्वरित व योग्य औषधोपचार मिळाल्यास गर्भपात थांबवता येणे शक्य असते.

गर्भस्राव वा गर्भपाताची लक्षणे –

योनीवाटे थोडा थोडा रक्तस्राव होण्यास सुरुवात होते बरोबरीने थोडा चिकट स्रावही होतो.

ओटीपोट व कंबर दुखते, पाचव्या, सहाव्या महिन्यांत, तर कळांप्रमाणे दुखायला सुरुवात होते.

गर्भवतीला अशक्तता / अस्वस्थता वाटते.

अष्टांगसंग्रहात गर्भपाताची कारणे खालीलप्रमाणे दिली आहेत.

व्यवाय व्यायामकर्शनाभिघातातिमात्रसङ्क्षोभियान अप्रियावलोकन श्रवणादयः । *...अष्टांगसंग्रह शारीरस्थान*

- गर्भवतीने अपथ्यकारक आहार किंवा फार अल्प प्रमाणात आहार करण्याने.
- फार प्रवास करण्याने.
- चुकीचा किंवा अतिप्रमाणात व्यायाम करण्याने.
- पहिल्या तीन महिन्यांत मैथुन करण्याने किंवा नंतरच्या महिन्यात अतिमैथुन करण्याने.
- अपघात किंवा मार लागल्याने.
- फार शारीरिक श्रम करण्याने.

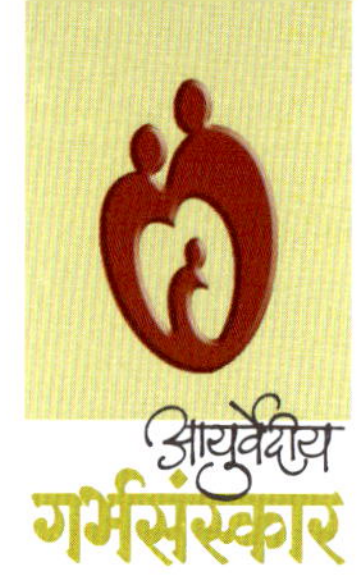

- वारंवार रात्री जागरण करण्याने व दिवसा झोपल्याने.
- सतत मलमूत्रादि प्रवृत्तींचा वेग अडवून धरल्याने.
- फार वेळ कडक उन्हात फिरल्याने किंवा फार उष्ण ठिकाणी राहिल्याने.
- वेडेवाकडे किंवा उकिडवे बसण्याची सवय ठेवण्याने.
- मानसिक क्षोभ करू शकेल असे दृश्य, आवाज किंवा बातमी ऐकल्याने.
- अति क्रोध, शोक, भीती, ईर्ष्या वगैरे मानसिक भावनांच्या आहारी जाण्याने.
- याखेरीज हातांनी केले जाणारे योनीपरीक्षणसुद्धा गर्भस्रावाला क्वचित कारणीभूत होऊ शकते. त्यामुळे असे योनीपरीक्षण शक्यतो टाळलेले बरे; मात्र निदान करण्याच्या दृष्टीने याप्रकारचे परीक्षण करणे भाग असेल तर करावे.

अशा सर्व समस्यांना प्रतिबंध होण्याच्या दृष्टीने, चरकाचार्यांनी गर्भाला सुरुवातीपासूनच स्थिरता येण्याकरिता काही विशेष उपचार 'गर्भस्थापन' या संज्ञेखाली सांगितले आहेत. अनवधानाने वरच्यापैकी काही कारण घडले तरी त्याचा प्रभाव कमीत कमी व्हावा किंवा नाहीसा व्हावा यासाठी हे उपचार पूर्ण नऊ महिने करणे उपयुक्त ठरते.

ऐन्द्री-ब्राह्मी-शतवीर्या-
सहस्रवीर्याऽमोघाऽव्यथाशिवाऽरिष्टा-
वाट्यपुष्पी-विष्वक्सेनकान्ता इति दशेमानि
प्रजास्थापनानि भवन्ति । *...चरक सूत्रस्थान*

शतावरी, ब्राह्मी, विदारीकंद, गुडूची, बला, जीवक, ऋषभक वगैरे शीतवीर्याच्या व जीवनशक्ती वाढविणाऱ्या वनस्पतींसह उकळवलेले दूध प्यावे किंवा या वनस्पतींनी सिद्ध केलेले तूप सेवन करावे.

शक्य असल्यास या वनस्पतींचे चूर्ण घालून उकळवलेल्या पाण्याने पुष्य नक्षत्रावर अंघोळ करावी.

घरात, बाल्कनीमध्ये ब्राह्मी, शतावरी, दूर्वा, गुळवेल यांसारख्या वनस्पती लावाव्यात, तसेच या वनस्पती वाळवून त्यांची सुती किंवा रेशमी वस्त्रात पुरचुंडी बांधून गादीखाली वा उशीखाली ठेवावी.

हे सगळे उपाय गर्भस्थापक असल्याने गर्भधारणा होण्यापूर्वीसुद्धा जर ऋतुकाळात म्हणजे रजोदर्शन झाल्यापासून ४ थ्या ते १६ व्या दिवसापर्यंत योजले तर गर्भाशयाला बल मिळून गर्भधारणा होण्यास, गर्भ स्थिर राहण्यास व योग्य वेळेला सहज प्रसव होण्यासही मदत मिळते.

याखेरीज प्रत्येक महिन्याला गर्भवती स्त्रीसाठी आहारातील ज्या विशेष गोष्टी सुचविलेल्या आपण पूर्वी पाहिल्या आहेत, त्यांचे अनुसरण करण्यानेही गर्भसंरक्षण व पोषण होण्यास मदत मिळते.

काही कारणांमुळे गर्भावस्थेत रक्तस्राव सुरू झाल्यास खालील उपचार करावेत.

- मऊ व आरामदायक गादीवर झोपावे. झोपताना पलंगाची पायाकडची बाजू वर केलेली असावी.
- शीतल गुणधर्माच्या शतधौतघृतासारख्या तुपाचा नाभीच्या खाली ओटीपोटावर लेप करावा.
- गाईचे दूध थंड करून त्यात सुती कापड भिजवून त्याच्या घड्या ओटीपोटावर ठेवाव्यात किंवा धायटी, बेहडा, उंबर, पिंपळ वगैरे वनस्पतींपासून बनविलेला काढा गार करून त्याच्या घड्या वरील प्रकारे ठेवाव्यात.
- निळे कमळ, दूर्वा यांचा कल्क आणि गाईचे साजूक तूप यांचे मिश्रण कापसाच्या पिचूवर घेऊन योनीमध्ये ठेवावे किंवा शतधौतघृताचा पिचू योनीभागी ठेवावा.
- शिंगाड्याच्या पिठाचा साजूक तूप, खडीसाखर व दूध घालून केलेला शिरा खावा.
- गाईच्या दुधात वडाचे कोंब, निळेकमळ, ज्येष्ठमध, उंबराचे कच्चे फळ यातील उपलब्ध होतील ती औषधे दूध व पाण्यासह उकळावी आणि असे सिद्ध केलेले दूध गाळून घेऊन त्यात तांबडा तांदूळ शिजवून, खडीसाखर घालून खीर तयार करावी व ती खीर थंड करून मध घालून खावी.
- याखेरीज गर्भवती स्त्रीला मानसिक शांती मिळेल

यासाठी दक्ष राहावे, तिच्या मनाला आवडतील, प्रसन्न करतील अशा गोष्टी कराव्यात व ऐकाव्यात.

- या काळात हलके जेवण घ्यावे. त्यातही मूग-तांदळाची पातळ खिचडी, मऊ भात, मुगाचे कढण, साजूक तुपाबरोबर खाणे चांगले.

हे सर्व उपाय घरच्या घरी आणि लगेचच सुरू करता येण्याजोगे आहेत; मात्र रक्तस्राव सुरू झाला की, लवकरात लवकर तज्ज्ञांचा सल्ला घ्यावा.

आजकाल अनेकदा असे आढळते की, काही स्त्रियांना दिवस राहिल्यानंतरही अधे मधे थोडा थोडा रक्तस्राव होतो. या रक्तस्रावाचा परिणाम गर्भपातात होईलच असे नाही. मात्र, ते गर्भासाठी अपायकारक असते. याचे मुख्य कारण गर्भाशयाची अशक्तता किंवा गर्भातली विगुणता असू शकते. अशा वेळेला नुसते रक्तस्राव थांबविण्याचे उपचार करणे पुरेसे नसते, तर गर्भ व गर्भाशयाची ताकद वाढविणारे उपचार करणे जरूरी असते.

अशा रक्तप्रवृतीमुळे अपरेत दोष निर्माण होणे, स्तनांची पुष्टी न होणे आणि गर्भशरीरात रक्तधातूपासून तयार होणाऱ्या यकृत, प्लीहा, फुप्फुस वगैरे अवयवात अशक्तता राहण्याची शक्यता असते.

महिन्यानुसार गर्भस्थापक योग

काही स्त्रियांना गर्भस्रावाची किंवा गर्भपाताची प्रवृत्ती असलेली दिसते. म्हणजे, दिवस राहिले तरी बहुतेक वेळेला पहिल्या तीन महिन्यांत किंवा क्वचित नंतरही गर्भपात होत राहतो. अशा वेळेला गर्भपाल रस, शतावरी घृत, लघुमालिनी वसंत वगैरे गर्भस्रावाला प्रतिबंध करणारी औषधे प्रकृतीचा विचार करून सुरुवातीपासूनच तज्ज्ञांच्या मार्गदर्शनाने सुरू करता येतात. आयुर्वेदाने तर गर्भस्राव होऊ नये यासाठी प्रत्येक महिन्यासाठी विशिष्ट औषध-योग सुचविले आहेत.

पहिल्या महिन्यात म्हणजे दिवस राहिल्या राहिल्या लगेच गर्भ स्थिर होण्यासाठी मनुका, ज्येष्ठमध, चंदन, रक्तचंदन या औषधांचे चूर्ण गाईच्या दुधासह घ्यावे.

दुसऱ्या महिन्यात कमळाचा देठ आणि नागकेशर दुधाबरोबर घ्यावे. साधारण एक कप दुधात (१५० मिली.), १० ग्रॅम नागकेशर, १० ग्रॅम कमळाचे देठ व ४ कप पाणी घालून फक्त दूध (१५० मिली.) शिल्लक राहीपर्यंत उकळावे आणि गाळून खडीसाखरेसह घ्यावे.

तिसऱ्या महिन्यात पद्मकाष्ठ, चंदन, वाळा, कमळाचा देठ आणि नागकेशराचे चूर्ण दुधासह साखर घालून घ्यावे.

चौथ्या महिन्यात केळ्याचा कंद, कमळ व वाळा ही द्रव्ये दुधामध्ये वाटून सेवन करावीत.

पाचव्या महिन्यात निळे कमळ, कमळाचा देठ, रेणुकबीज, नागकेशर, पद्मकाष्ठ ही द्रव्ये पाण्यात वाटून सेवन करावीत.

सहाव्या महिन्यात अग्नीत गरम केलेले काळ्या मातीचे ढेकूळ, गैरिक (लाल गेरू) व जाळलेले गोमय (शेणी - गोवऱ्या) पाण्यात भिजवावे आणि पाणी गाळून घेऊन त्यात चंदन व साखर घालून प्यावे.

सातव्या महिन्यात वाळा, गोखरू, नागरमोथा, लाजाळू, नागकेशर व पद्मकाष्ठ यांचे चूर्ण मधासह सेवन करावे.

आठव्या महिन्यात लोध्र व पिंपळी यांचे चूर्ण मधात मिसळून घ्यावे.

असे आठव्या महिन्यांपर्यंत औषधी योग आहेत. गरज पडल्यास हे उपचार वैद्यांच्या सल्ल्याने करता येऊ शकतील.

सर्व चिकित्सा करूनही गर्भस्राव वा गर्भपात झालाच तर गर्भाशयशुद्धी आणि काही विशेष उपचार स्त्रीने करणे आवश्यक असते; परंतु पहिल्या तीन महिन्यांत गर्भस्राव झाल्यास किंवा गर्भपात करून घेतल्यास स्त्रीला कोणत्याही प्रकारची काळजी घेण्याची आवश्यकता नसते, असा चुकीचा समज आजकाल प्रचलित झालेला दिसतो; पण खरे तर गर्भपात हा एक छोटा प्रसवच आहे, असे समजून योग्य उपचार करणे स्त्रीच्या दृष्टीने अत्यावश्यक असते.

गर्भपातानंतर काही विशेष उपचार आयुर्वेदात सांगितलेले आहेत, गर्भस्राव किंवा गर्भपात ज्या महिन्यात झाला असेल त्या संख्येइतके दिवस हे उपचार करायचे असतात. उदा. चौथ्या महिन्यात गर्भपात झाला तर चार दिवस खालील विशेष

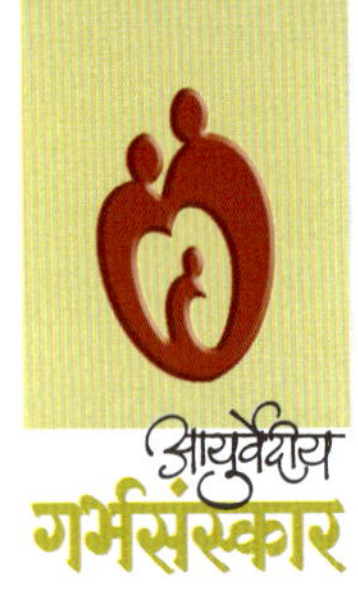

उपचार करावेत.

सुंठ, मिरी, पिंपळी, चित्रक, चव्य अशी अग्निदीपन करणारी द्रव्ये घालून केलेला पातळ मऊ भात खावा किंवा मुगाचे सूप प्यावे. हा भात किंवा सूप बनवताना फोडणी देऊ नये आणि मीठ अगदी कमी किंवा शक्यतोवर टाकू नये.

सकाळी सुंठ, गूळ-तुपाची लहान सुपारीच्या आकाराची गोळी घ्यावी.

याखेरीज गर्भस्राव किंवा गर्भपातानंतर स्त्रीच्या शरीरात वातदोषाचे असंतुलन होत असते, त्या दृष्टीने काही दिवस खालील उपायही करावेत.

- अंगाला वातशामक औषधांनी सिद्ध केलेल्या तेलाने १५ दिवस अभ्यंग करावा.
- आठवड्यातून दोन-तीन वेळा योनीभागी गर्भाशय-योनी शुद्ध करू शकणाऱ्या द्रव्यांची धुरी घ्यावी. तसेच रक्तस्राव थांबला की योनीभागी औषधांनी सिद्ध तेलाचा पिचू ठेवावा. याप्रमाणे किमान महिनाभर करावे.
- गुळवेल, पित्तपापडा, वाळा, नागरमोथा, चंदन, धणे, बला वगैरे द्रव्यांपासून बनवलेला काढा घ्यावा. असा काढा ८-१० दिवस घेतलेला चांगला.
- किमान एक आठवडा तरी विश्रांती घ्यावी. पाण्यात काम करणे, वाऱ्यात जाणे, जागरणे टाळावी. नंतरही साधारण एक-दोन महिने मैथुन टाळावे.
- उकळलेले गरम पाणी प्यावे. हलका, साधा आहार घ्यावा.

या प्रकारच्या उपचारांनी वातसंतुलन होणे स्त्री आरोग्याच्या दृष्टीने अतिशय आवश्यक असते अन्यथा अनेकदा पोट सुटणे, वजन वाढणे, पाळीत बिघाड होणे अशा समस्या उद्‌भवताना दिसतात.

नंतरही गर्भाशयाला ताकद मिळेल, स्त्रीची अशक्तता नाहीशी होईल अशी औषध-आहारयोजना करावी. मगच साधारणतः तीन-चार महिन्यांनंतर गर्भधारणेसाठी प्रयत्न करावेत.

गर्भपात उशिरा म्हणजे सहाव्या-सातव्या महिन्यात झाल्यास या उपचारांच्या जोडीला प्रसूतीनंतरचे विशेष उपचारही एक-दीड महिन्यांपर्यंत चालू ठेवावेत. अनेकदा गर्भपात झाल्यावर येणाऱ्या नैराश्यातून स्त्री स्वतःची पुरेशी काळजी घेत नाही. याचा परिणाम तिच्या तब्येतीवर व पुढच्या गरोदरपणावर होऊ शकतो.

गर्भधारणा झाल्यानंतर गर्भाची वाढ व्यवस्थित होते आहे की नाही याकडेही लक्ष द्यावे लागते. कधी कधी गर्भस्राव किंवा गर्भपात झाला नाही तरी गर्भाची वाढ खुंटते. या प्रकारच्या 'उपविष्टक' व 'नागोदर' अशा दोन अवस्था सांगितल्या आहेत.

यस्याः पुनरुष्णतीक्ष्णोपयोगात् गर्भिण्या महति संजातसारे गर्भे पुष्पदर्शनं स्यात् अन्यो वा योनिस्रावस्तस्या गर्भो वृद्धिं न प्राप्नोति निःस्रुतत्वात् स कालम् अवतिष्ठतेऽतिमात्रं तम् उपविष्टकम् इति। *...चरक शारीरस्थान*

गर्भावस्थेत जेव्हा गर्भ आकाराने मोठा, सारयुक्त झालेला असतो तेव्हा जर गर्भवतीने फार उष्ण, तीक्ष्ण आहार किंवा अशाच प्रकारची औषधे सेवन केली व त्यामुळे योनीवाटे रक्तस्राव किंवा इतर कुठलाही स्राव व्हायला सुरवात झाली तर गर्भाला पुरेशा प्रमाणात पोषण मिळत नाही आणि गर्भाची वाढ खुंटते किंवा बंद होते. यास उपविष्टक असे म्हणतात. यामध्ये गर्भाचा आकार मोठा असल्याने गर्भपात मात्र होत नाही.

तसेच 'नागोदर' या अवस्थेतही गर्भाची वाढ खुंटते आणि तो आकाराने कमी कमी व्हायला लागतो. गर्भवतीने अपुरा त निःसत्त्व आहार घेणे उदा. आहारात दूध, तूप वगैरे पोषक द्रव्ये न घेणे, शिळे खाणे, उपवास करणे किंवा वातप्रकोपक आहार घेणे, ही यामागची मुख्य कारणे असतात.

उपविष्टक व नागोदर या दोन्ही प्रकारांत गर्भात जीव असतो त्यामुळे यावर वेळीच उपचार केल्यास गर्भाची वाढ पुन्हा व्यवस्थित होणे शक्य असते. गर्भाचे रक्षण व पोषण होण्यासाठी पूर्वी सांगितलेली प्रजास्थापन औषधे यावर उपयोगी पडतात.

यावर वेळेवारी योग्य उपचार न केल्यास गर्भाशयात गर्भ मृत होऊ शकतो. याची लक्षणे याप्रमाणे सांगितलेली आहेत.

- ओटीपोटात जडपणा वाटतो, उदर स्पर्शाला गार लागते.
- गर्भाची हालचाल जाणवत नाही, तसेच गर्भाच्या हृदयाचे ठोके ऐकू येत नाहीत.
- पोट जरी दुखायला सुरुवात झाली तरी कळा येत नाहीत व योनीद्वारे स्त्रावही होत नाही.
- गर्भवतीला धाप लागते, अस्वस्थता वाटते.
- गर्भवतीला कोणतीही हालचाल करणे अवघड जाते.

यांसारखी कोणतीही लक्षणे दिसायला सुरुवात झाली तर त्वरित तज्ज्ञांचे मार्गदर्शन घ्यावे.

क्वचित २८ आठवड्यांनंतर गर्भाशयात गर्भ मृत होतो किंवा प्रसूती होताना बाहेर येण्यापूर्वी मृत झालेला असतो. याला आयुर्वेदात 'मृतगर्भ' (स्टिल बर्थ) असे म्हणतात. गर्भारपणात निषेध म्हणून सांगितलेल्या गोष्टी केल्यास किंवा प्रसवाच्या वेळेस काही गंभीर समस्या निर्माण झाल्यास गर्भ मृत होऊ शकतो. पूर्ण दिवस न भरता होणाऱ्या प्रसवांमध्ये मृतगर्भाची शक्यता सर्वाधिक असते.

- **जवळच्या नात्यात लग्न करणाऱ्या दांपत्यांच्या मुलांमध्ये जन्मजात विकृतींचे प्रमाण अधिक दिसते.**
- **गर्भवतीने पथ्यकारक आहार-विहार न केल्याने गर्भस्त्राव अथवा गर्भपाताचा धोका वाढतो.**
- **गर्भस्त्राव अथवा गर्भपाताचा धोका असल्यास गर्भस्थापनेचे उपचार करून घ्यावेत. असा धोका नसताना हे उपचार करण्याने हानी निश्चितच होत नाही.**
- **गर्भस्त्राव अथवा गर्भपात झाल्यास गर्भाशयशुद्धी करून घेणे आणि काही प्रमाणात प्रसूतीनंतरच्या आहार-विहाराचे पालन करणे आवश्यक ठरते.**
- **गर्भावस्थेतील कोणत्याही विपरीत लक्षणांकडे दुर्लक्ष करू नये. त्यांची वेळीच दखल घेऊन योग्य उपचार करावेत.**

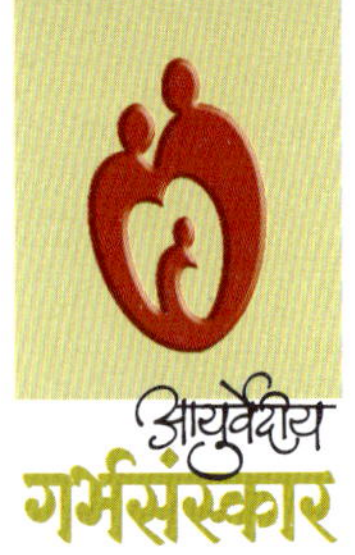

गरोदरपणातील योगासने - १

पूर्वीच्या काळी स्त्रीला घरातील सर्व लहान-मोठी कामे करावी लागत असत, त्यामुळे शरीरात लवचिकता आणण्याकरिता वेगळा व्यायाम करण्याची सहसा गरज भासत नसे. आजच्या काळात मात्र सर्व कामे बोटाच्या इशाऱ्यासरशी होत असल्याने एकंदर लवचिकताच कमी झालेली आढळते. शिवाय प्रसूतीच्या वेळी लागणारे बरेच महत्त्वपूर्ण स्नायू दैनंदिन हालचालींमध्ये उपयोगात आणले जातीलच असे नाही. प्रसूतीच्या क्रियेत शरीरातील अनेक स्नायूंचा उपयोग करावा लागतो. प्रसूती म्हटले की, बहुतेक सर्व जण फक्त पोट व कटिविवराच्या (पेल्व्हिक) स्नायूंवरच लक्ष देतात; पण खरे तर मांड्या, पाठ, मान इतकेच नाही तर अगदी चेहऱ्याच्या स्नायूंचासुद्धा प्रसवाच्या वेळी प्रत्यक्ष-अप्रत्यक्ष हातभार लागत असतो. त्यामुळे स्त्रीला सहज प्रसूतीच्या दृष्टीने विशिष्ट व्यायाम करण्याची नितांत गरज असते.

गर्भारपणात सर्व हालचाली काळजीपूर्वक कराव्या लागतात अन्यथा चुकीच्या हालचालींचा मोठा दुष्परिणाम स्त्रीला व गर्भाला भोगावा लागू शकतो, हे अगदी खरे असले तरी याचा अर्थ गर्भवतीने व्यायाम करू नये किंवा दैनंदिन कामे टाळावीत, असा मुळीच नाही. उलट फार आराम केल्याने व रोजची कामे टाळल्याने नैसर्गिक प्रसूती होण्याची शक्यता कमी कमी होत जाते. गर्भवतीने घरातील रोजची साधी कामे व गर्भारपणात करावयाचे विशेष व्यायाम आवर्जून करावेत. या सगळ्यांचा आणखी एक महत्त्वाचा फायदा म्हणजे यामुळे गर्भ प्रसूतीसाठी आवश्यक असणाऱ्या प्राकृत आसनात (नैसर्गिक स्थिती) यायला मदत मिळते.

गर्भावस्थेतील नऊ महिन्यांचे मुख्यतः तीन विभाग होतात. पहिले तीन महिने, मधले तीन महिने व शेवटचे तीन महिने. या तीनही विभागांत गर्भाची वाढ ज्या विशेष पद्धतीने होते, तसेच गर्भवतीच्या शरीरातही जसजसे विशेष बदल होतात त्यानुसार गर्भवतीने विशिष्ट व्यायाम करणे फायद्याचे असते. याखेरीज काही व्यायाम असे असतात की, जे पूर्ण नऊ महिने करणे इष्ट असते. सुरुवातीला आपण असे व्यायाम पाहूया.

चालणे - चालणे हा सर्वांत सोपा आणि गर्भावस्थेच्या सर्व स्थितींत सहज करता येण्यासारखा व्यायाम आहे. याचा मुख्य फायदा असा की, यात मांड्या व नितंबसंधीचे सर्व स्नायू वापरले जातात. त्याने तो सर्व भाग लवचिक राहण्यास मदत मिळते, ज्याची मदत पुढे प्रसूती नैसर्गिक होण्यासाठी होते. शिवाय नियमित चालण्याने रक्ताभिसरणालाही फायदा होतो. प्रत्यक्षातही असे अनेकदा दिसते की, सकाळी मोकळ्या व ताज्या हवेत फिरायला गेल्यास गर्भवतीला प्राणवायू पुरेशा प्रमाणात मिळाल्याने, सुरुवातीच्या तीन महिन्यांतल्या उलट्या, मळमळ वगैरे त्रास होण्याचे प्रमाण खूप कमी होते आणि तिला दिवसभर स्फूर्ती वाटते. सकाळी चालायला जाणे चांगलेच; पण सकाळची वेळ जमण्यासारखी नसेल, तर दिवसभरात कधीही (दुपारच्या जेवणानंतर लगेचच सोडून) चालायला जाता येते. चालणे फार भराभर किंवा रेंगाळत नसावे, तसेच गप्पा-गोष्टी करतही चालू नये. गर्भाचा भार लक्षात घेऊन चालण्याची गती मर्यादित ठेवावी. साधारण पहिल्या तीन महिन्यांत रोज कमीत कमी १५ मिनिटे, मधल्या तीन महिन्यांत कमीतकमी ३० मिनिटे तर शेवटच्या तीन महिन्यांत ४५ मिनिटे

चालावे. शेवटच्या तीन महिन्यात चालणे फार महत्त्वाचे असते. कारण चालण्यामुळे गर्भाला प्राकृत आसनात यायला म्हणजे गर्भाचे डोके खाली यायला मदत मिळते. (डोके जड असल्याने गुरुत्वकर्षणामुळे खाली येते) त्यामुळे नैसर्गिक प्रसूतीची शक्यता वाढते.

काही वेळा सातव्या-आठव्या महिन्यांनंतर गर्भवतीच्या पायांवर थोड्या प्रमाणात सूज येते. असे झाले तरी चालायला जाणे टाळू नये. गरज वाटलीच तर चालल्यानंतर पायांखाली उशी घेऊन पाय थोडे वर राहतील या पद्धतीने काही वेळ अंथरुणावर पडावे; पण चालण्यात नियमितता राखावी.

घराजवळ चालायला जागा नाही या सबबीखाली अनेकदा चालणे टाळले जाते; मात्र, गच्चीवर वा चालायला पुरेशी जागा असेल अशा बागेतही चालायला जाता येईल.

सुखासन, पद्मासन व वज्रासन – ही सर्व आसने म्हणजे बसण्याचे निरनिराळे प्रकार आहेत. यांचा उपयोग खुब्याच्या सांध्याची (हिप जॉइन्ट) लवचिकता व आकुंचन-

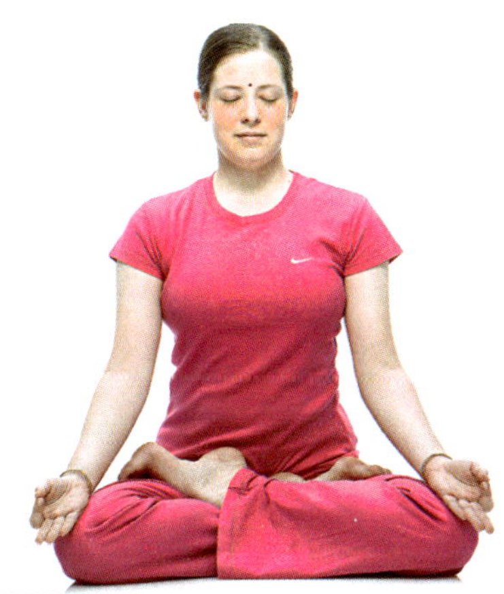
पद्मासन

प्रसरणक्षमता वाढविण्यासाठी होतो. सकाळी प्राणायामाच्या वेळी साधारणतः पहिली दोन आसने होतातच; पण भाजी चिरणे, पोळ्या करणे, लिखाण काम वगैरे घरकामे उभे राहून किंवा खुर्चीत पाय अधांतरी ठेवून करण्यापेक्षा सुखासनामध्ये बसून करणे चांगले. शक्य असल्यास हे सर्व पद्मासनातही करता येते.

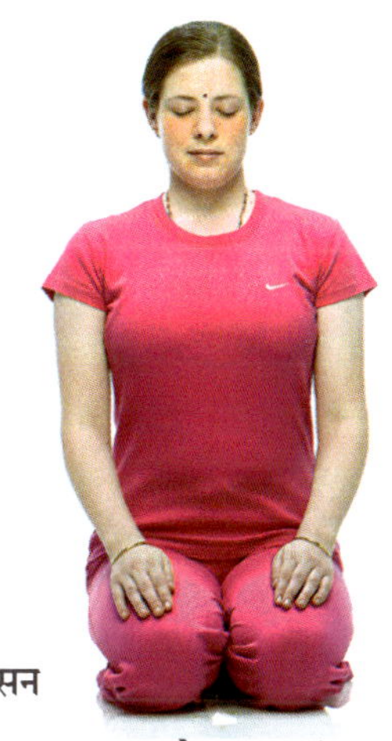
वज्रासन

वज्रासनाच्या अभ्यासामुळे पाय, मांड्या व कंबरेच्या स्नायूंना चांगला व्यायाम होतो. जेवणानंतर वज्रासनात बसल्याने वात मोकळा होऊन पचनक्रिया सुधारते. दिवसभरात अधून मधून केव्हाही थोडा वेळ वज्रासनात बसणे चांगले. वज्रासनात सहजपणे बसणे शक्य नसल्यास पाय आणि नितंब यांच्यामध्ये पातळ उशी घेतल्यास सोपे होते. ही तिन्ही आसने पूर्ण नऊ महिने केलेली चालतात.

दीर्घश्वसन – सर्वसाधारणपणे माणूस वरच्यावर श्वास घेतो. त्यातही मुख्यतः गरोदर स्त्रियांना ओटीपोटात जडपणा वाटत असल्याने त्या वरच्यावर श्वास घेतात; मात्र फक्त छातीपुरताच श्वासोच्छ्वास करण्यापेक्षा पोटाच्या स्नायूंची पुरेशी हालचाल होईल अशा पद्धतीने श्वासोच्छ्वास करावा. असे केल्याने प्राणवायूचा पुरेसा पुरवठा होतो. गरोदरपणात स्वतः स्त्रीला आणि बरोबरीने गर्भालाही प्राणवायूचा पुरेसा पुरवठा आवश्यक असल्याने एकंदर प्राणवायूची गरज अधिक असते. म्हणून उथळ श्वास न घेता दीर्घश्वसन करण्याकडे आवर्जून लक्ष द्यावे.

सकाळी उठल्यावर बिछान्यात असतानाच पाच मिनिटे दीर्घश्वसन करून मग दिवसाला सुरुवात केलेली सर्वात चांगली. यासाठी सुखासनात बसून आपले दोन्ही हात पोटावर ठेवून श्वास नीट आत घ्यावा, श्वास आत घेताना पोटाचा घेर वाढत असल्याचे हातांना जाणवले पाहिजे. नंतर श्वास पूर्णपणे

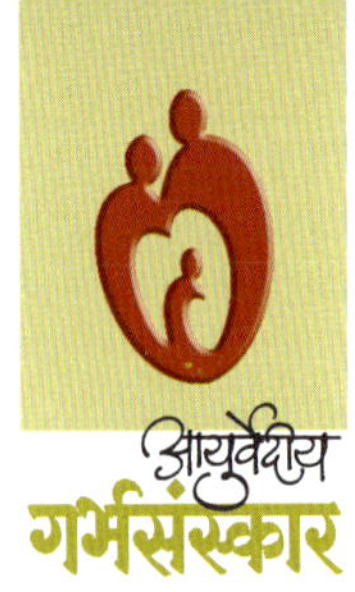

संथ गतीने बाहेर सोडावा. ही क्रिया करतानाही पोट आत जात असल्याचे हातांना जाणवले पाहिजे. यामध्ये हात हलकेच पोटावर ठेवायचे असतात, हातांचा दाब पोटावर येणार नाही याकडे लक्ष ठेवावे.

या प्रकारचे दीर्घश्वसन वर सांगितल्याप्रमाणे सकाळी तर करावेच; पण दिवसभरात कधीही अस्वस्थ वाटत असले, मानसिक ताण जाणवत असला, जीव घाबरल्यासारखे वाटत असले तरी करण्याने लगेच बरे वाटेल. याचा गरोदरपणातल्या उलट्या, मळमळ वगैरे त्रासांसाठी खूप चांगला उपयोग होताना दिसतो.

प्राणायाम – गर्भारपणात स्त्रीच्या शरीरात प्राणवायूची आवश्यकता जवळजवळ दीड पटीने वाढलेली असते. प्राणवायूचा पुरवठा पुरेसा व योग्य प्रमाणात होत असल्यास गर्भाची वाढ तर चांगली होतेच; गर्भवतीला थकवाही कमी जाणवतो, मन शांत राहण्यास मदत मिळते, चिडचिड, नैराश्य, अनुत्साह वगैरे भावना दूर राहतात, झोप शांत लागते.

यासाठी दीर्घश्वसन व बरोबरीने प्राणायाम करणे चांगले. दीर्घश्वसनामुळे प्राणशक्ती अधिक प्रमाणात मिळते तर प्राणायामामुळे प्राण व अपान या दोघांचे कार्य प्राकृत राहायला मदत मिळते. प्राणाचे कार्य व्यवस्थित झाल्याने पहिल्या तीन महिन्यांत गर्भवतीला होणारा मळमळ, उलटीचा त्रास कमी होण्यास हातभार लागतो, तर मलमूत्र विसर्जन व गर्भवतीच्या बाबतीतली सर्वांत महत्त्वाची व आवश्यक गोष्ट म्हणजे नैसर्गिक प्रसूती अपानाच्या अधिपत्याखाली येत असल्याने प्राणायामाचा अभ्यास गर्भवतीकरिता अत्यंत महत्त्वाचा असतो. परंतु प्राणायामाच्या योग्य अभ्यासाने जशी मदत होते, तसेच तो चुकीच्या पद्धतीने केल्यास दुष्परिणामही होऊ शकतात. त्यामुळे तज्ज्ञांच्या मार्गदर्शनाखाली प्राणायाम करणे सर्वांत चांगले.

जर पूर्वी कधीच प्राणायाम केला नसेल तर सुरुवातीला दीर्घश्वसन, म्हणजे श्वास खोलपर्यंत आत घेऊन हळूहळू पूर्णपणे सोडणे ही क्रिया सुरू करावी ती व्यवस्थित जमायला लागली की मगच प्राणायाम सुरू करावा.

प्राणायाम शक्यतो सकाळी सूर्योदयाच्या वेळेला करणे सर्वात चांगले. वेळ असल्यास संध्याकाळी म्हणजे साधारणतः चार ते सहाच्या दरम्यान जेव्हा पोट फार भरलेले नसते तेव्हाही पुन्हा प्राणायाम करता येईल. सुरुवातीला साधारण पाच मिनिटे प्राणायाम करावा नंतर क्रमाक्रमाने वेळ वाढवत १५ मिनिटांपर्यंत न्यावी. वेळ कमी असला तरी घाईघाईने प्राणायाम करू नये, कमी आवर्तने झाली तरी चालतील; पण संथ गतीनेच प्राणायाम करावा.

प्राणायामात पूरक (श्वास आत घेणे) सहसा सोपे व सहज जमण्यासारखे असते मात्र कुंभकाच्या (श्वास आत वा बाहेर रोखून धरणे) वेळी मान व छाती अवघडणार नाहीत, तसेच, रेचकाच्या (श्वास बाहेर सोडणे) वेळी घाई केल्याने ठसका लागणार नाही याकडे विशेष लक्ष ठेवावे.

प्राणायाम करण्याची जागा स्वच्छ, मोकळी व शांत असलेली चांगली. यामुळे मन प्रसन्न राहायला तसेच फक्त श्वासावरच लक्ष केंद्रित करायला मदत मिळते.

याप्रकारे गर्भारपणात प्राणायाम व दीर्घश्वसन नियमित केल्यास प्रसूतीच्या वेळी स्त्रीला लगेच थकवा येत नाही, तसेच कळा सहन करण्याची शक्तीही वाढते. प्राणायामातील रेचक या क्रियेमुळे गर्भवतीच्या पोटाच्या स्नायूंची लवचिकता वाढते प्रसूतीच्या वेळी आणि नैसर्गिक प्रसूतीला त्याची कळा द्यायला मदत मिळते.

'ॐ कार गूंजन' हा प्राणायामाचा एक सर्वोत्तम उपाय

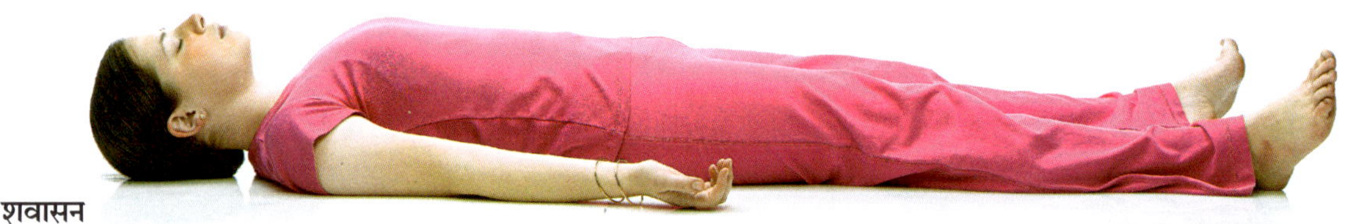

शवासन

सांगता येईल. नियमित ॐकार म्हटल्याने प्राणायामाचे सर्व फायदे तर मिळतीलच व बरोबरीने गर्भावर ॐकाराचा संस्कारही होईल, ज्यामुळे बाळ प्रज्ञा-मेधा-बुद्धिसंपन्न व्हायला निश्चितच हातभार लागेल.

शवासन व योगनिद्रा – गर्भारपणातले नऊही महिने करण्यास चांगले असे आसन म्हणजे 'शवासन'. इतर कोणतेही व्यायाम, योगासने केल्यानंतर, तसेच रात्री झोपण्यापूर्वी शवासन केलेले चांगले. शवासन करताना सुरुवातीच्या दिवसांत कुणीतरी दुसरे सूचना देऊ शकत असल्यास अधिक चांगले. कारण, त्याने क्रमाक्रमाने अंग शिथिल करणे आणि मन एकाग्र करणे सोपे जाते. 'योगनिद्रा' हा शवासनाचा सर्वोत्तम प्रकार म्हणता येईल. यातील संगीत आणि सोप्या सूचना यांचा समन्वय अधिक प्रभावी ठरतो. संगीताची उपयुक्तता आपण पूर्वी पाहिली आहेच. बरोबरीने सूचना असल्याने योगनिद्रा स्वतःची स्वतः करणे शक्य होते.

गर्भारपणात सतत होणाऱ्या शारीरिक व मानसिक बदलांमुळे गर्भवतीला अनेकदा अस्वस्थ वाटत राहते. अशा वेळी मन शांत करण्यासाठी, तसेच हॉर्मोन संतुलनासाठी शवासन-योगनिद्रेचा उपयोग होतो. गर्भवतीला शांत व पुरेशी झोप मिळणे आवश्यक असते. त्या दृष्टीनेही शवासन आणि योगनिद्रा उत्तम असतात. गर्भ जसजसा वाढतो, तसतशा गर्भवतीच्या हालचाली अवघड होत जातात; कंबरदुखी, मानदुखी वगैरे त्रास जाणवायला लागतात, कंबर व पाठीच्या ठिकाणी जखडल्यासारखे वाटते. अशा वेळी शवासन केल्यामुळे लगेच स्नायूंवरचा ताण कमी होतो. यांच्या अभ्यासामुळे संपूर्ण शरीरातील प्राणशक्ती, रक्त वगैरेंचे अभिसरणही चांगल्या प्रकारे होते. पर्यायाने गर्भाला रक्त व प्राणशक्तीचा पुरवठा व्यवस्थित होतो. मुख्यतः शेवटच्या तीन महिन्यांत रक्तदाब वाढण्यालाही प्रतिबंध होतो.

या सर्व झाल्या गर्भारपणात नऊ महिने करावयाच्या क्रिया.

- **गर्भारपणात चुकीच्या हालचाली टाळाव्यात आणि नैसर्गिक प्रसूतीसाठी नियमितपणे काही विशिष्ट योगासने, व्यायाम चालू ठेवावा.**
- **चालणे हा सर्वांत सोपा व्यायाम आहे. त्याचा झेपेल इतका सराव गर्भवतीने कायम ठेवावा.**
- **गर्भारपणात प्राणवायूची आवश्यकता अधिक असल्याने दीर्घश्वसन आणि प्राणायामाचा सराव कायम ठेवावा.**
- **गर्भारपणात मन शांत ठेवण्यासाठी नऊही महिने शवासनाचा अभ्यास करावा.**
- **गर्भारपणात कटिभागातील सांध्यांची लवचिकता टिकवून ठेवण्यासाठी सुखासन, पद्मासन, वज्रासन यांचा अभ्यास नेमाने करावा.**

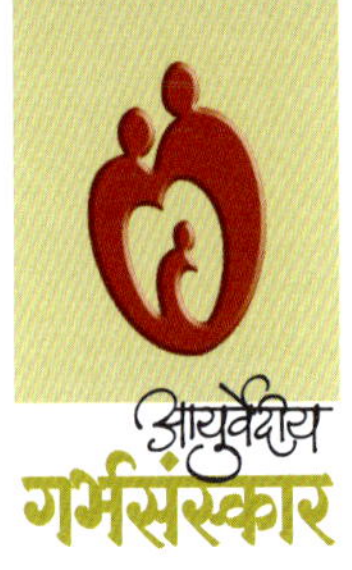

गरोदरपणातील योगासने - २

गरोदरपणातील पहिले तीन महिने गर्भ अस्थिर असतो. त्यामुळे या काळात कुठलेही कठीण आसन करू नये, तसेच शेवटच्या तीन महिन्यांत गर्भाचा आकार वाढल्यामुळे काही काही आसने करणे अशक्य होते. मधले तीन महिने म्हणजे चौथ्या, पाचव्या व सहाव्या महिन्यात व्यायाम करणे सर्वांत सोपे असते. त्यामुळे या काळाचा पुरेपूर उपयोग करून घेतलेला चांगला.

पुढे सांगितलेली योगासने इच्छित स्नायूंना कार्यशील बनविण्यास सक्षम असून ही योगासने दिलेल्या सूचनांनुसार करणे उचित असते. पूर्वी सांगितल्याप्रमाणे गर्भवतीला आपल्या दिनक्रमात चालणे, प्राणायाम वगैरेंबरोबर या आसनांचा समावेश करता येईल.

प्रत्यक्ष योगासने करण्यापूर्वी प्रार्थना करणे, शक्यतो पूर्व-पश्चिम दिशेत बसणे, योगासने करण्यासाठी जोरदार वारे नसलेले ठिकाण निवडणे, पोट भरलेले नसणे, प्रातर्विधी उरकलेले असणे, कपडे फार घट्ट किंवा ढगळ नसणे वगैरे गोष्टी लक्षात घ्याव्यात व मगच योगासनांचा अभ्यास सुरू करावा.

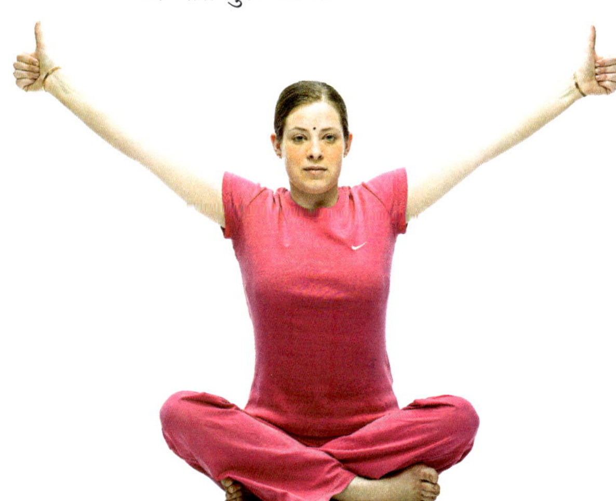
शक्तिसंचारण

ही सर्व आसने व क्रिया तज्ज्ञांकडून एकदा शिकून घेऊन, आपल्या स्नायूंची लवचिकता, हाडांची व सांध्यांची शक्ती वगैरेंचा विचार करूनच करावीत. कोणतेही आसन स्वतः ला आरामदायक वाटेल इतक्याच मर्यादेपर्यंत करावे.

शक्तिसंचारण

अ. सुखासनात बसावे. दोन्ही हात मांड्यांवर ठेवावेत.

ब. श्वास घेता घेता दोन्ही हात चित्रात दाखविल्याप्रमाणे शरीराशी १३५ अंशांच्या कोनात ठेवावे. या वेळी अंगठे छताकडे असावेत व हातांची मूठ सैल असावी.

क. संथपणे दीर्घश्वसन करावे. सुरुवातीला या स्थितीत २० ते ३० सेकंद दीर्घश्वसन करावे.

ड. शेवटी दीर्घ श्वास घेऊन दोन्ही हात डोक्यावर नेऊन तळहात बाहेरच्या बाजूला ठेवून जोडावे व श्वास सोडावा.

इ. परत श्वास आत घेऊन श्वास सोडता सोडता हात अगदी हळूहळू खाली आणावे व मांडीवर ठेवावे.

सूचना – आसन करताना दृष्टी स्थिर असावी अथवा डोळे हलकेच बंद केलेले असावेत.

यामध्ये सराव होईल तसा वेळ वाढवत वाढवत एक मिनिटापर्यंत दीर्घश्वसन करता येते.

क्रिया करताना मध्येच हात दुखायला लागल्यास, हात एकदम खाली न घेता आधी सांगितलेल्या क्रमानेच खाली आणावेत.

या आसनाने मान, खांदे व पाठीच्या स्नायूंना बळ मिळते. तेथे प्राणाचा पुरवठा

व्यवस्थित होतो आणि सर्व शरीरात, मुख्यतः मेरूदंडात, ऊर्जे चा संचार व्यवस्थित होतो. प्रसवाच्या वेळेस कळा श्वासाच्या द्वारे सहन करायची क्षमता अशा तऱ्हेने वाढते. गरोदरपणाच्या सर्व नऊ महिन्यांत हे आसन शक्यतो रोज केलेले चांगले.

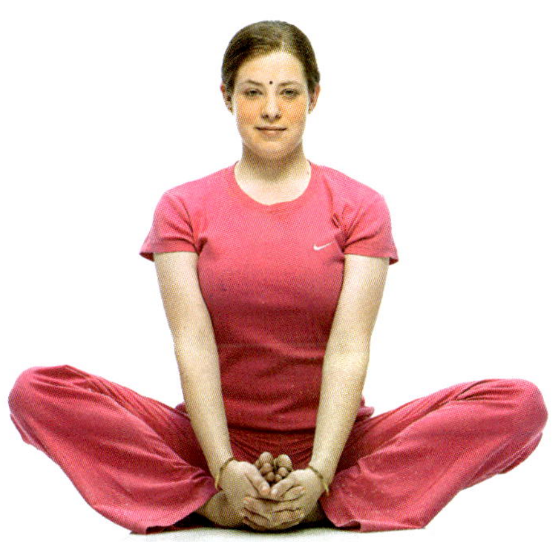

फुलपाखरू

संतुलन क्रिया 'फुलपाखरू'

गर्भवतीने पहिल्या तीन महिन्यांत हे आसन या प्रकारे करावे.

अ. सुखासनात बसावे.

ब. एक एक करून दोन्ही पाय चित्रात दाखविल्याप्रमाणे जमतील तेवढे शिवणीजवळ आणावेत. या वेळी हात गुडघ्यावर ठेवले तरी चालतात.

क. या स्थितीत साधारण ३० सेकंद संथ श्वासोच्छ्वास केल्यानंतर श्वास सोडत सोडत पाय शरीराच्या समोर सरळ करावेत. हळूहळू सवय होईल तसतशी ही वेळ एक ते दीड मिनिटांपर्यंत वाढवावी.

चौथ्या महिन्यांनंतर प्रसवापर्यंत या आसनात खालील प्रमाणे बदल करावा.

अ. सुखासनात बसावे.

ब. पाय पूर्वी सांगितल्याप्रमाणे शिवणीजवळ घ्यावेत.

क. दोन्ही हातांनी दोन्ही पावले धरावीत.

ड. संथ गतीने गुडघे व पाय फुलपाखराच्या पंखाप्रमाणे शक्य तेवढे वर खाली करावेत. गुडघे खाली नेताना श्वास सोडावा व वर नेताना श्वास आत घ्यावा. पाय वर खाली करताना झटका देऊ नये किंवा घाई करू नये.

ही क्रिया साधारणपणे एक ते दीड मिनिटे करावी. जसजसा सराव होईल तसतशी ही क्रिया सहजतेने होईल आणि गुडघे पूर्णतः जमिनीला टेकवणे शक्य होईल.

या क्रियेने नितंब संधीच्या परिसरातील स्नायूंचे आकुंचन प्रसारण सहजतेने व्हायला मदत मिळते. मांड्या, नितंबातील, तसेच पायातील स्नायूंची शक्ती वाढते. प्रसव सहजतेने व्हायला या सगळ्याची मदत मिळते.

संतुलन क्रिया स्नेह

या क्रियेच्या नियमित अभ्यासाने फुप्फुसांना उत्तेजना मिळून जीवनशक्ती वाढायला मदत होते आणि हृदयचक्राचे

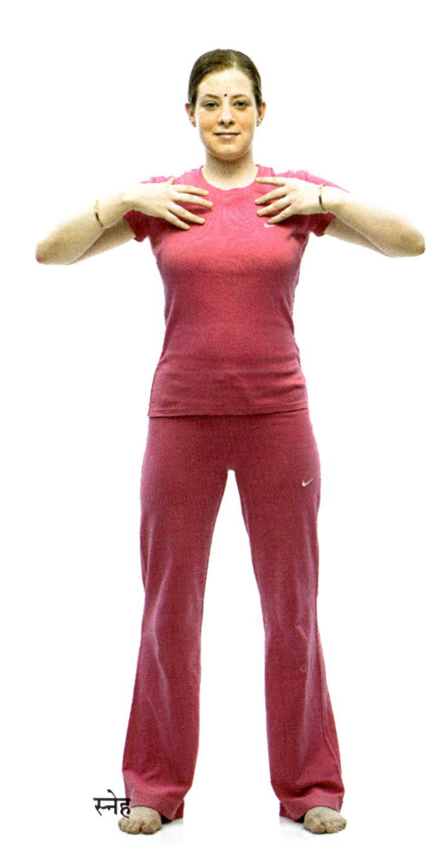

स्नेह

उन्मीलन व्हायला मदत होते.

अ. पायात सुमारे १५ ते २० सें. मी. अंतर ठेवून ताठ उभे राहावे. पंजे थोडे फाकलेले असावेत. हात शरीराच्या दोन्ही बाजूला सरळ असावेत.

ब. श्वास आत घेत असता बोटांच्या टोकांनी छातीवर हलक्या हाताने मारावे.

क. श्वास आत धरून, हलक्या मुठी बांधून, तळहातांच्या खालच्या बाजूने छातीवर हळूहळू मारावे.

ड. तोंडाचा चंबू करून श्वास तोंडाने सोडत असता, हात बाजूने खाली करावेत.

या क्रियेची सहा-सात आवर्तने करावीत. गर्भारपणाच्या साऱ्या काळात हे आसन केलेले चालते.

हृदयचक्रउन्मीलन

या क्रियेच्या अभ्यासाने हृदयचक्र क्रियाशील होते,

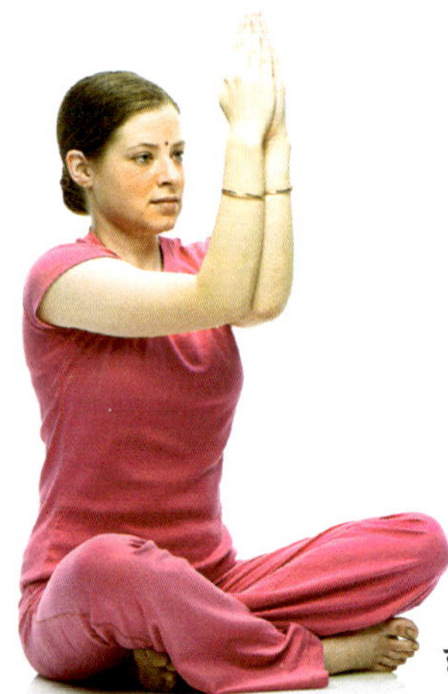

हृदयचक्रउन्मीलन-१

छातीच्या स्नायूंची आकुंचन प्रसरणक्षमता वाढल्याने फुप्फुसांची कार्यक्षमता वाढते. स्नायूंची शक्ती वाढते. रसधातू (लिम्फ) आणि रक्ताचे अभिसरण वाढल्याने गर्भावस्थेत स्तनात येणारे काठिण्य व जडपणा (ब्रेस्ट एन्गॉर्जमेंट)चा त्रास कमी होतो. बरोबरीने खांदे आणि मानेच्या स्नायूंनाही व्यायाम होतो. ही क्रिया संपूर्ण नऊ महिने केलेली चालते. ही क्रिया नियमित केल्यास प्रसूतीनंतर स्तनांना सैलपणा येत नाही.

अ. सुखासन किंवा वज्रासनात बसावे.

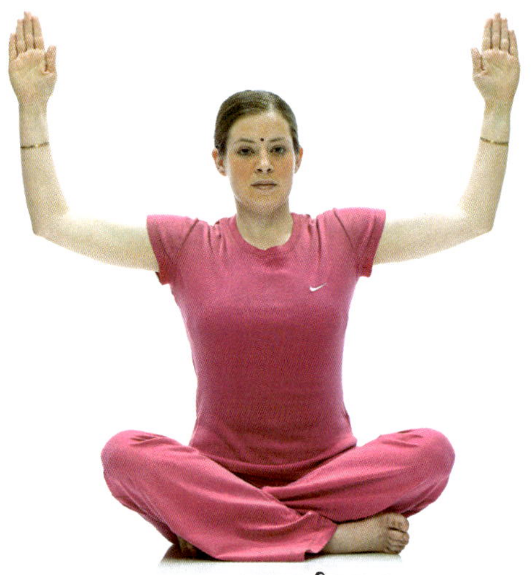

हृदयचक्रउन्मीलन-२

ब. चेहऱ्यासमोर हात 'नमस्ते'च्या स्थितीत कोपरांपर्यंत जोडावे. दंड जमिनीला समांतर असावेत. श्वास संपूर्ण सोडावा.

क. श्वास घेत घेत हळू हळू हात एकमेकांपासून दूर करत चित्रात दाखविल्याप्रमाणे कानाच्या मागपर्यंत न्यावेत.

ड. श्वास सोडत सोडत पूर्वस्थितीला यावे. ही क्रिया साधारणपणे १० वेळा करावी.

इ. शेवटच्या स्थितीत श्वास आत घेऊन श्वास सोडत

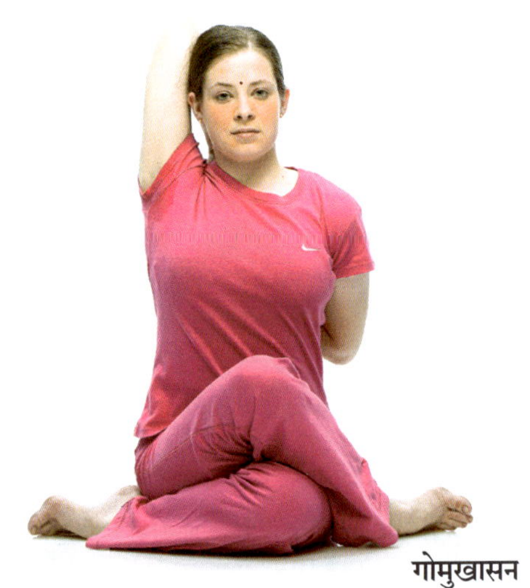

गोमुखासन

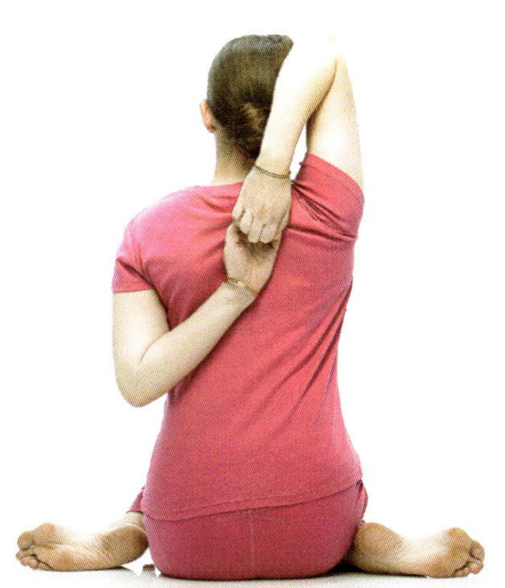
गोमुखासनातील हातांची स्थिती

सोडत हात गुडघ्यांवर आणावेत.

गोमुखासन केल्यासही याच स्वरूपाचे फायदे मिळतात. लवचिकता कमी असल्यामुळे हे आसन करत असताना हात एकमेकांना मिळवणे शक्य होत नसल्यास, हातात छोटा नॅपकिन धरावा.

काक बैठक

आपण ज्याला उकिडवे बसणे म्हणतो ती ही 'काक बैठक' होय. भारतीय पद्धतीचे शौचालय वापरल्यास हे आसन आपोआपच घडते म्हणूनच अजूनही गर्भवती स्त्रियांना भारतीय पद्धतीचे शौचालय वापरण्याचा सल्ला दिला जातो. या आसनाने कटिविवरच्या मुख्य स्नायूंना शक्ती मिळते, त्यांचे आकुंचन प्रसारण व्यवस्थित होते, बरोबरीने नितंब, मांड्या, गुडघे व पोटऱ्यांच्या स्नायूंना शक्ती मिळते. या सर्व गोष्टींचा नैसर्गिक प्रसूतीसाठी खूप चांगला उपयोग होतो. गर्भारपणाच्या पहिल्या तीन महिन्यांत हे आसन याप्रमाणे करावे.

अ. सुखासनात बसावे.

ब. दोन्ही पाय शरीराच्या पुढे सरळ करावेत. दोन्ही तळपायांमध्ये सुमारे तीन-चार सें. मी. अंतर ठेवावे.

क. दोन्ही हाताचे तळवे नितंबांजवळ जमिनीवर ठेवावेत.

ड. क्रमाक्रमाने हातांच्या तळव्यांवर शरीराचा भार देऊन पाय गुडघ्यात दुमडून उकिडवे बसावे.

इ. हात 'नमस्ते' च्या स्थितीत जोडून एक मिनिट मंद गतीने श्वासोच्छ्‌वास करावा. गरज भासल्यास हात न जोडता कुठे आधार घेतला तरी चालेल.

फ. उलट्या क्रमाने परत सुखासनात यावे.

चौथ्या महिन्यापासून या आसनात खालीलप्रमाणे बदल करावा.

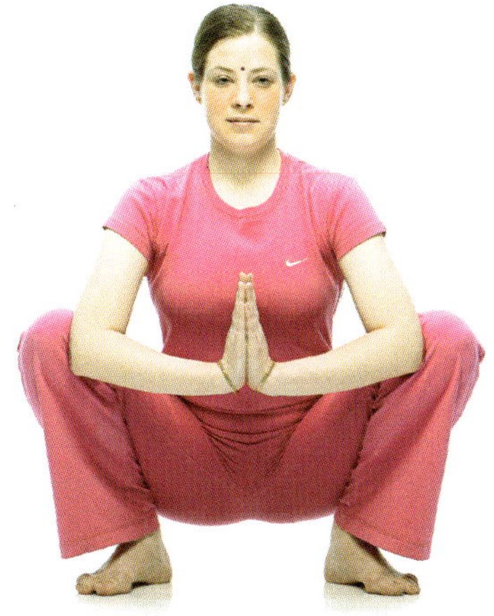
काकबैठक - पहिल्या तीन महिन्यात

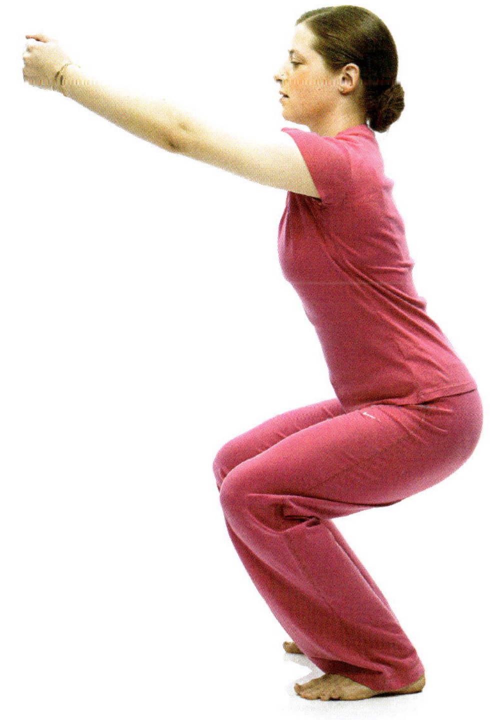
काकबैठक - चौथ्या महिन्यानंतर

ग. कशाचा तरी भक्कम आधार घेऊन उदा. बंद दरवाज्याच्या हँडलला धरून उभे राहावे (हँडल, खुंटी वगैरे आधार साधारण छातीपर्यंतच्या उंचीचा असावा. हँडल, खुंटी वगैरे स्क्रूने व्यवस्थित बसवले असल्याची खात्री करून घ्यावी). दोन्ही पायात सुमारे २२ ते २५ सें. मी. अंतर असावे.

ह. आता जणू आपण खुर्चीवर बसायचा प्रयत्न करत आहोत अशी कल्पना करत, दरवाज्याच्या हँडलला धरून, श्वास आत घेत मांड्या जमिनीला समांतर येईपर्यंत हळू हळू खाली यावे.

ज. श्वास सोडत सोडत हळू हळू उभे राहावे.

चौथ्या महिन्यापासून असा बदल केल्यामुळे गर्भवतीच्या पोटावर, गर्भाशयावर दाब न येता आसनाचे सर्व फायदे मिळू शकतात.

सुरुवातीला सवय नसल्यामुळे हे आसन करताना पाय दुखल्यासारखे वाटल्यास जमेल तितक्याच वेळा ही क्रिया करावी; पण सवय झाल्यावर ही क्रिया १०-१२ वेळा केलेली चांगली. क्रिया संपल्यावर पाय जवळ आणून पायाला व मांड्यांना हलक्या हाताने चोळल्याने शीण लगेचच कमी होतो. प्रसूती नैसर्गिकपणे होण्यासाठी या आसनाचा खूप उपयोग होतो.

मेरुतरंग

या क्रियेच्या अभ्यासाने पाठीच्या संपूर्ण कण्याला उपयोग होतो, प्रसवाच्या वेळी पाठीच्या कण्यावर येणारा दाब सहन करण्याची क्षमता वाढते. या क्रियेने पाठीच्या कण्याच्या स्नायूंचे आकुंचन, प्रसरण तर व्यवस्थित होतेच, शिवाय रक्ताभिसरणही वाढते. ही क्रिया चौथ्या महिन्यापासून सुरू करावी आणि प्रसूतीपर्यंत रोज नियमितपणे करावी.

या क्रियेचे खालीलप्रमाणे तीन प्रकार असतात, ज्यायोगे पाठीच्या कण्याच्या वरच्या, मधल्या व खालच्या भागाला बळ मिळते.

प्रकार पहिला – या क्रियेच्या अभ्यासाने पाठीच्या कण्याच्या खालच्या एक तृतीयांश भागावर (सॅक्रल) परिणाम मिळतात आणि प्रसवात उपयोगी असलेले मूलाधार चक्र क्रियाशील होते.

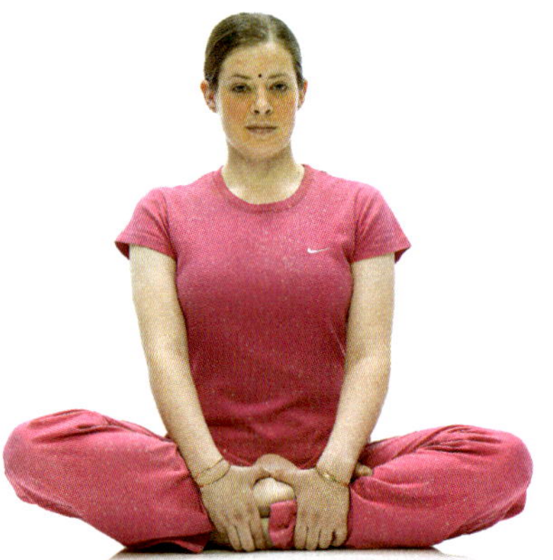

मेरुतरंग प्रकार १-१

अ. सुखासनात बसावे.

ब. छायाचित्रात दाखविल्याप्रमाणे, दोन्ही पायाचे घोटे दोन्ही हातांनी घट्ट धरावे. या वेळी दोन्ही अंगठे वर असून सर्व बोटे खाली असावीत.

क. मनामध्ये पाठीच्या कण्याच्या खालच्या एक तृतीयांश भागाचा विचार करावा आणि पाठ सरळ ठेवून श्वास आत घ्यावा. नंतर श्वास सोडताना पाठीच्या कण्याचा सॅक्रल भाग सैल सोडावा (साधारण पाठीला पोक काढल्यासारखे करावे) व श्वास घेत परत पाठ ताठ करावी. हाताने पुढे घोटा घट्ट धरल्यामुळे आणि मान सरळ ठेवल्यामुळे कंबर सैल व ताठ करताना फक्त सॅक्रल

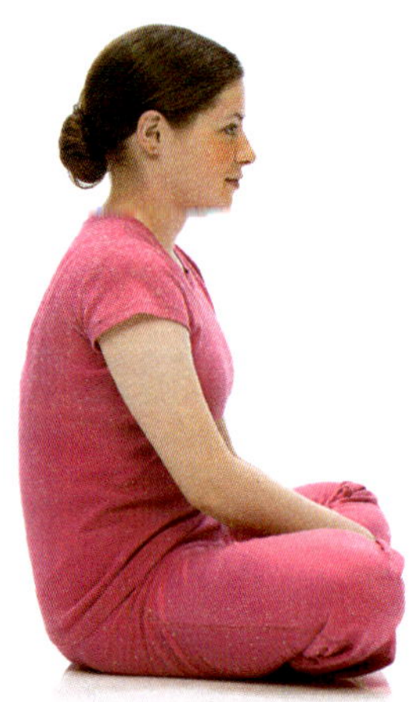

मेरुतरंग प्रकार १-२

भागावरच इच्छित परिणाम होतो.

ही क्रिया सुरुवातीला पाच वेळा, नंतर सराव होईल तसतशी १२-१५ वेळा करावी.

सूचना - ही क्रिया करताना कुठेही झटका देऊ नये. मागे-पुढे येणे लयबद्ध असावे. गर्भाचा आकार मोठा झाल्यावर गरज भासल्यास आधारासाठी मांड्यांखाली उशा ठेवाव्यात.

प्रकार दुसरा - या क्रियेच्या अभ्यासामुळे पाठीच्या कण्याच्या मधल्या एक तृतीयांश भागावर (लंबर) परिणाम मिळतात. गर्भाचा आकार लहान असताना जरी फार जाणीव

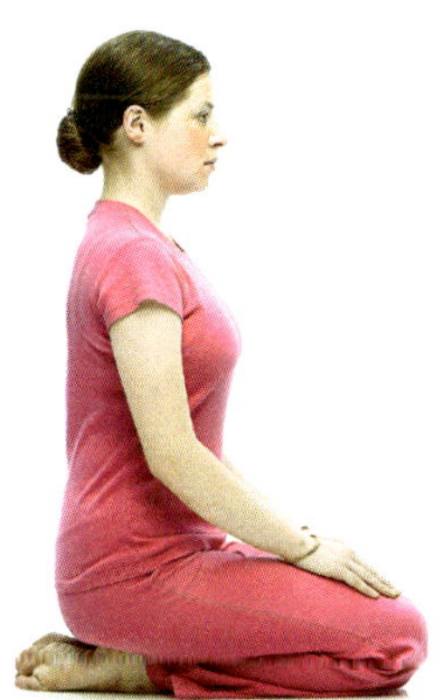

मेरुतरंग प्रकार २-१

झाली नाही तरी गर्भ मोठा झाल्यावर ही क्रिया करताना गर्भही या क्रियेचा आनंद घेतो आहे, हे गर्भवतीला जाणवू शकते. आपण पूर्वी पाहिलेच आहे की आईच्या हालचालींना गर्भ प्रतिक्रिया देतो. याच्या अभ्यासाने स्वाधिष्ठान चक्र क्रियाशील होऊन ॲड्रीनल ग्रंथी क्रियाशील झाल्याने गर्भिणीचा थकवा, अशक्तता वगैरे त्रास कमी होतात. रोजच्या योगाभ्यासात या तिन्ही प्रकारांचा अवश्य समावेश करावा, विशेषतः हा दुसरा प्रकार तर न चुकता करावाच.

अ. वज्रासनात बसावे.

ब. हात गुडघ्यावर ठेवावे. हात व खांदे सैल असावे.

क. मनामध्ये पाठीच्या कण्याच्या मधल्या एक तृतीयांश भागाचा विचार करावा. पाठ सरळ ठेवून श्वास आत घ्यावा. नंतर श्वास सोडताना पाठीच्या कण्याचा लंबर भाग सैल सोडावा.

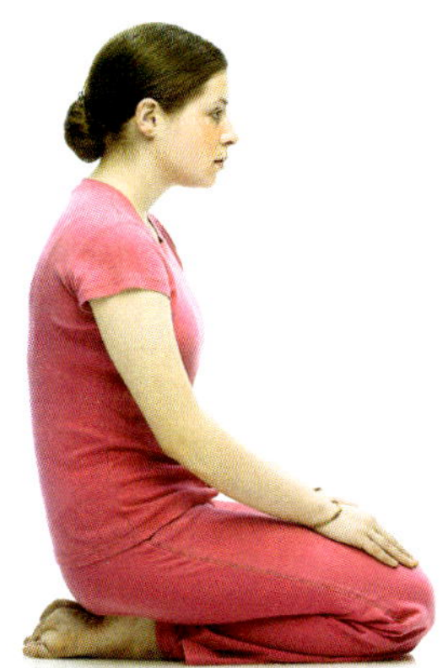

मेरुतरंग प्रकार २-२

(चित्रात दाखविल्याप्रमाणे साधारण पाठीला पोक काढल्यासारखे करावे) श्वास घेत परत पाठ ताठ करावी. मान सरळ ठेवल्यामुळे आणि वज्रासनात बसल्यामुळे ही क्रिया करताना फक्त लंबर भागावरच इच्छित परिणाम होतो.

ही क्रिया सुरुवातीला पाच वेळा, नंतर सराव होईल तसतशी १२ -१५ वेळा करावी.

सूचना आधीच्या क्रियेप्रमाणे.

प्रकार तिसरा - याच्या अभ्यासाने पाठीच्या कण्याच्या वरच्या एक तृतीयांश भागावर (थोरॅसिक) परिणाम मिळतात.

याच्या अभ्यासाने हृदयचक्र व अनाहत चक्र क्रियाशील होतात.

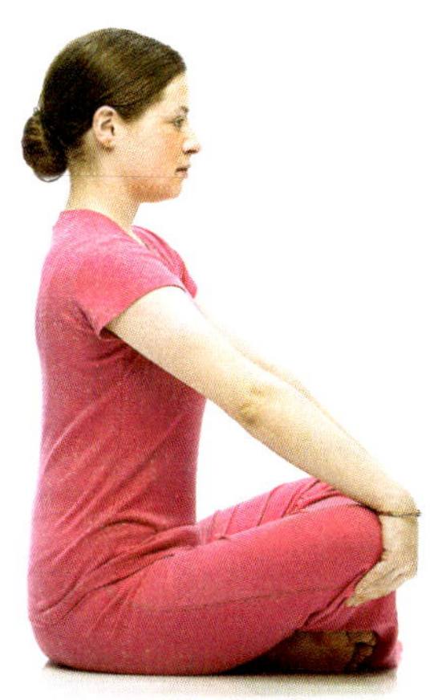

मेरुतरंग प्रकार ३-१

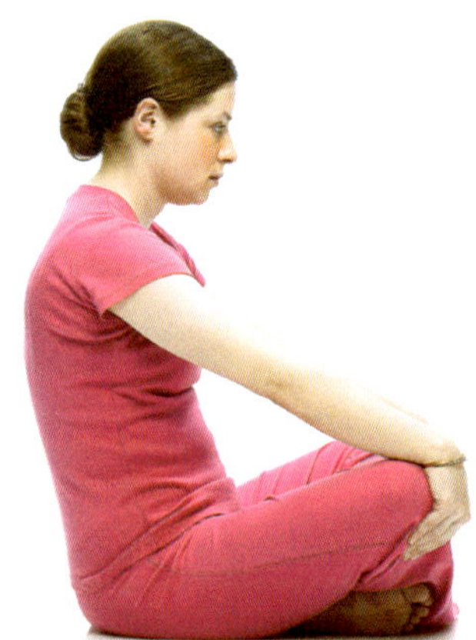
मेरुतरंग प्रकार ३-२

अ. सुखासनात बसावे.

ब. हात गुडघ्यावर ठेवावेत. ते कोपरात ताठ असावेत आणि खांदे सैल असावेत.

क. मनामध्ये पाठीच्या कण्याच्या वरच्या एक तृतीयांश भागाचा विचार करावा आणि पाठ सरळ ठेवून श्वास आत घ्यावा. नंतर श्वास सोडताना पाठीच्या कण्याचा थोरॅसिक भाग सैल सोडावा (साधारण पाठीला पोक काढल्यासारखे करावे) व श्वास घेत परत पाठ ताठ करावी. हात कोपरातून हलत नसल्यामुळे ही क्रिया करताना फक्त थोरॅसिक भागावरच इच्छित परिणाम होतो.

असे सुरुवातीला पाच वेळा, नंतर सराव झाल्यावर १२-१५ वेळा करावे.

सूचना - क्रिया करताना हात ताठ असावे, कोपरातून शोटेही दुगटू नगे.

बाकी सूचना आधीच्या क्रियेप्रमाणे.

हे तिन्ही प्रकार एकानंतर एक म्हणजे, पहिला प्रकार १२-१५ वेळा केल्यानंतर दुसरा प्रकार व शेवटी तिसरा प्रकार या क्रमाने केलेले चांगले. प्रत्येक प्रकार सुरू करण्याआधी मध्ये मध्ये दोन-तीन मिनिटे आराम करावा.

अर्धमार्जारासन

मेरुतरंग क्रियेसारखेच फायदे देणारी अर्धमार्जारासन क्रिया सोपी व नेहमी करण्यासारखी असते. जसजसा गर्भाचा आकार मोठा होतो, तसतसा कंबरेवर व पोटाच्या स्नायूंवर येणारा दाब वाढत जातो. अर्धमार्जारासन केल्याने हा दाब कमी होतो. त्यामुळे शेवटच्या तीन महिन्यात हे आसन आवर्जून करावे. क्वचित एखाद्या गर्भवतीला गर्भारपणात फार कंबरदुखी असल्यास किंवा प्रसवाच्या पहिल्या टप्प्यात असह्य कंबरदुखी असल्यास हे आसन केल्याने दुखणे सुसह्य होते.

अ. वज्रासनात बसावे.

ब. हळू हळू चारही हातापायांवर यावे, दोन्ही हात खांद्याच्या खाली व दोन्ही गुडघे नितंबांखाली जमिनीवर असावे. दोन्ही हात आणि दोन्ही पाय सरळ रेषेत असावेत. पायाचे तळवे आरामदायक स्थितीत असावे.

क. श्वास आत घ्यावा.

ड. श्वास बाहेर सोडता सोडता चित्रात दाखविल्याप्रमाणे पाठ वर न्यावी आणि डोके दोन्ही हातांच्या मध्ये आणावे.

इ. श्वास आत घेता घेता परत पाठ सरळ करावी (गरोदरपणात पाठ अंतर्वक्र मुळीच करू नये).

या आसनाची सुरुवातीला पाच आवर्तने आणि सरावानंतर १०-१२ आवर्तने करावी.

ही क्रिया लयबद्ध असावी, झटका देऊ नये श्वासोच्छ्वास लयबद्ध असावा.

गरोदरपणात पाठ अंतर्वक्र केलेली चालत नसल्याने या काळात फक्त अर्धमार्जारासनच करावे. पूर्ण मार्जारासन मुळीच करू नये.

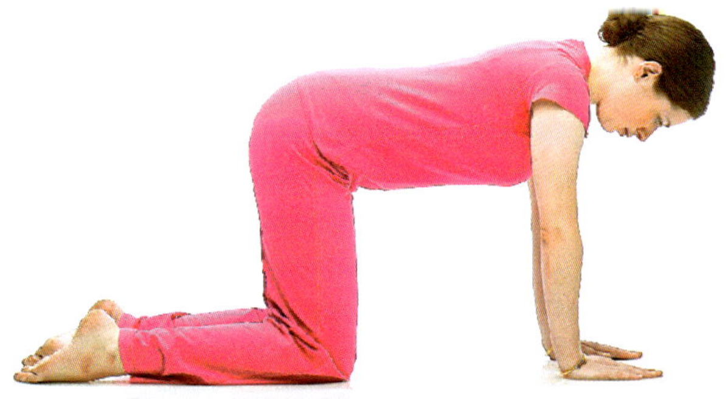
अर्धमार्जारासन

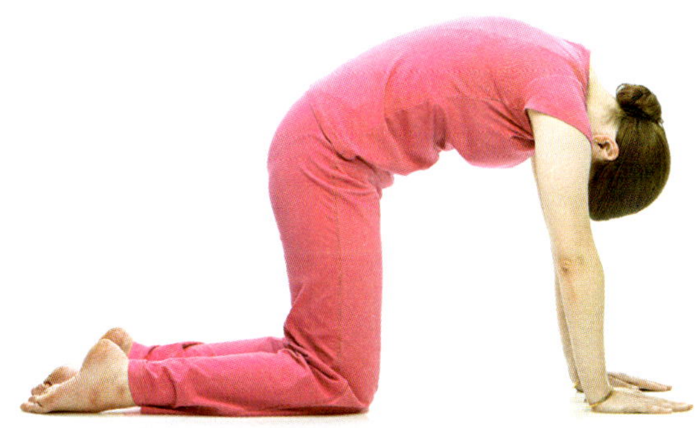

गर्भवती स्त्रीने एरवीसुद्धा जमिनीवरून उठताना किंवा पूर्वी सांगितलेल्या काकबैठकीनंतर, या आसनात येऊनच उभे राहिलेले चांगले, जेणेकरून तिच्या वजनाचा पोटावर-पाठीवर अतिरिक्त ताण येणार नाही, उलट ते हातापायावर तोलले जाईल.

आतापर्यंत आपण पाहिलेली सर्व आसने आणि क्रिया साधारणपणे सर्वच स्नायूंवर परिणाम करणाऱ्या आहेत. याच प्रकारची इतर बरीच आसने शिकून घेऊन करणे शक्य आहे. परंतु विस्तारभयास्तव सर्वच आसनांचा येथे समावेश करणे शक्य नाही.

हलके व्यायाम - स्ट्रेच क्रिया

बऱ्याच वेळा गर्भारपणात स्त्रीला थकवा वाटतो, उत्साह वाटत नाही किंवा एखाद्या वेळी वेळ नसतो, तेव्हा व्यायाम करणे अगदीच टाळण्याऐवजी, खालील हलके व्यायाम करावे. ज्या गर्भवतीला २४ तास विश्रांती (बेड रेस्ट) चा सल्ला दिलेला असतो, त्यांनासुद्धा पुढील व्यायाम तज्ज्ञांचा सल्ला घेऊन करता येऊ शकतील.

खालील १ ते ५ क्रियांसाठी पाठीवर झोपावे. गरज असल्यास कंबरेखाली पातळ उशी ठेवावी. हात शरीराच्या बाजूला ठेवावे.

क्रिया क्र. १

- श्वास आत घेता घेता दोन्ही पावले बाहेरच्या दिशेला म्हणजे जमिनीकडे वळवावीत. (१.१)
- श्वास बाहेर सोडता सोडता पावले पुन्हा सरळ करावीत. (१.२)
- श्वास आत घेता घेता दोन्ही पावले शरीराकडे ओढावीत. (१.३)
- श्वास बाहेर सोडता सोडता पावले पुन्हा सरळ करावीत. (१.२)

अशी पाच आवर्तने करावीत.

सूचना - ही क्रिया करत असताना टाच सरकणार नाही याकडे लक्ष ठेवावे.

क्रिया क्र. २

- पावले व हाताचे तळवे अनुक्रमे घोट्याच्या सांध्यातून व मनगटाच्या सांध्यातून प्रथम घड्याळाच्या दिशेत व नंतर घड्याळाच्या उलट दिशेत पाच वेळा फिरवावेत.

सूचना - ही क्रिया करत असताना टाच जमिनीवरून हलू देऊ नये व हात जमिनीवरच असू द्यावे, फक्त पावले व हाताचे तळवे हलवावेत.

क्रिया क्र. ३

- हात डोक्यावर नेऊन जमिनीवर ठेवावेत. हाताचे तळवे आकाशाकडे असावेत.
- श्वास आत घेता घेता हात वरच्या बाजूला व पाय

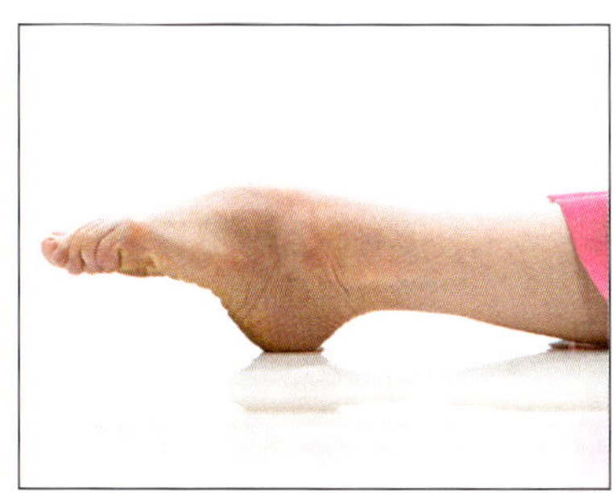

स्ट्रेच क्रिया - १.१

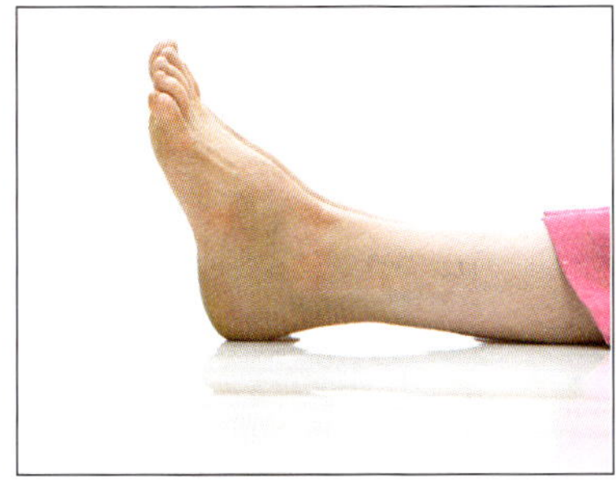

स्ट्रेच क्रिया - १.२

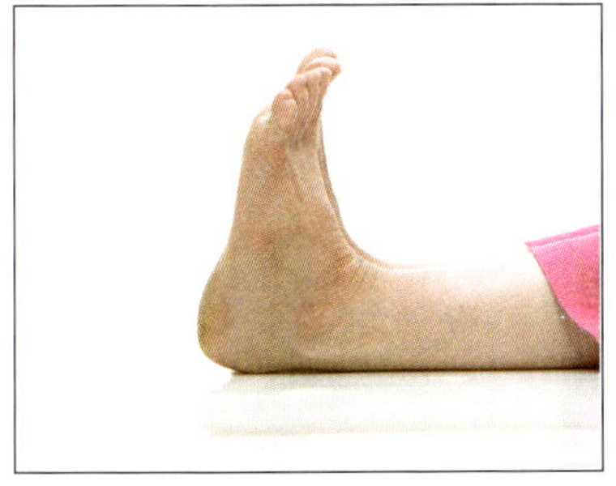

स्ट्रेच क्रिया - १.३

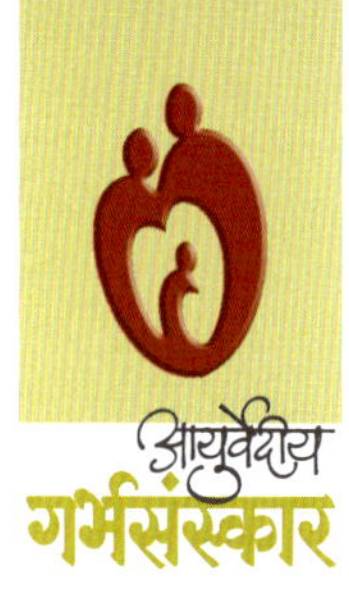

- खालच्या बाजूला ताणावेत, जणू कोणी तरी दोन्ही बाजूंनी ओढत आहे अशी कल्पना करावी.
- श्वास सोडता सोडता रिलॅक्स व्हावे.

अशी पाच आवर्तने करावीत.

क्रिया क्र. ४

- एक गुडघा दोन्ही हातांनी धरून शक्य तेवढा पोटाकडे आणून संथपणे पाच वेळा श्वासोच्छ्वास करावा.
- पाय सरळ करावा.
- हीच क्रिया दुसऱ्या बाजूने करावी.

क्रिया क्र. ५

- दोन्ही गुडघे दोन्ही हातांनी धरून, पोटाकडे आणून संथपणे पाच वेळा श्वासोच्छ्वास करावा.

सूचना – क्रिया क्र. ४ व ५ करताना पोटावर अनुचित दाब येणार नाही याकडे लक्ष ठेवावे.

चौथ्या व पाचव्या क्रियेमुळे कंबरेला व्यायाम होतो, कंबरेचा ताण कमी होतो, वात सरतो.

यानंतर पाय सरळ करून, कुशीवर वळावे व मार्जारासनात येऊन, श्वास बाहेर सोडता सोडता उभे राहावे.

क्रिया क्र. ६

- उभे राहावे. दोन्ही पायांमध्ये १०-१२ सें. मी. अंतर असावे.
- दोन्ही हातांची बोटे चित्रात दाखविल्याप्रमाणे मागे एकमेकांत गुंतवावी.
- याच स्थितीत श्वास बाहेर सोडत हात शक्य तेवढे मागे न्यावे.
- श्वास आत घेता घेता हात परत शरीराजवळ आणावेत (बोटे एकमेकांत गुंतवलेली असावीत).

अशी ५-१० आवर्तने करावीत.

हे सर्व व्यायाम झाल्यावर भिंतीला पाठ टेकवून पाय सरळ करून बसावे अथवा पाठीवर झोपून ३ ते ५ मिनिटे संथ गतीने श्वासोच्छ्वास करावा.

या सर्व व्यायामांमुळे रस-रक्ताभिसरण वाढते आणि सर्व स्नायूंवर कमी वेळात परिणाम मिळविता येतो.

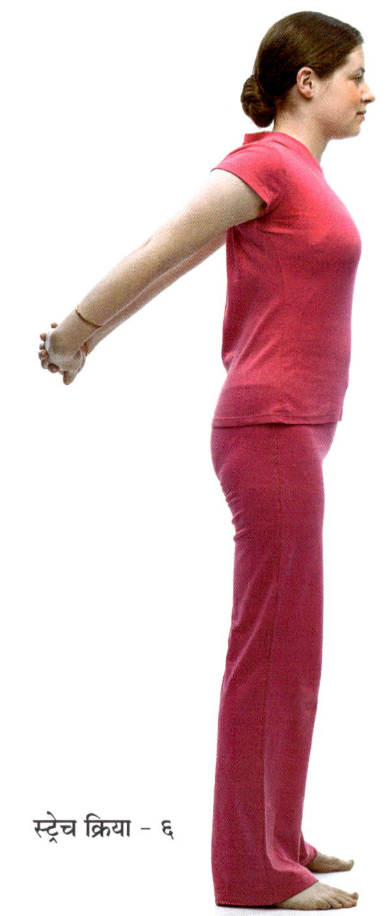

स्ट्रेच क्रिया – ६

खरे पाहता नैसर्गिक प्रसूती होण्याकरिता फक्त व्यायामच नव्हे तर रोजच्या सर्व हालचालीसुद्धा योग्यच असाव्यात. नाही तर 'थेंबे थेंबे तळे साचे' या उक्तीप्रमाणे सतत केलेल्या अयोग्य हालचाली पाठ असंतुलित करू शकतात.

रोज लक्षात ठेवून करण्याजोग्या काही गोष्टी खालीलप्रमाणे,

- गर्भवतीने नेहमी ताठ उभे राहावे.
- बसताना नेहमी पाठीचा कणा ताठ असावा, गरज भासल्यास आधारासाठी उशी घ्यावी.
- कोणतेही काम करताना, व्यायाम करताना किंवा इतरही वेळी श्वासोच्छ्वास संथ गतीने होत आहे याकडे लक्ष ठेवावे.

- झोपताना पाठीवर झोपण्यापेक्षा कुशीवर झोपावे. गर्भ आकाराने मोठा झाल्यावर चित्रात दाखविल्याप्रमाणे दोन्ही गुडघ्यांमध्ये उशी घेऊन झोपावे.
- जमिनीवरून एखादी वस्तू उचलायची असल्यास कंबरेतून वाकण्यापेक्षा श्वास आत घेत खाली उकिडवे बसून वस्तू उचलावी व श्वास सोडत सरळ उभे राहावे.
- सतत खुर्चीत बसण्यापेक्षा शक्य तेव्हा भिंतीचा आधार घेऊन जमिनीवर सुखासनात किंवा पाय समोर पसरून बसावे. याने कटिविवर लवचिक व्हायला मदत मिळते.
- झोपण्यासाठी पलंग फार उंच नसावा. झोपताना एकदम पाठीवर न झोपता आधी कुशीवर झोपून मग उताणे व्हावे. गरज भासल्यास उताणे झोपताना कंबरेखाली पातळ उशी ठेवावी.

अशा प्रकारे योग्य रीतीने व योग्य क्रमाने व्यायाम केल्यास आणि दैनंदिन हालचालींवरही लक्ष ठेवल्यास प्रसूती नैसर्गिक होण्याची शक्यता वाढते.

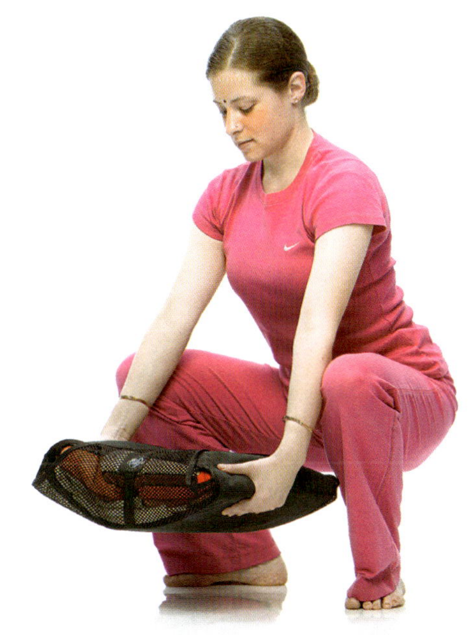

गर्भवती स्त्रीची जमिनीवरील वस्तू उचलतानाची आदर्श स्थिती.

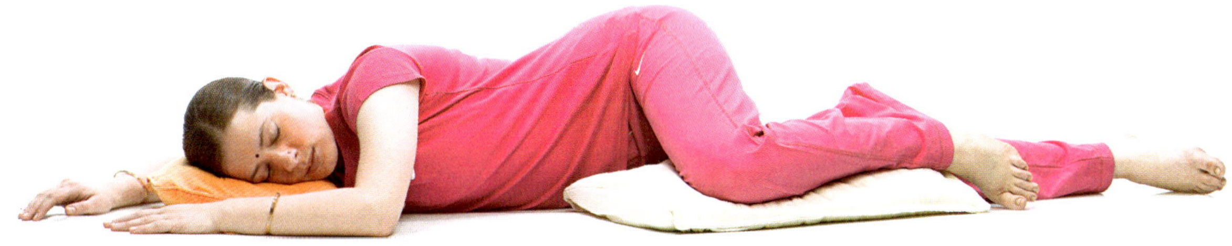

गर्भवतीने असे झोपावे

- **कोणतेही आसन स्वतःला आरामदायक वाटेल इतक्याच मर्यादेपर्यंत करावे.**
- **कोणतेही आसन करताना विशेष उल्लेख केलेला नसल्यास श्वसन संथ गतीने चालू ठेवावे. जिथे उल्लेख असेल तेथे त्यानुसार श्वसन नियंत्रित करावे.**
- **थकवा वाटत असेल, उत्साह नसेल तरी व्यायामाचा नेम मोडू नये.**
- **गर्भारपणात सर्वच हालचाली सावधपणे, जाणीवपूर्वक कराव्यात.**
- **आसने, व्यायाम करताना शरीराच्या ज्या भागाला त्या आसनांचा लाभ होणे अपेक्षित असते त्या भागावर लक्ष केंद्रित करावे.**

प्रसूतीची पूर्वतयारी

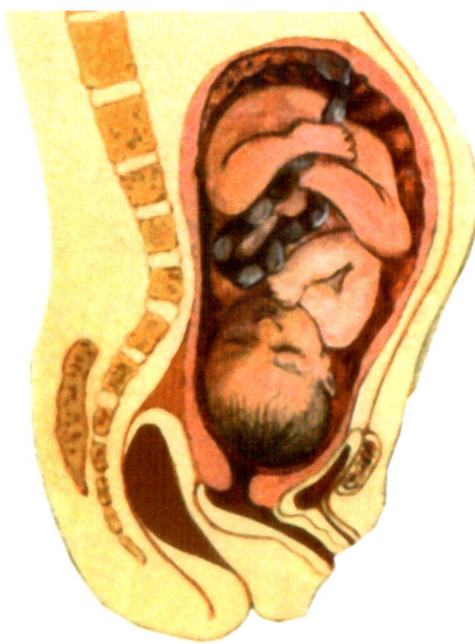

गर्भाचे प्राकृत आसन

गर्भाशयात असताना गर्भ गर्भोदकात तरंगत असतो हे आपण पूर्वी पाहिले आहेच. आकाराने लहान असेपर्यंत गर्भ गर्भाशयात सगळ्या दिशांनी म्हणजे सरळ, उभा, आडवा, उलटा असा कसाही फिरत असतो; मात्र जसजसा गर्भाचा आकार मोठा होत जातो तसतसे त्याच्या हालचालींवर निर्बंध येत जातात.

गर्भाशयात गर्भाची स्वाभाविक, नैसर्गिक स्थिती म्हणजे प्राकृत आसन काय असते हे आयुर्वेदात याप्रमाणे सांगितलेले आहे.

आभुग्नोऽभिमुखः शेते
गर्भो गर्भाशये स्त्रियाः ।
य योनिं शिरसा याति
स्वभावात् प्रसवं प्रति।। *...सुश्रुत शारीरस्थान*

म्हणजेच गर्भाचे डोके खाली असून पाय वरच्या बाजूला दुमडलेले असणे हे गर्भाचे 'प्राकृत आसन' असून ही स्थिती सहज प्रसूतीसाठी योग्य असते.

गर्भस्तु मातुः पृष्ठाभिमुखो ललाटे
कृताञ्जलिः सङ्कुचिताङ्गो गर्भकोष्ठे ।
...अष्टांगहृदय शारीरस्थान

गर्भाशयात असताना, गर्भाचे तोंड मातेच्या पाठीच्या दिशेला असते, शरीर आकसलेले असते आणि त्याचे दोन्ही हात डोक्यासमोर जोडलेल्या स्थितीत असतात. ही गर्भाची नैसर्गिक स्थिती होय.

गर्भाची ही स्थिती काही कारणास्तव बदलली तर त्यामुळे प्रसूती नैसर्गिकपणे होण्यात अडथळे निर्माण होऊ शकतात. या स्थितीला आयुर्वेदाने 'मूढगर्भ' अशी संज्ञा दिली आहे.

मूढगर्भाचे मुख्य कारण गर्भवतीच्या चुकीच्या हालचाली हे असते, उदा.

- गर्भवतीने अवाजवी शारीरिक श्रम करणे.
- फार अधिक वजन उचलणे.
- फार अधिक प्रवास करणे.
- चुकीचा किंवा अत्याधिक व्यायाम करणे, धावणे किंवा अतिप्रमाणात चालणे.
- घसरून पडल्यामुळे किंवा अन्य एखाद्या कारणाने एखादी वस्तू लागल्यामुळे पोटावर झालेला आघात.
- गर्भवतीने हिसके बसतील अशा हालचाली करणे, उदा. बसल्या जागी जोरात पाय हलवणे, जोरा-जोरात झोके घेणे, फार खड्डे असलेल्या रस्त्यावरून प्रवास करणे.
- वाकडे-तिकडे किंवा उकिडवे बसणे.
- गर्भपातासाठी प्रयत्न करणे.

याशिवाय मल-मूत्राचे वेग अडविणे, अतितिखट व रुक्ष पदार्थ खाणे वगैरे वात वाढविणाऱ्या अनेक गोष्टींमुळे मूढगर्भ होऊ

शकतो. प्रत्यक्षातही अपरा (प्लॅसेंटा) गर्भाशयाच्या वरच्या भागात चिकटलेली नसून खाली चिकटलेली असेल तर त्यामुळेही गर्भाला बाहेर पडायला त्रास होतो.

गर्भाचा डोक्याकडून प्रसव होणे सर्वांत सोपे असते. सुरुवातीला पाहिल्याप्रमाणे, गर्भाचे डोके खाली व चेहरा आईच्या पाठीकडे असणे ही स्थिती नैसर्गिक प्रसूतीसाठी सर्वांत आदर्श होय. असे न होता डोक्याच्या जागी चेहरा, खांदा किंवा दोन्ही हात आल्यास त्याला मूढगर्भ म्हणतात, तसेच कधी कधी प्रसवसमयी गर्भाचे डोके खाली न येता नितंब, गुडघे किंवा पाय योनिमार्गात उतरतात अशा प्रकारच्या गर्भाला 'पायाळू' म्हटले जाते. कधी कधी गर्भ गर्भाशयात आडव्या स्थितीत असल्यास त्याला आयुर्वेदात 'परिघ' अशी संज्ञा दिलेली आढळते. ही स्थिती प्रसूतीसाठी अतिशय अवघड असते.

मूढगर्भ हा वातदोष त्यातही मुख्यत्वे अपानवायू विगुण झाल्यामुळे होत असल्याने त्याचे प्रत्यक्षात असंख्य प्रकार सापडतात. म्हणूनच आयुर्वेदात म्हटलेले आहे,

स यदा विगुणानिलप्रतिपीडितोऽपत्यपथम् अनेकधा प्रपद्यते तदा सङ्‍खया हीयते । *...सुश्रुत निदानस्थान*

या संदर्भातली एक केस मला आठवते. माझ्याकडे गरोदरपणात नऊ महिने सर्व उपचार करवून घेण्यास येत असणाऱ्या स्त्रियांमधील एकीचे सात-आठ महिने सर्व व्यवस्थित चाललेले होते. गर्भाची वाढ, वजन, स्थिती सर्व प्राकृत होती. आठव्या महिन्याच्या शेवटी अनवधानाने त्या स्त्रीने जड पेटी ओढली आणि तिला पोटात बाळ फिरल्याचे जाणवले. डॉक्टरांकडे गेली असता लगेचच ध्यानात आले की, बाळाची स्थिती प्राकृत (नैसर्गिक) राहिली नसून बाळ थोडे आडवे आलेले आहे. तो काळ वेगळा असल्याने त्या तज्ज्ञांनी लगेच त्या स्त्रीला झोपवून पोटावर हळूहळू संवाहन (मसाज) करून बाळाला पुन्हा प्राकृत स्थितीत आणले. नंतर योग्य वेळेस त्रास न होता नैसर्गिक प्रसूतीही झाली.

अशा प्रकारे थोड्या प्रमाणात काही बदल झालेले असतील तर तज्ज्ञ डॉक्टर आणि दाई सुस्थितीत आणू शकतात; मात्र गंभीर समस्या उद्‌भवल्या तर शस्त्रक्रियेशिवाय पर्याय नसतो. अशा समस्या उद्‌भवूच नयेत यासाठी आधीपासूनच काळजी घेणे सर्वोत्तम होय.

प्रसूती नैसर्गिकरीत्या होणे हे स्त्री आणि बाळाच्या दृष्टीने सर्वात चांगले असते. नैसर्गिक प्रसूतीसाठी आपण यापूर्वी पाहिलेल्या आहार, आचरण आणि व्यायाम यांचा उपयोग होतोच याखेरीज नैसर्गिक प्रसूतीसाठी गर्भवतीने नवव्या महिन्यात अवश्य कराव्यात अशा आणखी काही गोष्टी खालीलप्रमाणे,

- योनीमध्ये विशेष मधुर औषधांनी सिद्ध 'संतुलन फेमिसॅन तेला'चा पिचू ठेवावा.
- माकडहाडापासून कंबरेपर्यंत वातशामक औषधांनी सिद्ध 'संतुलन कुंडलिनी तेल' लावण्यास सुरुवात करावी.
- स्तनांवर तसेच ओटीपोटावर या महिन्यात आवर्जून नियमितपणे हलक्या हाताने अनुक्रमे 'संतुलन सुहृद तेल' आणि 'संतुलन रोझ ब्युटी तेल' जिरवावे.
- या महिन्यात जेवण आवर्जून हलके ठेवावे. रात्रीचे जेवण शक्यतो सातनंतर घेणे टाळावे. रोजच्या रोज पोट साफ होईल याकडे लक्ष ठेवावे.

गर्भारपणातील पूर्वी सांगितलेल्या प्रत्येक महिन्याच्या परिचर्येचे पालन केलेले असल्यास प्रसवसमयी स्त्रीचे कुशी, कंबर, कटिविवर, पाठ वगैरे अवयव स्निग्ध व मऊ झालेले असतात व त्यामुळे ती पूर्ण दिवस भरल्यावर वेळेवारी संपन्न व निरोगी अपत्याला जन्म देते.

या सगळ्या गोष्टींमुळे शरीरातला वातदोष संतुलित राहिला व अपान वायूची प्राकृत गती व्यवस्थित राहिली की प्रसूती वेळेवारी व सहज व्हायला मदत मिळते.

प्रसूतीच्या दृष्टीने एक महत्त्वाची गोष्ट म्हणजे गर्भ नैसर्गिक स्थितीत असणे. कारण तरच आठव्या किंवा नवव्या महिन्यात गर्भाचे डोके कटिविवरात स्थिर होऊ शकते. गर्भाचे डोके स्थिर झाले की मग तो प्रसूतीपर्यंत त्याच स्थितीत राहतो आणि प्रसवकाली डोक्याकडून बाहेर येतो.

अशा प्रकारे गर्भ स्थिर झाल्यानंतर त्याची हालचाल कमी

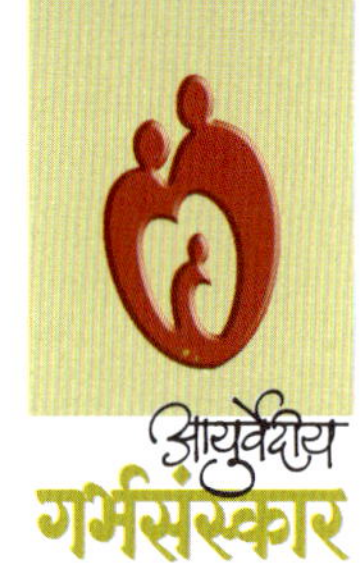

होते. त्यामुळे अनेक स्त्रियांना अशी शंका निर्माण होते की आतापर्यंत तर बाळाची हालचाल व्यवस्थित जाणवत होती, अचानक ती कमी का वाटते; पण हे होणे स्वाभाविक असते व नैसर्गिक प्रसूतीच्या दृष्टीने चांगलेही असते.

याप्रमाणे गर्भाचे डोके वेळेवर स्थिर होण्यासाठी नियमित चालण्याचा चांगला उपयोग होताना दिसतो. पहिलटकरीण असल्यास ही प्रक्रिया साधारणतः आठव्या महिन्याच्या शेवटी होते, तर दुसऱ्या किंवा नंतरच्या खेपेला उशिरा होते. त्यामुळे पहिलटकरणीने आठव्या महिन्यापासून चालण्याचे प्रमाण वाढविलेले चांगले, तर दुसरी खेप असताना नवव्या महिन्यात चालणे वाढविले तरी चालू शकते.

प्रसवामध्ये एका ठराविक टप्प्यावर स्त्रीला गर्भाची गती व कळा श्वासाद्वारे नियंत्रित करता आल्या तर प्रसव होणे अधिक सोपे जाते. पूर्वीच्या काळी बाळंतपण करणारी धात्री (प्रशिक्षित दाई - नर्स) प्रसवाच्या वेळी अशा प्रकारचा श्वासोच्छ्वास करवून घेत असे; पण अशा प्रकारे लक्ष द्यायला आजकाल सहसा कुणी नसल्याने ही विशेष श्वसनक्रिया तज्ज्ञांच्या मार्गर्शनाखाली नवव्या महिन्यातच शिकून घेतलेली चांगली.

नवव्या महिन्यात प्रसवाच्या दृष्टीने स्त्रीने स्वतःची व गर्भाची मानसिक तयारी करण्यास प्रयत्न करावेत. गर्भ संवेदनशील असतोच. त्यातही नवव्या महिन्यात पूर्ण वाढ झालेल्या गर्भाला तर स्वतंत्र अस्तित्व असते. आई व गर्भामध्ये या महिन्यात सुसंवाद होणे सोपे असते आणि आवश्यकही असते. त्यामुळे स्त्रीने अंतर्मुख होऊन आतल्या बाळाशी, ते जणू आपल्या समोरच आहे अशी कल्पना करून, बोलावे. बाळाच्या स्वागतासाठी तुम्ही व तुमचे कुटुंबीय किती आतुरतेने वाट बघत आहात आणि नैसर्गिकरीत्या या जगात आल्याने सर्व किती सोपे होणार आहे, हे त्याला समजवावे. हे सगळे वाचताना जरी अतिशयोक्ती वाटली तरी याचा प्रत्यक्ष अनुभव घेतल्यावर यातल्या यथार्थतेची जाणीव बहुतेक स्त्रियांना होते. या संवादासाठी ध्यान-धारणा, संगीत नियमित ऐकण्याचा फायदा होतोच, त्यामुळे नवव्या महिन्यात याचे प्रमाण वाढवावे. सर्वांत महत्त्वाचे म्हणजे स्त्रीने गर्भाला सर्वाधिक वेळ द्यावा, गर्भावर अधिक लक्ष केंद्रित करावे. स्वाभाविकच या महिन्यात फार बाहेर जाणे, मन नको त्या विषयात गुंतवणे टाळावे.

रुग्णालय आणि डॉक्टर यांचा नैसर्गिक प्रसूती होण्यामध्ये प्रमुख वाटा असतो. म्हणून यांची निवड सारासार विचार करून करावी.

प्रसूती - समजुती, गैरसमजुती

जसजसा प्रसवकाल जवळ येतो तसतसे गर्भवतीचे मन प्रश्नांनी, शंका-कुशंकांनी भांबावून जाते. परिचितांकडून, मैत्रिणींकडून त्यांचे अनुभव ऐकल्याने संभ्रमात अधिकच भर पडते, मनात नानाविध शंका उद्‌भवतात. अशा शंकांचे निरसन करण्याचा प्रयत्न आपण करूया.

बाळंतपण कधी होईल?

साधारणतः गर्भावस्थाकाळ २८० दिवसांचा मानला जातो (प्रसूतीच्या संभाव्य तारखेची सारिणी परिशिष्टात बघावी). दिलेल्या तारखेला प्रसूती होतेच किंवा व्हायलाच पाहिजे असे मात्र नाही. ही तारीख बाळंत होण्याच्या वेळेचा फक्त अंदाज येण्यापुरतीच असते आणि या तारखेच्या आठ दिवस आधी किंवा आठ दिवस नंतर अशा पंधरा दिवसांच्या कालावधीत कधीही बाळंतपण होऊ शकते. बऱ्याच बायका दिलेली तारीख मनावर बिंबवून घेतात आणि ती उलटून गेल्यास 'उशीर होत आहे' असा विचार करू लागतात; पण निसर्गाने ठरविल्याप्रमाणे वेळेवारी कळा सुरू झाल्यासच प्रसव सुखरूप होईल, हा विचार मनात ठेवून तारखेचा ताण न घेणे सर्वात चांगले.

असेही पाहण्यात येते की, ज्यांच्या मासिक पाळीतले अंतर ३० दिवसांपेक्षा कमी असते त्या स्त्रिया दिलेल्या तारखेच्या आधी प्रसवतात तर ३० दिवसांपेक्षा जास्त दिवसांनी पाळी येणाऱ्या स्त्रिया दिलेल्या तारखेच्या नंतर प्रसवतात, मात्र प्रसवकळा कधी, कशा व का सुरू होतात याचे तार्किक उत्तर अद्याप कळू शकलेले नाही.

मिथ्यावेदना

गर्भाशय हा स्नायूंनी बनलेला अवयव आहे. प्रसूती

होताना गर्भाला बाहेर ढकलण्यासाठी या स्नायूंच्या आकुंचन प्रसरणाची क्रिया सुरू होते. त्यामुळेच कळा उत्पन्न होतात, मात्र नुसते पोट दुखणे आणि प्रसूतीच्या खऱ्या कळा यात फरक आहे. प्रसूतीच्या कळा नसताना पोट दुखण्याला 'मिथ्यावेदना' म्हणतात. बऱ्याच स्त्रियांना, विशेषकरून पहिलटकरणीस अशा 'मिथ्यावेदना' जाणवू शकतात. कधी कधी तर या प्रसूतिवेदनांसारख्या भासतात; पण त्यामुळे प्रसव मात्र होत नाही.

बाळंतपणाच्या कळा आणि मिथ्यावेदना यातला फरक समजून घ्यायला हवा. कारण अशा मिथ्यावेदना जाणवल्यास गर्भवतीला व पर्यायाने कुटुंबातल्या सर्वांना विनाकारण अकाली प्रसूती होते की काय, अशी काळजी वाटायला लागते. मिथ्यावेदना पोटात कुठेही, कधी नाभीच्या वरच्या भागात, कधी कुशीकडे तर कधी पाठीमागे जाणवतात. त्या बहुधा अनियमित असतात, मात्र प्रसूतीच्या कळा नियमित असतात आणि त्या ओटीपोटातून सुरू झाल्यासारख्या वाटतात. मिथ्यावेदनांचे मुख्य कारण अपचन, गॅसेस् किंवा पोट साफ नसणे हे असते. त्या प्रसवाची वेळ जवळ नसतानाही, वेळी-अवेळी कधीही जाणवतात. मिथ्यावेदना होत असल्यास आहार हलका व सुपाच्य असू द्यावा, आल्याचा रस व मध चाटल्यास किंवा भाजलेला ओवा चावून खाल्ल्यास, गरम पाणी घेतल्यास, 'संतुलन रोझ ब्युटी तेला सारखे' तेल लावल्यास अशा वेदना थांबायला मदत होते. तरीही आराम न वाटल्यास तज्ज्ञांचा सल्ला नक्की घ्यावा.

प्रसूतीच्या वेळेला असह्य दुखते का?

वास्तविक प्रसूती कळा, प्रसूती वेदना या शब्दांवरूनच यात वेदना असणार हे समजते, मात्र या वेदना नैसर्गिक असतात आणि अशा दुखण्यातून मिळणारे फळही अप्रतिम असते. शिवाय गर्भारपणात व्यवस्थित काळजी घेतली; श्वसनक्रिया, व्यायामाच्या नियमित अभ्यासाने तेथली लवचिकता कायम ठेवली; इतर अभ्यंग, पिचू वगैरे उपायांनी अपान वायूची गती संतुलित ठेवली, जननमार्ग स्निग्ध ठेवला; आयुर्वेदशास्त्राने सुचवलेले विशेष लेप लावले तर एकंदरच प्रसूती सुलभ व्हायला मदत होते. तेव्हा प्रसवाच्या वेळेला असह्य दुखते, खूप त्रास होतो वगैरे गोष्टींचा सतत विचार करून ताण न घेता आनंदी व शांत मनाने प्रसूतीला सामोरे जावे.

आजकाल बऱ्याच स्त्रियांच्या मनात 'शस्त्रक्रिया केल्यास हे दुखणे टाळता येईल' असा विचार येतो. पण प्रसूतिवेदना प्रसवापुरत्या मर्यादित असतात, शस्त्रक्रियेचा त्रास मात्र आयुष्यभर राहू शकतो. सध्या 'वेदनाविरहित प्रसूती' बद्दलही बरेच ऐकू येते, मात्र यात स्त्रीला त्याठिकाणी संवेदनाच होत नसल्याने कळ कधी द्यायची, कशी द्यायची याबद्दल काहीच समजत नाही. त्यामुळे गर्भवतीकडून चुकीचे अंदाज केले जाऊन प्रसवात अडथळाही येण्याची शक्यता असते.

जसे कुशल नावाड्याचे सरावलेले हात समुद्राच्या लाटांवरून नाव सहजपणे तारून नेतात, तशीच नैसर्गिक आणि सहज प्रसूतीच्या दृष्टीने स्त्रीने केलेल्या पूर्वतयारीमुळे आणि दीर्घश्वसन वगैरे व्यायामांमुळे स्त्री प्रसूतीच्या क्रियेतून सुखरूपपणे पार पडणे शक्य आहे.

सिझेरियन की नैसर्गिक प्रसूती?

२०-२५ वर्षांपूर्वी मी जेव्हा पाश्चिमात्य देशात जात असे, तेव्हा एक आश्चर्यकारक गोष्ट बघण्यात यायची की, पूर्ण दिवस भरलेल्या गर्भवती स्त्रीचे बाळंतपण जर शनिवार-रविवार म्हणजे सुट्टीच्या दिवशी होण्याची शक्यता वाटली तर शुक्रवारीच हॉस्पिटलमध्ये कळा यायची इंजेक्शने दिली जात किंवा डॉक्टरांच्या सवडीनुसार सिझेरियन केले जात असे. गेल्या काही वर्षांत मात्र यात बदल झालेला आहे. असे करण्यात काही तरी चुकते आहे हे लक्षात आल्याने, तेथल्या स्त्रिया पूर्वीच्या काळाप्रमाणे प्रशिक्षित धात्री (नर्स) करवी घरच्या घरी बाळंतपण होण्यावर भर देऊ लागल्या आहेत. बाळंतपण नैसर्गिकपणे होणे किती गरजेचे आहे याबाबत जागरूकता एकंदर जगभरच वाढत चालली आहे. कळा सहन कराव्या लागू नयेत म्हणून काही स्त्रियांकडूनच सिझेरियन पद्धतीने बाळंतपण करण्याची मागणी केली जाते किंवा एखाद्या विशिष्ट दिवशी बाळ जन्माला यावे असे वाटत असल्यास,

ज्योतिषशास्त्रावर विश्वास असल्यास अमुक शुभ दिवशी, अमुक वेळेवर बाळ जन्माला यावे अशी इच्छा मनात ठेवूनही सिझेरियनचा पर्याय निवडण्याची चुकीची पद्धत रूढ होऊ पाहते आहे. मात्र हे आई व बाळ या दोघांच्याही आरोग्यासाठी चांगले नाही. नैसर्गिक प्रसूती ही बाळाच्या आणि आईच्या आरोग्यासाठी किती गरजेची आहे हे आपण पाहू या.

प्रसूतीच्या वेळी अपान वायू अधोगत होऊन गर्भाला बाहेर काढतो. गर्भाचा विकास पूर्ण झाल्यानंतर एका निश्चित वेळी आपसूकच अपान वायू कार्यशील होतो. कोणत्याही कारणाने सिझेरियन केल्यास हा अपान वायू अवेळी आणि चुकीच्या दिशेने प्रेरित केला जातो. परिणामतः वातदोषाचे असंतुलन होते. त्यामुळे सिझेरियन झाल्यानंतर अवाजवी वजन वाढणे, पोट सुटणे, पोट सैल पडणे या तक्रारी उद्‌भवताना दिसतात. काही वेळेला न सोडवता येण्यासारखी समस्या असेल तर सिझेरियन करणे भाग पडते, तेव्हा बाळंतपणानंतर वातदोष संतुलित करण्यासाठी विशेष प्रयत्न करावे लागतात. बाळंतपण हा स्त्रीचा दुसरा जन्मच असतो असे म्हणतात. प्रसूतीनंतर पूर्ववत स्थितीस येण्याकरिता स्त्रीला बरीच काळजी घ्यावी लागते आणि त्यासाठी तेवढा वेळही लागतो.

प्रजातायास्य नार्या रुक्षशरीरायास्तीक्ष्णैः अविशोधितं रक्तं वायुना तद् देशगतेनातिसंरुद्धं नाभेरधः पार्श्वयोर्बस्तौ बस्तिशिरसि वा ग्रन्थिं करोति, ततश्च नाभिबस्त्युदरशूलानि भवन्ति सूचीभिरिव निस्तुद्यते भिद्यते दीर्यते इव च पक्वाशयः, समन्तादाध्मानमुदरे मूत्रसङ्गश्च भवति इति मक्कल लक्षणम् ॥

म्हणजे जिचा कोठा रुक्ष आहे अशी स्त्री बाळंत झाल्यावर पहिल्या १० ते १३ दिवसात रक्तस्राव होऊन अशुद्ध रक्त पूर्णतः निघून गेले नाही किंवा तीष्ण औषधांनी काढून टाकले नाही तर ते वायूच्या प्रकोपाने अडून राहून नाभीच्या खाली बस्तीच्या एका बाजूस किंवा बस्तिशीर्षाच्या ठिकाणी गाठ बनून राहते. त्यामुळे नाभी, बस्ती व पोट यामध्ये दुखू लागते आणि पक्वाशयात (मोठ्या आतड्याच्या ठिकाणी) सुयांनी टोचल्याप्रमाणे, फोडल्याप्रमाणे वेदना होतात. पोटाच्या आसमंतातील भाग फुगतो, लघवी होत नाही. या विकाराला 'मक्कल' असे म्हणतात.

आयुर्वेदात सांगितलेले वातशामक उपाय नैसर्गिक प्रसूतीनंतर जेवढ्या सहजपणे करता येतात तेवढ्या सहजपणे शस्त्रक्रियेनंतर करता येत नाहीत.

आजकाल बऱ्याच स्त्रियांच्या बाबतीत गरोदरपणात खाण्या-पिण्याची, राहण्या-वागण्याची व्यवस्थित काळजी घेतली न गेल्याने, अगोदरपासूनच वातदोष अगदी संतुलित नसल्याने नऊ महिने भरूनही कळा सुरू होत नाहीत. अशा वेळेला औषधे, इंजेक्शने देऊन प्रसूतीला प्रवृत्त करावे लागते. यानेही वातदोष आणखी असंतुलित होतो. म्हणून शक्यतो नैसर्गिक कळा येण्याची वाट बघणेच श्रेयस्कर आणि त्यासाठी अगोदरपासूनच प्रयत्न करावेत.

सिझेरियनच्या वेळी होणारा रक्तस्राव, शस्त्रक्रियेची जखम, टाके हे सर्व भरून येण्याकरता काही काळ लागतो. जखम असल्याने निश्चितच सर्व प्रकारच्या हालचालींवर पर्यायाने व्यायामावरही बंधने येतात. याउलट नैसर्गिक प्रसूती झाल्यावर बहुधा तीन-चार दिवसांनंतर स्त्री सामान्य हालचाली करू शकते. सिझेरियन झाल्यास प्रत्यक्ष टाक्यांवर तेल, मसाज केला नाही तरी बाकी शरीरावर, विशेषतः पाठ, नितंब, मांड्या वगैरे ठिकाणी तेल अवश्य लावावे. बऱ्याच वेळी असे पाहण्यात येते की सिझेरियन झाल्यानंतर तेल, मसाज, शेक, धुरी वगैरे गोष्टी मुळीच केल्या जात नाहीत, पण ते योग्य नाही.

आठव्या महिन्यापासून शरीर प्रसूतीकरता क्रमवार तयार होत असते. तेव्हाच स्तन्योत्पत्तीकरताही आवश्यक बदल होतात. नैसर्गिक प्रसूती झाल्यावर स्तन्योत्पत्ती होण्याची प्रक्रिया लवकर व नैसर्गिकरीत्या सुरू होते, मात्र शस्त्रक्रिया झाल्यास बाळंतपणाची प्रक्रिया स्वाभाविकपणे न झाल्याने स्तन्य यायला उशीर लागतो. कित्येकदा त्यासाठी औषधेही द्यावी लागतात.

बाळाच्या दृष्टीने नैसर्गिक प्रसूतीचा सर्वात मोठा फायदा असा की यात प्रसूतीची क्रिया टप्प्या टप्प्याने होत असल्याने आणि बाळ प्रसवमार्गातून हळूहळू बाहेर येत असल्याने

बाहेरच्या वातावरणात सहज सामावले जाते. त्यामुळे जन्म झाल्यानंतर श्वास घेणे, रडणे, हालचाल वगैरे क्रिया बहुतेक वेळा सहजपणे होतात. या उलट सिझेरियन झाल्यास बाळ अचानक बाहेरच्या वातावरणात आल्याने त्याला एक प्रकारचा धक्का बसतो आणि वातावरणाशी सामंजस्य प्रस्थापित होण्यास जरा अधिक वेळ लागतो.

शस्त्रक्रियेमुळे पोटाचे स्नायू कमकुवत झाल्याने स्त्रीला हर्निया होण्याची शक्यता वाढते. गर्भाशयासारख्या महत्त्वाच्या अवयवावर शस्त्रक्रिया केली गेल्यामुळे त्याची ताकद कमी होते, ज्याचा परिणाम स्त्रीच्या हॉर्मोन्सवर, पर्यायाने संपूर्ण स्वास्थ्यावर होऊ शकतो. गर्भाशयाची ताकद कमी झाल्याने बहुतेक स्त्रियांना जास्तीत जास्ती दोनच मुले होण्याचा सल्ला दिला जातो. त्यातही नाजूक प्रकृतीची स्त्री असली तर दुसरे गरोदरपण सहसा टाळावे लागते किंवा अतिशय काळजी घ्यावी लागते. अनेक वेळा कमकुवत झालेल्या गर्भाशयाला बाळाचे वजन न पेलवल्याने दिवस पूर्ण भरायच्या आधीच पुन्हा सिझेरियनचा सल्ला दिला जातो. गर्भाशयाचा व्रण भरून येण्यापूर्वीच लगेच पुन्हा दिवस राहिले तर ते त्रासदायक ठरू शकते.

नैसर्गिक प्रसूतीनंतर गर्भाशय आकुंचित होऊन पूर्ववत आकाराला व स्थितीला येणे सोपे असते. प्रत्यक्षातही असे पाहण्यात येते की सिझेरियनद्वारा बाळंतपण झाले असल्यास स्त्रीची पाळी लवकर सुरू होते, जे स्तन्याच्या उत्पत्तीकरता आणि स्वतः स्त्रीच्या स्वास्थ्याकरता चांगले नसते.

- **नैसर्गिक प्रसूतीसाठी गर्भाचे आसन प्राकृत असायला हवे.**
- **गर्भवतीच्या चुकीच्या हालचालींमुळे गर्भाची नैसर्गिक स्थिती बदलते.**
- **गर्भारपणातील व्यायामांत नियमितता राखल्यास गर्भाचे आसन प्राकृत राहण्यास मदत होते.**
- **प्रत्यक्ष प्रसूतीच्या वेळी श्वास नियंत्रित करता आल्यास प्रसूतीच्या कळा सहन करणे सोपे जाते. श्वासावरील या नियंत्रणाचा आधी सराव करून ठेवता येतो.**
- **स्त्री आणि बाळाच्या आरोग्यासाठी नैसर्गिक प्रसूतीसाठी आग्रही राहणे, त्यासाठी प्रयत्न करणे केव्हाही श्रेयस्करच.**

प्रत्यक्ष प्रसव...

प्रसव सुरू होण्याची लक्षणे काय असतात?

आयुर्वेदात 'आसन्नप्रसवा' स्त्रीची म्हणजे जिचा प्रसूतीकाळ जवळ आला आहे तिची लक्षणे याप्रमाणे सांगितली आहेत.

जाते हि शिथिले कुक्षौ मुक्ते हृदयबन्धने ।

...सुश्रुत शारीरस्थान

जिला कुशीमध्ये गळून गेल्यासारखे वाटते, हृदय बंधनमुक्त झाल्यासारखे वाटते म्हणजे हृदयाच्या ठिकाणी मोकळेपणा जाणवतो, ती गर्भवती लवकरच प्रसूत होईल असे समजावे.

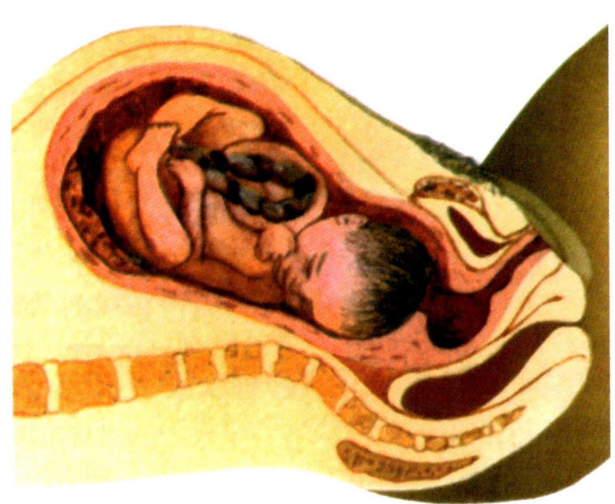

गर्भाशय मुख विस्तारण

प्रसवकाळ जसजसा जवळ येतो तसतसा गर्भ गर्भाशयात खाली उतरतो. त्यामुळे पोटाच्या एकंदर आकारात बदल झालेला जाणवतो. गर्भ खाली सरकल्याने गर्भवतीच्या पोटाच्या वरच्या भागातला दाब कमी होतो आणि तिला श्वास मोकळेपणाने घेता येतो. बरोबरीने गर्भाचा दाब मूत्राशय वगैरे खालील अवयवांवर आल्याने वारंवार लघवीला आणि शौचाला जावे लागते. जमिनीवर बसण्यास, चालण्यास त्रास होतो. मांड्या भरून येतात. ओटीपोट जड वाटते. ही लक्षणे पहिलटकरणीस प्रत्यक्ष प्रसवाच्या आठवडाभर आधीपासून दिसू लागतात, तर नंतरच्या खेपेत तीन-चार दिवस आधीपासून दिसतात.

प्रसूती होण्यास किती वेळ लागतो?

संपूर्ण जगात दरवर्षी सुमारे १३० दशलक्ष स्त्रिया प्रसूत होतात; पण प्रत्येकीचा प्रसव वेगळा असतो. प्रसवाची सुरुवात झाल्यापासून बाळ हातात येईपर्यंत, गर्भवती स्त्री आणि गर्भ विविध अवस्थांतून जातात. प्रसवाला किती वेळ लागतो हे

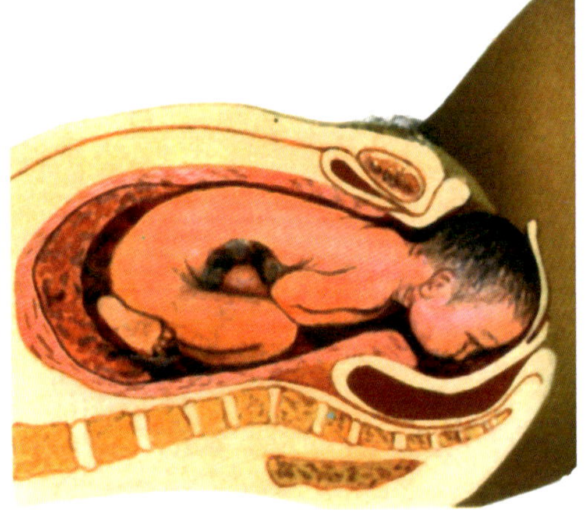

गर्भ बाहेर येताना

सांगण्यासाठी प्रसव म्हणजे नेमके काय हे पाहू या.

तस्यास्तु खलु इमानि लिंगानि प्रजननकामभितो भवन्ति, तद्यथा क्लमो गात्राणां, ग्लानिराननस्य, अक्ष्णोः शैथिल्यं, विमुक्त बन्धनत्वमिव वक्षसः, कुक्षेः अवस्त्रंसनम्, अधोगुरुत्वं, वंक्षण-बस्ति-कटि-कुक्षि-पार्श्वपृष्ठ निस्तोदः, योनेः प्रस्रवणं, अनन्नाभिलाषश्चेति ।

...चरक शारीरस्थान

प्रसवाची सुरुवातीची लक्षणे –

- अंग गळून जाते, गर्भवतीचा चेहरा थकल्यासारखा दिसतो.
- डोळे निस्तेज दिसतात, स्तन गळून गेल्यासारखे वाटतात.
- अन्न खायची इच्छा होत नाही.
- कंबर, पाठ व ओटीपोट या ठिकाणी वेदना जाणवतात.
- योनीतून पाण्यासारखा, क्वचित चिकट स्राव येतो.

ही लक्षणे सुरू होण्यापासून, गर्भ बाहेर येऊन, अपरा पडेपर्यंतच्या क्रियेला 'प्रसवक्रिया' म्हणतात. या संपूर्ण प्रक्रियेचे तीन प्रमुख भाग करता येतात.

प्रथम अवस्था

नऊ महिने गर्भ वाढत असताना गर्भाशयाचे मुख (सर्व्हिक्स) घट्ट बंद असते. प्रसवक्रियेमध्ये गर्भ अगोदर गर्भाशयमुखातून योनीमार्गात व मग योनीद्वारातून बाहेर येतो. प्रसवाच्या प्रथम अवस्थेमध्ये गर्भाशयमुख गर्भाचे डोके बाहेर येऊ शकेल इतपत हळूहळू विस्तारित होते. ही क्रिया काही स्त्रियांमध्ये सहज, वेदनांशिवाय होताना दिसते तर काहींना वेदना होतात. या वेदना सतत नसतात, तर ठराविक क्रमाने जाणवतात. सुरुवातीला, बहुधा या वेदना दर १०-१२ मिनिटांनी साधारणतः अर्धे मिनीट जाणवतात. हळू हळू या वेदनांची तीव्रता वाढते व त्या लवकर यायला सुरुवात होते. पहिल्या अवस्थेच्या अखेरच्या टप्प्यात या कळा दर तीन ते पाच मिनिटांनी येतात व साधारण ४५ सेकंदांसाठी राहतात.

काही स्त्रियांमध्ये ही पहिली अवस्था काही तासांत पूर्ण होते तर काहींना एक-दोन दिवसही लागू शकतात. सर्वसाधारणपणे पहिलटकरणीमध्ये ही अवस्था १२ ते २४ तास टिकते.

ही अवस्था संपताना गर्भाशयमुख संपूर्णतः विस्तृत झालेले नसते, तेव्हा क्वचित स्त्रीला प्रवाहण करून (जोर लावून) गर्भाला बाहेर ढकलण्याची इच्छा होते; मात्र गर्भाशयमुख पुरेसे विस्तृत झालेले नसताना असा प्रयत्न केल्यास गर्भाच्या डोक्याचा अतिरिक्त दाब गर्भाशयमुखावर येतो आणि त्या ठिकाणी सूज येते. याचा प्रसवाला अडथळाच होण्याचा धोका असतो. म्हणून या अवस्थेत स्त्रीने जोर लावू नये. आपण पूर्वी पाहिल्याप्रमाणे प्रसवाच्या वेळी करायच्या विशेष श्वसनक्रिया करण्याने असे प्रवाहण नियंत्रित करता येते. त्यामुळे गर्भाशयमुख योग्य प्रकारे विस्तृत व्हायला मदत होते. एकंदरच प्रसवाच्या या अवस्थेमध्ये दीर्घश्वसन करीत राहावे. त्यामुळे स्नायू थकत नाहीत आणि योग्य वेळी जोर देण्याची ताकद टिकून राहते.

या अवस्थेच्या शेवटच्या टप्प्यामध्ये म्हणजे कळा दर पाच मिनिटांनी यायला सुरुवात झाली की, आयुर्वेदात सांगितलेला सुलभ प्रसूतीचा लेप 'संतुलन बाळंत लेप' लावता येतो. हा लेप आधीपासून तयार करून ठेवता येतो आणि अशा योग्य वेळी बेंबीच्या भोवती गोलाकार लावल्याने प्रसवाच्या पुढच्या पायऱ्या सहज आणि लवकर पार पडायला मदत होते.

आयुर्वेदाने याच अवस्थेमध्ये स्त्रीच्या कंबरेवर, पाठीवर, ओटीपोटावर आणि मांड्यांवर वातशामक द्रव्यांनी सिद्ध तीळ तेल उदा. 'संतुलन अभ्यंग (एस्.-तीळ) तेल' कोमट करून हलक्या हाताने लावायला सांगितले आहे. याचीही अपानाला गती मिळण्यास आणि प्रसव सहज होण्यास मदत मिळते.

कळ किती वेळाने येते आणि किती वेळ राहते हे पाहण्यासाठी स्त्रीने स्वतःजवळ घड्याळ ठेवलेले चांगले. दोन कळांच्यामधील अंतर उत्तरोत्तर कमी होणे आणि प्रत्येक कळेची तीव्रता व कालावधी वाढणे अपेक्षित असते. कळा अनियमित येणे, त्यांची तीव्रता कमी-अधिक होणे, दोन कळांमधील अंतर वाढत जाणे हे सर्व अनैसर्गिक समजावे. ते नैसर्गिक प्रसूतीसाठी चांगले नाही.

अशा वेळी कोष्ठ कोळिंजन, कळलावी वगैरे काही विशेष वनस्पतींची चूर्णे हुंगल्यास किंवा मदनफळ व गुग्गुळ किंवा देवदार व गुग्गुळ यांची योनीवाटे धुरी घेतल्यास फायदा होतो, तसेच वर सांगितलेला 'संतुलन बाळंत लेप' बेंबीभोवती लावण्याने व पाठ व कंबरेला हलक्या हाताने तेल लावण्याने फायदा होतो. या पहिल्या अवस्थेत कोठा साफ असण्याकडे लक्ष देणे आवश्यक आहे. कारण बहुतेक वेळेला बद्धकोष्ठ हे अनियमित कळांना कारणीभूत असल्याचे आढळते.

प्रसवकाळात अन्न – प्रसूतिवेदना सुरू असताना काय खावे हा खरोखर मोठा प्रश्न असतो. या वेळी सहसा पातळ

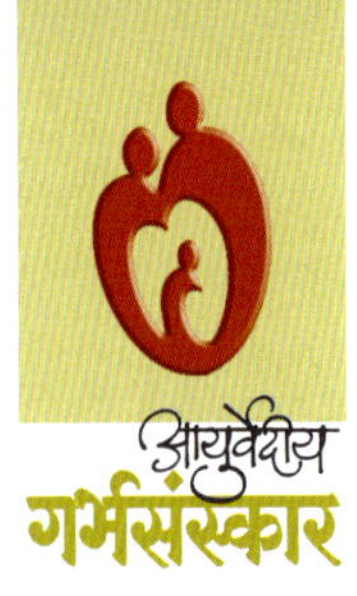

पदार्थ खाणे चांगले, उदा. फळांचे ताजे रस, मीठ-साखर घातलेले पाणी, सरबत वगैरे पेय घोट घोट घेतलेले चांगले. जेवणाची वेळ झाली असल्यास फार तर मऊ भात, भाताची पेज, पातळ खिचडी, सूप इ. घेतलेले चालते; पण कोणताही घन पदार्थ खाऊ नये. पेय पदार्थांचाही अतिरेक करू नये. शरीराला साखर व मीठ यांचा पुरवठा व्यवस्थित होत राहील याकडे लक्ष द्यावे. म्हणजे स्नायूंना आवश्यक ती शक्ती मिळत राहते.

आपल्याकडे पोट दुखू लागल्यावर शिरा खाऊन दवाखान्यात जायची पद्धत आहे. शिरा तृप्तीकारक, बलदायक व स्निग्ध असतो. त्यात असलेल्या तुपाने अंतर्स्नेहन होऊन आतडी मृदू होतात व बद्धकोष्ठ होत नाही, तसेच शिऱ्यातील साखर शरीरात हळूहळू शोषली गेल्यामुळे त्यापासून मिळणारी शक्ती बराच वेळ टिकते.

दुसरी अवस्था

अस्यां अवस्थायां पर्यङ्कमेनारोप्य प्रवाहयितुम् उपक्रमेत। *...चरकसंहिता शारीरस्थान*

संपूर्ण पहिल्या अवस्थेत स्त्री हिंडू फिरू शकते; पण प्रसवाच्या दुसऱ्या अवस्थेत स्त्रीने आडवे होणे चांगले.

विस्तृत झालेल्या गर्भाशयमुखातून गर्भ बाहेर पडणे ही प्रसवाची दुसरी अवस्था असते. याच्या सुरुवातीला गर्भावरण फाटून थोडे गर्भोदक बाहेर येते; पण अपत्यमार्ग गर्भाच्या डोक्यामुळे अडलेला असल्यामुळे सहसा सगळे गर्भोदक बाहेर येऊ शकत नाही, या राहिलेल्या गर्भोदकाचा गर्भाच्या शरीरावर पाठीमागून दाब आल्याने प्रसव लवकर व्हायला मदत मिळते. गर्भाशयातून गर्भाला बाहेर ढकलण्याकरिता, उत्पन्न होणाऱ्या कळांना आता स्त्रीला मदत करावी लागते. कळ आली की स्त्रीने त्याच वेळी, कळ असेपर्यंत, जोर लावायचा असतो. कळ येण्यापूर्वी किंवा कळ येऊन गेल्यावर निरर्थक जोर लावल्यास गर्भात विकृति निर्माण होण्याची भीती असते आणि स्त्रीही अकारण थकते.

चरकसंहितेतही याच्या अनुषंगाने याप्रमाणे सांगितलेले आहे.

अनागतावीर्मा प्रवाहिष्ठाः या ह्यनागतावीः प्रवाहते व्यर्थमेवास्यास्तत् कर्म भवति, प्रजा चास्या विकृता विकृतिमापन्ना च, श्वासकासशोषप्लीहप्रसक्ता वा भवति । अनागतकालं गर्भमपि प्रवाहमाणा यथा चैषामेव क्षवथ्वादीनां सन्धारणमुपघातायोपपद्यते, तथा प्राप्तकालस्य गर्भस्याप्रवाहणमिति । सा यथानिर्देशं कुरुष्वेति वक्तव्या स्यात् । तथा च कुर्वती शनैः पूर्वं प्रवाहेत, ततोऽनन्तरं बलवत्तरम् । *...चरकसंहिता शारीरस्थान*

या अवस्थेत कळा साधारण दोन ते तीन मिनिटांनी येतात व एक ते दीड मिनीट टिकतात. दोन कळांच्या मधल्या काळात स्त्रीने दीर्घश्वसन करावे म्हणजे कळ आल्यावर तिला जोर लावणे शक्य होते. या प्रवाहणात (जोर देताना) स्त्रीला खांदे व मानेपासून जोर लावावा लागतो. गरोदरपणात खांदे व मानेचे व्यायाम केलेले असल्यास त्याचा या वेळी उपयोग होतो.

आयुर्वेदाच्या ग्रंथात प्रत्यक्ष प्रसूतीच्या वेळी सोबत स्त्रिया असाव्यात असे सांगितले आहे, त्या कशा असाव्यात हेही याप्रकारे सांगितले आहे.

स्त्रियश्च बह्व्यो बहुशः प्रजाताः सौहार्दयुक्ताः सततमनुरक्ताः प्रदक्षिणाचारा प्रतिपत्तिकुशलाः प्रकृतिवत्सलाः त्यक्तविषादाः क्लेशसहिन्योऽभिमता।

...चरकसंहिता शारीरस्थान

या वेळी परिचारक व चिकित्सकाखेरीज, प्रसूत होणाऱ्या स्त्रीच्या नात्यातील व ज्यांना स्वतःच्या प्रसवाचा अनुभव आहे, ज्यांना प्रसवाबद्दल व्यवस्थित माहिती आहे, ज्या गर्भिणीच्या परिचयाच्या आहेत, ज्या स्वभावाने प्रेमळ व सेवेत तत्पर आहेत, ज्या मनाने खंबीर आहेत व ज्या प्रसूत होणाऱ्या स्त्रीचे मन समजून तिला धीर देऊ शकतील अशा एक दोन स्त्रिया सोबत नक्की असाव्यात. त्या घाईच्या निर्णयाच्या वेळी गर्भवतीच्या हिताचे निर्णय घेण्याकरता मदतही करू शकतील.

आयुर्वेदशास्त्राने प्रसवाच्या दुसऱ्या अवस्थेत म्हणजे गर्भाचा प्रत्यक्ष प्रसव होताना, सोबत असणाऱ्या व प्रसवास मदत करणाऱ्या स्त्रीने, प्रसव होणाऱ्या स्त्रीच्या कानात विशेष मंत्र म्हणायला सांगितले आहे.

कर्णे चास्या मन्त्रम् इमम् अनुकूला स्त्री जपेत्,
''क्षितिर्जलं वियत्तेजो वायुर्विष्णुः प्रजापतिः ।
सगर्भां त्वां सदा पान्तु वैशल्यं च दिशन्तु ते ॥
प्रसूष्व त्वं अविक्लिष्टं अविक्लिष्टा शुभानने ।

कार्तिकेयद्युतिं पुत्रं कार्तिकेयाभिरक्षितम् ॥''

इति ...*चरक शारीरस्थान*

''पृथ्वी, जल, आकाश, तेज, वायू, विष्णू व प्रजापती हे सर्व गर्भासहित तुझे रक्षण करोत, तुझ्यापासून गर्भ बाहेर काढोत. शुभानने, तुला कष्ट न होता कार्तिकेयासारखे तेजस्वी बाळ होवो व कार्तिकेय त्याचे रक्षण करो'' स्त्री प्रवाहण (जोर लावणे) करत असता हा मंत्र ऐकायचा आहे.

तीव्र कळांमुळे हळूहळू गर्भाचे डोके पुढे पुढे येते आणि शेवटी डोके बाहेर पडले की, मागोमाग लगेचच खांदे व संपूर्ण शरीर योनिमुखातून बाहेर येते. पहिलटकरणीत ही अवस्था साधारण दोन तास व नंतरच्या बाळंतपणात ही अवस्था साधारण अर्धा तास राहते.

या अवस्थेत गर्भ लवकर बाहेर येण्यासाठी स्त्रीच्या योनीच्या ठिकाणी चीर दिली जाते (इपिझिओटॉमी). आज प्रत्येक प्राकृत प्रसवामध्ये, अशा चिरेची खरोखर गरज आहे का याचा विचार न करता, रुटीन प्रोसिजर म्हणून ही चीर दिलीच जाते. खरे तर योनिमुख तेव्हा इतके लवचिक झालेले असते की गर्भ नैसर्गिक रीत्या सहज बाहेर येऊ शकतो. या चिरेला घातल्या जाणाऱ्या टाक्यांमुळे स्त्रीला उठा-बसायला त्रास होतो व बऱ्याच स्त्रियांना पुढे मैथुनक्रियेलाही त्रास होऊ शकतो.

गर्भ बाहेर पडल्यावर योनी लगेच झाकावी अन्यथा गर्भाशयात वात शिरून वातप्रकोप होऊ शकतो व पुढे बरेच त्रास उद्भवू शकतात.

गर्भ संपूर्णतः बाहेर आला की दुसरी अवस्था संपते व तिसऱ्या अवस्थेला प्रारंभ होतो.

तिसरी अवस्था

गर्भ बाहेर गेल्याने गर्भाशय आकाराने थोडे लहान होते. त्यामुळे गर्भाशयाच्या भिंतीला चिकटून राहिलेली अपरा (वार) सुटायला सुरुवात होते. आतापर्यंतच्या प्रसवक्रियेमध्ये गर्भाशयाचे स्नायू दमून गेलेले असतात. त्यामुळे, साधारणतः १५-२० मिनिटांची विश्रांती घेऊन गर्भाशय पुन्हा अपरा बाहेर ढकलण्यासाठी आकुंचित होऊ लागते, मात्र या कळा बऱ्याच कमी तीव्रतेच्या असल्याने स्त्रीला फारसा त्रास होत नाही.

सामान्यतः अपरा बाहेर पडण्याची क्रिया गर्भ बाहेर आल्यानंतर अर्ध्या तासाच्या कालावधीत आपोआप होते. गर्भाशय संकोच होऊन अपरा योनीत आली की हाताने अलगद काढून घेता येते. अपरा लवकर बाहेर काढण्यासाठी अकारण जोर लावणे, नाळ ओढणे वगैरे प्रकार करू नयेत. कारण, चुकीच्या ओढाताणीमध्ये काही वेळा अपरा संपूर्णतः बाहेर न आल्यास रक्तस्राव अतिप्रमाणात होऊ शकतो आणि स्त्रीला खूप त्रास होऊ शकतो; मात्र जर ३०-३५ मिनिटांनंतरही अपरा बाहेर आली नाही तर काही विशेष उपाय योजावे लागतात. आयुर्वेदाने 'अपरापातन' होण्यासाठी खालील उपाय सांगितले आहेत.

- भोजपत्र व गुग्गुळाची धुरी द्यावी.
- तांदळाच्या मुळाने सिद्ध केलेल्या तुपाचा योनीभागी लेप द्यावा.
- कळलावी या वनस्पतीचे मूळ वाटून बारीक करून स्त्रीच्या हाता-पायांच्या तळव्यांवर लावावे.
- पिंपळी, वेलची, बोरे, बिड लवण वगैरे गर्भाशयसंकोच करणाऱ्या द्रव्यांपासून तयार केलेले मिश्रण स्त्रीला खायला द्यावे.

अपानाची गती रुद्ध होणे हे अपरा वेळेवारी बाहेर न येण्याचे कारण असल्याने आयुर्वेदाने या अवस्थेत विशेष द्रव्यांच्या काढ्याची बस्ती द्यायला सांगितली आहे.

तदास्थापनमस्याः सह वातमूत्रपुरीषैर्निर्हरत्यपरामासक्तां वायोरेवाप्रतिनुलोमगमत्वात् ।
अपरां हि वातमूत्रपुरीषाण्यन्यानि चान्तर्बहिर्मार्गाणि सज्जन्ति । ...*चरकसंहिता शारीरस्थान*

वायू, मूत्र, मळ यांसारख्या बाहेर जाणे अपेक्षित असणाऱ्या गोष्टी शरीरात साठल्यास त्या अपरेला आतल्या आत कोंडून ठेवतात. अशा वेळी आस्थापन बस्ती दिल्यास अपानवायूचे अनुलोमन होते व तो साठून राहिलेल्या वायू, मूत्र, मळाबरोबर अडकून राहिलेली अपराही बाहेर काढतो. मात्र आस्थापन बस्तीचा उपचार तज्ज्ञ वैद्यांच्या देखरेखीखालीच करायला हवा.

अपरा बाहेर काढण्यासाठी सांगितलेला अंतिम उपाय

म्हणजे हाताने अपरा बाहेर काढणे. नख काढलेल्या तळहाताला तूप वगैरे स्निग्ध पदार्थ लावून नाळेच्या अनुषंगाने हात आत घालून अपरा हलके हलके बाहेर काढता येते. मात्र हे काम कुशल परिचारकाने किंवा चिकित्सकानेच करणे आवश्यक असते. अपरा संपूर्ण बाहेर आली आहे याची खात्री करणे आवश्यक असते. अपरा बाहेर आली की तिसरी अवस्था संपली आणि प्रसव पूर्ण झाला, असे म्हणता येते.

यानंतरची अवस्था म्हणजे सूतिका अवस्था. ही अपरापतनापासून पुढे काही महिने राहते; पण प्रत्यक्ष प्रसवक्रियेत हिचा समावेश होत नसल्याने, या अवस्थेचे सविस्तर वर्णन आपण नंतर पाहणार आहोत. अशा प्रकारे एकंदर संपूर्ण प्रसवाला पहिलटकरणीला साधारण १२ ते २४ तास लागतात. पुढच्या खेपांना मात्र कमी म्हणजे साधारण ४ ते १२ तास लागतात.

काही स्त्रिया "मला पहिल्या वेळेसही फक्त चार तासच पोट दुखले" असे सांगतात. अशा स्त्रियांमध्ये पहिली अवस्था वेदनारहित पार पडल्याने जाणवलेलीच नसते. त्या फक्त दुसऱ्या व तिसऱ्या अवस्थेलाच संपूर्ण प्रसव समजून चार तास मोजत असतात. सर्वांत जास्त वेळ लागणारी पहिली अवस्था त्यांना निसर्गाने जाणवूच दिलेली नसते. या दृष्टीने अशा स्त्रियांना भाग्यवानच म्हणता येते.

प्रसवक्रिया संपूर्णपणे समजावून सांगण्याचे मुख्य कारण असे, की बहुतेक सगळ्या स्त्रियांना प्रसवामध्ये काय काय होते याची कल्पनाच नसते. काहीतरी त्रोटक माहितीवरून प्रसव म्हणजे 'काहीतरी अवघड दिव्य' एवढे एकच चित्र डोळ्यांसमोर असते आणि साहजिकच प्रसवाबद्दल खूप भीती वाटत असते; मात्र प्रसव म्हणजे नेमके काय व तो कसा होतो, स्त्रीने स्वतःही त्यासाठी काय तयारी करायला हवी, या गोष्टी आधीपासूनच माहिती असल्या तर मनाची पूर्वतयारी होऊन निर्धोक मनाने प्रसवाला सामोरे जाता येईल.

प्रसूत स्त्रीला आयुर्वेदात 'सूतिका' म्हटलेले आहे. सूतिका म्हणजेच 'बाळंतीण'.

प्रसूती झाल्या झाल्या सूतिकेवरही काही विशेष उपचार करायचे असतात. प्रसवाची संपूर्ण क्रिया वातदोषाच्या आधिपत्याखाली होत असते हे आपण यापूर्वी पाहिलेच आहे. नऊ महिने हळू हळू वाढलेला गर्भ एकाएकी बाहेर गेल्याने गर्भाशयात पोकळी निर्माण होते. तसेच, प्रसवकाळच्या कळांमुळे व त्यासोबत करायला लागलेल्या प्रवाहणामुळे स्त्री थकलेली असते आणि तिच्या शरीरात वातदोष वाढलेला असतो. त्यामुळे सर्वतोपरीने वाताचे शमन करण्याचे प्रयत्न करणे अत्यावश्यक असते.

यात सर्वात प्रथम करायचा उपाय म्हणजे सूतिकेच्या पाठीवर आणि ओटीपोटावर कोमट तेल चोळावे, पाठ हळू हळू दाबावी.

पीडयेत् घट्टमुदरं गर्भदोषप्रवृत्तये ।
महता अदुष्टपट्टेन कुक्षिपार्श्वे च वेष्टयेत् ॥
तेनोदरं स्वसंस्थानं याति वायुश्च शाम्यति ।

...काश्यपसंहिता खिलस्थान

गर्भाच्या पाठोपाठ उदरातील दोषही बाहेर जावेत यासाठी सूतिकेचे पोट योग्य तेवढे दाबावे आणि पोटावर पट्टा बांधावा. याने पोट पूर्ववत व्हायला मदत होते आणि वातदोषाचेही शमन होते.

काही वेळ सूतिकेला याच अवस्थेत झोपून ठेवावे व थकवा थोडा कमी झाला की संपूर्ण अंगाला वातशामक औषधांनी सिद्ध तेल लावून गरम पाण्याने अंघोळ घालावी. अंघोळीनंतर संपूर्ण शरीराचे, विशेषतः योनीचे धूपन करावे. धूपनासाठी कुष्ठ, गुग्गुळ, अगरू, तूप यासारखी वातशामक द्रव्ये किंवा 'संतुलन शक्ती धूप' वापरावा.

प्रसवकाळच्या शारीरिक श्रमांमुळे बहुधा या वेळेपर्यंत स्त्रीला भूक लागलेली असते. तसेच ती थकलेलीही असते. आयुर्वेदशास्त्रानुसार सूतिकेला प्रसूतीनंतर भूक लागली असता स्नेहपान करायला सांगितले आहे. मात्र स्नेहाची मात्रा सूतिकेची प्रकृती, ताकद, भूक, अग्नीची शक्ती वगैरे गोष्टींवर ठरवावी लागत असल्याने स्नेहपान तज्ज्ञ वैद्यांच्या मार्गदर्शनाखालीच करता येते. असे स्नेहपान करता येणे शक्य नसल्यास दशमुळाचा काढा प्यावा. चांगल्या प्रतीची दशमुळे आधीपासूनच आणून ठेवावीत. मूठभर औषधात चार ग्लास पाणी घालून एक ग्लास होईपर्यंत उकळावे व गाळून

घेऊन त्यात दोन-तीन चमचे घरचे साजूक तूप घालून कोमट असताना सूतिकेला प्यायला द्यावे. याने वातदोषाचे संतुलन होते आणि सूतिकारोगास किंवा बाळंतवातास प्रतिबंध होतो.

यानंतर सूतिकेला तांदळाची किंवा मूग-तांदळाची पातळ लापशी द्यावी. त्यात किंचित तिखटपणा येईल एवढ्या प्रमाणात पिंपळी, सुंठ, चवीपुरते सैंधव मीठ व पुरेसे साजुक तूप टाकलेले असावे. अशी लापशी भूक असेल त्या प्रमाणात हवी तेवढी खायला हरकत नाही. लापशीमुळे भूकही चटकन भागते आणि पोट जड होत नाही. पचायला हलकी असल्याने ती कोणत्याही प्रकारच्या असंतुलनाला कारण ठरत नाही. उलट वातदोष कमी करते, शिवाय प्रसूतीमुळे आलेला थकवाही हळूहळू दूर करते.

- **प्रसवकाल जवळ आल्याची लक्षणे पहिलटकरणीला आठवडाभर आधीपासून जाणवू लागतात.**
- **प्रसवाचा कालावधी मर्यादित राहावा आणि प्रसव सहजपणे व्हावा यासाठी प्रसवाच्या पहिल्या टप्प्याच्या शेवटी 'संतुलन बाळंत लेप' लावण्याने बराच लाभ होतो.**
- **प्रसूती वेदना सुरू असताना स्त्रीच्या शरीरातील ताकद कायम राहावी यादृष्टीने रव्याचा शिरा अथवा काही द्रवपदार्थ खाण्यास हरकत नाही.**
- **नैसर्गिक प्रसूतीनंतर अपरा बाहेर येण्यासाठी सुमारे अर्धा तास वाट पाहावी. तरीही अपरा बाहेर न आल्यास त्यासाठी विशेष आयुर्वेदिक उपचार करता येतात.**
- **प्रसूतीनंतर उदरातील दोष बाहेर जावेत यासाठी सुतिकेचे पोट योग्य तेवढा दाब राहील अशारीतीने बांधावे.**

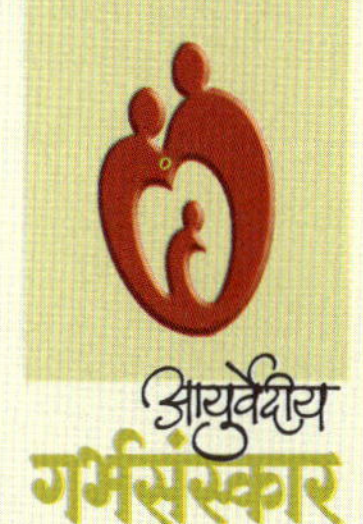

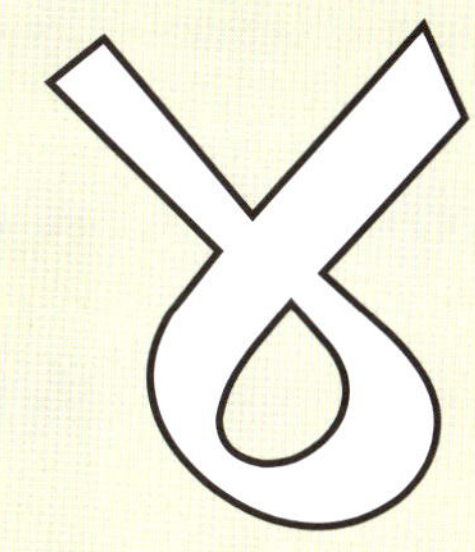

निगा बाळंतिणीची...

प्रसूतीनंतर बाळ आणि बाळंतीण या दोघांच्याही प्रकृतीची निगा उत्तमपणे राखली जायला हवी, प्रकृतीच्या दृष्टीने अत्यंत नाजूक असणाऱ्या या काळातील बाळंतिणीच्या आहार-विहाराबद्दल आयुर्वेदाने अत्यंत नेटके मार्गदर्शन केलेले आहे. त्याची माहिती घेतल्यावर आपल्या रूढी-परंपरांमध्ये अंतर्भूत झालेल्या अनेक कृतींचा नवा अर्थ आपल्यासमोर उलगडतो...

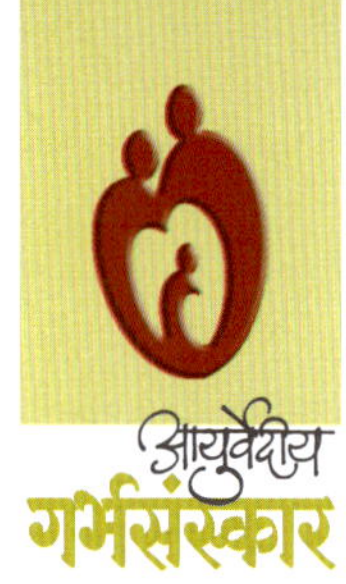

बाळंतिणीची काळजी

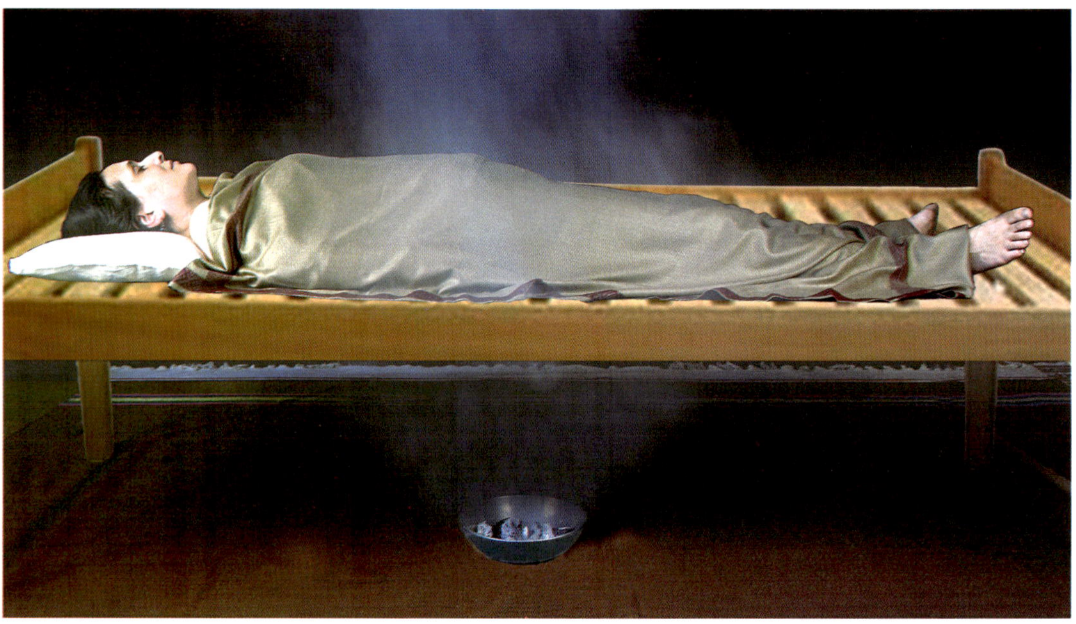

'आई' बनलेली स्त्री वेगळी दिसू लागणे अगदी स्वाभाविक आहे; पण बहुतेक स्त्रियांच्या बाबतीत बाळंतपण अंगावर दिसू लागते. आजकाल मुलीकडे बघून तिचे लग्न झाले आहे की नाही हे समजणे अवघड झाले असले तरी बाळंतपण झाले आहे की नाही याचा अंदाज सहज बांधता येऊ शकतो. हा अंदाज चुकवायचा असला तर आयुर्वेदाची मदत घेण्याशिवाय पर्याय नाही. 'तुझ्याकडे पाहून तुला दोन मुले असतील असे वाटतच नाही' हे शब्द प्रत्येक स्त्रीला हवेहवेसे वाटत असतात. गर्भवती आणि बाळंतिणीसाठीची आयुर्वेदोक्त परिचर्या पाळली तर याचा प्रत्यक्ष अनुभव घेता येणे अवघड नाही. प्रसवानंतरही बाळंतिणीची विशेष काळजी घ्यायची असते. ही काळजी का घ्यायची, हे आयुर्वेदात याप्रकारे सांगितले आहे.

तस्यास्तु खलु यो व्याधिरुत्पद्यते स कृच्छसाध्यो भवति असाध्यो वा, गर्भवृद्धिक्षयितशिथिलसर्वधातुत्वात्, प्रवाहण वेदनाक्लेदनरक्तनिः स्रुतिविशेषशून्य शरीरत्वाच्च, तस्मात्तां यथोक्तेन विधिनोपचरेत् ॥ *...चरक शारीरस्थान*

गर्भवती असताना गर्भाच्या पोषणामुळे, वाढीमुळे स्त्रीची शरीरशक्ती कमी झालेली असते. त्यातच प्रसवाच्या वेळेच्या वेदना, प्रवाहण आणि त्या वेळी होणारा रक्तस्राव या सर्वांमुळे स्त्री अतिशय नाजूक व क्षीण झालेली असते. या अवस्थेत काही कारणास्तव कोणतीही व्याधी उत्पन्न झाली तर ती बरी होणे अवघड, जवळजवळ अशक्यही होऊ शकते. यामुळे सूतिकेची अगोदरपासून काळजी घ्यावी आणि तिच्यावर विशेष उपचार करावेत.

बाळंतिणीची काळजी घेण्याच्या दृष्टीने पुढील काळाचे तीन भाग करता येतात.

१. पहिले दहा दिवस – प्रसव झाल्यानंतर स्त्री थकलेली असते आणि रक्तस्राव होत असतो. त्यामुळे या दिवसांत विशेष काळजी घ्यावी लागते.

२. पहिला सव्वा महिना – गर्भाशय पूर्ववत होण्यासाठी या काळात विशेष उपचार करायचे असतात, तसेच या काळात स्तन्य पुरेसे यावे आणि शुद्ध राहावे यासाठीही विशेष आहार-औषधांची योजना केली जाते.

३. रजोदर्शनापर्यंत – जोवर स्त्रीला पुन्हा रजोदर्शन होत नाही तोवर ती बाळंतीणच असते. या काळात तिने आहार, वागणे वगैरेंवर नीट लक्ष दिल्यास स्तन्य पुरेसे येते. हॉर्मोन्सचे संतुलन होते. प्रसूतीनंतर अवाजवी वजन वाढणे वगैरे त्रास न होता शरीरबांधा नीट राहण्यास मदत मिळते.

पहिल्या १० दिवसांतले विशेष उपचार

रोज सकाळी स्त्रीने अंगाला वातशामक द्रव्यांनी सिद्ध केलेले तेल उदा. 'संतुलन अभ्यंग (एस्.-तीळ) तेल' लावावे. मुख्यतः कंबर, पोट व स्तनांवर तेल व्यवस्थित जिरवावे. हिवाळा आणि पावसाळ्यात हे तेल गरम करून घेतलेले चांगले. तेल शरीरामध्ये व्यवस्थित जिरेल याची काळजी घ्यावी. संपूर्ण अंगाला तेल लावण्यासाठी २५ ते ३० मिनिटे वेळ द्यावा. तेल लावून झाल्यानंतर एक-दीड तासाने गरम पाण्याने अंघोळ करावी. अंघोळीच्या वेळी साबणापेक्षा वनस्पती द्रव्यांच्या चुर्णापासून तयार केलेले उटणे वापरावे. याने शरीर रुक्ष होत नाही. उलट वाताचे संतुलन व्हायला मदत मिळते. पोटावरील स्ट्रेच मार्क्स् आणि त्वचेची शिथिलता कमी होण्यासाठी 'सॅन मसाज पावडर', बेसन व साय यांचे मिश्रण हलक्या हाताने चोळणे सगळ्यात चांगले. यामुळे त्वचा कोरडी पडत नाही आणि मेद वाढण्यासही प्रतिबंध होतो.

अंघोळीनंतर योनीभागी धुरी घ्यावी. यासाठी 'संतुलन शक्ती धूप' वापरणे चांगले.

यानंतर घ्यायचा असतो तो शेक. यासाठी शक्यतो गोवऱ्या किंवा कोळसे पेटवून तयार केलेला निखारा वापरावा. या निखाऱ्यांतून धूर येता कामा नये. शेक घेण्यासाठी पूर्वीच्या काळी वापरली जात असे तशी खाट वापरणे सर्वांत सोपे असते. खाटेवर पातळ सुती कापड अंथरून बाळंतिणीला झोपवून खाली घमेल्यात असे पेटलेले निखारे ठेवून साधारण १०-१५ मिनिटे शेक घ्यावा. यानंतर बाळंतशोपा, ओवा, वावडिंग वगैरे द्रव्यांची किंवा तयार 'संतुलन शक्ती धुपा'ची संपूर्ण शरीराला धुरी लागेल अशा पद्धतीने धुरी घ्यावी. खाट मिळणे अगदीच शक्य नसल्यास तत्सम जाळीचा पलंग वापरता येईल. शेक संपूर्ण शरीराला, मुख्यतः कंबरेला लागेल याकडे लक्ष ठेवावे. याप्रमाणे धुरी व शेक घेतल्याने वातदोष कमी होतो आणि सांध्यांची शक्ती वाढायला मदत मिळते. यामुळे पुढे कंबरदुखी, पाठदुखी वगैरे त्रास होत नाहीत. निखारे पेटवणे अगदीच शक्य नसेल, तर गरम पाण्याच्या पिशवीने किंवा इलेक्ट्रिक हॉट पॅडने शेक घेता येईल. शिवाय खोलीमध्ये हिटर लावून एकंदर खोलीचे तपमान उबदार ठेवावे. उन्हाळा असला तरी सोसवेल अशा प्रमाणात शेक घ्यावाच.

या १० दिवसांत आणि पुढेही सव्वा महिना, स्त्रीने कानाला स्कार्फ बांधावा. कानात कापसाचा छोटा पिचू ठेवलेलाही चांगला. कानाला वारा लागणार नाही, ए.सी., पंखा वगैरेंचा झोत अंगावर येणार नाही, याची काळजी घ्यावी.

प्रसवानंतर लगेचच पोटावर बांधायला सांगितलेला पट्टा रोज बांधावा. अंघोळीखेरीज इतर सर्व वेळेला असा पट्टा बांधलेला असावा. बाळंतपणानंतर रिकाम्या, सैल झालेल्या पोटाला याने आधार मिळतो. पोट पूर्ववत व्हायला हातभार लागतो. गॅसेस होत नाहीत. प्रत्यक्षात असेही दिसते की, पट्टा बांधलेला असेल, तर स्त्रीला जेवणानंतर पोट भरल्याचे समाधान मिळते. अन्यथा पोट भरल्याची भावना न झाल्याने अधिक खाल्ले जाण्याची शक्यता असते.

बाळंतिणीने अभ्यंग, शेक, धुरी व पोटावर पट्टा बांधणे या सर्व गोष्टी पहिल्या दोन भागात म्हणजे पहिले दहा दिवस व सव्वा महिना संपेपर्यंत नियमित, रोज कराव्यात. नंतर क्रमाक्रमाने या गोष्टी कमी करता येतात. सव्वा महिन्यांनंतर अभ्यंग व शेक दिवसाआड घेतले तरी चालतात. तिसरा महिना संपेपर्यंत या प्रमाणे आठवड्यातून तीन-चार वेळा शेक व अभ्यंग घ्यावा आणि पुढे पाळी येईपर्यंत आठवड्यातून दोन वेळा नुसता अभ्यंग घेणे चांगले.

सव्वा महिन्यानंतर पोटावर पट्टा बांधायची गरज नसते. मात्र पाळी येईपर्यंत धुरी नियमित घ्यावी. बाळंतपणानंतर रक्तस्राव पूर्णतः थांबला की हॉर्मोन्सच्या संतुलनास मदत करणाऱ्या आणि गर्भाशयाला ताकद देऊन लवकरात लवकर

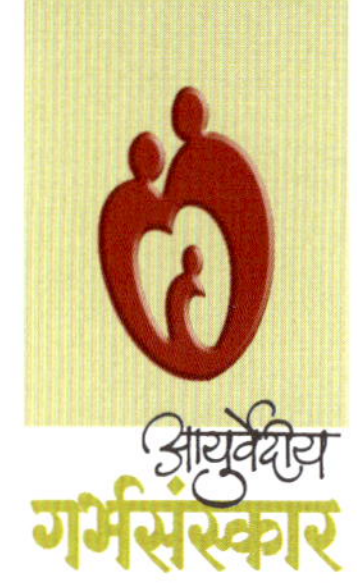

पूर्ववत करणाऱ्या 'संतुलन फेमिसॅन तेला'चा पिचूही नियमित योनीभागी ठेवावा.

नियमित पादाभ्यंग करण्यानेही वात-पित्तदोषांचे संतुलन होऊन शरीरशक्ती वाढायला मदत होते. म्हणून दिवसातून एकदा बाळंतिणीच्या पायाला तुपाने पादाभ्यंग करावा.

आजकाल बहुसंख्य प्रसव रुग्णालयात होत असल्याने या सगळ्याच गोष्टी तंतोतंत करणे अवघड वाटले तरी शक्य तेवढी काळजी नक्की घ्यावी.

या सगळ्या गोष्टी व्यवस्थित व्हाव्यात या दृष्टीने पूर्वीच्या काळी सूतिकाघर असे. हे घराच्या जवळ बांधलेले असायचे. चरकसंहितेमध्ये सूतिकाघर वास्तुशास्त्राच्या नियमांप्रमाणे बांधायला सांगितल्याचा उल्लेख सापडतो. नववा महिना लागल्यावर चांगला दिवस पाहून गर्भवती या नवीन घरात राहायला जात असे. प्रसूती आणि त्यानंतरचे बाळ-बाळंतिणीचे सर्व उपचार तिथेच होत असत. पाणी गरम करण्याची, धूप, शेक घेण्याची, अंघोळ करण्याची सर्व व्यवस्था तिथे असे. तसेच बाळ-बाळंतिणीला लागणाऱ्या सर्व लहान सहान गोष्टी, औषधे हाताशी असत. सूतिकाघर अतिशय स्वच्छ ठेवले जात असे. खेळती हवा आणि पुरेसा प्रकाश असला तरी वाऱ्याचा झोत किंवा प्रखर प्रकाश येणार नाही याची काळजी घेतलेली असे. सूतिकाघरात कोणत्याही प्रकारचा जंतुसंसर्ग होणार नाही यासाठी विशेष धूप, विशेष द्रव्य-वनस्पतींचा संग्रह केला जात असे.

आजच्या आधुनिक काळात असे आदर्श सूतिकाघर अशक्यप्रायच म्हणावे लागेल. मात्र प्रसूती जरी दवाखान्यात झाली तरी घरी आल्यानंतर बाळंतिणीची एक स्वतंत्र खोली शक्यतो असू द्यावी. येणारा-जाणारा त्या खोलीत येणार नाही, बाहेरची व्यक्ती नवजात बाळाला फार हाताळणार नाही, बाळ-बाळंतिणीला पुरेशी विश्रांती मिळेल अशी जागा तयार करून ठेवलेली चांगली.

बाह्य उपचारांबरोबरच प्रसूतीनंतर बाळंतिणीला विशेष औषधे घ्यायला सांगितली आहेत. प्रसूती झाल्यावर लगेच घ्यायला सांगितलेला दशमुळाचा काढा पुढे दहा दिवस सकाळी अनशापोटी घेणे चालू ठेवावे. याने वातदोष संतुलित व्हायला मदत मिळते, प्रसूतीनंतर होऊ शकणाऱ्या 'सूतिका रोगांनाही' प्रतिबंध होतो. आयुर्वेद शास्त्रात प्रसूतीनंतर सूतिकेला ताप येणार नाही, याकडे आवर्जून लक्ष द्यायला सांगितले आहे. दशमूळ ज्वरघ्न असल्याने असा काढा पहिले दहा दिवस घेण्याचा चांगला फायदा होतो. हा काढा ताजा घेणे सर्वांत चांगले. मात्र, रोज काढा बनवणे अगदीच शक्य नसले तर दशमूलारिष्ट किंवा बाजारात मिळणारे प्रसवानंतरचे काढे घेतले तरी चालू शकते.

गर्भारपणात नऊ महिने गर्भाशय हळूहळू आकाराने मोठे झालेले असते. प्रसूतीनंतर ते पूर्ववत होणे गरजेचे असते, तसेच त्याची शुद्धी होणे व मूळची ताकद परत मिळणेही आवश्यक असते. स्त्रीचे भावी आरोग्य यावर अवलंबून असते. या प्रक्रियेला मदत करण्यासाठी काही विशेष उपाययोजना केल्या जातात.

त्रिकट्वादि वटी – सुंठ, मिरी, पिंपळी, दालचिनी, वेलची, तमालपत्र, नागकेशर, धणे यांचे समभाग चूर्ण घेऊन त्यात गोळ्या वळता येतील एवढ्या प्रमाणात किसलेला गूळ घालून हरभऱ्याच्या आकाराच्या गोळ्या करून ठेवाव्यात. या दोन-दोन गोळ्या सकाळ-संध्याकाळ गरम पाण्यासह घ्याव्यात. याचा वापर प्रसूतीनंतर सव्वा महिना सुरू ठेवावा.

सुंठीची गोळी – सुंठ, गूळ व साजूक तूप यापासून छोट्या सुपारीच्या आकाराच्या गोळ्या तयार करून ठेवाव्यात. सव्वा महिना रोज सकाळी अनशापोटी यातील एक गोळी घ्यावी.

काळा बोळ (कोरफडीचा वाळवलेला गर) – काळ्या बोळाच्या गोळ्या गर्भाशय शुद्धीकरता उत्तम असतात; परंतु या गोळ्या घरी बनवणे कठीण असते. त्यामुळे वैद्यांकडून काळा बोळ व गुळाच्या गोळ्या करून घ्याव्यात. सव्वा महिना रोज सकाळी एक किंवा दोन गोळ्या (आकारानुरूप) घ्याव्यात. गूळ वातघ्न असल्यामुळे इतर वेळेसही बाळंतिणीसाठी गूळ वापरणे चांगले.

गर्भाशयाच्या शुद्धीसाठी व वाढलेले पोट पूर्ववत होण्यासाठी योगरत्नाकर या ग्रंथात एक विशेष योग सांगितला आहे तो असा -

प्रसूता वनिता वृद्धकुक्षिऱ्हासाय संपिबेत् ।
प्रातर्मथितसंमिश्रां त्रिसप्ताहात् कणाजटाम् ॥...*योगरत्नाकर*

प्रसूतीनंतर तीन आठवडे रोज सकाळी पिंपळमूळ ताकात मिसळून घ्यावे. याने बाळंतिणीचे गर्भाशय व पोट पूर्ववत व्हायला मदत मिळते. रोज अर्धा चमचा पिंपळमूळाचे चूर्ण करून ताकात मिसळून घेता येते.

याच प्रकारचा अजून एक सहज करता येईल असा योग म्हणजे आवळ्याचे आणि हळदीचे चूर्ण मध व तुपात मिसळून घेतल्याने बाळंतिणीचे वाढलेले पोट कमी होते. यासाठी चांगले आवळे वाळवून त्यांचे चूर्ण व हळकुंड धुऊन वाळवून त्यांचे चूर्ण समभाग एकत्र करून ठेवावे. अर्धा चमचा चूर्ण मध व तुपात मिसळून दिवसांतून एक किंवा दोन वेळा बाळंतिणीला द्यावे. बाजारात मिळणारे आवळ्याचे चूर्ण व हळद शुद्ध असतेच असे नाही, त्यामुळे घरच्या घरी अगोदरपासूनच असे चूर्ण तयार करून ठेवावे. हा उपचारही पहिले सव्वा महिना करावा.

बाळंतिणीने दिवसातून २-३ वेळा शतावरी कल्प घालून दूध घ्यावे. प्रसूतीमध्ये झालेला रक्तस्राव भरून येण्यासाठी रोज 'सॅन रोझ', 'संतुलन लोहित प्लस', 'संतुलन रुधिरा' सारखी औषधेही काही दिवस घ्यावीत.

या खेरीज जीरकाद्यारिष्ट, देवदार्व्यादि काढा, पञ्चजीरक गुड, यवादि घृत वगैरे आयुर्वेदात सांगितलेली औषधे आवश्यकतेनुसार घेता येतात.

प्रसूतीनंतरच्या पहिल्या पाळीनंतर करायचा उपचार - **उत्तरबस्ती**

प्रसवानंतरच्या पहिल्या पाळीनंतर स्त्रीच्या एकंदर आरोग्याच्या दृष्टीने 'उत्तरबस्ती' हा उपचार आयुर्वेदात सुचविला आहे. यामुळे गर्भाशयाची शुद्धी तर होतेच, त्या ठिकाणी उरला सुरला वातदोष संतुलित व्हायला मदत मिळते, स्त्रीच्या हॉर्मोन्सचे संतुलन प्रस्थापित होण्यास हातभार लागतो आणि स्त्रीची मासिक पाळी नियमित सुरू होते. उत्तरबस्तीमुळे गर्भाशय आकुंचित होण्यास, तसेच योनी वगैरे अवयवांच्या ठिकाणचे शैथिल्य नाहीसे होण्यास मदत मिळते आणि अंग बाहेर येणे वगैरे प्रकाराला प्रतिबंध होतो. आजकाल असे पाहण्यात येते की, एखाद्या बाळंतपणातच स्त्रीचे गर्भाशय आकाराने मोठे राहून जाते, ज्यामुळे पुढे पाळीसंबंधी विकार उत्पन्न होतात. म्हणून बाळंतपणानंतर तज्ज्ञांच्या मार्गदर्शनाखाली दोन-तीन उत्तरबस्ती करून घ्याव्यात.

या प्रकारे आहार-औषध-आचरणात व्यवस्थित काळजी घेतल्याने स्त्री पूर्ववत तरुण होते. म्हणजे गरोदरपणापूर्वी जशी होती त्या स्थितीस प्राप्त होते.

- **पहिल्या दहा दिवसांत दशमूळांचा ताजा काढा किंवा तयार दशमूलारिष्ट बाळंतिणीला अवश्य द्यावे.**
- **प्रसूतीनंतरचे पहिले दहा दिवस स्त्रीच्या आरोग्याच्या दृष्टीने अत्यंत महत्त्वाचे असतात. त्यामुळे या काळात स्त्रीच्या आरोग्याची आयुर्वेदोक्त पद्धतींनी काळजी घेणे अत्यंत महत्त्वाचे आहे.**
- **प्रसूतीनंतरच्या सव्वा महिन्याच्या काळात अंगाला तेल लावणे, शेक व धुरी घेणे आणि पोटाला पट्टा बांधणे हे सर्व स्त्रीच्या आरोग्याच्या दृष्टीने अत्यंत आवश्यक असते.**
- **प्रसूतीनंतर गर्भाशय पूर्वस्थितीला येण्यासाठी आयुर्वेदाने विशेष औषधांची रचना केलेली आहे.**
- **प्रसूतीनंतर गर्भाशय पूर्वस्थितीला यावे आणि स्त्रीचे हॉर्मोन्सचे संतुलन व्यवस्थित राहावे यासाठी सहा महिन्यांनंतर दोन किंवा तीन उत्तरबस्ती अवश्य घ्याव्यात.**

बाळंतिणीचा आहार

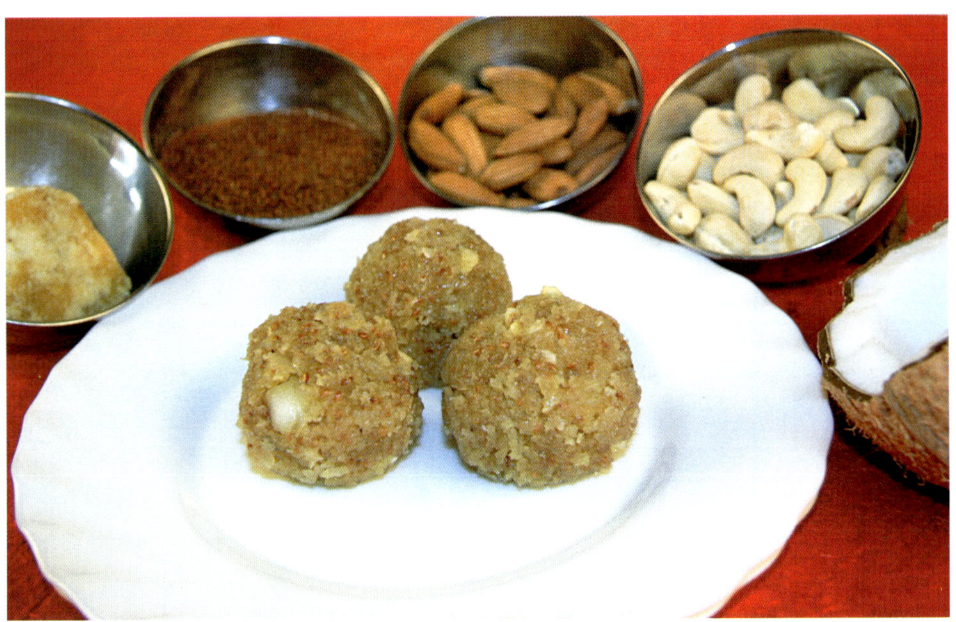

बाळंतिणीने बाळाला स्तन्यपान करत असताना आहाराच्या बाबतीत विशेष काळजी घ्यायला हवी, जेणेकरून बाळाचे आणि तिचे आरोग्य नीट राहण्यास मदत होते.

काश्यपसंहितेत याबद्दल सांगितले आहे,

मितपथ्याशनान्मातुः पुत्रे तेषाम् असंभवः।
सुखोदयश्च धात्रीणां तस्मात् तदुपचारयेत्॥

... काश्यप चिकित्सास्थान

मातेने योग्य प्रमाणात पथ्यकर आहार घेतल्यास बाळाचे आरोग्य व्यवस्थित राहते, तसेच स्त्री स्वतःही निरोगी राहते. अंगावर दूध पाजणाऱ्या सूतिकेने स्वतःला अजीर्ण होणार नाही यासाठी सर्वतोपरी काळजी घ्यावी. कारण, असे दूध बाळाला पाजल्यास त्याला अपचनापासून, त्वचाविकार, हृदयविकार, दम्यासारखे श्वसनविकार, इतकेच नव्हे तर मानसरोग, ग्रहरोग होऊ शकतात, असेही काश्यपसंहितेत सांगितलेले आढळते. थोडक्यात बाळंतिणीची आहारयोजना लक्षपूर्वक करावी.

प्रसवानंतर भूक लागली असता तांदळाची किंवा मूग-तांदळाची पातळ लापशी, त्यात पिंपळी, सुंठ, मीठ व घरगुती साजूक तूप टाकून खावी हे आपण यापूर्वी पाहिले होते, अशी लापशी नंतरही नाश्त्यासाठी खाणे चांगले. ही खायला चविष्ट लागते, खाल्ल्याचे समाधान देते; पण पचायला हलकी असल्याने पोट जड होत नाही. उलट दुपारच्या जेवणापर्यंत व्यवस्थित भूक लागते.

बाळंतिणीचा आहार समजावून सांगताना एक महत्त्वाची गोष्ट सर्व संहितांमध्ये सांगितलेली आहे की, गर्भाचे पोषण, प्रसूतीच्या वेळेला झालेले कष्ट, रक्तस्राव आणि बाळाला दिले जाणारे स्तन्यपान या सर्व गोष्टींमुळे बाळंतीण अशक्त होणे स्वाभाविक असते. झालेला धातुक्षय भरून येण्यासाठी

तिने पोषक, धातुशक्तिवर्धक, बृंहण करणारा, स्निग्ध पण पचायला हलका, हितकारक आणि पथ्यकारक आहार घ्यावा. ज्या अन्नामध्ये पोषण करण्याची शक्ती नाही असे अन्न फक्त चवीला आवडते म्हणून खाणे किंवा अगदी कमी खाणे वा उपवास करणे बाळंतिणीने वर्ज्य समजावे.

तूप व लोणी या गोष्टी सूतिकेच्या आहारात नक्की अंतर्भूत कराव्यात. स्वयंपाक करताना तूप वापरता येतेच; पण अन्नशुद्धी म्हणून जेवतानाही पोळी, फुलका, भाकरी, वरणभात, खिचडीवर पुरेसे तूप घ्यावे. कणकेचा किंवा रव्याचा तूप-गूळ-साखर घालून केलेला शिरा रोज खावा.

पारंपरिक पद्धतीने बनविलेला डिंकाचा लाडू बाळंतिणीने रोज खावा. डिंक अत्यंत चांगल्या प्रतीचा असावा. याने हाडे मजबूत होतात, कंबर-पाठदुखीस प्रतिबंध होतो, तसेच शक्ती भरून यायला मदत मिळते. हा लाडू बाळ अंगावर पीत असेपर्यंत खाणे चांगले. यात वापरलेले डिंक, खारीक, खसखस आदी पदार्थ केसांना पोषक असतात. त्याने केस गळण्याचा त्रास टाळता येऊ शकतो. लोणी, दूध आणि खोबरे हे ही केसांच्या दृष्टीने उपयोगी असते. तुपात भिजवून कडूपणा कमी केलेल्या मेथीचे लाडूही पहिला सव्वा महिना खाणे चांगले. याने गर्भाशय पूर्ववत होण्यास, तसेच स्तन्य शुद्ध राहण्यास मदत मिळते. अहळीवदेखील पोषक आणि स्तन्य प्रवर्तनास मदत करणारे असतात. म्हणून अहळिवाची दूध-साखर, तुपासह बनवलेली खीर किंवा अहळीव-नारळाचा लाडू खावा.

'समानाने समानाची वृद्धी' या न्यायानुसार पुरेसे स्तन्य येण्यासाठी बाळंतिणीने पुरेसे दूध पिणे गरजेचे आहे. दिवसातून दोन-तीन वेळा कपभर दुधात शतावरी कल्प टाकून घ्यावे. पंचामृत, रात्रभर पाण्यात भिजवलेले बदाम सोलून खाणे चालू ठेवावेतच. या सर्व गोष्टींचा स्त्रीला स्वतःला तर उपयोग होतोच; पण स्तन्यामार्फत बाळालाही होतो.

बाळंतिणीने जेवणाच्या वेळा नियमित ठेवाव्या आणि तृप्ती होईल पण पोट जड होणार नाही अशा प्रमाणात जेवावे.

बाळंतिणीने तुपाची फोडणी दिलेल्या फळभाज्या खाव्यात असे काश्यपसंहितेत सांगितलेले आहे.

घृतभृष्टानि कूष्माण्डमूलकैर्वारुकाणि च ।

...काश्यपसंहिता खिलस्थान

नुसत्या भाज्याच नव्हे तर आमटी किंवा सूप करतानाही तुपाची फोडणी असावी. आमटीसाठी शक्यतो मुगाची डाळ, अधूनमधून तुरीची डाळ वापरावी. आमटीमध्ये मोड आलेल्या मेथ्या टाकणेही चांगले. कोहळा, दुधी, घोसाळी, दोडके, तोंडली, कारले, पडवळ, परवर, भेंडी वगैरे फळभाज्या उत्तम होत. अधूनमधून उकडलेल्या बटाट्याची भाजीही खाता येईल. पालक, तांदुळजा, माठ, मेथी यांसारख्या पालेभाज्या अधे मधे खाव्यात.

कुलत्थयूषः सस्नेहलवणाम्लस्ततः परम् ।

...काश्यपसंहिता खिलस्थान

काश्यपांनी बाळंतिणीला तुपाच्या फोडणीवर आमसूल टाकून केलेले कुळथाचे सूप अधूनमधून द्यावे, असे सांगितले आहे. कुळीथ वातशामक व गर्भाशयाची शुद्धी करणारे असतात. याने बाळंतवात होण्यास प्रतिबंध होतो. आठवड्यातून दोन-तीन वेळा कुळथाचे सूप घेणे चांगले. याशिवाय वर उल्लेख केलेल्या भाज्यांचे मुगाचे सूप घेणेही चांगले.

कोशिंबिरीसाठी काकडी, गाजर, मुळा, बीट आदी भाज्या वापरता येतात. यातील गाजर व बीट वाफवून घेतलेले असावे. मोड आणून वाफवलेले मूगही कोशिंबिरीसाठी वापरता येतात. जेवणामध्ये किंवा मधल्या वेळेला एखाद्या वेळी सफरचंद, डाळींब, पपई, शहाळे, गोड द्राक्षे खायला हरकत नाही. बाळंतिणीचे खाणे सात्विक आणि साध्या पद्धतीने बनविलेले असावे. जेवण चविष्ट अवश्य असावे; पण झणझणीत व मसालेदार नसावे.

आयुर्वेदामध्ये बाळंतिणीसाठी 'मुद्गयूषयोग' नावाचा एक विशेष योग सांगितला आहे,

वह्नौ तप्तेन लोहेन मुद्गयूषं सुवापितम् ।
पीत्वेवं सूतिका नारी सर्वव्याधिन् व्यपोहति ॥ *...वंगसेन स्त्रीरोग*

अग्नीवर तापविलेले लोखंड मुगाच्या कढणात बुडवावे. असे हे कढण सूतिकेने सेवन केले असता तिचे सर्व रोग दूर होतात, तसेच तिचे रोगांपासून रक्षण होते. लोखंडाच्या पळीने वरून फोडणी देतात. त्यामधूनही हे साध्य होऊ शकते.

आमटी, सूप वगैरे पदार्थांना अशी वरून फोडणी द्यावी. फोडणी दिल्यावर तापलेली पळीही आमटी-सूपमध्ये बुडवावी. भाजी करतानाही लोखंडाची कढई, पोळ्या-भाकरी-फुलका करण्यासाठी लोखंडी तवा वापरणे चांगले. असे लोखंडाचा संस्कार झालेले अन्न खाल्ल्याने शरीरातील लोहतत्त्वाची उणीव भरून यायला मदत होते.

जिऱ्यामध्ये गर्भाशयाची शुद्धी करण्याचे गुण असल्याने, बाळंतिणीसाठी तुपाच्या फोडणीत जिरे टाकून पदार्थ बनवावेत. हळद जंतुघ्न, स्तन्यशुद्धीकर व रक्तशुद्धीकर असल्याने हळदीचाही भरपूर वापर करावा. याखेरीज धणे पूड, मेथ्या, आले, ओले खोबरे, आमसूल, ओवा, हिंग, मिरी, दालचिनी, तमालपत्र, कोथिंबीर, चवीपुरती मिरची आदी पदार्थांचा वापर बाळंतिणीच्या आहारात करावा. दुपारच्या जेवणानंतर वाटीभर ताक जिरे पूड, शहाजिरे पूड आणि सैंधव टाकून घ्यावे.

उष्णोदकोपचारं च स्वस्थवृत्तमतः परम् । *...काश्यप चिकित्सास्थान*

बाळंतिणीने उष्ण म्हणजे उकळलेले परंतु सहज पिता येईल, असे गरम पाणी प्यावे. दिवसभर लागणारे पाणी रोज सकाळी २० मिनिटे उकळावे आणि थर्मासमध्ये भरून ठेवून गरज पडेल तेव्हा प्यावे. याने पचन व्यवस्थित राहते, पोट पूर्ववत राहायला, तसेच अतिरिक्त चरबी कमी व्हायला मदत मिळते. कडक उन्हाळ्याच्या दिवसात गरम पाणी पिणे शक्य नसल्यास उकळून सामान्य तापमानापर्यंत गार केलेले पाणी पिणे योग्य ठरते; पण हिवाळा व पावसाळ्यात बाळंतिणीने कमीत कमी सव्वा महिना गरमच पाणी प्यावे.

बाळंतिणीला जेवणानंतर मुखशुद्धीसाठी ओवा, बाळंतशोपा, बडीशेप, तीळ, खोबरे भाजून घेऊन चवीपुरते सैंधव घालून तयार केलेले मिश्रण द्यावे. याने पचन व्यवस्थित होते, वात सहजपणे सरतो आणि स्तन्यशुद्धीसाठीही मदत मिळते.

बाळंतिणीने हे खाणे टाळावे

चवळी, पावटा, वाल, छोले, हरभरा वगैरे जड कडधान्ये सिमला मिरची, गवार, कांद्याची पात, कोबी, फ्लॉवर वगैरे वातूळ भाज्या, कांदा, लसूण, वांगे, अंडे, मांसाहार, शिळे अन्न वगैरे तामसिक पदार्थ बाळंतिणीने टाळावेत. मांसाहार पचायला जड असल्याने शक्यतो बाळंतिणीने टाळलेलाच बरा. मांसाहार घ्यायचाच झाला तर प्रसूतीनंतर १५ दिवसांनी मांसाहारी सूप घेता येईल. अंडे मात्र पूर्णतः वर्ज्यच समजावे. आंबट दही, लस्सी, श्रीखंड, आंबवलेले पदार्थ, कैरीचे लोणचे, अननस, चिंच वगैरे आंबट फळे, फ्रीजमधील पाणी, शीतपेये, आइस्क्रीम वगैरे गार पदार्थ, फणस, सीताफळ, सुरण वगैरे जड पदार्थ, पावभाजी, पाणीपुरीसारखे फास्ट फूड हे पदार्थही बाळंतिणीला वर्ज्यच समजावेत.

कधी कधी स्त्रीची प्रकृती, स्त्री राहते त्या जागेचे हवामान, ती प्रसवते तो ऋतू या सर्व गोष्टींचा विचार करून आहार-आचरणात थोडे बदल केलेले आढळतात. उदा. उत्तर भारतातील हवामान लक्षात घेता बाळंतिणीला चिंच अजिबात चालत नाही; पण दक्षिण भारतात बाळंतिणीला चिंचेचा कोळ दिला जातो; परंतु बाळंतिणीने आहाराच्या बाबतीत काळजी घ्यावी ही धारणा संपूर्ण जगभर प्रचलित दिसते.

- **बाळंतिणीच्या आणि स्तन्यपान करणाऱ्या बाळाच्या आरोग्यासाठी बाळंतिणीला अपचन होणार नाही याची सर्वतोपरी काळजी घेणे आवश्यक असते.**
- **बाळंतिणीच्या आहारात घरगुती लोणकढे तूप, घरचे ताजे लोणी, डिंक यांचा आवर्जून समावेश असावा.**
- **बाळंतिणीने शक्यतो उकळलेले गरम पाणीच प्यावे.**
- **बाळंतिणीने पहिल्या पंधरा दिवसांत मांसाहार पूर्णपणे टाळावा आणि शक्यतो नंतरही मांसाहार करणे टाळावे.**
- **स्तन्यशुद्धीसाठी हळद, मेथ्या, बाळंतशोप, शहाजिरे आणि ओवा यांचा समावेश बांळतिणीच्या रोजच्या आहारात असावा.**

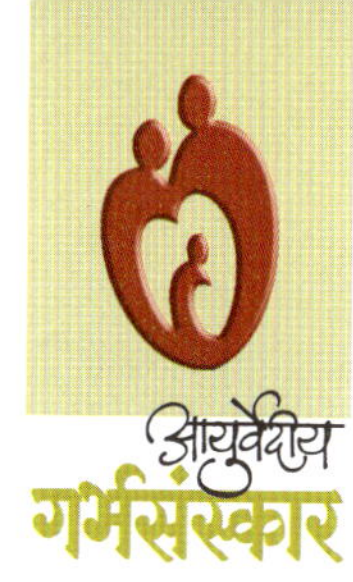

बाळंतिणीचे आचरण

आहार, औषध आणि आचरण या त्रिसूत्रीचा अवलंब आयुर्वेदशास्त्राने प्रत्येक ठिकाणी केलेला आढळतो. प्रसूत स्त्रीसुद्धा याला अपवाद नाही. सूतिकेने आचरणाच्या बाबतीत काय पथ्य पाळावे हे सांगताना सुश्रुताचार्य सांगतात,

क्रोधायासमैथुनादीन् परिहरेत् ।

...सुश्रुत शारीरस्थान

क्रोध, शोक, शारीरिक श्रम, मैथुन, दिवसा झोपणे, उंच स्वरात बोलणे, वाहनातून प्रवास करणे, फार वेळ बसून राहणे, फार चालणे, थंड गोष्टींच्या संपर्कात राहणे, वाऱ्यात जाणे, उन्हात जाणे, अति प्रमाणात आणि विरुद्ध आहार म्हणजे प्रकृतीला प्रतिकूल आहार करणे प्रसूत स्त्रीने टाळावे. या सर्व क्रिया वातदोष वाढविणाऱ्या असल्याने किमान पहिला सव्वा महिना पूर्णतः टाळाव्यात. नंतरही त्रास होईल इतक्या प्रमाणात करू नयेत.

क्रोध, शोक वगैरे मानसिक असंतुलनामुळे स्त्रीच्या स्तन्योत्पत्तीवर परिणाम होऊ शकतो. अनेकदा प्रत्यक्षात पाहण्यात येते की, बाकी आहार, औषधे व्यवस्थित असली तरी घरात काही ताण उत्पन्न झाला तर त्याचे पर्यवसान दूध कमी होण्यात होते. म्हणून बाळ अंगावर पीत असेपर्यंत, किमान सुरुवातीचे तीन-चार महिने तरी स्त्रीची मनःस्थिती संतुलित आणि आनंदी राहील, याची काळजी घ्यावी. बरोबरीने शतावरी कल्प घेणे, अहळिवाचे लाडू-खीर खाणे असे पूर्वी पाहिलेले उपाय नियमित करावेत.

बाळंतपणानंतर स्त्रीची शरीरशक्ती पूर्ववत होईपर्यंत, म्हणजे साधारणतः प्रसवानंतर किमान सव्वा महिना मैथुन न करणेच चांगले.

दिवसा झोपण्याने कफ-पित्तदोष वाढतो. त्याचा परिणाम स्तन्य बिघडण्यात होऊ शकतो. म्हणून बाळ स्तन्यपान करत असेपर्यंत दिवसा झोपू नये. फार वेळ बसून राहिले असता कंबर आणि ओटीपोटात वेदना होतात. थंड गोष्टींच्या संपर्कात आल्यास म्हणजे थंड पाण्याने अंघोळ, भांडी धुणे, कपडे धुणे किंवा सतत ए.सी. वा कूलरमध्ये राहणे, पंख्याचा सरळ झोत अंगावर येईल, असे बसणे यामुळे आधीच असंतुलित असलेला वातदोष अधिकच बिघडतो आणि वातव्याधींना जन्म देऊ शकतो. अंग दुखणे, सांधे जखडणे व दुखणे; कंप भरणे आदी त्रास सुरू होऊ शकतात. वाऱ्यात वा उन्हात जाण्याने अनुक्रमे वात तसेच पित्तदोष असंतुलित होऊन त्वचा काळवंडणे, रुक्ष होणे, ताप येणे वगैरे त्रास होऊ शकतात. पहिले दहा दिवस तर बाळंतपणानंतर स्त्रीने कानाला-डोक्याला स्कार्फ बांधूनच ठेवायचा असतो. नंतरही सव्वा महिना कानात कापसाचा बोळा ठेवणे चांगले. घराबाहेर जायचे असल्यास किंवा वारा लागण्याची शक्यता वाटल्यास अवश्य स्कार्फ बांधावा.

बाळंतपणानंतर बहुतेक स्त्रियांचे पोट सुटते, वजन वाढते आणि बांधा बिघडतो. याचे कारण बाळंतपणानंतर घ्यायची काळजी पुरेशा प्रमाणात व योग्यप्रकारे घेतली जात नाही. पाळी सुरू झाली की, लगेच दिवस राहायला नकोत यासाठी घेतल्या जाणाऱ्या संततिनियमनाच्या गोळ्या आणि औषधांनी यात भरच पडते. प्रत्यक्षातही अनेक वेळा अशा प्रकारचे काहीही चुकीचे आचरण स्त्रीकडून केले गेले तर तिला दीर्घकाळपर्यंत चालणारे, बरे व्हायला अवघड, कंबर-पाठदुखी, संधिवात, आमवात, कृशता, उच्च रक्तदाब वगैरे विकार होताना दिसतात. शिवाय गर्भाशय पूर्ववत झाले नाही किंवा स्त्रीचे हॉर्मोन्स संतुलित झाले नाहीत, तर पुन्हा दिवस राहण्यास अडचण येऊ शकते अथवा पुढच्या

मुलाच्या तब्येतीवर दुष्परिणाम होऊ शकतो. वेळेवारी योग्य काळजी घेतल्याने आपण हे टाळू शकतो. काश्यपसंहितेत हीच गोष्ट अत्यंत समर्पक उदाहरणाने पटवून दिलेली आहे. सूतिकेचे उपचार सांगून झाल्यावर शेवटी काश्यपाचार्य म्हणतात,

यथा च जीर्णं भवनं सर्वतः श्लथबन्धनम् ।
वर्षवातविकम्पानामसहं स्यात्तथाविधम् ॥
तथा शरीरं सूतायाः खिन्नं प्रसवणश्रमैः ।
वातपित्तकफोत्थानां व्याधीनां असहं भवेत् ॥

...काश्यपसंहिता खिलस्थान

ज्या प्रमाणे एखादे खिळखिळे झालेले जुने घर मुसळधार पाऊस, सोसाट्याचा वारा किंवा भूकंप सहन करू शकत नाही त्या प्रमाणेच प्रसूत स्त्री क्षीण झालेली असल्याने वात-पित्त-कफ दोषांच्या असंतुलनाने झालेले व्याधी सहन करू शकत नाही. म्हणून तिला कोणताही रोग होऊच नये यासाठी आधीपासूनच काळजी घ्यावी.

आई बनणे ही स्त्रीच्या आयुष्यातील सर्वाधिक आनंदाची घटना असते, मात्र हा आनंद खऱ्या अर्थाने तेव्हाच अनुभवता येतो जेव्हा तिचे आणि बाळाचे आरोग्य व्यवस्थित राहील. त्यासाठी असे थोडेसे प्रयत्न करायची, काही दिवस नियमाने आहार-आचरण करण्याची तयारी ठेवायला हवी.

बाळंतिणीने विश्रांती घेणे अत्यावश्यक असते हे खरे, तरीही सव्वा महिन्यानंतर थकवा येणार नाही एवढ्या प्रमाणात घरच्या घरी, गच्चीत किंवा अंगणात थोडे-फार चालायला हरकत नसते.

संपूर्ण गरोदरपणात गर्भवतीचे वजन साधारण १० ते १२ किलो वाढलेले असते. बाळंतपण झाल्यावर लगेचच तिचे वजन साधारण ६ किलो कमी होते. उरलेले वजन क्रमाक्रमाने कमी होण्यासाठी सात-आठ महिने लागू शकतात. प्रत्यक्षात बऱ्याचदा असे पाहण्यात येते की, अनेक स्त्रियांना प्रसूतीनंतरचे वजन कमी करण्याची घाई असल्याने त्या आधुनिक व्यायाम प्रकार, उदा. जिममध्ये जाणे, ॲरोबिक्स करणे यांसारखे दमछाक होईपर्यंत व्यायाम करायच्या मागे लागतात. याने वजन कितपत कमी होते आणि कमी झाल्यास किती काळ टिकते हा एक संशोधनाचा विषय ठरेल, मात्र यामुळे शरीरशक्ती निश्चित कमी होते. नऊ महिने हळूहळू वाढलेले वजन क्रमाक्रमानेच कमी होणे रास्त असते आणि त्यासाठी नैसर्गिक मार्गानेच प्रयत्न करणेच श्रेयस्कर असते.

तीन महिन्यांनंतर संतुलन क्रिया स्थैर्य, संतुलन क्रिया विस्तारण, पवनमुक्तासन, विष्णुशयनासन, नौकासन, परिवर्तित चक्रासन, संतुलन क्रिया समर्पण, सूर्यनमस्कार यांसारखी साधी सोपी योगासने जमेल त्याप्रमाणे करायला हरकत नाही. या सर्व आसनांनी शरीरबांधा पूर्ववत व्हायला मदत होते आणि शरीरशक्तीही टिकून राहते. बरोबरीने 'संतुलन भस्त्रिका' करण्याने पोट, मांड्या, नितंब, कंबर वगैरे पूर्ववत व्हायला मदत होते.

बाळंतिणीने खालील आसनांचा नियमित अभ्यास केल्यास उत्तम लाभ मिळतात.

पर्वतासन

या आसनाची शेवटची स्थिती पर्वतासमान दिसते म्हणून याला 'पर्वतासन' असे म्हणतात. याच्या अभ्यासाने मेरुदंड,

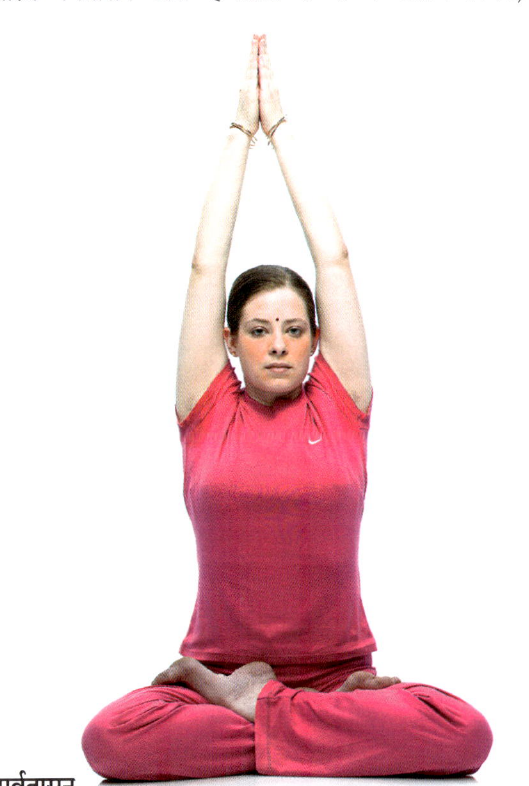

पर्वतासन

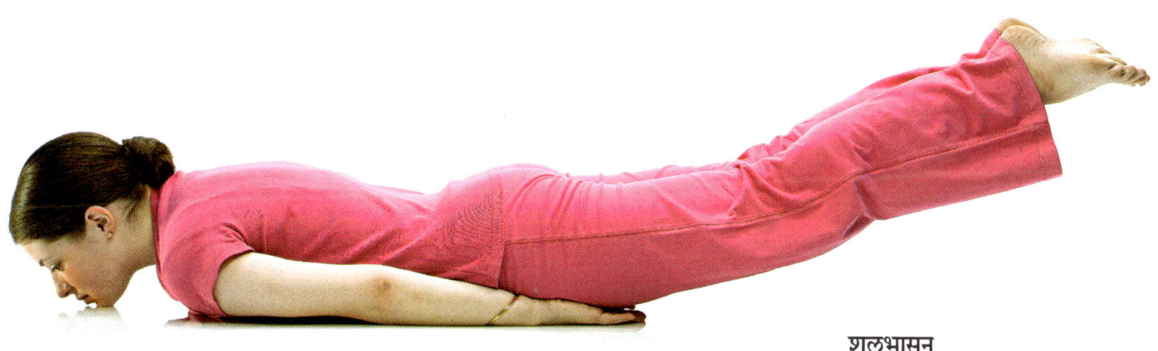

शलभासन

डायफ्रॅम व बरगड्यांच्या स्नायूंची लवचिकता वाढते, पचनक्रिया सुधारते. गरोदरपणात हे आसन नियमितपणे केल्यास सुलभ प्रसूतीला मदत होते, तसेच बाळंतणानंतर पोट कमी व्हायला मदत होते

१. पद्मासन, अर्धपद्मासन किंवा सुखासनात बसावे.

२. दोन्ही हात छातीसमोर 'नमस्ते'च्या स्थितीत जोडावेत.

३. श्वास आत घेत घेत, तळवे एकमेकाला जोडलेले असतानाच हात हळूहळू डोक्यावर करावेत, ज्यायोगे दंडांचा कानाला स्पर्श होईल. हात जास्तीत जास्ती वर ताणावेत. आपल्या क्षमतेनुसार या स्थितीत राहावे.

४. श्वास सोडत, हात हळूहळू खाली आणून गुडघ्यांवर ठेवावेत व पूर्वस्थितीला यावे.

शलभासन

या आसनाच्या अभ्यासाने पाठीचे, पोटाचे व कंबरेचे स्नायू बळकट होतात, पचनक्रिया सुधारते. पोट कमी होते. स्थूलता कमी होते. मासिक पाळीसंबंधीच्या तक्रारी कमी होतात.

१. पोटावर झोपावे, दोन्ही पाय एकमेकांशी जुळलेले असावेत.

२. दोन्ही हात शरीराच्या बाजूला मांड्यांखाली ठेवावेत. हाताचे तळवे आकाशाकडे असावेत. हनुवटी जमिनीला टेकलेली असावी.

३. श्वास घेत घेत, कंबर व नितंबाच्या स्नायूंचे आकुंचन करून दोन्ही पाय शक्य तेवढे वर उचलावे. हनुवटी जमिनीला टेकलेली राहील याकडे लक्ष द्यावे. या स्थितीत, आपल्या क्षमतेनुसार श्वासाची तीन ते पाच आवर्तने करावी.

५. हळू हळू पाय खाली आणावेत.

या आसनाची तीन ते पाच आवर्तने करावीत

सूचना - हे आसन एकदम करणे जमत नसल्यास, प्रथम काही दिवस एका पायाने करावे.

संतुलन क्रिया विस्तारण

या क्रियेच्या अभ्यासाने पाठीचा कणा लवचिक व मजबूत होतो, कंबर सशक्त होते, वायू सहजपणे सरतो, वाढलेले पोट कमी व्हायला मदत होते व पचनेंद्रियांची क्षमता वाढते.

१. वज्रासनात बसावे.

२. पुढे वाकून कोपरात दुमडलेल्या हातांवर

विस्तारण

शरीराचा भार घेऊन पोटावर झोपावे, दोन्ही हात जमिनीशी काटकोनात असून तर्जनी कानामागच्या हाडांवर व उरलेली तिन्ही बोटे गालांवर असावीत. दोन्ही पाय एकमेकांशी जुळलेले असावेत. नजर समोर असावी.

३. डोळे मोठे करावेत व तोंडाचा मोठा 'आ' करावा. या स्थितीत स्नायूंवर कुठल्याही प्रकारचा ताण येऊ देऊ नये.

४. अजगर आपले भक्ष्य ओढून घेत आहे अशी कल्पना करून तोंडाने सावकाशपणे श्वासोच्छ्वास करावा. श्वासोच्छ्वास करताना श्वास आत घेण्याच्या व बाहेर सोडण्याचा आवाज येणे अपेक्षित आहे.

५. आपल्या क्षमतेनुसार या स्थितीत राहून उलटक्रमाने पूर्वस्थितीला यावे.

पवनमुक्तासन

या आसनाच्या अभ्यासाने, पवन म्हणजे वायू (गॅसेस्) मुक्त होतात म्हणून याला 'पवनमुक्तासन' म्हणतात. याच्या अभ्यासाने पचनक्रिया सुधारते, पोट नीट साफ होते, पाठदुखी व कंबरदुखी कमी होते आणि गर्भाशयाचे कार्य सुधारते.

१. पाठीवर सरळ झोपावे. दोन्ही हात शरीराच्या बाजूला सरळ ठेवावेत. हाताचे तळवे जमिनीला टेकलेले असावेत.

२. पाय गुडघ्यात दुमडून ९० अंशांपर्यंत वाकवावेत.

३. दोन्ही हातांची बोटे एकमेकात गुंतवून गुडघे पकडावेत.

४. श्वास सोडत सोडत, पाय पोटाकडे आणावेत.

५. हळूहळू आपल्या क्षमतेनुसार मान वर उचलून गुडघ्यांना टेकवण्याचा प्रयत्न करावा.

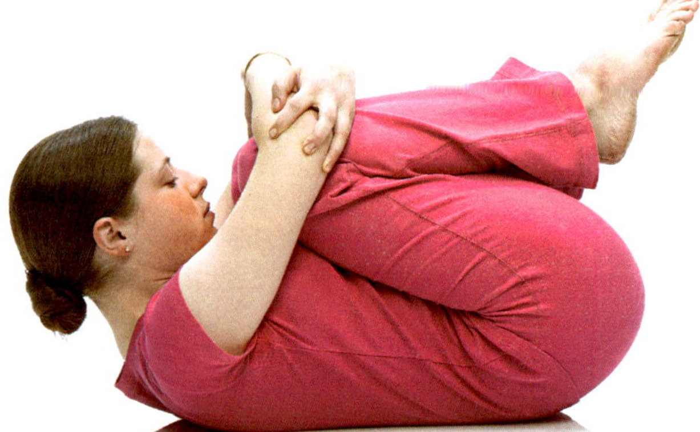
पवनमुक्तासन

आपल्या आवश्यकतेनुसार दिवसातून कितीही वेळा हे आसन करता येते.

संतुलन क्रिया स्थैर्य

या क्रियेच्या नियमित अभ्यासाने पाठीचा कणा लवचिक होतो, पिच्युटरी ग्रंथीला उत्तेजना मिळते, पचनक्रिया सुधारते व वाढलेले पोट कमी व्हायला मदत मिळते.

१. पायात सुमारे १५ ते २० सें. मी. अंतर ठेवून ताठ उभे राहावे. पंजे थोडे फाकलेले असावेत. हात शरीराच्या दोन्ही बाजूला सरळ असून, मूठ वळलेली असावी.

२. पाय जमिनीवर घट्ट रोवलेले असावेत.

३. श्वास आत घेत, दोन्ही पायांच्या टाचा वर उचलून पायाच्या चवड्यांवर उभे राहावे. टाळूला दोर बांधून आपल्याला जणू कोणी वर ओढत आहे, अशी कल्पना करावी.

४. पोट आत व वर ओढून श्वास आत कोंडून धरावा. या वेळी लक्ष सहस्राधारचक्रावर केंद्रित करावे. आपल्या क्षमतेनुसार या स्थितीत राहावे.

५. श्वास हळूहळू बाहेर सोडत, पोटावरचा ताण कमी करून टाचा जमिनीला टेकवाव्यात.

या क्रियेची सहा-सात आवर्तने करावीत.

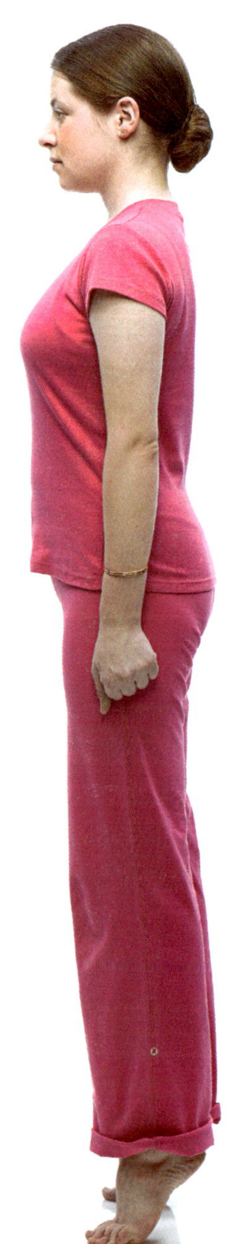
स्थैर्य

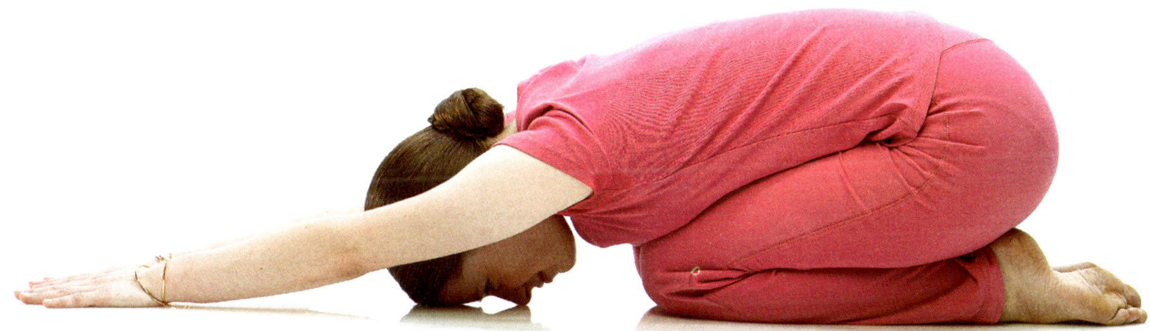

समर्पण

संतुलन क्रिया समर्पण

या क्रियेच्या नियमित अभ्यासाने पाठीचा कणा लवचिक होतो, मानेला व्यायाम होतो, पचनक्रिया सुधारते, कंबर कमी व्हायला मदत होते व वायू सहजपणे सरतो. या क्रियेने समर्पणाची भावना निर्माण होते.

१. वज्रासनात बसावे. हात छातीसमोर 'नमस्ते'च्या स्थितीत जोडावेत व श्वास पूर्णपणे आत घ्यावा.

२. हात जोडलेल्या स्थितीतच ठेवून शरीरासमोर सरळ करावेत. या वेळी अंगठे बाकीच्या बोटांशी काटकोनात असावेत.

३. थोडेसे पुढे वाकून बोटे जमिनीला टेकवावीत. या वेळी पाठीचा कणा सरळ असावा.

४. नजर हाताच्या अंगठ्यांच्या टोकावर ठेवावी व श्वास हळूहळू बाहेर सोडत बोटांची टोके जमिनीवर टेकवूनच हात शक्य तेवढे पुढे सरकवावे. या वेळी पोट व छाती मांड्यांना टेकलेली असावी.

५. श्वास पूर्णपणे बाहेर सोडून हात थोडेसे फाकवून डोके जमिनीला टेकवावे. या वेळी श्वास पूर्णपणे बाहेर सोडलेला असावा व हात सरळ असावेत.

याच स्थितीत क्षण-दोन क्षण राहावे.

६. नजर अंगठ्यांच्या टोकावर ठेवावी व श्वास हळूहळू आत घेत हात जमिनीलगत ठेवून शरीराकडे सरकवत सरळ व्हावे.

७. ताठ बसून हात छातीसमोर 'नमस्ते'च्या स्थितीत आणून श्वास पूर्णपणे बाहेर सोडावा.

या क्रियेची सहा-सात आवर्तने करावीत

सूचना - मानेचे काहीही त्रास असल्यास, मान वर न उचलता हे आसन केल्यास चालू शकते. यानेही आसनाचे लाभ काही प्रमाणात मिळू शकतात.

बाळंतपणानंतर ही सगळी काळजी घेणे स्त्रीसाठी का आवश्यक आहे हे, आयुर्वेदात या शब्दात सांगितले आहे,

एवं हि गर्भवृद्धि-क्षपित-शिथिल-सर्वशरीरधातुप्रवाहण-वेदना-क्लेद-रक्तनिस्रुत विशेषशून्यशरीराच्च पुनर्नवी भवति । *...सुश्रुत शारीरस्थान*

गर्भारपणात गर्भवृद्धीमुळे कृश झालेली, शरीरातील सर्व शरीरधातू शिथिल झालेली, प्रसवाच्या कळांमुळे थकलेली, प्रसवानंतर मोठ्या प्रमाणात रक्तस्राव झाल्याने अशक्त झालेली स्त्री जर या नियमांचे आचरण करेल, तर पुन्हा पूर्वीप्रमाणे नवीन अर्थात तरुण होईल. स्त्रीची शारीरिक शक्ती पूर्ववत झाल्यावर, स्त्रीची मासिक पाळी नियमित झाल्यावर व पहिल्या बाळाने स्तन्यपान करायचे थांबवले की, दुसऱ्या अपत्यासाठी प्रयत्न करायला हरकत नसते. पूर्वी सांगितल्याप्रमाणे पाळी सुरू न होताच पुन्हा दिवस राहणे (ब्लाइंड प्रेग्नन्सी) चांगली नसते.

प्रसूतीनंतर पहिली पाळी साधारण सात-आठ महिन्यांनी येणे सर्वांत चांगले. याच्या अगोदर पाळी सुरू झाली, तर स्तन्य कमी होते. सामान्यतः स्तन्याची आवश्यकता कमी झाली की, आपोआप पाळी सुरू होते. त्यामुळे सात-आठ

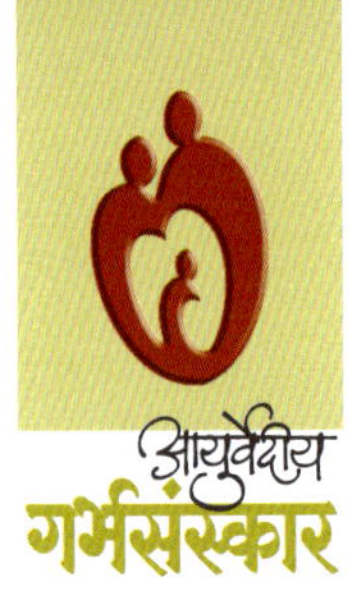

महिन्यांत पाळी न आल्यास पाळी आणण्यासाठी वेगळे प्रयत्न करू नयेत. त्याचा दुष्परिणाम होऊ शकतो.

आजकाल स्त्रियांना पहिले मूल मोठे व थोडे-फार स्वतंत्र झाल्याशिवाय दुसरे बाळ नको असते, मात्र गर्भधारणेच्या दृष्टीने तसेच गर्भाच्या विकासाच्या, तब्येतीच्या आणि नैसर्गिक प्रसूतीच्या दृष्टीने दुसऱ्या अपत्यासाठी फार उशीर करणे हितावह नसते. आयुर्वेदात याविषयी असे सांगितले आहे,

निवृत्तप्रसवायास्तु पुनः षड्भ्यो वर्षेभ्य ऊर्ध्वं प्रसवमानाया नार्याः कुमारोऽल्पायुर्भवति। *...सुश्रुत शारीरस्थान*

म्हणजे बाळंतपण पार पडल्यावर जर स्त्री पुढच्या सहा वर्षांपर्यंत गरोदर न राहता उशिरा गरोदर राहिली तर अपत्य अल्पायू निपजते. प्रत्यक्षातही असे दिसते की, पहिल्या प्रसूतीनंतर पाच-सहा वर्षांपेक्षा अधिक काळ उलट असेल, तर पटकन गर्भधारणा होत नाही किंवा गर्भात वैगुण्य येऊ शकते, गर्भपाताची, तसेच मृतगर्भाची शक्यता अधिक असते आणि प्रसूतीही कष्टकारक होऊ शकतो.

आज समाजात जीवनमूल्यांचे अवमूल्यन होत आहे. भ्रष्टाचार, व्यभिचार, वाईट वागणुकीचे प्रमाण वाढत आहे. मोठ्यांचा सन्मान, नम्रता, शिष्टाचार हे शब्द जणू परके वाटायला लागले आहेत. अशा समाजाला नवतारुण्य व संस्कार लाभण्याकरता 'गर्भसंस्कारा'द्वारा उत्पन्न झालेल्या पिढीची अत्यंत गरज आहे. मुले एक, दोन वा तीन असोत, ती शारीरिक, बौद्धिक व मानसिक या तिन्ही स्तरांवर संस्कारित असणे ही समाजाची गरज आहे. त्यामुळे 'गर्भसंस्कार' गर्भारपणातील एक अविभाज्य अंग म्हणून स्वीकारणे हे नवीन पिढीच्या भविष्याकरता अतिशय गरजेचे आहे!

- **क्रोध, शोक वगैरे मानसिक असंतुलनामुळे स्त्रीच्या स्तन्योत्पत्तीवर परिणाम होऊ शकतो.**
- **बाळंतपणानंतर विश्रांती घ्यायला हवीच, मात्र याचा अर्थ अजिबात हालचाल करू नये, असा मुळीच नाही.**
- **नऊ महिने हळू हळू वाढलेले वजन एका झटक्यात कमी होईल, अशी अपेक्षा ठेवणे चुकीचे आहे. ते सात आठ महिन्यांच्या कालात क्रमाक्रमाने सावकाश कमी झालेलेच बरे.**
- **तीन महिन्यांनंतर साधी व सोपी योगासने करावीत. त्याने शरीरबांधा पूर्ववत व्हायला मदत होते आणि शरीरशक्तीही टिकून राहते.**
- **पहिल्या प्रसूतीनंतर दुसऱ्या मुलाचा विचार करावयाचा असेल, तर त्यांच्यामधील अंतर दोन-तीन वर्षांचे असणेच चांगले.**

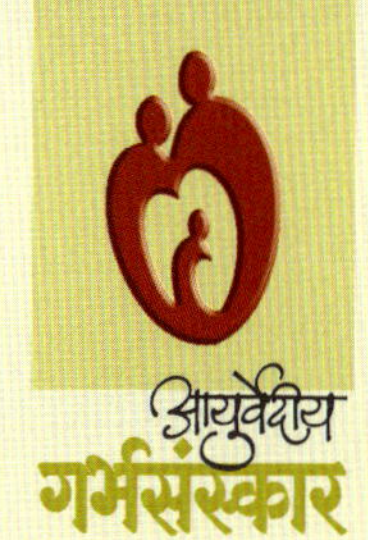

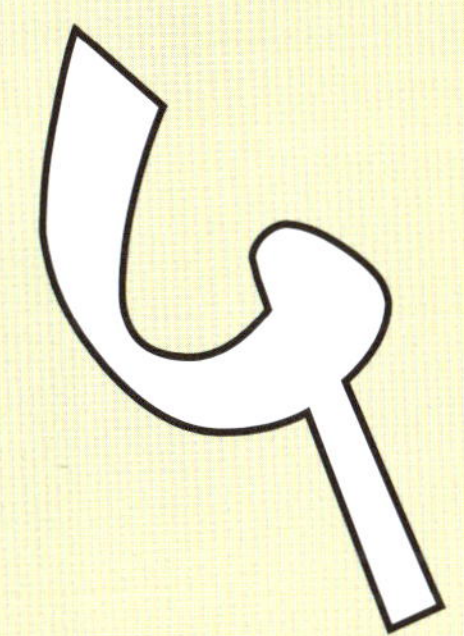

संगोपन बाळाचे...

'लालयेत् पंचवर्षाणि...' अर्थात् वयाच्या पाचव्या वर्षापर्यंत मुलांचे भरपूर लाड करावेत, असे आपले शास्त्र सांगते; पण त्यांचे लाड करायचे म्हणजे नेमके काय? बाळाच्या आरोग्यसंपन्न दीर्घायुष्याची पायाभरणी मजबूत व्हायला हवी यासाठी आहार-विहारापासून औषधांपर्यंत बाळाचे संगोपन कशा पद्धतीने करावे हे तपशीलात जाणून घेणे अनिवार्य आहे...

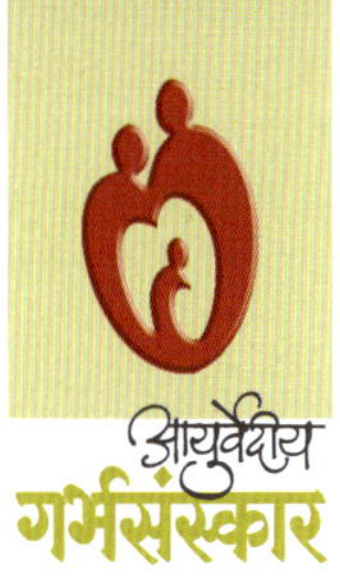

नवजात बालकाची काळजी

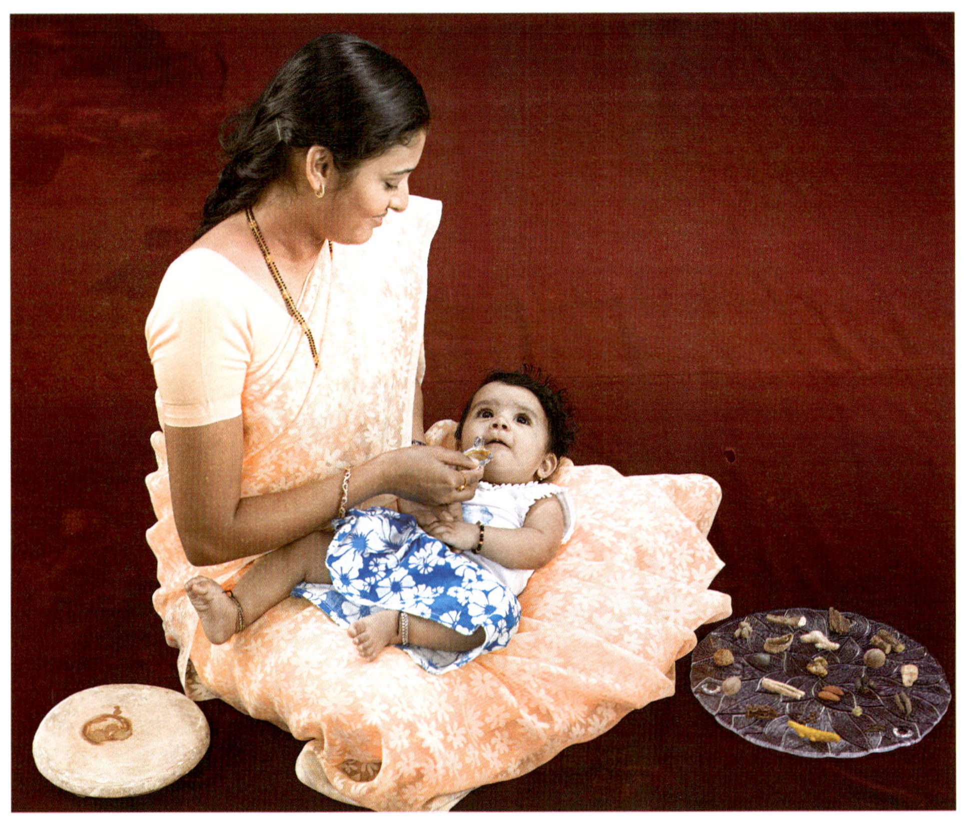

बाळ जन्माला आले की, लगेचच करायच्या गोष्टींना आयुर्वेदात 'जातकर्मसंस्कार' म्हटले आहे. एका बाजूला प्रसूत स्त्रीची काळजी घेणे सुरू असतानाच दुसऱ्या बाजूला नवजात बालकावर हे संस्कार करायचे असतात.

जातकर्मसंस्कार

अथ जातस्योल्बं मुखं च सैन्धव सर्पिषा विशोध्य । *...सुश्रुत शारीरस्थान*

जन्मलेल्या बाळाच्या नाका-तोंडावर गर्भावरण असल्यास ते बाजूला करावे. बाळ बाहेर आले की, पहिला श्वास घेते. बाळाच्या तोंडात कफ साठलेला असल्यास किंवा नाकतोंड आच्छादलेले असल्यास त्याला श्वास घेणे अवघड जाते. हात स्वच्छ धुऊन नख कापलेल्या बोटावर निर्जंतुक कापूस गुंडाळून बाळाचे ओठ, टाळू, जीभ, गालाच्या आतला भाग हळुवारपणे स्वच्छ करावा, यामुळे बाळाच्या तोंडातला कफ स्वच्छ होतो. बाळ रडायला लागले म्हणजे श्वासोच्छ्वासाची क्रिया सुरू झाली असे समजावे. प्रसूतीच्या वेळेला कधी कधी बाळ थकून गेलेले असले तर पटकन रडत नाही. अशा वेळेला त्याला वारा घातला जातो, पाठीवर हलक्या चापट्या मारल्या जातात वा अंगावर पाणी शिंपडले जाते; मात्र अशा उपायांनी बाळ रडले नाही, तर

त्वरित कृत्रिम श्वासोच्छ्वास सुरू करावा लागतो. जन्मल्यावर बाळ लगेच रडणे हे त्याच्या स्वस्थतेचे द्योतक असते.

या प्रकारे बालकाचा श्वासोच्छ्वास योग्य प्रकारे सुरू झाला की त्याच्या उजव्या कानात खालील मंत्र म्हणायला सांगितला आहे.

अङ्गादङ्गात् संभवसि हृदयादभिजायसे ।
आत्मा वै पुत्रनामासि स जीव शरदां शतम् ॥
शतायुः शतवर्षोऽसि दीर्घमायुरवाप्नुहि ।
नक्षत्राणि दिशो रात्रिरहश्च त्वाभिरक्षतु ॥ *...अष्टांगसंग्रह उत्तरस्थान*

या मंत्रात बालकाच्या दीर्घायुष्याची, आरोग्याची व रक्षणाची प्रार्थना केलेली आहे.

प्रथमं प्रमार्जितास्यस्य चास्य शिरस्तालु कार्पासपिचुना स्नेहगर्भेण प्रतिसंछादयेत् । *...चरक शारीरस्थान*

यानंतर बाळाच्या टाळूवर तुपात भिजवलेला कापसाचा छोटा बोळा ठेवला जातो. गरज असल्यास यानंतर बाळाला थोडेसे तूप आणि सैंधवाचे मिश्रण चाटवता येते. यामुळे शिल्लक राहिलेला कफ किंवा प्रसव होताना पोटात गेलेले गर्भोदक बाहेर यायला मदत मिळते.

यानंतर नाळ कापायची असते.

ततो नाभिनाडीमष्टांगुलमायम्य सूत्रेण बद्ध्वा छेदयेत् ।

...सुश्रुत शारीरस्थान

द्वयोरन्तरयोः शनैर्गृहीत्वा तीक्ष्णेन रौक्मराजतायसानां छेदनानाम् अन्यतमेनार्धधारेण छेदयेत् । *...चरक शारीरस्थान*

बालकाच्या नाभीपासून आठ अंगुली अंतरावर (साधारण चार-पाच इंच) नाळ रेशमाच्या धाग्याने घट्ट बांधून मध्ये थोडेसे अंतर ठेवून पुन्हा दुसऱ्या धाग्याने बांधावी आणि दोन्ही बंधनांच्या मध्यात तीक्ष्ण धारेच्या शस्त्राने कापावी. कापायचे शस्त्र तसेच बांधावयाचा धागा आधीपासूनच निर्जंतुक केलेला असावा. नाळेला दोन ठिकाणी बांधण्याची पद्धत अजूनही रूढ आहे, यामुळे रक्तस्राव कमी व्हायला मदत मिळते.

बाळ जोवर श्वास घेत नसते तोवर त्याच्या शरीरात रक्त अपरेमार्फत येत-जात असते. त्यामुळे जन्मल्या जन्मल्या नाळेमध्ये स्पंदन होताना स्पष्ट दिसत असते. बाळाची श्वासोच्छ्वासाची क्रिया सुरू झाली की, बाळाच्या शरीरातून रक्त अपरेकडे जायचे क्रमाक्रमाने कमी होऊन त्याच्या फुप्फुसात जायला लागते. काही मिनिटांतच रक्ताभिसरणाची दिशा संपूर्णतः बदलून रक्त अपरेत जाणे बंद होते. अर्थातच यामुळे नाळेमधील स्पंदन हळूहळू कमी होऊन पूर्णतः थांबते. हीच वेळ नाळ कापण्यासाठी उत्तम असते. या मधल्या वेळात बाळाच्या टाळूवर तुपाचा पिचू ठेवणे, तोंड स्वच्छ करणे वगैरे गोष्टी करता येतात.

बाळाची नाळ कापल्यावर लोंबकळत राहू नये आणि इकडे तिकडे लागू नये म्हणून पोटावर सुती कापडाच्या पटबंधाने बांधून टाकावी. हा पटबंध बाळाच्या अंघोळीनंतर बांधला तरी चालतो.

अथ कुमारं शीताभिरद्भिराश्वास्य जातकर्मणि कृते मधुसर्पिरनन्तचूर्णं अङ्गुल्याऽनामिकया लेहयेत् ।

...सुश्रुत शारीरस्थान

विघृष्य धौते दृषदि प्राङ्मुखी लघुनाऽम्बुना ।
आमथ्य मधुसर्पिभ्यां लेहयेत् कनकं शिशुम् ॥

...काश्यप लेहाध्याय

पूर्व दिशेला तोंड करून, स्वच्छ धुतलेल्या सहाणेवर थोडासे मध आणि तूप घेऊन (नुसता मध घेतला तरी चालतो) त्यात शुद्ध सोने किंचित उगाळावे आणि उजव्या हाताच्या अनामिकेने (करंगळीच्या जवळचे बोट) बाळाला चाटवावे. याप्रकारे आयुर्वेदात सहा महिने बाळाला रोज एकदा सोने चाटवायला सांगितले आहे. याने बाळाचे आयुष्य वाढते, रोगप्रतिकारशक्ती वाढते, प्रज्ञेचा लाभ होतो, ग्रहादि दुष्ट शक्तींपासून रक्षण होते आणि बालक एकपाठी म्हणजे एकदा ऐकलेले लक्षात ठेवू शकेल एवढे बुद्धिमान होते, असे काश्यपसंहितेत सांगितले आहे.

याप्रकारे सोने चाटवल्यानंतर बाळाच्या अंगाला हळुवार हाताने तूप किंवा शतावरी, बला वगैरे औषधांनी सिद्ध केलेले 'संतुलन अभ्यंग (सी.-खोबरेल) तेला'सारखे सौम्य आणि

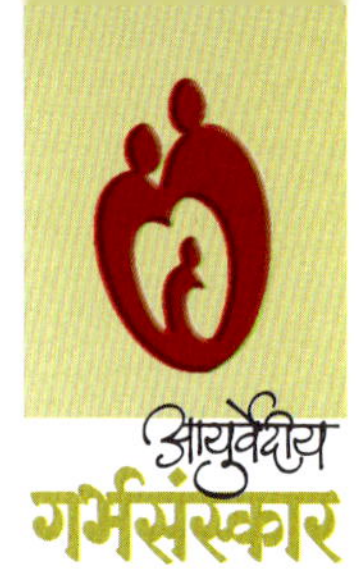

वातशामक तेल लावावे. नवजात बाळाच्या सर्वांगावर एक प्रकारचा चिकट मळ असतो तो अशा प्रकारे तेल वा तूप लावल्याने सहज निघायला मदत मिळते. चिकटपणा सुटण्यासाठी तेलात किंचित सैंधव मीठही घालता येते. यानंतर बाळाला अंघोळ घालायची असते. त्यासाठी पाणी कोमट व स्वच्छ असावे. आयुर्वेदाने बाळाच्या अंघोळीसाठी 'सर्वगन्धोदक' वापरायला सांगितलेले आहे. दालचिनी, तमालपत्र, वेलची, नागकेशर, कापूर, कंकोळ, अगरू, शिलाजित व लवंग ही सर्व किंवा मिळतील तेवढी द्रव्ये पाण्यासह उकळून त्या पाण्याने बाळाला अंघोळ घालावी. अंघोळीच्या पाण्यात या द्रव्यांपासून केलेला काढा टाकला तरी चालू शकेल. हे गंधोदक सुगंधी तर असतेच; पण वातशमन होण्यासाठीही मदत करते.

प्रथम स्तन्यपान

बाळाच्या अंघोळीनंतर त्याला स्तन्यपान द्यायचे असते. प्रसन्न मनाने पूर्व दिशेला तोंड करून बसावे. उजवा स्तन पाण्याने पुसून घ्यावा आणि बाळाला स्तन्यपानासाठी घ्यावे. बाळ-बाळंतीण स्वच्छ झाल्यावर जन्मानंतर साधारण ३०-४० मिनिटांत बाळाला प्यायला घ्यावे. या वेळात प्यायला घेतल्यास बाळ दूध ओढण्याची क्रिया अगदी सहजपणे करू शकते. कारण ही क्रिया बाळाला निसर्गाकडून उपजतच मिळालेली असते. आईचे पहिले दूध हे एक घट्ट रसायन असते व ते बाळाच्या पोटात जाणे आवश्यक असते. बाळाने नीट दूध ओढल्यास स्तन्योत्पत्ती लवकर आणि व्यवस्थित व्हायलाही मदत मिळते. बाळंतिणीला दूध कमी आहे अशा गैरसमजातून या वेळात बाळाला बाटली किंवा वाटी-चमच्यातून बाहेरचे दूध पाजले तर बाळ दूध ओढण्याची नैसर्गिक क्रिया टाळू लागते. त्यामुळे पुढे आई आणि बाळ दोघांनाही त्रास होऊ शकतो. साधारणपणे पहिले दूध पिऊन झाले की, बाळ लगेच झोपते.

स्तन्यपानाची सुरुवात ही बालकाच्या आयुष्यातली 'शुभ' घटना असल्याने सुश्रुत संहितेत यावेळेला एक मंत्र म्हणायलाही सांगितला आहे.

चत्वारः सागरास्तुभ्यं स्तनयोः क्षीरवाहिनः ।
भवन्तु सुभगे नित्यं बालस्य बलवृद्धये ॥
पयोऽमृतरसं पीत्वा कुमारस्ते शुभानने ।
दीर्घमायुः अवाप्नोतु देवाः प्राश्यामृतं यथा ॥

...सुश्रुत शारीरस्थान

हे सुभगे, बालकाच्या बळाची वृद्धी होण्यासाठी चारही सागर तुझ्या स्तनात क्षीर उत्पन्न करोत. हे शुभानने, ज्या प्रकारे देवता अमृतपान केल्यामुळे दीर्घायू झाल्या, तसेच अमृतस्वरूप असे हे स्तन्य पिऊन तुझे बाळही दीर्घायू होवो.

पहिल्या स्तन्यपानाच्या वेळेस कोणी हा मंत्र म्हटल्यास उत्तम, अन्यथा आईने असा भाव तरी मनात ठेवावा.

स्तन्यपानाचे उपयोग

स्तन्यपानाबद्दल येथे थोडेसे सांगायला हवे.

आईच्या स्तनांतून मिळणारे दूध म्हणून त्याला ''स्तन्य'' असे म्हणतात आणि ते दूध पिणे म्हणजे ''स्तन्यपान''. आजकाल या शब्दाचा अपभ्रंश झालेला असून स्तन्यपानाऐवजी ''स्तनपान'' असे म्हटले जाते. ते चुकीचे आहे. अशाच प्रकारे या प्रकरणात जेथे जेथे स्तन्य दोष अथवा स्तन्य दुष्टी असे शब्दप्रयोग झालेले आहेत, तेथे तेथे तो स्तनांचा संदर्भ नसून आईच्या दुधाशी संबंधित उल्लेख आहे हे लक्षात घ्यावे.

अमृताची उपमा दिलेले स्तन्य बाळासाठी पूर्णान्न असते. म्हणूनच 'मातुरेव पिबेत् स्तन्यम्' असे निक्षून सांगितलेले आहे. स्तन्यपानाचे थोडक्यात फायदे असे आहेत.

- स्तन्य बाळाच्या सवयीचे व त्याच्या शरीरात विनासायास स्वीकारले जाणारे असते. त्यामुळेच आरोग्यदायक असते.
- बाळासाठी आवश्यक असणारी सर्व तत्त्वे स्तन्यात असल्याने स्तन्यपानाने बाळाची पुष्टी होते.

■ आई जो काही पौष्टिक आहार, रसायने किंवा औषधे सेवन करते त्याचा साररूपी अंश स्तन्यामार्फत बाळाला मिळतो, त्यामुळे बाळाची प्रतिकारशक्ती, तसेच त्याचा बौद्धिक, मानसिक व शारीरिक विकास सहज आणि उत्तम प्रकारे होतो.

■ बाळ स्तनातून दूध पीत असल्याने, दूध खराब होणे, शिळे असणे, जंतुसंसर्गाने युक्त असणे, फार गरम वा थंड असणे या प्रकारच्या बाहेरच्या दुधाच्या बाबतीत उद्भवू शकणाऱ्या समस्या स्तन्यपानाच्या बाबतीत उद्‌भवण्याचा प्रश्नच येत नाही.

■ आईच्या दुधाबरोबरच तिचे प्रेम बाळाला मिळाल्याने बाळाला सुरक्षित वाटते. ज्याचा त्याला पुढे आयुष्यभर उपयोग होतो.

■ स्तन्यपान केल्याने बाळंतिणीचे आरोग्यही नीट राहते. जोवर बाळ अंगावर पीत असते आणि दूध व्यवस्थित येत असते तोपर्यंत स्त्रीला पाळी सहसा येत नाही. बाळंतपणानंतर पाच-सहा महिन्यांच्या आत पाळी सुरू झाल्यास बाळंतिणीची तब्येत बिघडू शकते.

आधुनिक संशोधनानेही हे सिद्ध झाले आहे की, सुरुवातीपासून आईचे दूध पिणाऱ्या मुलांची रोगप्रतिकारशक्ती उत्तम राहते आणि शरीरपोषणही व्यवस्थित होते.

स्तन्यपान करताना घ्यावयाची काळजी

स्तन्यपानाची प्रक्रिया बाळाला आणि पहिल्यांदा आई बनलेल्या स्त्रीला दोघांनाही नवीन असते व कठीण वाटते, मात्र योग्य काळजी घेऊन योग्य प्रकारे स्तन्यपान दिले तर काही अवधीतच दोघांनाही त्याची सवय होते. पहिले दोन-तीन दिवस बाळाला दुधाची गरज कमी असते. या दिवसात आईचे दूधही घट्ट असते. दिवसेंदिवस स्त्रीच्या स्तनात दुधाची उत्पत्ती भरपूर प्रमाणात होऊ लागते. बऱ्याचदा सुरुवातीच्या काही दिवसांत बाळ तेवढ्या प्रमाणात दूध पिऊ न शकल्याने या जास्तीच्या स्तन्याने स्त्रीच्या स्तनातील शिरा भरतात व स्तनाला सूज आल्यासारखे होऊन स्तन दुखू लागतात. हे जास्तीचे स्तन्य हलक्या हाताने दाबून बाहेर काढणे आवश्यक असते. अन्यथा त्याच्या गुठळ्या होऊन स्तनातील शिरांमध्ये अवरोध निर्माण होतो. त्यामुळे स्त्रीला अस्वस्थता वाटू शकते, ताप येऊ शकतो. काही स्त्रियांमध्ये स्तन्यनिर्मितीची प्रक्रियाही मंदावते. स्तन्य बाहेर काढण्यासाठी गरज भासल्यास ब्रेस्ट पंप वापरता येतो; मात्र वारंवार ब्रेस्ट पंप वापरल्यास स्तनाग्राला ओढ बसून चिरा पडण्याची शक्यता असते.

स्तन्यपान शक्यतो शांत व एकांत ठिकाणी द्यावे. स्तन्यपान देताना स्त्रीने अवघडलेल्या स्थितीत बसू नये. शक्यतो मांडी घालून मऊ आसनावर बसलेले चांगले. दूध पाजताना बाळाला अशा प्रकारे घ्यावे की, त्याचे डोके पोटापेक्षा थोडेसे वर राहील. स्त्रीने बाळावर झुकण्यापेक्षा बाळाला हातामध्ये थोडेसे वर धरावे अन्यथा स्तनाचा दाब बाळाच्या तोंडा-नाकावर येऊन बाळाला श्वासोच्छ्‌वासाला त्रास होऊ शकतो; तसेच दूध पिताना बाळाचा चेहरा पदर किंवा दुपट्याने पूर्ण झाकू नये. यानेही बाळ गुदमरण्याचा संभव असतो. बाळाचा चेहरा झाकला गेल्यास काहीवेळा पुरेसा श्वास घेण्याच्या प्रयत्नात बाळाला तोंडावाटे श्वास घ्यावा लागतो. ही हवा स्तन्यासह पोटात गेल्यास नंतर पोटदुखी, उलटी वगैरे त्रास होऊ शकतात.

बाळाला स्तन्यपान देण्याआधी स्त्रीने स्तन स्वच्छ केलेले चांगले. यासाठी एका स्वच्छ छोट्या भांड्यात उकळलेले पाणी झाकून ठेवावे आणि बाळाला भूक लागली असे समजले की प्रथम पटकन हात धुऊन स्वच्छ निर्जंतुक कापूस पाण्यात बुडवून स्तन, विशेषतः स्तनाग्रे स्वच्छ करावीत व मगच बाळाला प्यायला घ्यावे. अर्थातच प्रत्येक वेळेला नवीन कापूस घ्यावा.

सुरुवातीला बाळाला पाच मिनिटे उजव्या व पाच मिनिटे डाव्या बाजूला स्तन्यपान करवावे. हळूहळू ही वेळ वाढवत वाढवत १० ते १५ मिनिटे स्तन्यपान देता येते. किती वेळ दूध पाजावे याविषयी एक निश्चित नियम सांगता येत नाही. कारण बाळाची भूक, वय, दूध ओढण्याची क्षमता वगैरे गोष्टीनुरूप

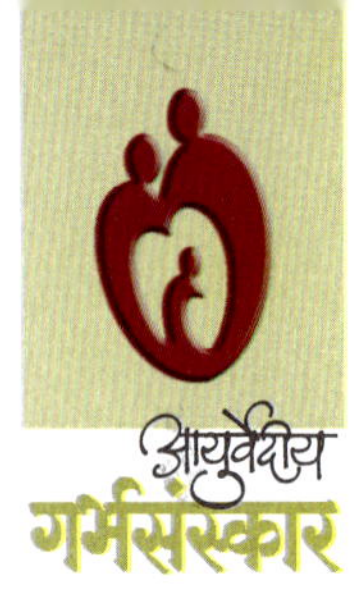

ती बदलत जाते. बहुतेक वेळेला पोट भरले की, बाळ आपोआपच दूध प्यायचे थांबते. एका वेळेला बाळ अंदाजे १५-२० मिनिटे स्तन्यपान करते. अशक्त किंवा लवकर जन्मलेल्या बाळाला मात्र तेवढेच स्तन्य पिण्यासाठी ३०-३५ मिनिटेही लागू शकतात. काही दिवसांच्या अनुभवातून आईला बाळाचे पोट किती वेळात भरते, हे समजू शकते.

स्तन्यपान करताना आईचे लक्ष बाळाकडेच असावे. कधी कधी बाळाला जवळ घेतल्या घेतल्या एकदम अधिक प्रमाणात स्तन्यस्राव होऊ लागतो, ज्यामुळे बाळाला गिळायला त्रास होऊ शकतो. अशा वेळेला स्त्रीने पहिले आणि मधले बोट स्तनाग्राच्या वर-खाली ठेवून हलकासा दाब देऊन स्तन्यप्रवाह नियंत्रित करण्याचा प्रयत्न करावा.

दूध पाजून झाल्यानंतरही स्तनाग्रे पुन्हा स्वच्छ करावीत. दिवसातून एक-दोन वेळा स्तनाग्रावर हलक्या हाताने थोडेसे साजूक तूप लावल्याने ती मृदू व स्निग्ध राहतात, भेगा वगैरे पडणे टाळता येऊ शकते. प्रत्येक वेळेला दूध पाजताना स्तनाचा क्रम बदलत राहावा. म्हणजे एकदा उजव्या बाजूने दूध पाजायला सुरुवात केली असेल तर पुढच्या वेळेला डाव्या बाजूने सुरुवात करावी. असे करण्याने दोन्ही स्तनात स्तन्यनिर्मितीच्या प्रक्रियेत समतोल राहतो.

स्तन्यपान झाल्यानंतर बाळाच्या पोटावर दाब येणार नाही याकडे लक्ष ठेवावे, तसेच बाळाला कडेवर घेऊन पाठीवर हलक्या हाताने थोपटावे. याने ढेकर यायला मदत मिळते आणि सहसा उलटी वगैरे होत नाही.

बाळ जेव्हा जेव्हा दूध मागेल तेव्हा तेव्हा स्तन्यपान देणे चांगले. बहुतेक बाळे सुरुवातीला अडीच-तीन तासांनी व नंतर हळूहळू दर ४-४ तासांनी दूध मागतात; मात्र वेळ झाली असताना बाळ झोपले असेल, तर त्याला उठवायची आवश्यकता नाही. त्याचप्रमाणे बाळ दूध मागत असताना वेळ झालेली नाही या कारणास्तव त्याला प्रतीक्षा करत ठेवू नये. बऱ्याचदा नियमाने दर दोन तासांनी दूध पाजल्याने बाळाला अपचन झाल्याचेही लक्षात येते.

बाळाला पुरेसे दूध मिळते आहे की नाही हा प्रश्नही प्रत्येक आईला पडतो. बाहेरच्या दुधाप्रमाणे आईचे दूध मोजता येत नाही हे खरे; पण, दूध पाजल्यानंतर जर बाळ दोन-तीन तास रडले नाही, योग्य प्रमाणात वजन वाढत गेले तर त्याला पुरेसे दूध मिळते आहे असे समजावे. बाळ शांत झोपत असले, वेळच्या वेळी दूध पीत असले, त्याचे पचन व्यवस्थित असेल आणि त्याची वाढ व्यवस्थित असेल तर बाळाला पुरेसे दूध मिळते आहे असे समजावे.

अनेकदा तान्ह्या मुलांना स्तन्यपान केल्यानंतर एखादी उलटी होते. बऱ्याच स्त्रिया याचा अवाजवी ताण घेताना दिसतात; मात्र जोवर बाळाला वजन कमी होणे, शांत झोप न लागणे, सतत किरकिर करणे असे त्रास होत नाहीत तोपर्यंत यावर उपचार करण्याची आवश्यकता नसते. अशी उलटी झाल्याने बाळाचा अधिक प्रमाणातला कफ बाहेर पडायला आपसूकच मदत मिळते. अशा प्रकारच्या उलट्या बाळ जरा पालथे पडायला-रांगायला लागले की आपोआप थांबतात.

- **बाळ जन्माला आले की लगेचच त्याच्या टाळूवर तुपात भिजवलेला कापसाचा छोटा बोळा ठेवावा, याने बाळाच्या मेंदूला व इतर इंद्रियांना संरक्षण मिळायला मोलाची मदत मिळते.**
- **नवजात बालकाला सोने उगाळलेले मध चाटवावे, जन्मानंतरचा हा पहिला संस्कार बाळाच्या आरोग्याच्या, विकासाच्या दृष्टीने सर्वोत्तम होय.**
- **'मातुरेव पिबेत् स्तन्यम्' बालकासाठी आईचे दूध हा सर्वोत्तम आहार असतो.**
- **जन्मानंतर साधारण ३०-४० मिनिटात प्रथम स्तन्यपान देणे हे बाळ व आई दोघांच्याही दृष्टीने सोपे असते.**
- **बाळाला स्तन्यपान करणे हे बाळंतिणीच्या आरोग्याच्या दृष्टीनेही उत्तम असते.**

स्तन्यदोष

बाळाला पहिले सहा महिने शक्यतो फक्त स्तन्यपानच द्यावे. सहा महिन्यांनी बाहेरचे अन्न सुरू केले तरी वर्ष सव्वा-वर्षापर्यंत स्तन्यपान देत राहावे.

आयुर्वेदाने स्तन्यपानावर इतका भर दिला आहे की काही कारणाने स्वतः आई बाळाला पाजू शकली नाही, तर तिच्याच वयाच्या, तिच्यासारख्या स्वभावाच्या निरोगी स्त्रीची 'धात्री' म्हणून व्यवस्था करायला सांगितलेली आहे.

अगदीच नाइलाज असला आणि आई किंवा धात्री दोघींचेही दूध मिळू शकले नाही तरच गाईचे दूध द्यायला सांगितले आहे. थोडक्यात, बाळाच्या सर्वांगीण आरोग्यासाठी आणि आईच्या प्रकृतीच्या दृष्टीने 'स्तन्यपान' सर्वोत्तम असते. त्यासाठी गरोदरपणापासून शतावरी कल्पासारख्या बहु-उपयोगी रसायनाची योजना करणे आवश्यक आहे. बाळंतपणानंतरही अहळिवाचे लाडू, खीर, शतावरी कल्प घालून दूध, तूप वगैरे गोष्टी घेतल्यास स्तन्योत्पत्तीस मदत मिळते.

आजकाल अनेक तरुण आयांना स्तन्यपान देण्याची इच्छा नसते. अशा वेळेला दूध आटण्यासाठी दिल्या जाणाऱ्या हॉर्मोन्सची औषधे वा इंजेक्शनांचा दुष्परिणाम स्त्रिच्या प्रकृतीवर आणि ताकदीवर झाल्याशिवाय राहत नाही. बाळाला स्तन्यपानापासून वंचित राहावे लागते ते निराळेच. तेव्हा भ्रामक कल्पनांना बळी पडून असा काहीतरी अनैसर्गिक निर्णय न घेणेच चांगले. उलट आई होण्याच्या आनंदाबरोबर स्तन्यपानामुळे कणाकणाने होत जाणारा बाळाचा सर्वांगीण विकासही अनुभवावा.

स्तन्यदोष

स्तन्यपान करणारे बालक संपूर्णतः मातेचा आहार व आचरण यावरच अवलंबून असते. मातेचे खाणे, पिणे, वागणे, बोलणे आदी साऱ्यांचा परिणाम बालकावर होत असतो. म्हणूनच बालकाचे आरोग्य व्यवस्थित राहण्याच्या दृष्टीने मातेने स्वतःची सर्वतोपरी काळजी घ्यावी.

स्तन्य हा बाळाचा पूर्णाहार असतो म्हणूनच स्तन्यात कोणत्याही प्रकारची विकृती नसणे फार गरजेचे असते. आयुर्वेदात शुद्ध स्तन्याची लक्षणे खालीलप्रमाणे दिलेली आहेत.

स्तन्यसम्पत्तु प्रकृतिवर्णगन्धरसस्पर्शम्,
उदकपात्रे च दुह्यमानमुदकं व्येति
प्रकृतिभूतत्वात् तत् पुष्टिकरमारोग्यकरं चेति ।

...चरक शारीरस्थान

- स्तन्य स्वच्छ, पातळ व शीतल (फार गरम नसलेले) असावे.
- त्याचा रंग शंखासारखा पांढरा आणि स्निग्ध असावा.
- चव गोड असावी.
- काचेच्या स्वच्छ पात्रात स्वच्छ पाणी घ्यावे आणि त्यात स्तन्याचे तीन-चार थेंब टाकावेत. जर स्तन्य पाण्यात सहज एकजीव झाले तर ते शुद्ध समजावे.

असे स्तन्य बाळाला आरोग्यकर आणि पोषक असते.

आजकाल बहुतेक स्त्रियांमध्ये स्तन्य कमी तयार होण्याची तक्रार आढळते. याची कारणे अनेक असू शकतात.

क्रोधशोकावात्सल्यादिभिश्च स्त्रियाः
स्तन्यनाशो भवति । *...सुश्रुत शारीरस्थान*

क्रोध, अतिशोक, वात्सल्याचा अभाव, उपवास, अतिव्यायाम, चिंता वगैरे कारणांमुळे स्तन्य कमी प्रमाणात उत्पन्न होते.

आजकाल बहुतेक स्त्रिया नोकरी करणाऱ्या असतात. त्यामुळे त्यांची शारीरिक व मानसिक

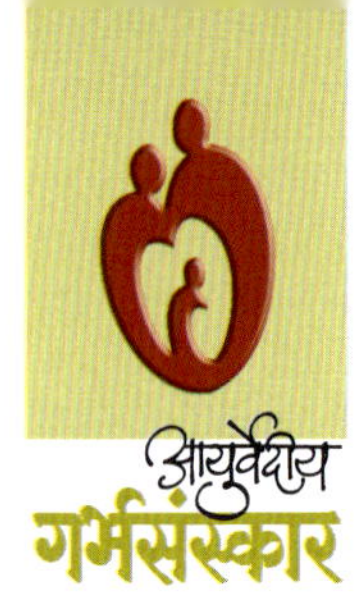

ओढाताण होऊ शकते. शिवाय स्वतःकडे पुरेसे लक्ष द्यायला वेळही नसतो. यामुळे आचरण आणि आहारात योग्य काळजी घेतली जात नाही. परिणामतः स्तन्याची उत्पत्ती पुरेशा प्रमाणात होत नाही. स्तन्य आणि रसधातूचा खूप जवळचा संबंध आहे, असे आयुर्वेदात सांगितले आहे. रसधातू हा पहिला धातू असल्याने आहारातल्या बारीक-सारीक गोष्टींचा आणि मानसिक ताणाचाही रसधातूवर पर्यायाने स्तन्यावरही वाईट परिणाम होताना दिसतो. म्हणून पुढे दिलेल्या आहार-आचरणातील सूचनांबरोबरच स्त्रीला कुठल्याही प्रकारचा मानसिक ताण येणार नाही याकडे लक्ष ठेवणे महत्त्वाचे असते.

स्तन्य थोडेही कमी होते आहे, असे जाणवू लागल्यास बाळंतिणीने खालील उपाय सुरू करावेत.

- शतावरी कल्प घालून दूध पुरेशा प्रमाणात घ्यावे.
- सकाळ-संध्याकाळ अहळिवाची खीर किंवा अहळीव-नारळाचा लाडू खावा.
- शिंगाड्याच्या पिठाचा गूळ घालून केलेला शिरा खाण्यानेही स्तन्य वाढायला मदत मिळते.
- दुपारच्या जेवणात तांदळाची, खसखशीची, रव्याची केशर आणि साखर किंवा गूळ घालून केलेली खीर खावी.
- बरोबरीने घरचे ताजे लोणी-खडीसाखर, साजूक तूप यांचा दुपारच्या आहारात समावेश असावा.

  याखेरीज स्तन्य वाढविण्यासाठी औषधयोजनाही करता येते.
- अर्धा चमचा शतावरी चूर्ण आणि अर्धा चमचा विदारी चूर्ण दुधात घालून घ्यावे.
- पाव चमचा पिंपळी, पाव चमचा सुंठ, पाव चमचा हिरडा चूर्ण, अर्धा चमचा गूळ आणि जरुरीपुरते तूप हे मिश्रण दुधासह घ्यावे.

या उपायांबरोबरच वैद्यांच्या सल्ल्याने 'लॅक्टोसॅन'सारखी स्तन्यवर्धक औषधे घ्यावीत. बाळंतपणानंतर स्तनांचा आकार बेडौल होऊ नये, यासाठी स्तनांनासुद्धा तेलाने मालिश करावे. या उपायानेही स्तन्यवृद्धीस मदतच होते.

स्तन्य कमी होऊ शकते, त्याचप्रमाणे बिघडूही शकते. बिघडलेल्या स्तन्यामुळे बाळाच्या आरोग्यावर दुष्परिणाम होऊ शकतात.

मुळात स्तन्यदुष्टी होऊच नये यासाठी अगोदरपासून प्रयत्न करता येतात.

- बाळंतिणीच्या आहारात पुरेशा प्रमाणात शुद्ध, शक्यतो घरी केलेल्या हळदीचा समावेश करावा. ओली हळद, मिळत असेल तर त्याचे आले-मिठाबरोबर तयार केलेले लोणचे आहारात ठेवता येईल. एरवी भाजी-आमटीमध्ये हळद पुरेशा प्रमाणात वापरावी. हिंग वापरल्यासही स्तन्य शुद्ध राहायला मदत होते.
- भाजी, आमटीच्या फोडणीत मोड आलेल्या मेथ्या टाकल्यानेही स्तन्य शुद्ध राहायला मदत मिळते, तसेच स्तन्योत्पत्तीसाठीही मदत मिळते.
- जिरेसुद्धा स्तन्यशुद्धीकरता उत्तम द्रव्य आहे. यासाठी भाज्यांना जिऱ्याची फोडणी देता येईल. ताकामध्ये जिरे पूड टाकता येईल. भाज्या बनवतानाही जिरे पूड टाकता येईल.
- पूर्वी पाहिल्याप्रमाणे जेवणानंतर मुखशुद्धी म्हणून ओवा, बाळंतशेप, तीळ वगैरे द्रव्यांपासून बनवलेली सुपारी खाण्यानेही स्तन्य शुद्ध राहायला मदत मिळते.
- आठवड्यातून दोन वेळा कुळथाचे सूप घेण्यानेही स्तन्य शुद्ध राहण्यास मदत मिळते. तुपावर जिऱ्याची फोडणी आणि आमसूल टाकून कुळथाचे सूप चविष्ट बनवता येते.
- सुहृद तेलाने स्तनांना नियमित मसाज करावा.

  या प्रकारे काळजी घेतल्यास स्तन्यदुष्टी होणार नाही. तरीही चुकीच्या आहार-आचरणामुळे स्तन्यदुष्टी झालीच तर औषधयोजना करावी लागते.

मातेला अजीर्ण झाल्याने; चुकीचे किंवा फार कडू, खारट वा शिळे अन्न खाल्ल्याने; दुपारी झोपल्याने; पनीर, दही वगैरे पदार्थ खाल्ल्याने; अतिप्रमाणात राग, शोक किंवा ताण आल्याने; खूप जागरण झाल्याने; स्तन्याचा रंग, चव, गंध वगैरे बिघडतात.

उदा. वातदोषामुळे स्तन्य बिघडल्यास स्तन्य किंचित काळसर होते. त्याची चव तुरट-कडवट होते. फेस येतो. असे दूध प्यायल्यास बाळाला अपचन, गॅसेस, मलावरोधाचा त्रास होतो आणि त्याचे वजन नीट वाढत नाही.

पित्तदोषामुळे स्तन्य बिघडल्यास स्तन्य किंचित पिवळसर रंगाचे होते. त्याची चव आंबट, कडू होते आणि स्पर्श गरम जाणवतो. याच्या सेवनाने बाळाला अधिक घाम येतो, जुलाब होतात आणि अंग गरम जाणवते.

कफदोषामुळे स्तन्य बिघडल्यास स्तन्य किंचित खारट, चिकट आणि जड होते. असे स्तन्य पाण्यात टाकल्यास तळाला जाऊन साठते. कफदोषामुळे बिघडलेले स्तन्य बाळाला पाजल्यास, बाळाला अतिप्रमाणात लाळ सुटते, झोप अधिक येते, चेहऱ्यावर सूज येते, अंगाला खाज सुटते व वारंवार सर्दी-खोकला वगैरे त्रास होतात.

स्तन्यदुष्टीवर उपचार

स्तन्यदुष्टीवर योग्य वेळी योग्य उपचार करणे आवश्यक असते.

स्तन्यदुष्टी वातदोषामुळे झालेली असल्यास,

- दशमूलारिष्ट आणि कुमारी आसव कोमट पाण्यात मिसळून घ्यावे, तसेच दशमूलघृत सेवन करावे.
- स्तनांवर दशमूळ, हिरडा आणि ज्येष्ठमध यांचा लेप करावा. यामुळेही स्तन्यशुद्धी होऊ शकते.
- बाळंतिणीने हिंग आणि सैंधव तुपासह घेतल्यास वातदूषित स्तन्यामुळे बाळाचे पोट दुखणे, पोट फुगणे वगैरे त्रास कमी होतात.

स्तन्यदुष्टी पित्तदोषामुळे झालेली असल्यास,

- पंचतिक्तघृत सेवन करावे.
- स्तनांवर चंदन, वाळा, अनंतमूळ अशा पित्तशामक व शीतल द्रव्यांचा लेप करावा.
- वैद्यांच्या सल्ल्याने प्रवाळपंचामृत, कामदुधा, भूनिम्बादि काढा वगैरे औषधे घ्यावीत.

स्तन्यदुष्टी कफदोषामुळे झालेली असल्यास,

- सुंठीचे चूर्ण मध आणि तुपासह सेवन करावे.
- स्तनांवर काडेचिराईत, गुळवेल, त्रिफळा अशा द्रव्यांचा लेप करावा.
- वैद्यांच्या सल्ल्याने पिप्पल्यादि चूर्ण, पंचकोल चूर्ण वगैरे औषधे घ्यावीत.

स्तन्य दूषित झाले असता किंवा त्याचे प्रमाण कमी झाले असता, लवकरात लवकर योग्य उपचार करावेत. शक्यतो अंगावर पाजणे बंद करू नये. तरीही काही कारणास्तव दूध खूपच कमी झाले किंवा स्तन्यातील दोषामुळे आईला दूध पाजणे अगदीच शक्य नसले, तर स्तन्याला पर्याय म्हणून गाईचे ताजे दूध वापरता येते. बाळाला देण्यापूर्वी गाईचे दूध विशिष्ट प्रकारे संस्कारित करून घ्यावे. पाऊण कप दुधात पाऊण कप पाणी घालावे, त्यात वावडिंगाचे १०-१५ दाणे किंवा चमचाभर लघुपंचमुळाची द्रव्ये टाकून मंद आचेवर एक कप मिश्रण उरेपर्यंत उकळावे व गाळून घेऊन योग्य तापमानाचे झाल्यावर बाळाला पाजावे.

गाईच्या दुधापेक्षा आईचे स्तन्य अधिक सुपाच्य असते. वावडिंग किंवा लघुपंचमुळाच्या द्रव्यांबरोबर उकळल्याने वरचे दूध शक्य तेवढे हलके करता येते. आईने घेतलेल्या आहार-औषधांतले साररूप पोषकांशही स्तन्यामध्ये आपसूकच येत असतात. वरच्या दुधातली उणीव भरून काढण्यासाठी त्यात अश्वगंधा, कवच बी वगैरे पोषक द्रव्यांपासून बनवलेल्या 'संतुलन चैतन्य कल्प'सारखा कल्प टाकावा आणि ते दूध स्वच्छ वस्त्रातून गाळून घेऊन मगच बाळाला पाजावे. या संपूर्ण प्रक्रियेमध्ये स्वच्छता काळजीपूर्वक पाळावी.

याठिकाणी एक गोष्ट आवर्जून सांगायची म्हणजे कोणत्याही परिस्थितीत बाळाला डबाबंद दुधाच्या पावडरीपासून तयार केलेले दूध देऊ नये. ते पचायला खूप अवघड असते, तसेच, बाळाला बाटलीने दूध पाजू नयेच. अपरिहार्य असल्यास प्रत्येक वेळेला बाटली व बूच २० मिनिटे उकळूनच वापरावे. वाटी चमच्याने पाजायचे असल्यास तेही अगोदर उकळून घ्यावे. शक्य असल्यास चांदीची वाटी चमचा वापरणे सर्वात चांगले.

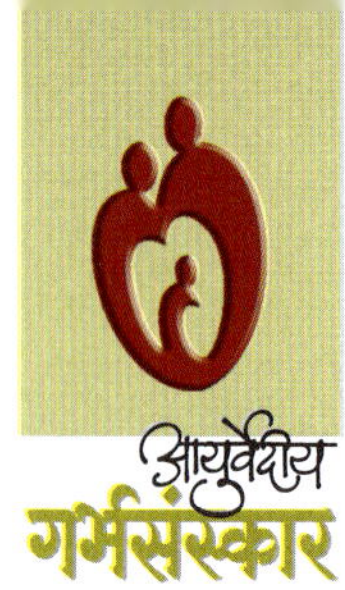

- बाळाला पहिले सहा महिने शक्यतो फक्त स्तन्यपानच द्यावे व नंतर इतर अन्न सुरू केले तरी वर्ष-सव्वा वर्षापर्यंत स्तन्यपान देत राहावे.
- आईचे दूध काही कारणास्तव मिळणार नसेल तर स्तन्याला पर्याय म्हणून गाईचे ताजे दूध वापरता येते, ते विशिष्ट प्रकारे संस्कारित करून 'चैतन्य कल्पा'सारख्या पोषक कल्पासह द्यावे
- स्तन्यपान करणाऱ्या आईने बाळाचे आरोग्य व्यवस्थित राहावे यासाठी स्वतःच्या आहार आचरणात योग्य ती सर्व काळजी आवर्जून घ्यावी.
- स्तन्योत्पत्ती पुरेशी व्हावी व स्तन्य शुद्ध राहावे यासाठी बाळंतिणीने शतावरी कल्प, 'लॅक्टोसॅन' वगैरे योग तसेच आहारात हळद, मेथी, जिरे, ओवा, बाळंतशेपाची विशेष सुपारी वगैरेंचाही सुरुवातीपासून समावेश असू द्यावा.
- स्तनांच्या एकंदर आरोग्यासाठी व सौंदर्यासाठी स्तनांना 'सुहृद तेला'सारखे तेल नियमित लावण्याचा चांगला उपयोग होऊ शकतो.

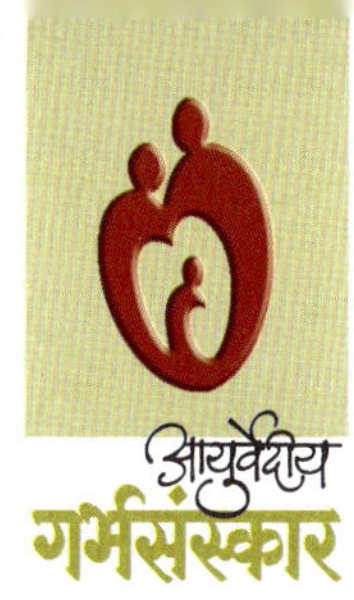

बाळाच्या आरोग्यासाठी...

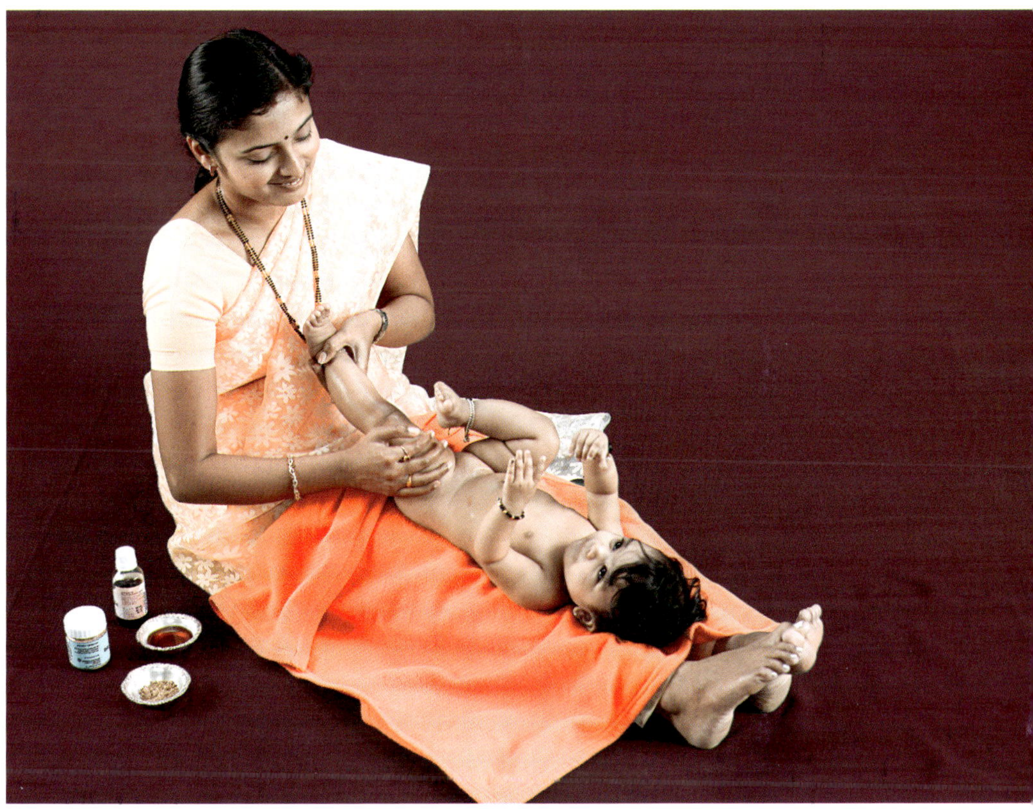

नवजात बाळाचा विकास झपाट्याने होत असतो. या विकासाला आयुर्वेदिक उपचारांची जोड दिल्यास बाळाला परिपूर्ण आरोग्य मिळायला मदत होते, ज्याचा त्याला पुढे आयुष्यभर उपयोग होतो. या दृष्टीने सांगितलेले आयुर्वेदिक उपचार याप्रमाणे होत.

अभ्यंग – बाळाला रोज तेलाचा अभ्यंग करावा. बालकाच्या कोमल त्वचेला अनुकूल आणि त्याच्या विकासाला हातभार लावणाऱ्या विशेष वनस्पतींनी सिद्ध केलेले 'संतुलन बेबी मसाज तेल' यासाठी उत्तम होय. सकाळी अंघोळीपूर्वी संपूर्ण अंगाला हलक्या हाताने तेल लावावे. तेल लावताना फार जोर लावू नये, रगडण्यामुळे किंवा फार जोर दिल्याने बाळाला त्रास होऊ शकतो. बाळाला खेळवत हळुवार हातांनी व मायेने तेल लावल्यास बाळालाही तेल लावून घेणे आवडते.

चित्रात दाखविल्याप्रमाणे बाळाला पायावर घेऊन तेल लावणे सगळ्यात सोपे असते, मात्र तसे न जमल्यास त्याला मऊ दुपट्यावर ठेवून तेल लावले तरी चालते.

सर्वप्रथम, व्यवस्थित जिरेल अशा पद्धतीने टाळूवर तेल थापावे. नाभीमध्ये दोन-तीन थेंब तेल सोडावे, तसेच कानामध्ये प्रत्येकी दोन-तीन थेंब टाकावेत. तेल लावण्याची सुरुवात पायापासून करावी आणि तेल लावताना पायाच्या तळव्यापासून वर मांडीपर्यंत, हाताच्या तळव्यापासून वर दंडापर्यंत याप्रमाणे दिशा

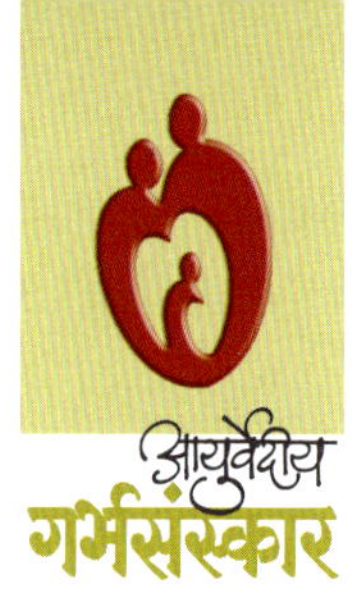

ठेवावी. पाठीसही खालून वर व पोटावर घड्याळाच्या दिशेने गोलाकार हात फिरवीत तेल लावावे. तेल कोमट असलेले चांगले. किमान पावसाळ्यात व हिवाळ्यात तरी तेल कोमट करूनच वापरावे. तेल लावल्यावर बाळाला साधारणपणे अर्ध्या तासानंतर अंघोळ घालावी. याप्रकारे नियमित अभ्यंग केल्यास बाळाची हाडे व स्नायू बळकट व्हायला मदत होते; त्वचा कोमल आणि सतेज होते; शरीराची वाढ व्यवस्थित होते; एकंदर प्रतिकारशक्ती वाढते आणि झोप शांत यायलाही मदत मिळते. विशेषतः संध्याकाळी पुन्हा एकदा तेल लावल्याने शांत झोप यायला मदत मिळते.

खरे तर बाळाला पहिली दोन वर्षे नियमित अभ्यंग करणे चांगले; पण किमान पहिले आठ-नऊ महिने तरी रोज अभ्यंग करावा. नंतरही पाच वर्षांपर्यंत आठवड्यातून एक-दोन वेळा अभ्यंग करणे चांगले.

अंघोळ व उटणे – अंघोळीचे पाणी फार गरम किंवा फार गार नसावे. बाळाची त्वचा नाजूक आणि अतिशय संवेदनशील असल्याने साबणाऐवजी उटणे लावणे अधिक चांगले. चंदन, अनंतमूळ, हळद, बेसन किंवा मसुराचे पीठ यांचे वस्त्रगाळ मिश्रण किंवा तयार 'संतुलन बेबी मसाज पावडर' साय किंवा दुधात मिसळून अंघोळीच्या वेळेला बाळाच्या अंगाला लावावी. अभ्यंग करताना, तसेच बाळाला अंघोळ घालताना बाळाच्या अंगावर वाऱ्याचा झोत येणार नाही याकडे लक्ष ठेवावे. अंघोळ झाल्यावर लगेच मऊ सुती वस्त्राने बाळाचे अंग हलक्या हाताने टिपून घ्यावे.

धुरी – अंघोळीनंतर द्यायची असते 'धुरी'. यासाठी लागणारी गोवरी किंवा कोळसे बाळाला अंघोळ घातली जात असतानाच पेटवावे. व्यवस्थित पेटलेल्या, धूर येत नसलेल्या निखाऱ्यावर 'संतुलन टेंडरनेस धूपा' चे चूर्ण टाकून आलेल्या धुरीवर बाळाला धरावे. गरज वाटल्यास निखाऱ्यावर टोपली उपडी ठेवावी. याने बाळाला अधिक धग लागत नाही; पण धूर व्यवस्थित पसरतो. टाळू, कान, नाक, गुद, मूत्राची जागा या सर्व ठिकाणी व्यवस्थित धुरी लागेल, मात्र बाळ गुदमरणार नाही किंवा त्याला झळ लागणार नाही याकडे लक्ष ठेवावे. बाळाला असा धूर रोज दिल्याने कोणत्याही प्रकारचे इन्फेक्शन

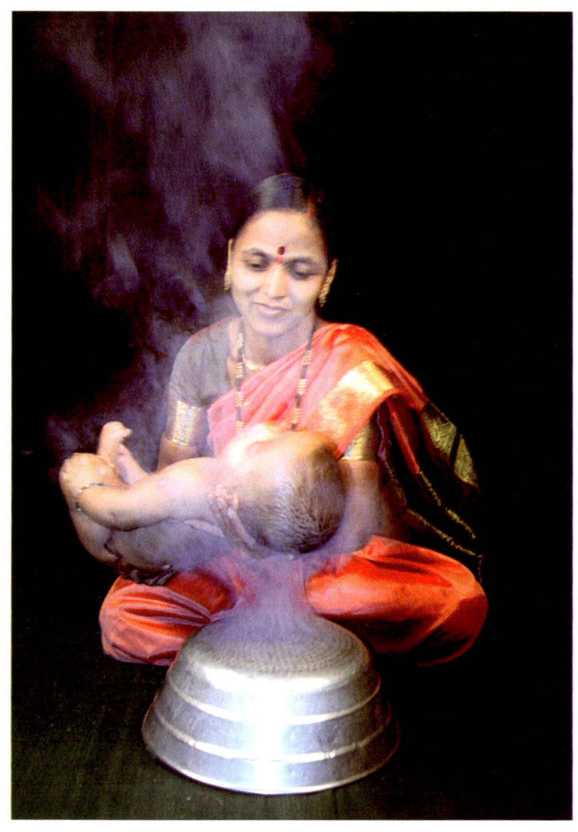

होण्याला प्रतिबंध होतो. लहान मुलांना वारंवार सर्दी, खोकला, ताप वगैरे त्रासही अशा नियमित धुरीने टाळता येणे सहज शक्य होते. नियमित शेक-धुरीने बाळाच्या पोषणाला आणि विकासालाही हातभार लागतो. धुरी पहिले सहा-आठ महिने नियमित द्यावी. बाळ मोठे होईल तसतसे त्याला हातात वर उचलून धुरी देणे अवघड होत जाते. त्यामुळे नंतर बाळाच्या आसपास धुरी केली तरी चालू शकेल.

धुरी घेतल्यानंतर बाळाच्या छातीला चिमूटभर वेखंडाची पूड लावावी, काखेत, जांघेत, छातीवर व पोटावर संगजिऱ्याचे वस्त्रगाळ चूर्ण लावावे आणि बाळाला कपडे घालावेत. बाळाच्या अंगावरील अनावश्यक लव नाहीशी व्हावी यासाठी हळद वेखंडाचे चूर्ण किंवा हळद वेखंडाचा लेप लावावा. असे केल्यास नंतरच्या आयुष्यात त्यांच्या पार्लरमध्ये होणाऱ्या फेऱ्या खूप कमी होऊ शकतील.

कपडे – बाळाला घालायचे कपडे मऊ सुती किंवा रेशमी असावेत, तसेच पांघरण्याची दुपटी, अंथरूण वगैरेसुद्धा सुती असावे. आयुर्वेदात या सर्व वस्त्रांनाही धुरी द्यायला सांगितले आहे. स्वच्छ धुऊन शक्यतो उन्हात वाळवलेली वस्त्रे धूपित करून मगच वापरावीत. यामुळे जंतुसंसर्गाची शक्यता टाळता येते. किमान पावसाळ्यात तरी असे धूपन नक्की करावे. एरवी बाळाने शी-शू केलेल्या लंगोट-दुपट्यांना धुऊन वाळविल्यानंतर धुरी दिली तरी पुरू शकेल, तसेच बाळाच्या लंगोट-दुपट्यांना व्यवस्थित इस्त्री करावी. या सर्वांमुळे जंतुसंसर्ग टाळण्यास मदत होते.

बाळाला घालायचे कपडे घट्ट मुळीच नसावेत. विशेषतः लंगोट बांधताना बाळाच्या पोटावर गाठ घट्ट बांधली जाणार नाही याकडे लक्ष ठेवावे

आजकाल अनेक घरात सोईच्या दृष्टीने बाळाला डायपर बांधण्याची पद्धत रूढ होते आहे. डायपरमुळे ती जागा सतत ओलसर राहिल्याने व त्याजागी खेळती हवा न लागल्याने इन्फेक्शनची शक्यता वाढते. त्वचेवर पुरळ आल्याने बाळाला त्रास होऊ शकतो. म्हणून डायपर नियमित न वापरणेच चांगले.

काजळ – कपडे घातल्यावर बाळाला 'काजळ' घालावे. आजकाल बाळाच्या डोळ्याला त्रास होईल या सबबीखाली काजळ घालण्यापासून परावृत्त केले जाते; मात्र आयुर्वेदिक पद्धतीने बनवलेले शुद्ध 'सॅन अंजन (ब्लॅक)' घातल्याने डोळ्यांना कोणत्याही प्रकारचा त्रास न होता उलट डोळ्यांचे आरोग्य व्यवस्थित राहते, दृष्टी चांगली राहण्यास मदत मिळते आणि डोळे तेजस्वी व्हायला मदत होतो. प्रत्यक्षातही असे दिसते की, लहानपणापासून डोळ्यांत आयुर्वेदिक काजळ घातलेल्या मुलांना भविष्यात डोळ्यांसंबधीचा त्रास सहसा होत नाही.

अहरहःश्चास्य श्रोत्रशृंगाटकं स्नेहाप्लुतेन प्लोतेन प्रच्छादयेत् । *...अष्टांगसंग्रह उत्तरस्थान*

रोज बाळाच्या कानात किंचित कोमट केलेले तेल टाकावे आणि वरून कापसाचा बोळा ठेवावा. यानंतर बाळाचे डोके आणि कान टोपड्याने झाकावेत. उन्हाळ्यातही किमान अंघोळीनंतर झोपेमध्ये टोपडे असू द्यावे. बाळाचे डोके पूर्वेकडे राहील अशा प्रकारे झोपवावे.

बाळाची झोप

बाळाच्या विकासाला झोपेचा मुख्य हातभार लागतो. बाळ सुरुवातीला २०-२२ तास झोपते, फक्त शी-शू व भूक लागली असता जागे होते. बाळाचे पोट भरले की ते आपसूक झोपी जाणे हे त्याच्या आरोग्याचे निदर्शक असते.

बाळाची झोपायची जागा उबदार आणि शांत, लोकांची फार वर्दळ किंवा मोठे आवाज येणार नाहीत, अशी असावी. बाळाच्या अंगावर वाऱ्याचा प्रत्यक्ष झोत येणार नाही, याची काळजी घ्यावी. पंख्याच्या अगदी खालीही बाळाला झोपवू नये. बाळाची शय्या स्वच्छ, मऊ आणि सुखकारक असावी. मुंग्या, माशा, डास किंवा तत्सम कीटकांचा त्रास होणार नाही याकडे लक्ष ठेवावे. बाळ सतत पाठीवर झोपणे चांगले नाही. त्यामुळे अधून मधून त्याची कूस बदलत राहावी. बऱ्याचदा असे पाहण्यात येते की, सतत एकाच स्थितीत झोपल्याने बाळाच्या डोक्याचा नैसर्गिक आकार बदलतो. यासाठी बाळाच्या डोक्याला तिन्ही दिशांनी उशीचा किंवा सुती कापड्याच्या गुंडाळीचा आधार द्यावा. बाळाला एका कुशीवर झोपवले असता, पाठीला उशीचा आधार द्यावा. बाळाच्या झोपेत व्यत्यय आणणे चांगले नाही. 'बाळाला बघायला कोणी आले आहे' या कारणाने लोक बऱ्याचदा बाळाला उठवण्याचा प्रयत्न करतात किंवा दारावरची बेल वाजल्याने, फोनच्या वा इतर कोणत्याही जोराच्या आवाजाने बाळ जागे होते. अशा कोणत्याही कारणाने बाळ जागे झाल्यास बाळाची पचनक्रिया बिघडते व पर्यायाने त्याच्या विकासावर वाईट परिणाम होतो. बाळाची झोप हळू हळू कमी होणे नैसर्गिक असते; पण बाळ शांत किंवा पुरेशा प्रमाणात झोपत नाही, असे लक्षात आल्यास त्वरेने त्यावर योग्य उपाय करावेत.

लहान बाळाला आईजवळ मात्र वेगळ्या अंथरुणावर झोपवावे. याने बाळाकडे सतत लक्ष राहते आणि बाळालाही सुरक्षित वाटते. याखेरीज आयुर्वेदाने बालकांच्या विषयी खालीलप्रमाणे काही विशेष गोष्टी सांगितल्या आहेत.

बोधयेत् सहसा सुप्तं नो न चैनं समुत्क्षिपेत् ।

...अष्टांगसंग्रह उत्तरस्थान

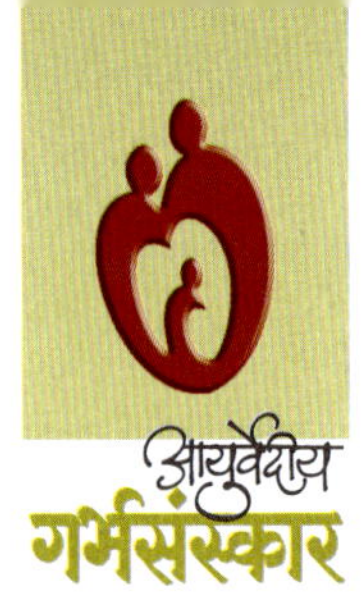

गाढ झोपलेल्या मुलाला एकदम जागे करण्याचा प्रयत्न किंवा जागे न करता उचलून घेण्याचा प्रयत्न करू नये,

त्रासयेन्नाविधेयं च त्रस्तं गृह्णन्ति हि ग्रहाः ।
वस्त्रपातात् परस्पर्शात् पालयेत् लंघनाच्च तम् ।।

...अष्टांगसंग्रह उत्तरस्थान

अनैसर्गिकरीत्या व एकदम मोठा आवाज, काही बीभत्स दृश्य, अक्राळविक्राळ स्वरूप, भीती वाटतील असे काल्पनिक प्रसंग वगैरे प्रकारांनी मुलाला धक्का पोचेल असे कुठलेही त्रासदायक कर्म करू नये, तसेच शरीरावर कुठलेही वस्त्र नसताना अनोळखी व्यक्तीने मुलाला उचलू नये, मुलाला एका व्यक्तीकडून दुसऱ्या व्यक्तीकडे झेलून न देणे, मुलाला वर उंच हवेत न उडवणे, हे नियम पाळावेत. कारण वरील सर्व कारणांनी ग्रहबाधा अर्थात फुफ्फुसाचे, मेंदूचे रोग किंवा संसर्गजन्य रोग होऊ शकतात.

वर्षं स्ववसतेर्बाह्यं कुमारस्य न दर्शयेत् ।
दीपमातपमग्निं च रुपमन्यच्च भासुरम् ॥ *...अष्टांगसंग्रह उत्तरस्थान*

एक वर्षाचे होईपर्यंत मुलाला दीप, प्रखर उष्णता, अग्नी वगैरेंपासून दूर ठेवावे, तसेच प्रखर प्रकाश किंवा अक्राळविक्राळ आकार मुलाच्या दृष्टीस पडू देऊ नयेत. याचा अर्थ बाळाला अंधारात ठेवावे असा नाही. पुरेसा प्रकाश निश्चित असावा; पण बाळाच्या डोळ्यांना प्रखर प्रकाश सहन होत नसल्याने डोळे दिपतील अशा तीव्र प्रकाशाकडे बाळ बघणार नाही, याची काळजी घ्यावी. उदा. कित्येक घरात तान्ह्या बाळाच्या पाळण्याच्या अगदी वर बल्ब किंवा ट्यूब असते किंवा टीव्हीच्या जवळ बाळाला झोपवलेले असते, अशा गोष्टी कटाक्षाने टाळाव्यात.

अगदी लहान बाळाच्या डोळ्यांची बुबुळे प्रकाशातील तेजाप्रमाणे लहान-मोठी व्यवस्थित होऊ शकत नाहीत. ही क्रिया साधारणपणे तिसऱ्या महिन्यानंतर व्यवस्थित होते. म्हणून लहान बाळाच्या डोळ्यावर अति प्रकाश पडला, तर आतील पडद्यावर कायम स्वरूपी दुष्परिणाम होऊ शकतो. तसेच सुरुवातीच्या काही महिन्यांनंतर मेंदूतील श्रवणकेंद्र काम करू लागते व त्यानंतर त्यावर स्वरयंत्राचेही कार्य अवलंबून असते, त्या चेतावाहिन्यांना दुखापत झाल्यास नंतर जन्मभर अपंगत्व येऊ शकते.

जंतू, दुष्ट शक्ती, ग्रहांपासून बालकाचे रक्षण होण्यासाठी तसेच ऋतुपरत्वे होणाऱ्या बदलांचा आरोग्यावर दुष्परिणाम होऊ नये यासाठी आयुर्वेदाने विशेष रक्षाकर्म सांगितले आहे. वेखंड, कुष्ठ, हिंग, पिवळी मोहरी, अतसी, लसूण, तांदळाची कणी ही द्रव्ये रेशमी कापडात बांधून दोन पुरचुंड्या तयार कराव्यात. एक पुरचुंडी बाळ-बाळंतिणीच्या खोलीच्या दरवाजावर तर दुसरी बाळ झोपते त्या पलंगाला बांधून ठेवावी. ही द्रव्ये जरा अधिक प्रमाणात घ्यावीत आणि पुरचुंडी सैलसर बांधावी, म्हणजे यातील सुगंध सर्वदूर पसरला की जंतू व अदृश्य बाधा त्यापासून दूर राहतात.

अशा प्रकारे बाळाची सर्वतोपरी काळजी घेतल्यास त्याचे आरोग्य व्यवस्थित राहून पूर्ण विकास व्हायला मदत मिळते.

- **नवजात बालकाच्या विकासाला आयुर्वेदिक उपचारांची जोड मिळाल्यास बाळाला परिपूर्ण आरोग्य मिळायला मदत होते, ज्याचा त्याला पुढे आयुष्यभर उपयोग होताना दिसतो.**
- **बाळाला संपूर्ण अंगाला अभ्यंग करावाच, विशेषतः टाळूवर तेल थापावे, नाभीमध्ये तसेच कानामध्ये प्रत्येकी २-३ थेंब टाकावेत. यासाठी 'अभ्यंग तेला'सारखे औषधी द्रव्यांनी सिद्ध तेल वापरणे सर्वोत्तम होय.**
- **बाळाला रोज अंघोळीनंतर 'टेंडरनेस धूप'यासारख्या औषधी द्रव्यांच्या मिश्रणाची धुरी दिली तर कोणत्याही प्रकारचे इन्फेक्शन न होण्यास मदत मिळते.**
- **आयुर्वेदिक पद्धतीने बनवलेले शुद्ध काजळ डोळ्यात घातल्यास डोळ्यांना कोणत्याही प्रकारचा त्रास न होता उलट डोळ्यांचे आरोग्य व्यवस्थित राहाते, भविष्यातही डोळ्यांसंबधीचे त्रास सहसा होत नाहीत.**
- **बालकाच्या योग्य शारीरिक, मानसिक, बौद्धिक विकासाच्या व योग्य पचनाच्या दृष्टीने त्याने सलग, शांत व पुरेशा प्रमाणात झोपणे आवश्यक असते.**

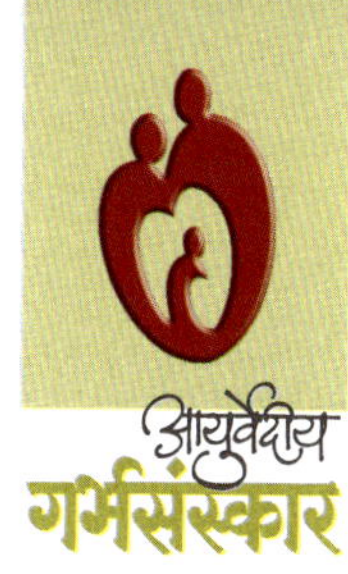

बालकाचा आहार

आहाराची माहिती देताना आयुर्वेदशास्त्राने बालकांचे वयानुरूप व आहारानुरूप तीन भागात वर्गीकरण केले आहे.

१. क्षीरप

२. क्षीरान्नाद्

३. अन्नाद्

'क्षीरप' अवस्थेत बाळाचा आहार फक्त दूध एवढाच असतो. जन्मानंतर पहिले सहा महिने बाळाने फक्त आईचे दूध घेणे सर्वोत्तम होय. त्यानंतर 'क्षीरान्नाद्' अवस्था सुरू होते. यात दुधाबरोबर इतर अन्न थोड्या प्रमाणात सुरू केले जाते. तरीही आहाराचा मुख्य भर दुधावरच असतो. मूल साधारणतः दोन वर्षांचे होईपर्यंत ही अवस्था टिकते. नंतरच्या 'अन्नाद्' अवस्थेत मुख्य भर अन्नावर असतो.

क्षीरप अवस्थेबद्दल म्हणजेच स्तन्यपानाबद्दल आपण यापूर्वीच विस्ताराने पाहिले आहे. क्षीरान्नाद् अवस्था अन्नप्राशन संस्काराने सुरू होते. सहाव्या महिन्यांत चांगला दिवस पाहून रव्याची पातळ खीर बाळाला चाटवावी. यासाठी चांदीचा वाटी-चमचा वापरणे अधिक चांगले.

बाहेरचे अन्न देण्याविषयी आयुर्वेदात याप्रमाणे सांगितले आहे -

षष्ठेऽन्नप्राशनं मासि क्रमात्तच्च प्रयोजयेत् ।
चिराग्निषेवमाणोऽन्नं बालो नातुर्यमश्नुते ॥
भजेद्यथा यथाचान्नं स्तन्यं त्याज्यं तथा तथा ॥ *...अष्टांगसंग्रह उत्तरतंत्र*

सहाव्या महिन्यांत अन्नप्राशन झाल्यानंतर अन्नाची मात्रा हळूहळू वाढवावी. जसजशी अन्नाची मात्रा वाढेल तसतसे दुधाचे प्रमाण हळूहळू कमी करावे. अन्नाचे प्रमाण जितके सावकाशपणे वाढविता येईल तितकी बालकाची प्रकृती बिघडण्याची शक्यता कमी होईल.

साधारणपणे सहा महिने ते वर्षभराच्या काळात बालकाला खीर, फळांचे रस, भाज्यांचे सूप, तांदूळ-मुगाचे पाणी वा भाताची पेज यासारखे पदार्थ बाळाला पचते आहे की नाही याचा विचार करून दर १०-१५ दिवसांच्या अंतराने द्यायला सुरुवात करावी. उदा. पहिले १०-१५ दिवस फक्त खीर द्यावी, त्यानंतर फळांचे रस द्यावेत, त्यानंतर १०-१५ दिवसांनी भाज्यांचे सूप सुरू करावे. सुरुवातीला दिवसातून फक्त एकदा बाहेरचे अन्न द्यावे. हे पदार्थ बाळाला सवयीचे झाले की मग दिवसातून दोन वेळा बाहेरचे अन्न देता येईल. अन्न शक्यतो दिवसा द्यावे, रात्री देणे टाळावे याप्रमाणे हळूहळू विचारपूर्वक आहाराची योजना करावी.

बाळाचे अन्नपदार्थ व्यवस्थित पातळ असावेत, त्यात कण किंवा तुकडे नसावेत, तसेच ते फार गरम किंवा अगदी गार नसावेत. एखादा पदार्थ बाळाला आवडत नाही, असे जाणवल्यास जबरदस्ती करू नये. काही दिवसांनंतर पुन्हा प्रयत्न करावा. बाळाची जीभ या सर्व पदार्थांचा पहिल्यांदाच आस्वाद घेत असल्याने त्याला बेचव किंवा उग्र चव लागल्यास त्या पदार्थाबद्दल तिटकारा निर्माण होऊ शकतो. म्हणून पदार्थाची चव बाळाला आवडेल, सोसवेल अशा प्रकारची असावी.

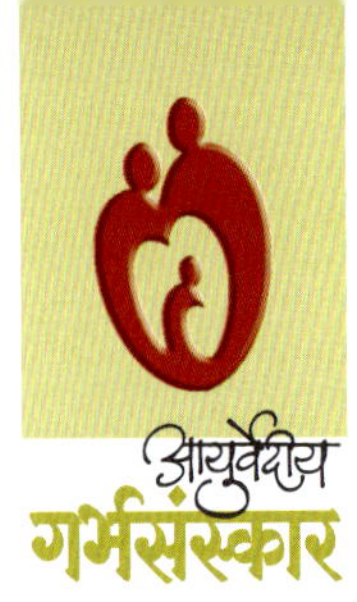

म्हणूनच प्रत्येक पदार्थाची चव स्वतः घेऊन पाहिल्याशिवाय बाळाला देऊ नये. बाळासाठी कुठल्याही पदार्थात मीठ, साखर वगैरे घालायचे असल्यास त्याचे प्रमाण सुरुवातीला थोडे कमीच ठेवावे. सध्या तिसऱ्या-चौथ्या महिन्यांतच बाजारातील खास बाळासाठीचे तयार अन्न देण्याची सुरुवात करण्याची पद्धत रूढ होत आहे. याने बाळाच्या पचन संस्थेवर अवेळी अकारण ताण पडतो. म्हणून शक्यतो असा प्रकार टाळावाच.

खिरी – तांदूळ, रवा, खसखस किंवा नाचणी यांची खीर मुलांसाठी चांगली असते. साधारणतः अर्धी ते पाऊण छोटी वाटी खीर मुलांना देता येते.

फळांचे रस – द्राक्षे, डाळींब, सफरचंद, मोसंबी व पपई ही फळे बाळाला देता येतात. बाळाला द्यावयाची फळे ज्या-त्या हंगामातील असावीत. गोड, तसेच ताजी असावीत. सफरचंद पचायला जड असल्याने वाफवून घ्यावे आणि नंतर गाळणीतून गाळून रस काढावा. पपईचासुद्धा हाताने कुस्करून गाळणीतून गाळून रस काढावा.

यातील कुठल्यातरी एका फळाचा दोन-तीन चमचे रस एका वेळेला द्यावा. आजकाल बऱ्याच जणांचा मुलांना केळ खाऊ घालण्यावर भर असतो; पण वर्षाच्या आत केळ न दिलेलेच चांगले.

भाज्यांचे सूप – साधारणपणे दुधी, तांबडा भोपळा, पालक, गाजर यांच्यापैकी एक किंवा दोन भाज्या थोड्या पाण्यात शिजवून घ्याव्यात. नंतर गाळणीतून गाळून, त्यात चवीप्रमाणे थोडी साखर, मीठ, वस्त्रगाळ जिऱ्याची पूड आणि साजूक तूप घालून पातळ सूप तयार करावे. असे सूप साधारणतः अर्धी वाटी द्यावे.

तांदूळ-मुगाचे पाणी (पेज) – आठपट पाण्यात तांदूळ किंवा तांदूळ व मुगाची डाळ एकत्र शिजवावे आणि वरची पेज बाळाला द्यावी. यातही चवीप्रमाणे साखर, मीठ, जिऱ्याची पूड आणि तूप घालून साधारणतः अर्धी वाटी द्यावे. रुचिपालट होण्यासाठी तांदूळ व मुगाची डाळ शिजविताना त्यात एखादी भाजीही घालता येईल.

बाळ वर्षाचे झाले की, हळूहळू आहारातील द्रवांश कमी करीत जायला हरकत नाही. उदा. पेजेऐवजी अधिक पाणी घालून केलेला गुरगुट्या किंवा मऊ भात वा मऊ खिचडी देता येईल. गरज वाटल्यास खिचडी वा भात मिक्सरमधून काढून द्यायलाही हरकत नाही, तसेच नुसत्या फळांच्या रसाऐवजी उकडलेल्या सफरचंदाचा गर, पेअर किंवा पपई कुस्करून देता येते. उन्हाळ्याच्या दिवसात पाव केळे कुस्करून देता येते. केळ्यामध्ये कफदोष वाढविण्याची प्रवृत्ती असल्याने त्यात थोडा मध घालावा. फळांचा रस द्यायचा असल्यास त्याचेही प्रमाण वाढविता येते. आता बाळाला थोड्या प्रमाणात पोळी द्यायलाही हरकत नसते; मात्र तीही वरण, आमटीसारख्या पदार्थात बारीक चुरून द्यावी. गरज वाटल्यास यासाठीही मिक्सरचा उपयोग करता येतो. पोळीचे प्रमाण थोडे थोडे वाढवावे.

वरण-आमटी-पोळीच्या काल्यातच दुधी, भेंडी, गाजर, बीट, घोसाळी, पडवळ, बटाटा, पालक, मेथी, वगैरे भाज्यांपैकी एखादी दुसरी भाजी मिसळता येते. भाज्या करताना खवलेले ओले खोबरे, बारीक चिरलेली कोथिंबीर, थोडेसे तिखट, चवीपुरती साखर, मीठ वगैरे वापरावे. खिचडी किंवा वरण-भात, आमटी-भाताबरोबरही अशी भाजी देता येते. पोळी, खिचडी किंवा भाताबरोबर घरचे साजूक तूप आवर्जून द्यावे. दिवसातून किमान एकदा वरण, आमटी किंवा मूग-तुरीच्या खिचडीचा समावेश मुलांच्या आहारात असू द्यावा. यामुळे मुलांच्या वाढीसाठी आवश्यक असलेली प्रथिने पुरेशा प्रमाणात मिळतात.

मुलांची शारीरिक व बौद्धिक वाढ जोमाने होत असते. बुद्धीचा व मेंदूचा विकास मुख्यत्वे लहान वयात होत असतो. या विकासाला आहाराची जोड मिळाल्यास खूप चांगला

उपयोग होऊ शकतो. आहारात मधुर रस अर्थात गोड चव, त्यातही तूप-साखर, लोणी-साखर इत्यादींचा समावेश असावा. चॉकलेट, पेस्ट्री, केकसारखे पदार्थ चवीला गोड असले तरी पचायला जड असल्याने मुलांना न देणे चांगले. तिखट व कडू पदार्थही मुलांना जितक्या उशिरा व कमी प्रमाणात देता येतील तेवढे चांगले.

लहान मुलांची पचनसंस्था अतिशय नाजूक व संवेदनशील असल्याने कोणत्याही प्रकारचे पचायला जड असणारे अन्नपदार्थ उदा. चवळी, मटारसारखी कडधान्ये; मोड आलेली कच्ची कडधान्ये; मांसाहार, विशेषतः अंडे; चीज, पनीर; अधिक प्रमाणात दही; केक, बिस्किटांसारखे मैद्यापासून बनवलेले पदार्थ; अननस, संत्र्यासारखी आंबट फळे; पेरू, सीताफळासारखी फळे, मुले दोन वर्षांची होईपर्यंत त्यांना देऊ नयेत. तळलेले किंवा बाहेरील अन्नपदार्थ मुळीच देऊ नयेत.

दूध व फळे किंवा साय व फळे एकत्र करून कधीही देऊ नये. यामुळे मुलांना विविध ॲलर्जी, त्वचेवर पुरळ येणे वगैरे त्रास होऊ शकतो. सर्दी-खोकला असताना पेरू, सीताफळ, फणस, स्ट्रॉबेरीसारखी फळे देणे टाळावे,

दोन वर्षांनंतर म्हणजे बालकाची 'अन्नाद' अवस्था सुरू झाली की, बाळाच्या आहाराचा मुख्य भर अन्नावर असतो. दोन वर्षांपर्यंत मुलाला बहुतेक दुधाचे दात आलेले असतात. त्यामुळे जसजसे मुलाला चावता व गिळता यायला लागेल तसतसे आहाराचे स्वरूप बदलावे. मुले व्यवस्थित जेवायला लागली की, त्यांना दुधाची गरज नसते, अशी चुकीची समजूत बऱ्याचदा आढळून येते; पण खरे तर संपूर्ण बाल्यावस्थेत म्हणजे मूल १६ वर्षांचे होईपर्यंत त्याच्या हाडाची वाढ होत असल्याने दूध पिणे अनिवार्य असते. वास्तविक दूध पिणे सर्वच वयोगटाच्या व्यक्तींसाठी आवश्यक असते, आणि बाल्यावस्थेत तर नियमित दूध प्यायची सवय असावीच. 'संतुलन चैतन्य कल्प' घातलेले दूध देणे अधिक चांगले. मूल पाच वर्षांचे होईपर्यंत त्याला दिवसांतून दोन-तीन वेळा कपभर दूध द्यावे. शक्यतो रात्री दूध देणे टाळावे.

दोन वर्षांनंतर मुलाला दिवसा, वरण-भात-तूप, भाजी, पोळी, कोशिंबीर, ताक असे संपूर्ण जेवण द्यावे. अशा प्रकारचे संपूर्ण जेवण जेवण्याची सवय लहान वयात लावली तरच मूल सर्व प्रकारच्या भाज्या, फळे, आमटी वगैरे पदार्थ खायला शिकतात. अगदी लहान वयात 'हे नको, ते नको' अशा आवडी-निवडी निर्माण झालेल्या नसतात, तसेच या वयात थोड्याफार प्रमाणात आवडी निवडी बदलता येणे शक्य असते. म्हणून मुलाच्या भविष्याचा व आरोग्याचा विचार समोर ठेवून मूल सर्व प्रकारचे जेवण जेवेल आणि जेवणात आलटून पालटून सगळ्या भाज्यांचा समावेश होईल याकडे विशेष लक्ष ठेवावे.

'माझा मुलगा बटाट्याशिवाय कोणतीच भाजी खात नाही' असे कौतुकाने सांगणारी आई कळत नकळत मुलाच्या स्वास्थ्याकडे दुर्लक्ष करत असते आणि काही प्रमाणात या परिस्थितीला स्वतःच कारणीभूत असते. 'आमच्या मुलाला बिस्कीट, चॉकलेट, पिझ्झाशिवाय काही चालतच नाही', अशी तक्रार करणाऱ्या पालकांनी स्वतःला असा प्रश्न विचारावा की अशा चुकीच्या गोष्टी मुलांना बाजारातून विकत घेऊन कोणी दिलेल्या असतात?

मधल्या वेळेला साजूक तुपात केलेला मुगाचा लाडू, राजगिऱ्याचा लाडू, मनुका, अंजीर, खारीक, बदाम यांचे मिश्रण; साळीच्या लाह्यांचा चिवडा; उपमा वगैरे पदार्थ देता येतात. उकडलेला बटाटा कुस्करून त्यात घरचे ताजे लोणी, चवीपुरते मीठ टाकून तयार केलेले मिश्रणही मुलांना आवडते. बटाट्याबरोबर शिजवलेले गाजर, दुधी किंवा पालकही थोड्या प्रमाणात देता येतो.

संध्याकाळी साधारणतः साडेसात-आठच्या सुमारास मुलांना जेवायला द्यावे. संध्याकाळच्या जेवणाचे साधारण

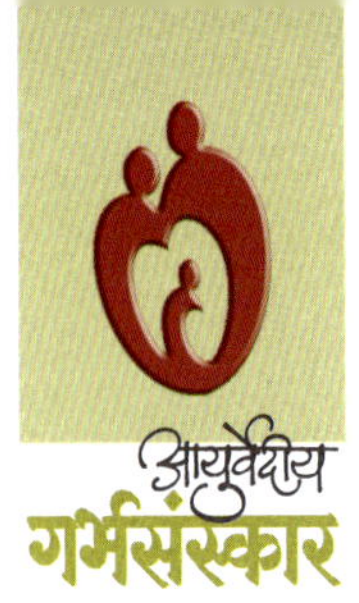

स्वरूप खिचडी, सूप, भात, फुलका, मिक्स भाज्यांचा पराठा, अधून मधून तांदळाची किंवा डाळीची धिरडी असे असावे.

आजकाल बाजारात लहान मुलांचे म्हणून विशेष तयार खाद्यपदार्थ मिळतात. झटपट तयार होणारे आणि द्यायला सोपे असल्याने बऱ्याचदा आईचा कल असे खाद्यपदार्थ वापरण्याकडे असतो; परंतु एक तर असे पदार्थ ताजे नसतात, शिवाय खराब न होता बऱ्याच काळ टिकण्याच्या दृष्टीने त्यात प्रिझर्वेटिव्हज् आणि आकर्षक दिसण्याकरिता रासायनिक रंग वगैरेही टाकलेले असण्याचा संभव असतो. तेव्हा या पदार्थांमध्ये पोषणमूल्य किती असतात हा एक प्रश्नच असतो. मुलांच्या नाजूक पचनसंस्थेला ते जड मात्र पडू शकतात.

एखाद्या वेळेला म्हणजे अडीअडचणीच्या वेळेस हे पदार्थ वापरले तर एक वेळ चालू शकेल. मात्र ताज्या, सकस आणि घरच्या व्यक्तींनी प्रेमाने बनवलेल्या आहाराची जागा हे पदार्थ कदापि घेऊ शकणार नाहीत, हे विसरू नये.

थोडक्यात मुलांच्या विकासाला हातभार लागेल आणि त्यांच्या नाजूक पचनसंस्थेकडून सहज स्वीकारला जाईल अशा प्रकारचा आहार असावा.

- **बालक सहा महिन्याचे झाले की अन्नप्राशन संस्कार करून स्तन्याच्या बरोबरीने इतर अन्न देण्यास सुरू करावे.**
- **इतर अन्न देण्याची प्रक्रिया जितकी सावकाश करता येईल तितकी चांगली, याने क्रमाक्रमाने विकसित होत असलेल्या पचनसंस्थेवर अतिरिक्त ताण येत नाही.**
- **लहान मुलांची पचनसंस्था अतिशय नाजूक व संवेदनशील असल्याने त्यांना कोणत्याही प्रकारचे पचायला जड अन्नपदार्थ देऊ नयेत.**
- **मुले व्यवस्थित जेवायला लागली तरी संपूर्ण बाल्यावस्थेत त्यांनी दूध पिणे अनिवार्य असते.**
- **संपूर्ण जेवण जेवण्याची सवय लहान वयातच सर्वात चांगल्या प्रकारे लावता येते.**

बाळांसाठी 'रसायने'

आयुर्वेदाने बाळांच्या आरोग्यरक्षणासाठी आणि सर्वांगीण विकासासाठी मध, दूध वगैरे द्रव्यांमध्ये विशेष द्रव्ये उगाळून किंवा मिसळून 'चाटण' चाटवायला सांगितले आहे. या औषधांना 'लेह्य' औषधे असे म्हणतात. ती बाळाला रोज चाटवायची असतात.

जन्मानंतर लगेच बाळाला सोने चाटवण्यासंबंधी आपण यापूर्वी पाहिले होतेच. काश्यपसंहितेत बाळाला सहा महिन्यांपर्यंत सोन्याचे चाटण द्यायला सांगितले आहे.

सुवर्णप्राशनं ह्येतन्मेधाग्निबलर्धनम् ।
आयुष्यं मंगलं पुण्यं वृष्यं वर्ण्यं ग्रहापहम् ।।
मासात् परममेधावी व्याधिभिर्न च धृष्यते ।
षड्भिर्मासैः श्रुतधरः सुवर्णप्राशनाद् भवेत्।।

...काश्यपसंहिता

स्वच्छ धुतलेल्या सहाणेवर दोन-तीन थेंब मधात सोन्याचे वळसे घ्यावेत आणि तो मध बोटाने बाळाच्या जिभेवर चाटवावा. याकरता २४ कॅरटचे वापरात नसलेले वेढणे किंवा एक-दोन ग्रॅमचे बिस्कीट वापरता येते (रोज बोटात घालायची अंगठी, मणी वगैरे घेऊ नये). साधारण रुपयाच्या आकाराचे, गोलाकार घड्याळाच्या काट्याच्या दिशेने चार-पाच किंवा मधाचा रंग किंचित बदलेपर्यंत सोन्याचे वळसे घ्यावेत. याप्रमाणे रोज एकदा न चुकता सकाळी किंवा संध्याकाळी सोने चाटवावे. शक्यतो ठरवलेली वेळ रोज पाळावी. यामुळे बालकाची मेधा, बुद्धी, अग्नी व बल वाढते, तसेच बालक दीर्घायुषी होण्यास मदत होते.

सोने चाटवण्याची क्रिया मंगलदायक व पुण्यकारक असते. तसेच यामुळे कोणत्याही प्रकारची ग्रहबाधा (पूर्वी पाहिल्याप्रमाणे यात निरनिराळ्या जिवाणू-विषाणूंमुळे होणाऱ्या रोगांचा तसेच ऋतुबदलामुळे होणाऱ्या दुष्परिणामांचाही समावेश होतो) होण्यास प्रतिबंध होतो, असे काश्यपाचार्यांनी सांगितले आहे. महिनाभर नियमित सोने चाटवल्यास बालकाची आकलनशक्ती वाढते आणि त्याला सहसा कोणताही रोग होत नाही, तसेच सहा महिन्यांपर्यंत नियमित चाटवल्यास बालक एकदा ऐकलेले लक्षात ठेवू शकेल इतके हुशार होते, असेही ते पुढे सांगतात.

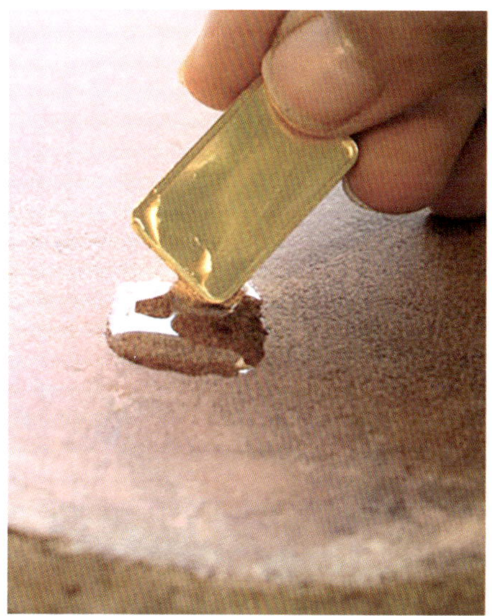

सुवर्णसिद्धजल

सोन्याच्या चाटणाप्रमाणेच बालकाला 'सुवर्णसिद्धजल' पाजणेही हितावह असते. अगदी तान्ह्या बालकाला वेगळे पाणी पाजण्याची तशी गरज नसते; पण जरा मोठे झाल्यावर किंवा उन्हाळ्याच्या दिवसात बाळाला पाणी द्यावे लागते. ते अशा प्रकारे सुवर्णाने सिद्ध करून द्यावे. एक लिटर पाण्यात

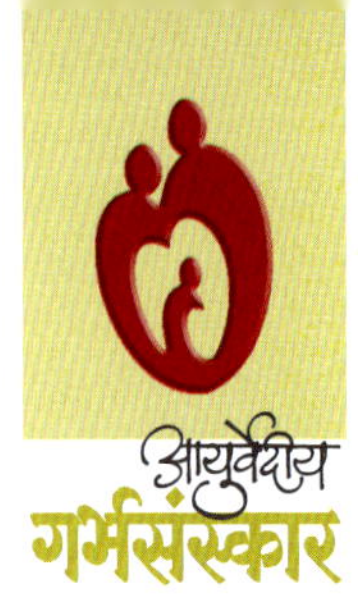

वर उल्लेखलेले सोन्याचे वेढणे किंवा बिस्कीट घालून अर्धा लिटर होईपर्यंत मंद आचेवर उकळावे आणि निवल्यावर बाळाला पाजावे. एवढा वेळ उकळणे जमले नाही तरी निदान २० मिनिटे सोन्यासह पाणी नक्की उकळावे. असे सुवर्णसिद्धजल पाजण्याने सुवर्णलेहनाचे वरचे फायदे वृद्धिंगत व्हायला हातभार लागतो. पाणी पचायला सोपे होण्याच्या दृष्टीने त्यात उकळताना दोन-तीन चिमूट ओवा, बाळंतशेप, वावडिंग वगैरे टाकावे.

'संतुलन बालामृत' हे खास बालकांसाठी तयार केलेले रसायन बाळाला १० दिवसांपासून ते दोन वर्षांचे होईपर्यंत मधाबरोबर चाटवल्यास अमृताप्रमाणे उपयुक्त ठरते. प्रत्यक्षातही पाहण्यात येते की, नियमित 'संतुलन बालामृत' घेतलेली मुले सहसा आजारी पडत नाहीत, अकारण किंवा फारशी रडत नाहीत, उलट हसरी आणि लक्ष वेधून घेणारी होतात आणि त्यांचा एकंदर विकासही लक्षणीय असतो.

याशिवाय दहाव्या दिवसापासून बाळाला गुटी द्यायला सुरुवात करावी. 'बाळगुटी' हे आयुर्वेदिक शास्त्रावर आधारलेले व परंपरेने चालत आलेले सहस्त्रशः सिद्ध असे एक लेहन आहे. याने बाळाचे पचन चांगले राहते, पोट रोज आणि नियमितपणे साफ व्हायला मदत मिळते. रोगप्रतिकारशक्ती वाढल्याने सर्दी, खोकला, तापासारखे छोटे छोटे त्रास होण्यास प्रतिबंध होतो. शरीराचे पोषण झाल्याने वजन वाढायला व एकंदर विकास व्हायलाही मदत मिळते. बाळगुटीमधली द्रव्ये आईच्या दुधात उगाळून देणे सर्वांत चांगले. अन्यथा वर उल्लेखलेल्या सुवर्णसिद्धजलात ती उगाळावीत. ही द्रव्ये अखंड असावीत आणि उगाळून झाल्यावर नीट पुसून कोरडी करून हवाबंद डब्यात ठेवावीत. बाळगुटी पहिले आठ महिने द्यावीच द्यावी. मात्र, नंतरही शक्य असल्यास वर्ष-सव्वावर्षापर्यंत गुटी देणे बाळाच्या एकंदर आरोग्य आणि विकासाच्या दृष्टीने उत्तम होय. बाळगुटीमध्ये पचन सुधारणारी, मेंदूची ताकद वाढवणारी, जंतांची प्रवृत्ती कमी करणारी, हाडांना बळकट करणारी अशी विविध प्रकारची द्रव्ये असतात. दहा दिवसांच्या बाळाला गुटी सुरू करताना प्रत्येक द्रव्याचे साधारणतः रुपयाच्या आकाराचे घड्याळाच्या काट्याच्या दिशेने एक-दोन वळसे द्यावेत. बालक महिन्याचे झाल्यावर दोन-तीन वळसे द्यावेत, ५-६ महिन्यांचे होईपर्यंत सात-आठ वळसे द्यावेत व या प्रकारे हळूहळू वळशांचे प्रमाण वाढवत न्यावे. बालकाला कोणताही शारीरिक त्रास होत असल्यास त्यावर उपयोगी असणाऱ्या द्रव्याची मात्रा त्याला बरे वाटेपर्यंत थोडीफार वाढवावी.

बाळगुटीत साधारणतः मुरुडशेंग, हिरडा, पिंपळी, बेहडा, हळद, सागरगोटा, वेखंड, जायफळ, कायफळ, मायफळ, सुंठ, काकडशिंगी, ज्येष्ठमध, डिकेमाली, वावडिंग, अतिविषा, नागरमोथा, कुडा, अश्वगंधा, खारीक व बदाम ही द्रव्ये असतात. याची सविस्तर माहिती परिशिष्टात दिलेली आहे.

वेगवेगळी द्रव्ये उगाळून बालगुटी तयार करणे कित्येकदा शक्य होत नाही. अशा वेळी नियमितपणे बालगुटी देता यावी यासाठी हीच सर्व द्रव्ये, त्यांच्यावर योग्य ते संस्कार करून, एकत्र करून तयार केलेली 'संतुलन बालगुटी' देता येते. १-२ चिमूट 'संतुलन बालगुटीचे चूर्ण दूधात, मधात किंवा खारीक-बदाम उगाळून तयार केलेल्या पेस्टमध्ये मिसळून देता येते.

बालक बुद्धिसंपन्न व प्रज्ञासंपन्न होण्यासाठी ब्राह्मी, जटामांसी वगैरे मेंदूला पोषक औषधांनी सिद्ध केलेले 'ब्रह्मलीन घृता'चे लेहन देणेही उत्तम. यात चवीसाठी दोन थेंब मध घातला तरी चालू शकते.

बाळाला दात नसल्याने ही सर्व लेह्य औषधे फार उपयोगी पडतात. जसे जसे बाळाला दात यायला लागतात तस तसे बाळाच्या आहार आणि औषधाचे स्वरूप थोडे बदलायला लागते.

- बाळाला पहिले सहा महिने मधात सुवर्ण उगाळून नियमित चाटविल्यास बालक बुद्धि-स्मृतिसंपन्न होऊ शकते असे आयुर्वेदात सांगितलेले आहे.
- अगदी तान्ह्या बाळाला वेगळे पाणी पाजण्याची गरज नसली तरी जरा मोठे झाल्यावर, विशेषतः उन्हाळ्याच्या दिवसात बाळाला ओवा, बडीशेप, बाळंतशेप, वावडिंग व सुवर्ण टाकून उकळलेले पाणी पाजावे.
- 'संतुलन बालामृत' हे बालकांसाठी खास रसायन १०व्या दिवसापासून ते दोन वर्षांपर्यंत नियमित चाटविल्यास मुले सहसा आजारी पडत नाहीत, अकारण किंवा फारशी रडत नाहीत, उलट तेजस्वी होतात.
- बाळाला सव्वा वर्षापर्यंत बाळगुटी अवश्य द्यावी, ती बाळाच्या एकंदर आरोग्य व विकासाच्या दृष्टीने उत्तम असते.
- बालक बुद्धिसंपन्न, प्रज्ञासंपन्न होण्यासाठी त्याला ब्रह्मलीन घृताचे लेहन देणेही उत्तम होय.

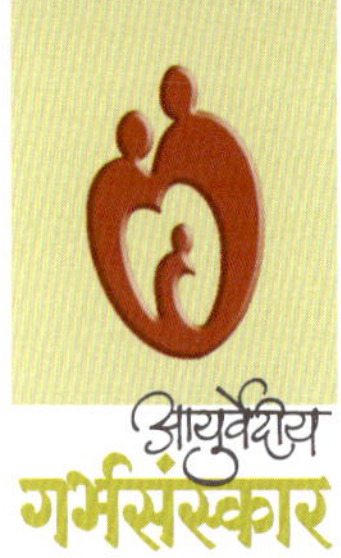

बाळाचा विकास

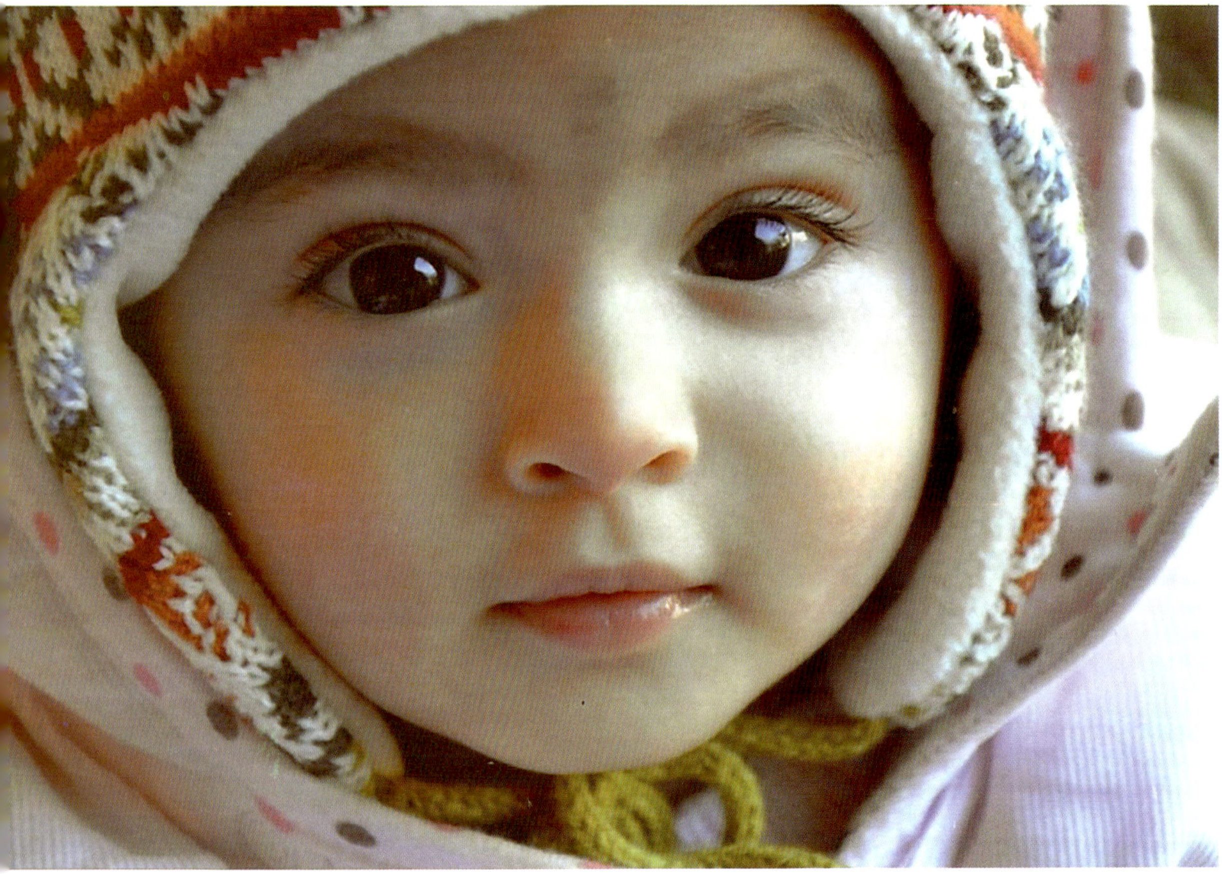

करिष्मा तांबे, फोटोग्राफर: संजय तांबे

आपल्या चिमुरड्याला आपल्या नजरेसमोर वाढताना पाहण्याचा आनंद अवर्णनीय आहे. त्याच्या बाळलीला पाहण्यात, अनुभवण्यात व वर्णन करण्यात घरातले सर्वजण अनुपम आनंद अनुभवतात.

बाळाचा हा विकास निसर्गाने ठरविल्याप्रमाणे टप्प्याटप्प्याने होत असतो. या विकासाचा क्रम साधारणपणे काय असतो, हे आपण पाहणार आहोत. मुलामध्ये रातोरात फरक झालेला दिसणे शक्यच नसते; पण एका ठराविक कालमर्यादेत त्याचा ठराविक विकास होत असलेला लक्षात यायला हवा. उदा. मान धरणे, कुशीवर वळणे वगैरे क्रिया बाळाने वेळेवर न केल्यास त्वरित तज्ज्ञांचा सल्ला घेणे आवश्यक असते.

जन्मतः बाळाचे वजन साधारणतः अडीच ते साडेतीन किलो असते. जन्मानंतर पहिल्या दहा दिवसांत बाळाचे वजन थोडे कमी होते. मात्र, दुसरा आठवडा संपेपर्यंत ते पुन्हा भरून निघते. बाळ वर्षाचे होईपर्यंत वजन वाढण्याची प्रक्रिया अधिक झपाट्याने होत असते, जी वर्षानंतर मंदावते. बाळाच्या प्रकृतीनुसार आणि खाण्या-पिण्याच्या सवयीनुसार वजन वाढण्याच्या गतीत थोडाफार फरक होणे

स्वाभाविक असते, मात्र वजन वाढण्याचा साधारण क्रम असा सांगता येतो.

जन्मतः बाळाचे वजन २.५ ते ३ किलो असते, ते सहा महिन्यात दुप्पट होते. बाळ वर्षाचे होईपर्यंत ते तिप्पट झालेले असते. दोन वर्षांत चौप्पट, तर ३ वर्षांत पाचपट होते.

३ ते ७ वर्षांच्या मुलाचे वजन दर वर्षी २ किलोंनी वाढायला हवे, तर त्यानंतर वयात येईपर्यंत दर वर्षी ३ किलोंनी वाढायला हवे. या प्रकारे ३ वर्षांच्या मुलाचे वजन साधारणतः १५ किलो, ५ वर्षांच्या मुलाचे १८ किलो आणि ७ वर्षांच्या मुलाचे वजन २१ किलो असायला हवे.

बऱ्याच घरी बाळ गुटगुटीत का दिसत नाही, याची अवास्तव काळजी केली जाते; पण बाळाचा शारीरिक व बौद्धिक विकास व्यवस्थित होत असला, बाळ चांगले खेळत असले, जेवत-खात असले तर केवळ गुटगुटीत दिसत नाही याची चिंता करण्याची आवश्यकता नसते, मात्र दोन-तीन महिने होऊनही वजन अजिबात वाढले नाही, बाळ किरकिर करत असले, व्यवस्थित खात-पित नसले किंवा सूज आल्यासारखे अवाजवी गुटगुटीत असले तर मात्र लगेच तज्ज्ञांचा सल्ला घ्यावा.

साधारणतः अडीच-तीन महिन्यांपर्यंत बाळाने मान धरायला सुरुवात करायला हवी. कडेवर घेतल्यास किंवा गादीवरून बाळाला उचलल्यास त्याने स्वतःहून मान सावरली पाहिजे. या वेळेपर्यंत बाळाची नजरही स्थिर होते आणि समोरील वस्तू हलविल्यास त्या दिशेने बाळ नजर फिरवू शकते. तीन महिन्यांचे बाळ कुशीवर वळते. समोरच्याला प्रतिक्रिया देण्याची सुरुवातही या वेळेपर्यंत व्हायला हवी. उदा. बाळाशी बोलले तर त्याच्या चेहऱ्यावरचे भाव बदलायला हवेत. साधारणतः या वेळेपर्यंत बाळ घरातल्या व्यक्तींना ओळखायला लागते.

चौथ्या महिन्यात बाळ आवाजाच्या दिशेने मान वळवून बघू लागते. हाताने वस्तू धरण्याचा प्रयत्न करते आणि हळूहळू छोटे खेळणे व्यवस्थित धरू शकते. या वयाचे बाळ आनंदात असले की तोंडाने काही आवाज करते. पालथेही पडू लागते.

पाचव्या महिन्यात बाळ आधाराने बसण्याचा प्रयत्न करू लागते, तसेच पोटावर सरकण्याचा प्रयत्न करू लागते. सुरुवातीला बहुधा मुले उलट्या (मागच्या) दिशेला सरकतात. रांगण्याची क्रिया मुख्यत्वे पाठीच्या कण्याच्या सशक्ततेवर अवलंबून असते, तसेच चेतासंस्था पूर्णतः विकसित झाल्यावर मुलाच्या दोन्ही हात व पायांच्या गतीत समन्वय (को-ऑर्डिनेशन) येऊ लागतो. त्यामुळे साधारण दोन-तीन महिन्यांच्या अवधीत म्हणजे सात-आठ महिन्यांपर्यंत बाळ व्यवस्थित रांगायला लागते.

सहाव्या महिन्यांत बाळ आधाराशिवाय बसायला लागते. याच महिन्यात मुलांना दात यायला सुरुवात व्हायला हवी. दात येताना लाळ अधिक प्रमाणात गळते. दूध पिण्याची इच्छा कमी होते. मूल अस्वस्थ होते आणि त्याला सतत काहीतरी कडक चावण्याची इच्छा होते. अशा वेळी मुलाला प्लास्टिकचे टीथर देण्याऐवजी खारीक, ज्येष्ठमधाची कांडी किंवा गाजराचा तुकडा देणे चांगले. बहुधा समोरचे खालचे दोन दात प्रथम येतात. साधारणतः सहा महिन्यांपासून दीड वर्षांपर्यंत बाळाला दुधाचे सर्व दात जवळजवळ आलेले असतात.

भक्षयेद् दन्तपवनं नास्थिरद्विजबन्धनः ।
तस्य तत्घट्टनात् क्रुद्धः कुर्यादन्तामयान्मरुत् ।

...अष्टांगसंग्रह उत्तरस्थान

जोपर्यंत मुलाच्या हिरड्या मजबूत होत नाहीत. तोपर्यंत तोंड धुण्यासाठी दातून अथवा ब्रश वगैरे वापरू नये. कारण त्यामुळे वायू कुपित होऊन दंतरोग होऊ शकतात व दातही वेडेवाकडे येऊ शकतात.

मात्र याचा अर्थ तोंड धुवायचे नाही असा मुळीच नाही. अगदी तान्ह्या बाळाचेही तोंड रोज सकाळी कोमट पाण्याने नख काढलेल्या बोटाने हळुवारपणे स्वच्छ करता येते. मुले साधारण वर्षाची झाली किंवा त्यांना चूळ भरायची समज आली की 'संतुलन योगदंती'सारख्या चुर्णाचा वापर करावा. 'संतुलन योगदंती'सारखे चूर्ण पोटात गेल्यास काही अपाय होत नाही. साधारण चार-पाच वर्षाची मुले स्वतः ब्रशच्या साहाय्याने दात घासू शकतात. तरीही कोणीतरी मोठ्या व्यक्तीने त्यांचे दात स्वच्छ घासले जात आहेत किंवा नाही याकडे लक्ष देणे चांगले असते.

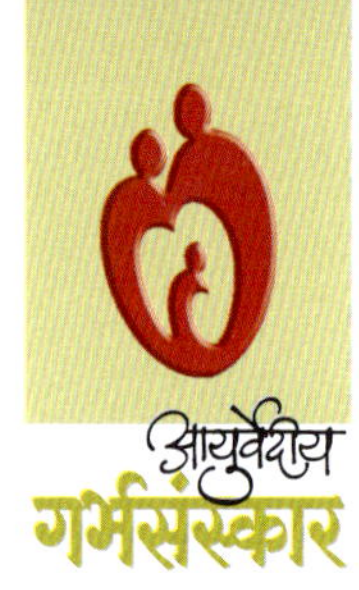

आठव्या-नवव्या महिन्यांत मुलाला स्वतःचे नाव समजू लागते. नावाने हाका मारल्यावर मूल लगेच प्रतिसाद देते. बाबा, मामा, दादा यांसारखे सोपे शब्द उच्चारायचा प्रयत्न करू लागते. आकर्षक वस्तूंपर्यंत पोचून त्यांना हात लावण्याचा प्रयत्न करू लागते. एका व्यक्तीकडून दुसऱ्या व्यक्तीकडे जायची इच्छा झाल्यास आपणहून झेप घ्यायला सुरुवात करते, टाटा करायला शिकते. साधारण याच सुमाराला मूल उभे राहायला शिकते.

१०-११ महिन्यांचे मूल दोन्ही हाताला आधार दिला असता किंवा सोफ्याला, पलंगाला धरून स्वतः पावले टाकायचा प्रयत्न करू लागते. चुरमुरे, लाह्या वगैरे वस्तू चिमटीत उचलून तोंडात टाकण्याचा प्रयत्न करते. त्यामुळे या वयात मुलांना केरकचरा वा चुकीच्या वस्तू तोंडात टाकण्यापासून जपणे आवश्यक असते.

वर्षाचे मूल आधाराशिवाय चालू लागते. याच सुमाराला चुकून रात्री गादीत शू झाल्यास मुलांना आपणहून जाग यायला हवी. या वयात मुलांना स्वतःचे स्वतः पाणी पिणे, खाणे आवडायला लागते. पाण्याने भरलेला छोटासा पेला किंवा अन्नाने भरलेला चमचा स्वतःच्या हाताने तोंडात टाकायचा प्रयत्न मुले करू लागतात. या प्रयत्नात बहुधा पाणी सांडते किंवा तोंडात जाण्याआधी चमचा उलटतो; परंतु सांडेल म्हणून मुलांना यापासून थांबवू नये, हळूहळू मुलांना याचा सराव होतो. दिवसातून किमान एक वेळ मुलांना स्वतःच्या हाताने खायला-प्यायला मुभा दिल्यास मुले या कृती चांगल्या प्रकारे करू लागतात. मुलांची ताटे मोठ्या कडांची ठेवल्यास मुलाला स्वतः चमचा भरणे सोपे जाते. या वयात ही मुभा दिली नाही, तर मोठे होईपर्यंत मूल खाऊ घातल्याशिवाय सहसा खायला तयार होत नाही.

या वयातच मुलांना थोडीफार समज यायला सुरुवात होते. उदा. एखादी गोष्ट करू नको किंवा अमूक ठिकाणी हात लावू नको, असे सांगितल्यास मुले त्याप्रमाणे वागतात. या वयात मुलांच्या शी-शूच्या वेळा नियमित होतात.

एक-सव्वा वर्षाच्या मुलांमध्ये हळूहळू संगीताची रुची, आवड निर्माण करता येते. कर्णमधुर व सुरेल संगीत ऐकण्याची सवय या वयात लावावी. बरोबरीने छातीत धडधड वाढवेल असे 'हेवी बीट' असणारे आधुनिक संगीत, अर्थहीन गाण्यांचे बोल बालकाच्या कानावर पडणार नाहीत यासाठी दक्ष राहावे. भारतीय संस्कृती आणि वेदसाहित्यामध्ये गर्भावस्थेत आणि जन्मानंतर बाळाला विशिष्ट वेदमंत्र, संस्कृत रचना ऐकवाव्यात याबद्दल उत्तम मार्गदर्शन केलेले आहे. यातीलच एक भाग म्हणून संध्याकाळच्या वेळी मुलाला संगीतमय शुभं करोति, रामरक्षा, हनुमानचालिसा व अन्य स्तोत्रे वगैरे ऐकायला बसवावे. याने मुलांची स्तोत्रे पाठ होण्याबरोबरच श्रद्धाभाव निर्माण व्हायला मदत मिळते. याचा आणखी एक फायदा म्हणजे मुलाला काही ऐकून पाठ करण्याची सवय या वयापासून लागते. जिचा त्याला पुढे अभ्यासात उपयोग होतो. गर्भारपणात मातेने 'गर्भसंस्कार संगीत' किंवा एखादे विशेष 'स्वास्थ्यसंगीत' नियमाने ऐकलेले असेल तर मुलावर अगदी लहानपणापासून संगीताचा परिणाम दिसून येतो. मूल रडायला लागल्यावर त्याच प्रकारचे संगीत ऐकवले असता मूल शांत होते, असा अनुभव आहे.

दीड-दोन वर्षांचे मूल छोटे शब्द बोलायला लागते. त्यातही मुलाला स्वतःला आवडणाऱ्या गोष्टींची नावे किंवा आवश्यक असणारे शब्द उदा. खाऊ, माऊ, भूभू वगैरे शब्द बोलू लागते. घरातला पंखा, दिवा वगैरे गोष्टी दाखवू लागते. स्वतःचे शरीरावयव म्हणजे हात, नाक, कान वगैरे दाखवू लागते. घोडा, हत्ती, कुत्रा वगैरे प्राणी दाखविल्यास लक्षात ठेवून नंतर ओळखू शकते. स्वतःचे नावही सांगू शकते. या वयात मुलांना ऐकायची समज येते. त्यामुळे आपण काही समजावत असताना मूल काळजीपूर्वक ऐकते. या कालावधीत मुले पळायला लागतात. घरातल्या घरात लपाछपीसारखे खेळ मोठ्यांबरोबर खेळण्यात आनंद घेऊ शकतात.

दोन-तीन वर्षांचे मूल सहज काढता येण्यासारखे कपडे, चपला, बूट काढू शकते. स्वतः कपडे, बूट काढल्या-घातल्यास त्यांना काहीतरी केल्याचा आनंद मिळतो.

या वयात मुलांना परीकथा, गोष्टी, बडबडगीते वगैरे ऐकायला आवडू लागते. मुले या वयात स्वतः काही गोष्टी तयारही करू शकतात. वेळेवर झोप टाळायला छोटी छोटी

कारणे शोधून काढू शकतात. टीव्ही बघणे, मोठ्यांशी गप्पा मारणे वगैरे गोष्टीत रस घेतात.

मुले या वयात असताना घरातल्या मोठ्यांनी शक्यतो टीव्ही बघणे कमी केलेले चांगले. कारण या वयात मुले मनोरंजनाकरिता स्वतःहून साधने शोधत असतात. बसून टीव्ही बघण्याचा नाद लागण्यापेक्षा मुलांबरोबर काही सृजनात्मक खेळ खेळल्यास त्यांच्या बौद्धिक विकासाला मदत मिळते.

साधारणतः तीन वर्षाचे मूल छोटी छोटी वाक्ये जुळवू लागते. या वयात त्यांचे भाषेचे ज्ञान झपाझप वाढू लागते. मुले छोट्या छोट्या कविता, गाणी पाठ करून म्हणण्यास सुरुवात करतात. बाहुल्या, गाड्या वगैरे खेळण्यांशी एकट्याने खेळण्यात रमतात. पाटी-पेन्सिल वा रंगीत पेन्सिल घेऊन रेघोट्या मारण्यात त्यांना आनंद वाटू लागतो. थंडी वाजल्यास, उकडल्यास, भूक वा तहान लागल्यास मोठ्यांना सांगू शकतात. या वयात मुले स्वतःच्या काही गोष्टी स्वतः ठरवू लागतात. बाहेर जाताना कपडे कोणते घालायचे, बूट कोणते घालायचे यात त्यांना स्वतःचे मत असते. शक्यतो त्यांची अशी मते एकदम उडवून लावू नयेत. त्यांच्या मतांनाही मान द्यावा म्हणजे त्यांना स्वावलंबी होण्यास मदत मिळते. त्यांचा हट्ट चुकीचा असल्यास रागावण्यापेक्षा समजावून सांगावे. असे करण्याने मूल हट्टी होण्याऐवजी त्याला बरे-वाईट, योग्य-अयोग्य, खरे-खोटे यातले अंतर समजू शकते.

प्रत्यक्षातही असे पाहण्यात येते की, 'गर्भसंस्कार' केलेल्या मुलाची तर्कबुद्धी व समज फार चांगली असते. हट्टीपणा कमी असतो. समजूतदारपणा लक्षणीय असतो आणि ती स्वभावाने इतर मुलांपेक्षा शांत असतात.

- **जन्मानंतर पहिल्या आठवड्यात बाळाचे वजन थोडे कमी होतो मात्र नंतर वर्षभर महिन्याला अर्धा किलो या प्रमाणे वाढत जाते.**
- **मान धरणे, कुशीवर वळणे, रांगणे वगैरे क्रिया एका विशिष्ट क्रमाने व ठराविक कालमर्यादेत व्हायला हव्यात, अन्यथा त्वरित तज्ज्ञांचा सल्ला घेणे आवश्यक असते.**
- **साधारण वर्ष-दीड वर्षाच्या मुलाला किमान एक वेळ स्वतःच्या हाताने खायला मुभा दिली तर मूल लवकर स्वतःच्या दाताने खायला शिकते.**
- **मूल वर्षाचे झाले की त्याला संगीतमय शुभं करोति, रामरक्षा वा अन्य स्तोत्रे ऐकावयास बसवावे. याने त्याची लक्षात ठेवण्याची, पाठ करण्याची क्षमता वाढते.**
- **लहान मुलांचा चुकीचा हट्ट पुरवू नये तसेच त्याला रागावूही नये. रागावण्यापेक्षा समजावून सांगण्यावर भर दिल्यास मूल हट्टी होत नाही, उलट त्याला बरे-वाईट, योग्य-अयोग्य यातले अंतर समजू शकते.**

बाळाचे संगोपन

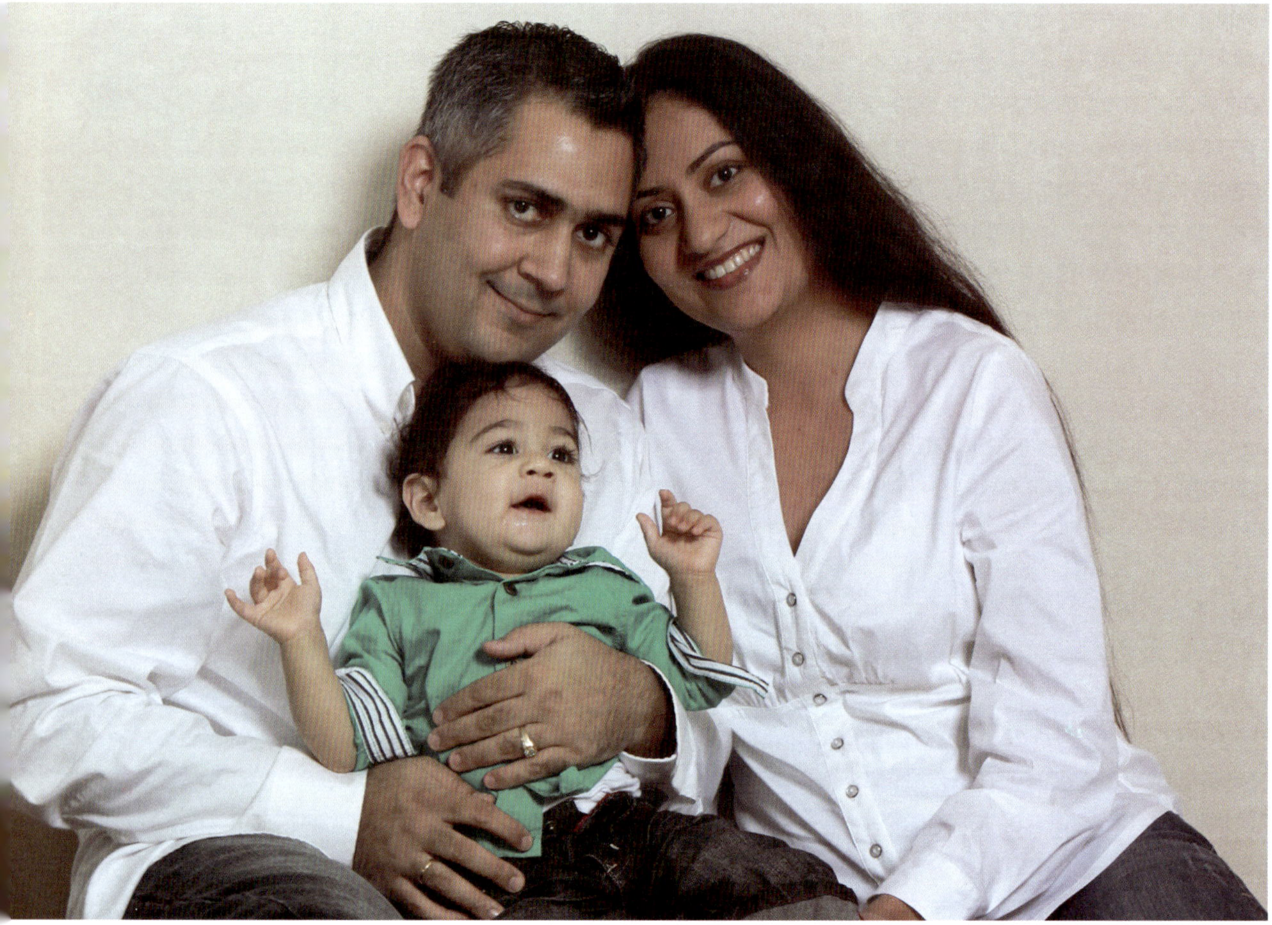

दिपीका आणि विवेक शर्मा यांचे सुपुत्र तनय

जन्माला आलेले बाळ म्हणजे केवळ एक हाडा-मांसाचा गोळा असतो, त्यातून एक परिपूर्ण व्यक्तिमत्त्व साकारण्यामध्ये आई-वडील आणि घरातल्या सर्व सदस्यांची भूमिका महत्त्वाची असते. लहान मुले शारीरिक दृष्टीने नाजूक, मानसिक दृष्टीने संवेदनशील आणि संस्कारक्षम असतात. आसपासच्या लोकांचे अनुकरण करतात. त्यामुळे मुलाला वाढविताना अगदी लहानसहान गोष्टींकडे लक्ष द्यावे लागते. मुलांचा शारीरिक, मानसिक, भावनिक व बौद्धिक विकास व्यवस्थित आणि सहज होण्याच्या दृष्टीने खालील काही मुद्दे ध्यानात ठेवल्यास मदत होईल.

पहिल्या तीन महिन्यांत बाळाला फार हाताळू नये. शक्यतो आई-आजी-दाई यांसारख्या घरातल्या, बाळ हाताळण्याची सवय असणाऱ्या व्यक्तींनीच बाळाला काळजीपूर्वक हाताळावे. बाळाला बघायला आलेल्या पाहुण्यांनी त्याला शक्यतोवर हातात वा मांडीवर न घेतलेलेच चांगले. बाळाला फार वेळ, तसेच चुकीच्या पद्धतीने हाताळल्यास बाळाचे अंग दुखू शकते.

साधारणतः तीन-चार महिन्यांपर्यंत बाळ मान व्यवस्थितपणे धरत नाही, त्यामुळे तोपर्यंत मानेला

नीट आधार द्यावा. बाळाला कडेवर घेतल्यावर हात मोकळे राहावेत यासाठी आजकाल 'विशेष बॅग' वापरण्याची पद्धत रूढ होऊ पाहते आहे. मात्र यात मान व संपूर्ण पाठीला पुरेसा आधार मिळत नसल्याने बाळाच्या एकंदर शारीरिक ठेवणीवर दुष्परिणाम होऊ शकतो. बाळ सहा महिन्यांचे होईपर्यंत तरी अशी बॅग वापरू नये. नंतरही क्वचित व अगदी आवश्यक असल्यासच वापरावी.

लहान मुले आकर्षक असतातच. गोबऱ्या गालांचा गालगुच्चा घेण्याची इच्छा होणे स्वाभाविक असले तरी वारंवार असे केल्याने मुलांना त्रासच होतो. त्यामुळे बाळाचा गालगुच्चा शक्यतोवर घेऊ देऊ नये. घरात दुसरे छोटे मूल असले किंवा आसपास बाकी लहान मुले असताना बाळाला एकटे सोडू नये.

बाळ साधारणतः पाचव्या सहाव्या महिन्यात बसायला सुरुवात करते. त्याअगोदर त्याला जबरदस्तीने बसवण्याचा प्रयत्न करू नये. आपणहून बसायला लागल्यावरही सुरुवातीला त्याला फार वेळ बसू देऊ नये. कारण त्यामुळे बाळाच्या पाठीला पोक येऊ शकते किंवा त्याच्या पाठीचा कणा कमकूवत राहू शकतो. हीच काळजी बाळ उभे राहू लागता नाही घ्यावी. जबरदस्तीने हाताला धरून उभे केल्याने किंवा वॉकरमध्ये ठेवून चालवण्याने पाय वाकू शकतात व मुले थकूही शकतात. मुलांच्या शारीरिक विकासाचा एक नैसर्गिक क्रम ठरलेला असतो. त्याप्रमाणे बाळाला सर्व क्रिया स्वतःच्या स्वतः ठरलेल्या क्रमाने व ठरलेल्या वेळी करू द्याव्यात. दहा महिन्यांचा झाला तरी आपले बाळ अजून चालत कसे नाही, अशी अकारण काळजी करून त्याला हात धरून चालविण्याची किंवा वॉकर देण्याची गरज नसते.

मुलांना पाळण्याऐवजी खाली जमिनीवर गादी घालून ठेवणे वा झोपविणे चांगले. कारण, त्यामुळे बाळाला चौफेर बघता येते व हालचाली करायलाही पुरेसा वाव मिळतो. बाळ स्वतःचे स्वतः पालथे पडायला लागले की, पाळण्यातून पलंगावरून खाली पडण्याची भीती असल्याने बाळाला जमिनीवरच झोपवावे.

अगदी तान्ह्या बाळासाठी पाळणा वापरताना पाळण्यावर बाळाच्या अगदी डोक्यावर गरगर फिरणारे झुंबर किंवा तत्सम भडक व कर्कश आणि मोठा आवाज करणारी खेळणी लटकवू नयेत. अशी डोक्यावर गरगर फिरणारी खेळणी बघून बाळ रडायचे थांबले तरी ते बहुधा भांबावून गेल्याने असते, आवडल्यामुळे नाही. शिवाय अशा खेळण्यांमुळे बाळाच्या डोळ्यांवरही दुष्परिणाम होऊ शकतो.

मणयश्च धारणीयाः कुमारस्य । *...चरक शारीरस्थान*

आयुर्वेदात लहान मुलांच्या अंगावर रत्ने, मणी किंवा तत्सम अलंकार घालायलाही सांगितले आहेत. आजच्या काळात सुरक्षिततेच्या दृष्टीने फार मौल्यवान दागिने घालणे जमले नाही तरी बाळाच्या हातात तुळशीचा काळा मणी व शक्य असल्यास सोन्याचा मणी यापासून बनवलेले वळे घालता येईल. सहजपणे हातात येणार नाही आणि आपोआप डोक्यातून निघूनही जाणार नाही अशी लहानशी सोन्याची किंवा चांदीची साखळीही बाळाच्या गळ्यात घालता येईल. मुलींच्या पायात चांदीचे पैंजण, तसेच मुलांच्या पायात पंचधातूपासून बनवलेले तोडे घालता येतील; मात्र ते फार घट्ट किंवा टोचणारे नसावेत.

लहान बाळाशी अगदी सुरुवातीपासून काही ना काही बोलत राहावे. इतक्या लहान बाळाला काय समजणार असा विचारही मनात आणू नये आणि मुख्य म्हणजे बोलणे स्पष्ट, शुद्ध, अर्थपूर्ण व सुसंबद्ध असावे. लहान मुलांच्या आसपास भांडणे, तावातावाने बोलणे, रागावणे, आदळआपट करणे टाळावे. अगदी लहान मुलांनाही घरात काय चालले आहे, घरातली माणसे एकमेकांशी काय बोलत आहेत, हे कळत असते. म्हणून लहान मुले असणाऱ्या घरातल्या माणसांनी फक्त मुलाशीच नव्हे तर आपापसांत बोलतानाही काळजीपूर्वक बोलावे. कोणताही अपशब्द किंवा कोणाबद्दल वाईटसाईट बोलू नये. काळे-गोरे, श्रीमंत-गरीब, सुंदर-कुरूप अशा प्रकारच्या तुलना किंवा भेदभाव मुलांसमोर न करणेच चांगले.

बाळ बसू लागले की (साधारण पाच-सहा महिन्यांनंतर) त्याला शी-शू नियमित वेळेला करण्याच्या दृष्टीने सवय लावण्याचा प्रयत्न करावा. सकाळी उठल्यावर शी-शू होण्यासाठी बसवावे, रात्री झोपण्यापूर्वी शू करण्याची सवय लावावी, एरवीही साधारण वेळेचा अंदाज घेऊन शू करण्यास सांगावे. याप्रकारे सुरुवातीपासून सवय लावल्यास या क्रियांमध्ये नियमितता येते. गर्भारपणात आहार-विहाराची आयुर्वेदिक पथ्ये पाळलेली असल्यास मुलांची रात्री अंथरूण

ओले करायची प्रवृत्ती राहत नाही. एकंदर शी-शूची समज बरीच लवकर तयार होते. अशी मुले अगदी महिन्याची असतानासुद्धा रात्री सहा-सात तास सलग झोपताना दिसतात.

वास्तविक दोन वर्षांपर्यंतच्या मुलांना उपजत भीतीची भावना नसते. त्यामुळे या वयात भीती दाखविल्यास मनावर भीतीचा पगडा बसून नंतरही भीती कायम घर करून राहू शकते. काही केसेसमध्ये तर याचा परिणाम मानसिक विकृतीत होताना दिसतो. भीती ही नैसर्गिक भावना असल्याने स्वभावानुसार थोड्या फार प्रमाणात येतेच फक्त त्यात आपल्या वागणुकीने भर टाकली जाणार नाही याकडे लक्ष ठेवावे.

विशेषतः जरा समज आलेल्या मुलांना चुकूनही कसली भीती दाखवू नये, याबद्दल आयुर्वेदात म्हटले आहे -

न ह्यस्य वित्रासनं साधु। तस्मात् तस्मिन् रुदत्यभुञ्जाने वाऽन्यत्र विधेयतामगच्छन्ति राक्षसपिशाचपूतनाद्यानां नामानि आह्वयता कुमारस्य वित्रासनार्थं नामग्रहणं न कार्यं स्यात् । *...चरक शारीरस्थान*

मुलास घाबरवू नये, मूल रडत असताना, जेवत नसताना किंवा एखादी करायला हवी अशी गोष्ट करत नसताना राक्षस, पिशाच्च, पूतना (बागुलबुवा, पोलिस) वगैरेंची भीती घालू नये.

जसेजसे मूल मोठे होईल तसतशी त्याच्या मानसिक विकासाला पूरक ठरतील, कल्पकतेला वाव देतील अशी खेळणी खेळायला द्यावीत. बाळाची खेळणी अशी असावीत,

क्रीडनकानि खलु कुमारस्य तु विचित्राणि घोषवन्ति अभिरामाणि चागुरुणि चातीक्ष्णाग्राणि चानास्यप्रवेशीनि चाप्राणहराणि चावित्रासनानि स्युः । *...चरक शारीरस्थान*

विचित्राणि – विविध प्रकारची असावीत.

घोषवन्ति – खेळण्यामधून थोडा आवाज येणे चांगले. पण तो कर्कश किंवा त्रासदायक नसावा.

अभिरामाणि – खेळणी आकर्षक, सुंदर असावीत व रंगीबेरंगी असावीत.

अगुरुणि – खेळणी जड नसावीत, मुलाला सहज हाताळता येतील अशी असावीत.

अतिक्ष्णाग्राणि – खेळणी कुठूनही टोचणारी किंवा धारदार नसावीत.

अनास्यप्रवेशिनि – मुलाच्या नाका-तोंडात जाऊ शकतील किंवा घशात जाऊन अडकू शकतील अशा आकाराची नसावीत. उदा. नाणी, गोट्यांसारख्या लहान-लहान गोष्टींशी अगदी लहान मुलांना खेळू देऊ नये.

अप्राणहरणानि – मुलाला अपाय करू शकतील वा मुलाच्या जिवाला धोका उत्पन्न होऊ शकेल अशी नसावीत. उदा. खेळणी बनविण्यासाठी कमी दर्जाचे प्लास्टिक किंवा अपायकारक धातू वापरलेला असेल किंवा खेळण्यांना कच्चा व अपायकारक रंग दिलेला असेल तर खेळता खेळता मुलाच्या तोंडात जाऊन अपाय होऊ शकतो. म्हणून अशी खेळणी देऊ नयेत.

अवित्रासनानि – भीतीदायक, त्रासदायक किंवा विद्रूप खेळणी देऊ नयेत.

कमी दर्जाची, भारंभार खेळणी देण्यापेक्षा मुलाला चांगल्या प्रतीची व त्याच्या विकासाला सहायक ठरणारी खेळणी देण्यावर भर ठेवावा. मग ती मोजकी असली तरी चालतील. अगदी तीन-चार वर्षांच्या लहान मुलातही त्याची अंगभूत 'आवड' दिसू लागते. कुणाला गाड्या-विमानांशी खेळायला आवडेल तर कुणाला कागद-पेन्सिलीची ओढ असेल. या आवडीला प्रोत्साहन देण्याचा प्रयत्न करावा, त्याबद्दलची अधिकाधिक माहिती किंवा त्या स्वरूपाची विविध खेळणी देण्याचा प्रयत्न करावा.

दिवाळीमध्ये किल्ला बनवणे, आकाशकंदील बनवणे, मकरसंक्रांतीला पतंग बनविणे, बागकाम करणे, रोजच्या पूजेसाठी फुले तोडणे वगैरे साध्या साध्या क्रियांमध्ये मुलांना शक्य तेवढे सहभागी करून घ्यावे.

मुलांचे खेळण्याचे ठिकाण व जागा कशी असावी हेही आयुर्वेदात याप्रमाणे सांगितलेले आहे,

क्रीडाभूमिः समाकार्या निश्शस्त्रोपलशर्करा ।
वेल्लोषणकणाम्भोभिः सिक्ता निम्बोदकेन वा ॥

...अष्टांगसंग्रह उत्तरस्थान

मुले वावरतात व खेळतात ती जागा समतल व स्वच्छ असावी. तेथे त्यांना टोचतील अशा कोणत्याही वस्तू नसाव्यात. स्वच्छ व निर्जंतुक करण्याच्या दृष्टीने ती जागा वावडिंग, मिरी,

पिंपळी वगैरे कृमिहर द्रव्याच्या पाण्याने किंवा कडुनिंबाच्या पानांच्या पाण्याने पुसून घ्यावी. यासाठी बाजारात उपलब्ध असलेल्या जंतुघ्न द्रव्यांचा वापर केला तरी चालू शकेल.

मूल तीन वर्षांचे होईपर्यंत साधारणतः ११-१२ तास झोपणे आवश्यक असते. अगदी लहान बाळ झोप आली की झोपून जाते, मात्र साधारण वर्ष-दीडवर्षांपेक्षा मोठ्या मुलाला रात्री वेळेवर म्हणजे साधारण आठ, साडेआठच्या सुमाराला झोपवायला हवे. रात्री मुलांना बाहेर नेल्याने किंवा घरात टीव्ही, गप्पा वगैरे सुरू असतील तर जरा समज आलेल्या मुलांना झोपायची इच्छा होत नाही. याकरता आईवडिलांनी व घरातल्या इतर व्यक्तींनी स्वतःच्या दिनक्रमात बदल करावा; पण मुलांना वेळेवर झोपवावे. तीन-चार वर्षांपर्यंत मुलांनी दुपारी थोडा वेळ झोपणेही चांगले असते. पुरेशा झोपेमुळे मेंदूला आवश्यक तेवढी विश्रांती मिळून मेंदूचा सर्वांगीण विकास व्हायला मदत मिळते.

मूल रांगायला, उभे राहायला, चालायला लागले की, घरात एरवी खाली असणाऱ्या आणि त्याला अपाय करू शकणाऱ्या गोष्टी वर ठेवाव्यात. लहान मुले बोलू लागतात, खेळू लागतात अशा वेळी त्यांना योग्य प्रतिसाद द्यावा. मुलाने नवीन केलेल्या गोष्टीचे कौतुक करावे. मुले म्हटली की दंगामस्ती, थोडाफार अव्यवस्थितपणा, गोंधळ, मोठे आवाज हे येणारच. मुलाला अगदी वाटेल ते करण्याची मुभा दिली नाही तरी त्यांच्या बाललीलांमध्ये मोठ्यांनीही रस दाखवावा, प्रत्येक गोष्टीवर असे करू नकोस, या गोष्टीशी खेळायचे नाही, एवढा आवाज करू नकोस अशी अवाजवी बंधने घालू नयेत.

सुमारे दोन वर्षांच्या मुलांना आसपास घडत असलेल्या प्रत्येक घटनेबद्दल, एकंदर वातावरणाबद्दल अनेक लहान मोठे प्रश्न पडू लागतात. त्याच्या या चौकस आणि जिज्ञासू वृत्तीला वाव द्यावा आणि न टाळता त्याच्या प्रत्येक प्रश्नाला समाधानकारक उत्तरे द्यावीत. याने मुलाच्या बौद्धिक विकासाला हातभार लागतो.

मोठे मूल समजू लागण्याच्या आधीच धाकटे भावंड झाले तर घरातल्यांनी जाणीवपूर्वक मोठ्या मुलाकडे अधिक लक्ष द्यावे. एकाच घरात दोन किंवा अधिक मुले असतील, तर सर्वांना समान वागणूक द्यावी. सर्वांचेच कौतुक करावे. अन्यथा लहान वयात आसूयेचे बीज पेरले जाऊन त्याचा पुढे आयुष्यभर त्रास होऊ शकतो.

कोणतीही गोष्ट मिळाली की, त्याचा आनंद सगळ्यांनाच होतो; पण इतरांना काही देण्यातही आनंद असतो, हे मुलांना दाखवून द्यावे. उदा. घरात चार-पाच मुले जमली तर मुलाच्या हातून प्रत्येकाच्या हातावर थोडासा खाऊ देणे किंवा वाढदिवसाच्या दिवशी शाळेतल्या व शेजारपाजारच्या मुलांना छोटीशी भेट देणे अशा छोट्या छोट्या गोष्टींतून लहान मुलांना 'शेअरिंग'ची सवय लावावी.

आजकाल मुलांना खूप लहान वयातच शाळेत घातले जाते. अडीच-तीन वर्षांच्या मुलांना शाळेत घालण्याचे प्रयोजन, समवयस्क मुलांसोबत खेळणे, हसत-खेळत थोड्या फार कविता, गोष्टी ऐकणे असेच असायला हवे. 'हे पाठ व्हायला हवे', 'घरून हे करून आणा' वगैरे ताण मुलांना यायला नको, तसेच शाळेतूनही शिक्षकांच्या किंवा इतर मुलांच्या वागणुकीचा, बोलण्याचा ताण मुलांवर येणार नाही, याकडे लक्ष ठेवायला हवे.

आजकाल मुलाला शिक्षा किंवा सक्ती करण्याबाबत सर्वत्र विरोधाचा सूर दिसतो; पण मूल चुकीचे वागत असल्यास त्याला समज देणे काही चुकीचे नाही. उलट यामुळे लहान वयात चांगले वळण लावले, शिस्त अंगी बाणवली गेली तर त्याचा फायदा पुढे आयुष्यभर होतो.

आजकाल मुलांमध्ये टीव्ही वगैरे माध्यमांमुळे हिंसक प्रवृत्ती वाढताना दिसते. मुलांच्या वागण्यात अशी हिंसक प्रवृत्ती आढळल्यास कौशल्याने मुलाची समजूत काढावी. मुलांना हॅरी पॉटर, पोकेमॉन वगैरे हिंसक काल्पनिक गोष्टी दाखविण्यापेक्षा किंवा हिंसक वृत्ती वाढविणाऱ्या व्हिडिओ गेम्सची सवय लावण्यापेक्षा प्रबोधन करणाऱ्या पंचतंत्र, राम-कृष्ण, हनुमान, सारख्या पुराणकथा, परीकथा सांगाव्यात व दाखवाव्यात. एकसारखा टीव्ही बघितल्याने डोळ्यांवर परिणाम होतो हे तर सर्वज्ञात आहेच. शिवाय एकसारखे बसून राहण्याची सवय लागल्याने मूल आळशी होण्याची शक्यताही वाढते. शक्य असल्यास मूल पाच वर्षांचे होईपर्यंत त्याला घरच्या घरीच प्राथमिक गोष्टी शिकवता आल्या, चांगले संस्कार करता आले तर त्याच्या विकासाला उत्तम हातभार लागू शकतो.

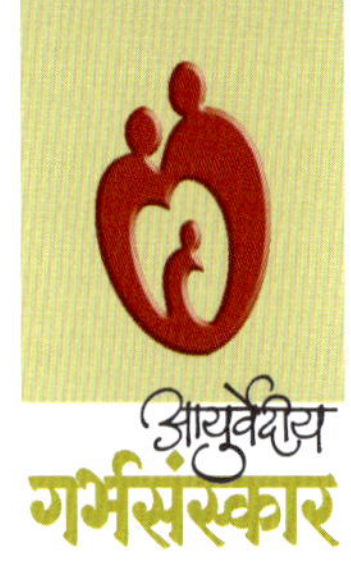

बालकांचे सामान्य आजार

आयुर्वेदाने सांगितलेली बालक परिचर्या पाळल्यास, बाळ आजारी पडण्याची शक्यता खरे तर खूप कमी असते, तरीही बाळाच्या साध्या साध्या तक्रारींवर सहज करता येतील, असे उपचार माहिती असणे आवश्यक आहे. फार अधिक त्रास होत असला किंवा साध्या उपायांनी बरे वाटले नाही, लक्षणात फरक दिसला नाही तर तज्ज्ञांचा सल्ला अपरिहार्य असतो. मात्र शक्यतो बाळाला रासायनिक व अँटिबायोटिक्ससारख्या तीव्र औषधांची गरज पडू नये यासाठी काही सोपे आयुर्वेदिक उपचार माहिती असणे चांगले.

स्तन्यपान करणाऱ्या बालकांना काही त्रास होत असल्यास आयुर्वेदाने बालकाच्या बरोबरीने आईवरही उपचार करायला सांगितलेले आहेत. काही ठिकाणी तर औषधी द्रव्यांचा स्तनावर लेप करून थोड्या वेळाने काढून टाकून लगेच बाळाला स्तन्यपान करावे, अशा प्रकारचे उपचारही सांगितले आहेत.

पोटदुखी –

तान्ह्या बाळापासून ते मोठ्या मुलांपर्यंत कधी ना कधी पोट दुखण्याची तक्रार उद्‌भवतेच. स्तन्यपान करणाऱ्या तान्ह्या मुलांच्या पोटदुखीमागे बहुधा आईने सेवन केलेला चुकीचा आहार किंवा आईचे अपचन कारणीभूत असते.

बाळाचे पोट फुगलेले दिसत असले, पोटाला हात लावला असता रडणे वाढत असले, तर बाळाचे पोट दुखते आहे असे समजावे. अशा वेळेला हिंगाचा खडा गरम पाण्यात उगाळून तयार केलेला लेप कोमट करून बाळाच्या बेंबीभोवती लावावा. हिंगाप्रमाणेच डिकेमालीचा लेप लावल्यासही वात सरून पोट दुखायचे कमी होते. ओव्याचे चूर्ण पाण्यात कालवून बाळाच्या पोटावर लेप केल्यास पोट दुखणे कमी होते. बाळाच्या पोटावर हलका शेक करण्यानेही बहुतेक वेळेला पोट दुखायचे लगेचच थांबते. यासाठी गरम तव्यावर सुती हातरुमाल गरम करून, तो सुखोष्ण असल्याची खात्री करून बाळाचे पोट शेकावे. आईने जेवणानंतर ओवा, बडीशेप, बाळंतशेप, जिरे, सैंधव यांचे मिश्रण मुखशुद्धीप्रमाणे खावे किंवा चूर्ण करून गरम पाण्याबरोबर घ्यावे. आईने उकळलेले कोमट पाणीच प्यावे आणि तिचा आहार हलका व सुपाच्य असावा. थोड्या मोठ्या मुलांना संतुलन अन्नयोग, शंखवटी किंवा प्रवाळपंचामृतासारख्या गोळ्यांचे चूर्ण करून पाण्याबरोबर देता येते.

मलविसर्जनास त्रास (बद्धकोष्ठ) –

अगदी तान्ह्या बाळाला सुरुवातीला दिवसातून सात-आठ वेळा पातळ शौचाला होणे स्वाभाविक आहे; पण हळूहळू त्याच्या पचनसंस्थेला बळकटी आल्यावर बांधून मलप्रवृत्ती व्हायला सुरुवात होते. तरीही मुलांना रोज कमीत कमी एक-दोन वेळा मलप्रवृत्ती व्हायला हवी. रोज पोट साफ होत नसल्यास, खडा स्वरूपाची मलप्रवृत्ती होत असल्यास किंवा मलप्रवतनाच्या वेळेस बाळाला जोर लावावा लागत असल्यास त्यावर योग्य उपचार करायला हवेत. बाळाच्या पोटावर एरंडेल तेल हलक्या हाताने चोळावे, १०-१५ काळ्या मनुका कोमट पाण्यात भिजत घालून त्याचे पाणी बाळाला पाजावे. आईच्या आहारात साजूक तुपाचा पुरेशा प्रमाणात समावेश असावा, तिने गरम पाणी पुरेशा प्रमाणात प्यावे. थोड्या मोठ्या मुलांना पाव ते अर्धा चमचा हिरड्याचे चूर्ण किंवा अर्धा चमचा एरंडेल तेल

कोमट पाण्याबरोबर देता येते. 'शी'च्या जागी बोटाने एरंडेल तेल लावावे.

जुलाब –

बहुधा दूषित पाणी, बाहेरील दूध किंवा अन्न न पचल्याने अथवा दात येताना जुलाब होऊ शकतात. बाळ जर व्यवस्थित दूध पीत असेल, दिवसातून फक्त तीन-चार वेळाच पातळ शौचाला होत असेल, बाळ निस्तेज वा मलूल नसेल तर घरच्या घरी उपाय करावेत. अन्यथा ताबडतोब तज्ज्ञांचा सल्ला घ्यावा.

सुंठ, अतिविषा, नागरमोथा व काकडशिंगी ही द्रव्य सहाणेवर मधात उगाळून (प्रत्येकी तीन-चार वेढे) बाळाला चाटवावे. मुरडा येऊन जुलाब होत असल्यास म्हणजे जुलाब होण्यापूर्वी बाळ रडत असल्यास यातच मुरुडशेंगेचा समावेश करावा. आईने एक-दोन दिवस फक्त मुगाची खिचडी, ताक, साळीच्या लाह्या असा साधा आहार ठेवावा.

बाळाच्या शरीरातले पाणी कमी होत नाही ना, याकडे लक्ष ठेवावे. उकळलेल्या कपभर पाण्यात चिमूटभर मीठ, चमचाभर साखर मिसळून तयार केलेले पेय चार-चार चमचे वारंवार पाजत राहावे. थोड्या मोठ्या मुलांना प्रवाळपंचामृत, कुटजारिष्ट किंवा कुटजघनवटी या गोळ्यांचे चूर्ण वैद्याच्या सल्ल्याने देता येऊ शकते.

बाळाच्या आहारात नव्या गोष्टींचा समावेश केल्यासही बाळाला जुलाब होऊ शकतात, तेव्हा बाळाच्या प्रकृतीकडे लक्ष ठेवूनच त्याच्या आहारात कोणत्याही नव्या गोष्टींचा समावेश करावा. 'अमूक महिन्यात अमूक पदार्थ द्यायला सांगितला आहे' या विचाराने डोळेझाक करून बाळाच्या पोटावर अत्याचार करू नयेत.

उलटी होणे –

बऱ्याच मुलांना स्तन्यपान केल्यानंतर दिवसातून एखाद्या वेळी उलटी होते. यामुळे बाळाला कोणताही त्रास म्हणजे वजन न वाढणे, किरकिर करणे वगैरे तक्रारी नसतील तर यावर वेगळा असा उपचार करायची आवश्यकता नसते. उलट कैक वेळा उलटीतून अतिरिक्त कफदोष बाहेर निघून गेल्याने फायदाच होतो; मात्र प्रत्येक स्तन्यपानानंतर उलटी होत असल्यास, उलटीला आंबूस वास येत असल्यास, मुलाचे पोट कडक लागत असल्यास व मूल अस्वस्थ असल्यास औषधांची आवश्यकता असते. फार वेळा उलटी झाल्यास व मूल मलूल होत असल्यास त्वरित तज्ज्ञांचा सल्ला घेणे चांगले.

सर्वप्रथम स्तन्यपानानंतर बाळाला हलकेच खांद्यावर घेऊन पाठीवरून खालून वर या दिशेने हात फिरवावा याने बाळाला ढेकर आला की सहसा उलटीची शक्यता कमी होते. स्तन्यपानानंतर बाळाच्या पोटावर दाब येणार नाही किंवा त्याला वेडेवाकडे खेळवले जाणार नाही याकडे लक्ष ठेवावे. पिंपळी व सुंठ मधात उगाळून (प्रत्येकी तीन-चार वळसे) मुलाला चाटवावे. बाळाला साळीच्या लाह्यांसह उकळलेले पाणी पाजावे. आईच्या स्तन्यात दोष नाही ना याचीही खात्री करून घ्यावी. मोठ्या मुलांना प्रवाळपंचामृत, एलादि वटीचे चूर्ण करून द्यावे.

झोप कमी वा अस्वस्थ लागणे –

पूर्वी पाहिल्याप्रमाणे लहान मुलाला पुरेशी व शांत झोप लागणे अतिशय आवश्यक असते. झोपेतून जागे होताना मूल हसत खेळत उठले पाहिजे, झोपेतून रडत न उठणे, ही बाळाची झोप पूर्ण झाल्याचे एक लक्षण आहे. शांत झोपेसाठी मुलांना झोपण्यापूर्वी तेल लावावे, कानात तेल टाकावे व नाकात साजूक तूप टाकावे. अंघोळीनंतर चिमूटभर जायफळाचे चूर्ण मुलाच्या डोक्यावर हलक्या हाताने चोळल्यास, तसेच तुपामध्ये जायफळ उगाळून त्याचा लेप रात्री बाळाच्या कपाळावर लावल्यास बाळाला शांत झोप यायला मदत होते. थोड्या मोठ्या मुलांना 'संतुलन रिलॅक्स सिरप', 'सॅनब्राह्मी' ही औषधे देता येतात, बरोबरीने मन शांत करणारे संगीत ऐकवल्याचाही फायदा होताना दिसतो. पांघरूण व्यवस्थित घालावे, मच्छर चावणार नाहीत याची काळजी घ्यावी, तसेच डोळ्यांवर तीव्र प्रकाश येत नाही हे ही पाहावे.

भूक कमी वा न लागणे, जंत होणे –

पोटात जंत असणे हेच बहुधा भूक न लागण्याचे कारण असते. अशा वेळी मुलांच्या चेहऱ्यावर फिक्कट पांढरे डागही दिसू लागतात. यावर दोन चिमूट विडंगाचे बारीक चूर्ण मधात

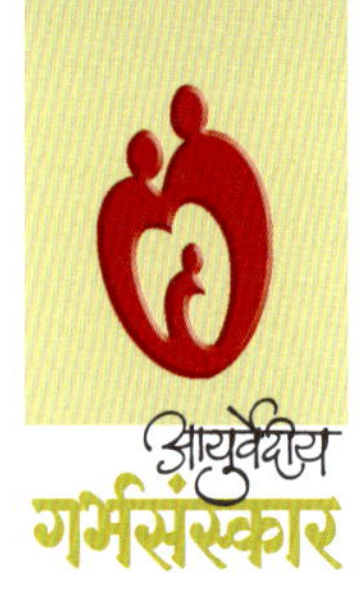

मिसळून चाटवावे. अर्धा ते एक चमचा विडंगारिष्ट पाण्यात मिसळून द्यावे. अतिविषाची मूळी उगाळून देण्यानेही जंत कमी होऊन भूक लागायला मदत होते. 'संतुलन बाल हर्बल सिरप' दिल्यानेही एकूण पचन सुधारून, भूक लागू लागते.

शय्यामूत्र – बाळ वर्षाचे झाल्यावरही रात्री अंथरुणात दोन-तीन वेळा शू करत असेल आणि शू केल्यावर त्याला जाग येत नसेल अशा वेळेला 'शय्यामूत्र' असा शब्द वापरला जातो. साधारण तीन वर्षांच्या मुलाला शी-शू थोडा वेळ तरी धरून ठेवता आली पाहिजे. शी-शू उत्सर्जनाच्या क्रियांवर ताबा नसण्याची मुख्य कारणे जंत असणे व मलावरोध ही आहेत. अशा वेळी मुलांना विडंगारिष्ट, बालचातुर्भद्र चूर्ण वगैरे कृमिनाशक औषधे, तसेच शतावरी कल्प किंवा 'सॅन रोझ' सारखी रसायने दिल्यास चांगला परिणाम दिसून येतो.

शय्यामूत्राचा त्रास असण्याचे दुसरे कारण म्हणजे तेथील स्नायू कमकुवत असणे. यासाठी मुलाला या क्रियांची सवय लावणे, आहारात योग्य ते बदल करणे आणि गरज भासल्यास औषधयोजना करणे आवश्यक असते. कित्येकदा असा त्रास होणे ही मूत्रसंस्थेशी निगडित कुठल्यातरी रोगाची चाहूलही असू शकते. बऱ्याचदा असे लक्षात येते की, मुलांना कुठल्याही प्रकारची असुरक्षितता वाटत असली, त्यांच्या मनात कसलीही भीती असली, मुलांना झोपेत भीतीदायक स्वप्ने पडत असली तरीही शय्यामूत्राचा त्रास होऊ शकतो. अशा वेळेला आई-वडील किंवा घरातल्या इतर वडीलधाऱ्यांच्या मायेची ऊब मुलांना पुरेशा प्रमाणात मिळेल याकडे लक्ष द्यावे लागते. विशेषतः रात्री कुणी तरी मायेच्या व्यक्तीने झोपवल्यास हा त्रास कमी व्हायला मदत मिळते.

यामागील कारण काहीही असले तरी असा त्रास असताना मुलांना रागावणे योग्य नाही, तसेच या त्रासाकडे 'मूल मोठे होईल तसा त्रास कमी होईल' अशी डोळेझाक करणेही योग्य नाही. वेळेवर या त्रासाचे निराकरण न झाल्यास मोठेपणी मुले मानसिकरीत्या खचल्याची उदाहरणे सापडतात.

सर्दी, खोकला, ताप –

सर्दी, तापाची सुरुवात झालेली लक्षात आली की, लगेच मुलांना एक अष्टमांश ते एक चतुर्थांश चमचा सितोपलादि चूर्ण मधात मिसळून चाटवावे. 'बालचातुर्भद्र' नावाचे खास औषध बनवून ठेवावे. यात अतिविषा, काकडशिंगी, पिंपळी व नागरमोथा या वनस्पतींची चूर्णे समप्रमाणात एकत्र केलेली असतात. यातील दोन चिमूट चूर्ण मधातून दोन-तीन वेळा दिल्यास सर्दी, ताप, खोकला कमी होतो. हे चूर्ण अपचन व जुलाबावरही उपयुक्त असते.

सर्दी व खोकला असताना अगोदर थोडेसे तेल लावून मुलाची छाती व पाठ रुईच्या पानांनी किंवा ओव्याच्या पुरचुंडीने शेकावी. मुलाच्या नाकाजवळ ही पुरचुंडी धरल्यानेही सर्दी कमी होते. सर्दीमुळे नाक चोंदले असल्यास पातळ केलेल्या कोमट साजूक तुपाचे एक-दोन थेंब नाकात टाकावेत.

खोकला असल्यास चार कप पाण्यात एक बेहडा, ज्येष्ठमधाची एक इंचाची कांडी, अडुळशाचे एक पिकलेले पान टाकून एक कप उरेपर्यंत मंद आचेवर उकळावे व गाळून घ्यावे. यात चवीप्रमाणे खडीसाखर घालून दोन ते सहा महिन्यांच्या मुलाला दिवसातून दोन ते तीन वेळा दोन-दोन चमचे पाजावा, तर सहा महिन्याच्या वरच्या मुलाला हाच काढा पाच-सहा चमचे पाजावा.

बाळ पाच वर्षांचे होईपर्यंत त्याला ताप आल्यास विशेष लक्ष पुरवणे आवश्यक असते. लहान मुलांचा ताप पटकन वाढतो व ताप खूप वाढल्यास मुलाला आकडी यायची शक्यता असते. तेव्हा जास्त ताप आल्यास ताबडतोब तज्ज्ञांचा सल्ला घेण्याबरोबरच ताप उतरायला मदत होण्याच्या दृष्टीने कपाळावर पाण्याच्या पट्ट्या ठेवणे, पाण्याने अंग पुसून घेणे, शतधौतघृताचा पादाभ्यंग करणे, मुलाला मीठ-साखरेचे पाणी पाजत राहणे वगैरे उपायही सुरू ठेवावेत.

दात येणे –

हा मुलांच्या विकासातील एक महत्त्वाचा टप्पा असतो. 'गर्भसंस्कार' झालेल्या व सुरुवातीपासून व्यवस्थित पोषण मिळालेल्या मुलाला सहसा दात यायला फारसा त्रास होत नाही. दात येताना जुलाब, ताप, उलट्या, डोकेदुखी वगैरे त्रास होऊ शकतात. तोंडातून लाळ गळते, हिरड्या हुळहुळतात त्यामुळे मुलांना काहीतरी कडक गोष्ट चावावीशी वाटते. यासाठी खारीक किंवा ज्येष्ठमधाची जाडसर मोठी काडी

मुलांच्या हातात देणे चांगले. याशिवाय दात येण्याच्या दिवसात हिरड्यांवर आवळा व धायटीची फुले यांच्या चुर्णाचे समभाग मिश्रण थोड्याशा मधासह बोटाने चोळावे. याने विनासायास दात यायला मदत होते, तसेच हळहळण्याचे प्रमाणही कमी होते. दन्तोद्भेदगदान्तक रसाचा लेप हिरड्यांवर केल्यास व मुलांना सकाळ-संध्याकाळ चार-चार थेंब वचादि घृत दिल्यासही दात सहज येतात आणि दातांमुळे होऊ शकणारे त्रासही होत नाहीत.

दात येताना मुलाला होणाऱ्या त्रासाची लक्षणे फारशी तीव्र नसतील तर त्यावर फार मोठे उपचार करायची आवश्यकता नसते. दात येण्याबरोबरच ही लक्षणेही आपोआपच शमताना दिसतात; मात्र लक्षणे तीव्र असतील व त्यामुळे मुलाच्या तब्येतीवर परिणाम होत असेल, तर तज्ज्ञ वैद्यांचा सल्ला अवश्य घ्यावा. क्वचित दात येण्याच्या कालावधीत इतर काही कारणांनी जुलाब-उलट्या होत असल्यास 'दातांमुळे होत असतील' अशा गैरसमजुतीतून दुर्लक्ष झाल्याने मुलाची तब्येत बिघडताना दिसते. असे होऊ देऊ नये.

मूल बोबडे बोलणे –

मूल जसजसे मोठे होईल तसतसे त्याचे उच्चार बहुतेक वेळा आपसूकच स्पष्ट होतात. सुरुवातीपासून बाळगुटी देत असल्यास त्यातील वेखंड, हिरडा वगैरे द्रव्ये उच्चार स्पष्ट होण्यासाठी मदत करतातच; मात्र मुलाची जीभ जड असल्यास, बोलणे अस्पष्ट किंवा बोबडे असल्यास वाचाशुद्धीसाठी विशेष उपचार करता येतात. त्यासाठी वेखंड, ज्येष्ठमध, सुंठ, ओवा वगैरे द्रव्यांपासून बनवलेले वचादि चूर्ण गाईच्या तुपात मिसळून चाटवणे, जटामांसीचे बारीक चूर्ण मधात मिसळून जिभेवर चोळणे, यासारखे उपचार करता येतात. आवश्यकता असल्यास सारस्वत चूर्ण, सारस्वतारिष्ट वगैरे औषधे तज्ज्ञ वैद्यांच्या सल्ल्याने सुरू करता येतात.

टॉन्सिल –

आजकाल बऱ्याच लहान मुलांना टॉन्सिलचा त्रास होताना दिसतो. यात घसा दुखतो, लाल होतो, खायला-प्यायला व बोलायला त्रास होतो आणि घशात दोन्ही बाजूला असणाऱ्या टॉन्सिलच्या ग्रंथी इन्फेक्शनमुळे सुजतात. थंड वा तेलकट पदार्थ, थंड पाणी, आइस्क्रीम वगैरे गोष्टी खाण्यात आल्या तर वारंवार असा त्रास होत राहतो. यावर पित्त-कफशामक उपचार करणे आवश्यक असते. बऱ्याचदा असे पाहण्यात येते की मूळ प्रतिकारशक्ती न वाढवता शस्त्रकर्म केले तर शस्त्रकर्मानंतरही पूर्वीसारखा त्रास होतच राहतो. त्यामुळे टॉन्सिलचा त्रास बरा करण्यासाठी आणि रोगप्रतिकारशक्ती वाढविण्यासाठी प्रयत्न करणेच चांगले.

सकाळ संध्याकाळ मधात मिसळून सितोपलादि चूर्ण घेण्याने, कोमट पाण्यात हळद व मीठ टाकून त्याच्या गुळण्या करण्याने, 'सॅन रोझ'सारखे रसायन घेतल्याने व गरज असल्यास तज्ज्ञ वैद्यांच्या सल्ल्याने प्रकृतीनुरूप औषधे घेण्याचा चांगला उपयोग होताना दिसतो.

अनुपान – अनुपान म्हणजे बाळाला ज्यातून औषध द्यायचे ते माध्यम. अगदी तान्ह्या बाळाला औषधे शक्यतो आईच्या दुधात, सुवर्णसिद्धजलात किंवा मधात उगाळून चाटण या स्वरूपातच द्यावी किंवा तुपाबरोबर सिद्ध करून औषधी तुपाच्या रूपात द्यावीत. लहान मुलांना द्यायचे औषध सौम्य गुणधर्माचे असावे, खूप कडू किंवा तिखट औषधे टाळावीत. चूर्ण द्यायचे असल्यास ते वस्त्रगाळ करून किंवा गोळी द्यायची असल्यास तिचे वस्त्रगाळ चूर्ण करून योग्य अनुपानाबरोबर द्यावे. छोट्या मुलाला किती प्रमाणात औषध द्यावे याबद्दल बऱ्याचदा शंका असते. आयुर्वेदात बालकाच्या औषधांच्या प्रमाणाबाबत असे सांगितले आहे,

बालस्य प्रथमे मासि देया भेषजरक्तिका ।...*शारंगधर संहिता*

महिन्याच्या बाळाला औषध द्यायचे झाल्यास त्याची मात्रा एक रत्ती (१२५ मिलीग्रॅम) असावी. यानंतर बाळाची प्रकृती व वय पाहून गरजेनुसार औषधाची मात्रा हळूहळू वाढवावी. बऱ्याचदा रोगाची स्थिती, बालकाची प्रकृती, पचन वगैरे गोष्टींचा विचार करून औषधाचे प्रमाण निश्चित करावे लागते. त्यासाठी तज्ज्ञांचा सल्ला घेणे आवश्यक असते.

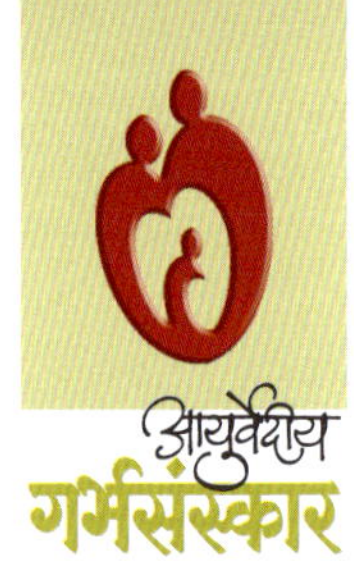

अकाली जन्म झालेल्या बालकांची काळजी

बालकाचा जन्म

कुठल्याही घरात बालकाच्या जन्माचा आनंद अवर्णनीय असतो. गाईला वासरू झाले तरी ती त्याला चाटून साफ करते, शक्ती देते, उभे करण्याचा प्रयत्न करते. मनुष्याच्या बाबतीत अपत्याचा जन्म ही तर एक पर्वणीच असते. सृष्टिचक्र व्यवस्थित चालावे म्हणून परमेश्वराने निर्माण केलेली ही योजना आहे, हे जाणण्याची बुद्धी माणसाजवळ असते. आहार, निद्रा, भय, मैथुन या निसर्गभावांचा परिणाम म्हणून बालक जन्माला येते असे न समजता, अपत्यप्राप्ती ही निसर्ग-नियोजित विशिष्ट कल्पना आहे याची त्याला जाणीव असते. अत्यंत परिश्रमाने व काळजी घेऊन विकसित केलेले गुण व बुद्धी पुढे चालावी, गुणसूत्रांवर केलेली प्रक्रिया व संस्कार वाया न जाता ती गुणसूत्रे घेऊन पुढील पिढी जन्माला यावी आणि व्यावहारिक पातळीवर उभा केलेला पसारा आपल्या कुटुंबातील अंशाने पुढे सांभाळावा वगैरे अनेक तऱ्हेच्या कल्पना मनुष्य करू शकतो. म्हणून अपत्याचा जन्म ही फार मोठी पर्वणी ठरते. परंतु अपत्य जन्माला यावे किंवा आपल्याला मूल व्हावे अशी कल्पना डोक्यात येईपर्यंत वयाची २५-३० वर्षे खर्ची पडलेली असतात. लहानपणी लहान म्हणून व तरुणपणी लक्ष शिक्षणावर असल्याने किंवा उच्छृंखलतेवर, मस्ती करण्यावर भर असल्यामुळे आधीच काही चुका घडतात. अपत्यप्राप्ती व्हावी असा विचार मनात आला की शारीरिक, मानसिक अडचणी दिसायला लागतात. वय परिपक्व नसताना केवळ एक शारीरिक आकर्षण म्हणून घेतलेल्या लैंगिक आनंदाचा किंवा अति मैथुनाचा पुढे आरोग्यसंपन्न, संस्कारित अपत्य होण्यामध्ये अडथळा येऊ शकतो. म्हणजे वीर्यशक्ती दूषित होणे, कमी होणे, तसेच शरीरसंबंधात अडचणी येतील अशा तऱ्हेने विकृती निर्माण आल्यामुळे, वेगवेगळ्या तऱ्हेची इन्फेक्शन आल्यामुळे किंवा बीजांड, बीजांडकोश वा बीजवाहिन्यांमधील सिस्ट, गाठी, सूज उत्पन्न होण्यामुळे अपत्यप्राप्ती होण्यास अडथळा येऊ शकतो. यापैकी बरेचसे त्रास योग्य पंचकर्माद्वारे व आयुर्वेदिक उपचारांद्वारे दूर करता येऊ शकतात पण तरीही १०० टक्के यश येईल याची खात्री देता येत नाही, काही भाग देवावर सोडावा लागतोच.

गर्भ राहिल्यापासून बालकाच्या जन्मापर्यंत आयुर्वेदीय गर्भसंस्कार व्यवस्थित केले तर विशिष्ट गुणांनी युक्त अपत्य जन्माला येते. परंतु एकूणच प्रजननसंस्थेत मोठा दोष राहिला असल्यास अपत्याला त्रास भोगावाच लागतो.

अपत्याचा जन्म म्हणजे दोन द्रव्यांचे मिश्रण किंवा संयुग नव्हे. त्यात विशेष चैतन्याचा प्रभाव येऊन एक जीव स्वतःच्या सर्व संकल्पनेसह शरीर धारण करणे हा योगायोग असतो. त्यासाठी वंशपरंपरागत आलेले काही दोष किंवा येणाऱ्या जिवाचा स्वतःचा असा एक कार्यक्रम असू शकतो. म्हणून बऱ्याच वेळा स्त्री-पुरुषामधील प्रजननसंस्था वैद्यकीय दृष्ट्या सुव्यवस्थित असली तरी अपत्यप्राप्ती होत नाही. मूल अपंग वा सव्यंग जन्माला आले किंवा जन्म घेताना आईला वा मुलाला काही अडचणी उत्पन्न

झाल्या तर त्याचे कारण शोधून काढणे खूप अवघड जाते.

गर्भावस्थेत मातेच्या गर्भाशयात गर्भाची वाढ विशिष्ट पद्धतीने होत असते त्यात कुठलीही अडचण उत्पन्न होऊ नये म्हणून महिन्यागणिक वेगवेगळे आहार व विशेष शक्तीची उपासना सांगितलेली दिसते. तसेच गर्भावस्थेत 'गर्भसंरक्षक मंत्रस्तोत्रा'चे पठणही अभिप्रेत असते. गर्भवतीने व्यवस्थित काळजी घेतली व गर्भसंस्कार व्यवस्थित केले तर गर्भावस्थेचे नऊ महिने नऊ दिवस भरलेले असणे अपेक्षित असते. पण बऱ्याच वेळी गर्भवतीला असलेले काही त्रास, रोग, तिचे वय, पूर्वायुष्यातील घडलेले प्रसंग, बीजशक्ती कमी असणे वगैरे अनेक कारणांमुळे अपत्याचा जन्म लवकर होऊ शकतो.

अकाल प्रसव – वेळेच्या आधी (प्रिमॅच्युअर लेबर)

अकाली प्रसवाची अनेक कारणे असू शकतात. स्त्री किंवा पुरुषबीजातील दोष किंवा अशक्तता, गर्भवती स्त्रीमध्ये वैगुण्य, गर्भारपणातील समस्या, अनैसर्गिक आहार-आचरण, आघात-अपघात वगैरे अनेक कारणांमुळे अकाली प्रसव होऊ शकतो. यातील काही महत्त्वाची कारणे पुढील प्रमाणे होत,

- गर्भवती स्त्रीचे वय ३५ वर्षांपेक्षा अधिक किंवा १८ वर्षांपेक्षा कमी असणे.
- गर्भवतीची उंची कमी असणे, वजन जास्ती असणे.
- दोन गर्भारपणात सहा महिन्यांपेक्षा कमी कालावधी असणे. म्हणजे आधीचा प्रसव सहा महिने होण्याअगोदरच पुन्हा दिवस राहणे.
- गर्भस्राव किंवा गर्भपाताचा इतिहास असणे.
- गर्भारपणात स्त्रीला आवश्यक पोषण न मिळणे.
- गर्भधारणेपूर्वी किंवा गर्भारपणात स्त्रीला मधुमेह किंवा रक्तदाब असणे.
- जुळी किंवा त्याहून अधिक गर्भ असणे.
- IUF किंवा IVF च्या तंत्राने गर्भधारणा झालेली असणे ज्यामध्ये रुग्णाच्या आवश्यकतेनुसार हॉर्मोन्सच्या साहाय्याने अंडाशयाला उत्तेजित केले असणे.
- गर्भाशय अशक्त किंवा आकाराने लहान असणे.
- गर्भाशयात गाठी असणे.
- गर्भारपणात मानसिक ताण, भीती, नैराश्य वगैरे मानसिक भावनांना सामोरे जावे लागणे.
- गर्भवतीला धूम्रपान, तंबाखू, मद्यपान वगैरे व्यसने असणे.

अर्थातच अकाली प्रसव होऊ नये म्हणून या कारणांपासून दूर राहण्याचा शक्य तेवढा प्रयत्न करायला हवा. स्त्रीचे वय अधिक असणे, गर्भस्राव किंवा गर्भपाताचा इतिहास असणे किंवा गर्भाशय अशक्त असणे अशी काही कारणे असल्यास गर्भधारणेपूर्वी गर्भसंस्कारातील उपचार उदा. पंचकर्म, बीजसंस्कार वगैरे उपचार करणे श्रेयस्कर.

सहा महिन्यांच्या आत जन्म झाल्यास गर्भाच्या शरीरातील अवयव व्यवस्थित व पूर्ण वाढ झालेले नसतात, त्यामुळे अशा अपत्याला वाढविणे ही तारेवरची कसरत ठरते. आठव्या महिन्यात प्रसव झाल्यास बाळ-बाळंतीण दोघांनाही त्रास होऊ शकतो म्हणून आयुर्वेदाने आठव्या महिन्यात विशेष काळजी घ्यायला सांगितली आहे.

परंतु एकूणच पूर्ण दिवस भरल्याशिवाय जन्माला आलेल्या मुलाला वाढविणे खूप अवघड ठरते. आधुनिक विज्ञानाने कमी दिवस गर्भात राहिलेल्या अशा बालकाच्या प्रकृतीची काळजी घेण्यासाठी बरेच संशोधन करून उपाययोजना सांगितलेल्या आहेत पण तरीही सर्व व्यवस्थित होऊन मूल दिसामासाने वाढावे म्हणून देवाची प्रार्थना करावीच लागते.

गर्भाशयात पूर्ण नऊ महिने (सदतीस आठवडे) राहून पोषण मिळालेली बालके बहुधा पूर्णपणे विकसित, तसेच निरोगी असतात व त्यांचा जन्मानंतरचा विकासही व्यवस्थित होत असतो. नऊ महिने पूर्ण होण्यापूर्वी जन्मलेल्या मुलांना 'अपुऱ्या दिवसांचे बालक' (प्रिमॅच्युअर बेबी) म्हटले जाते. त्यांचा विकास सामान्य बालकापेक्षा कमी प्रमाणात झालेला असतो. तसे पाहता सातव्या महिन्यात बालकाचा शारीरिक विकास म्हणजे शरीरांतर्गत अवयव तयार होण्याचे कार्य पूर्ण झालेले असते; पण बाह्य जगात स्वतंत्रपणे जगण्याची पुरेशी क्षमता त्यांच्यात नसते. शिवाय गर्भाशयात जे पोषण, संरक्षण आणि आधार मिळतो त्याची तुलना बाहेरून दिलेल्या

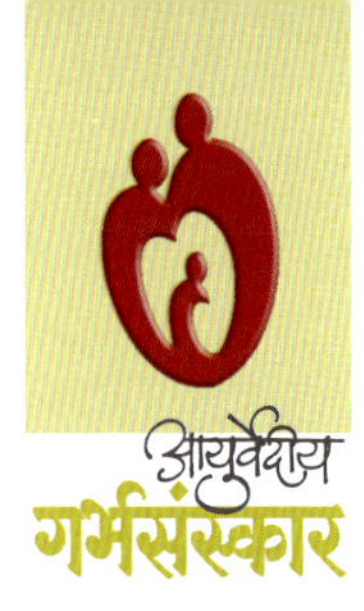

पोषणाशी करता येत नाही. अगदी इन्क्युबेटरमध्ये ठेवले तरी. त्यामुळे नऊ महिने पूर्ण झाल्यावर, किमान नववा महिना लागल्यावरच प्रसूती व्हावी या दृष्टीने अगोदरपासून काटेकोर प्रयत्न करणेच चांगले.

अशी बालके अशक्त असल्याने बाहेरील तापमान व वातावरणाशी सहजपणे मिळवून घेऊ शकत नाहीत, त्यांना कुठलाही संसर्ग होण्याची शक्यता अधिक असते. अकाली प्रसवलेल्या बालकाच्या सर्व अवयवांचा, विशेषतः फुप्फुस व मूत्राशय, यकृताचा विकास नीट झालेला नसल्याची शक्यता अधिक असते.

गर्भाशयात गर्भशरीराचा विकास होत असताना फुप्फुसे सर्वात शेवटी तयार होणाऱ्या अवयवांपैकी एक असतात. गर्भ जोवर गर्भाशयात असतो, तोवर त्याला श्वास घेण्यासोडण्याची गरज नसते. मात्र गर्भाशयाबाहेर बालकाला ज्या मुख्य बदलांना सामोरे जावे लागते, त्यात फुप्फुसांकरवी श्वासोच्छ्वास सुरू होणे ही क्रिया महत्त्वाची असते. अकाली प्रसूती होऊन जन्मलेल्या बालकामध्ये फुप्फुसांचा पुरेसा विकास न होण्याची शक्यता अधिक असल्याने त्याला व्हेंटिलेटरवर (कृत्रिम रीत्या श्वासोच्छ्वास करणारी यंत्रणा) ठेवण्याची गरज भासू शकते.

जितके कमी आठवडे भरून प्रसूती होईल, तितकी बालकाची अधिक काळजी घेणे आवश्यक असते. २४ आठवडे पूर्ण होण्यापूर्वी जन्माला आलेल्या बालकांमधे तर खूपच काळजी घ्यावी लागते. अपुऱ्या दिवसांत जन्मलेल्या बाळाचे वजन कमी असते, बाळाचे अंग भरलेले नसते, केस कमी असतात, कानाची पाळी व्यवस्थित आकार घेतलेली नसते, प्रसूतीच्या वेळेस बालकाचे हात व पाय विस्तारलेले असतात, मुलगा असल्यास त्याच्या टेस्टीज् (अंडककोष) खाली सरकलेल्या नसतात. अशा बालकांमध्ये मेंदू, हृदय, फुप्फुसे, यकृत वगैरे अवयवांशी संबंधित रोग असण्याची शक्यता असते, दृष्टिदोष वा श्रवणदोष असू शकतात, जन्मानंतर लगेच कावीळ होण्याची शक्यता जास्ती असते, अशा बालकांची रोगप्रतिकारशक्ती कमी असते, शरीरशक्ती कमी असते. त्यामुळे शारीरिक विकासाचा वेग सामान्य बालकांपेक्षा थोडा कमी असू शकतो. अशा बालकांना हाताळणे सुद्धा अवघड असते म्हणूनच जन्मानंतर त्यांना काही आठवडे ते काही महिने विशेष देखरेखीची किंवा तज्ज्ञांकडून देखभाल होण्याची खूप आवश्यकता असते. अकाली प्रसव झालेल्या बाळंतिणीकडे बहुधा दुर्लक्ष होताना दिसते. पण प्रत्येक बाळंतिणीला सूतिका परिचर्या अर्थात अभ्यंग, शेक घेणे, धूपन, पोटाला पट्टा बांधणे वगैरे करणे अत्यावश्यक असते.

अकाली प्रसव झाल्याने जन्माला आलेले बालक सहसा आईचे दूध ओढण्यास सक्षम नसते. त्यामुळे बहुतेक वेळेला स्तन्य काढून नळीच्या साहाय्याने बाळाला द्यावे लागते. यामध्ये स्वच्छतेची, शुद्धतेची खूपच खबरदारी घेणे भाग असते. सुरुवातीला बालकाची स्तन्याची गरज कमी असते, त्यामुळे जास्तीचे दूध काढून टाकणे आवश्यक असते, अन्यथा स्तनात दूध साठून गाठी किंवा गळू होणे, स्तन्य कमी होणे, स्तन्य कमी होणे वगैरेसारखे त्रास होऊ शकतात. बालकाला वरचे दूध देणे सोपे असल्याने कधी कधी स्तन्यपान बंद करून वरचे दूध देणे सुरू केले जाते, पण असे करणे बाळ व बाळंतीण ह्या दोघांच्या दृष्टीने योग्य नव्हे. आधुनिक वैद्यकशास्त्रातील तंत्रज्ञानाच्या प्रगतीमुळे अकाली प्रसूत बालक जगण्याचे प्रमाण सुधारत असले तरी गर्भाशयाच्या आत होणाऱ्या सर्वांगीण विकासाशी त्याची तुलना होऊ शकत नाही. प्रत्यक्षातही अशा बालकांमध्ये काहीतरी दोष असण्याची, नंतर काहीशी अशक्तता शिल्लक राहण्याची शक्यता अधिक असल्याचे दिसते.

नऊ महिने पूर्ण होऊन जन्माला आलेल्या बालकांचे वजन सर्वसाधारणपणे अडीच ते तीन किलो असते. लवकर जन्मलेल्या बालकांचे वजन कधी कधी एक किलोपेक्षाही कमी असते. अशा बालकांची तर खूपच काळजी घ्यावी लागते.

अकाली प्रसूती होऊन जन्मलेले बालक सुरुवातीचे काही आठवडे, क्वचित प्रसंगी काही महिने सुद्धा विशेष देखरेखीखाली ठेवावे लागते.

प्रिमॅच्युअर बालकांची काळजी

गर्भाशयात असेपर्यंत बाळ उबदार जागेत असते. अपुऱ्या दिवसांच्या बालकाला बाह्यवातावरणाशी जुळवून घेणे हे पूर्ण दिवस भरून जन्माला आलेल्या बालकाच्या तुलनेने बरेच अवघड असते. म्हणून अशा बालकांना इन्क्युबेटरमध्ये म्हणजे तापमान नियंत्रित करता येऊ शकणाऱ्या काचेच्या पेटीत ठेवले जाते. इन्क्युबेटरमध्ये योग्य वातावरण तयार करता येत असल्याने बालकाला हवी असलेली ऊब, सुरक्षितता काही मर्यादेपर्यंत मिळू शकते. यामुळे बाळाला सारखे हाताळण्याची गरज पडत नाही तसेच बाह्य वातावरणातील दोषांपासून, जंतुसंसर्गापासून बाळाचे रक्षण होऊ शकते. इन्क्युबेटरमध्ये बाळाला किती दिवस ठेवायचे हे त्याच्या ताकदीवर आणि सुधारण्याच्या वेगावर अवलंबून असते. मात्र इन्क्युबेटरमधून बाहेर काढल्यावर किंवा घरी आल्यावर सुद्धा अशा बालकांना इतर सामान्य बालकांपेक्षा अधिक जपावे लागते.

घरी आल्यावरही अशा बालकांची नियमित वैद्यकीय तपासणी करणे आवश्यक असते. वेळोवेळी दृष्टी व श्रवणशक्तीची तपासणीही करत राहावी लागते. बालकाच्या विकासाचे टप्पे क्रमाक्रमाने पार पडत आहेत याकडे लक्ष ठेवावे लागते.

अकाली प्रसूती होऊन जन्मलेल्या बालकांचे वजन कमी असणे स्वाभाविक असते, रोगप्रतिकारशक्ती सुद्धा कमी असते. म्हणूनच त्यांना कोणत्याही प्रकारचा जंतुसंसर्ग होणार नाही याची काळजी घरातल्या सगळ्यांना घ्यावी लागते. उदा., बाळाला कमीत कमी हाताळणे, हाताळण्यापूर्वी हात स्वच्छ धुणे, बाळाचे कपडे, अंथरूण-पांघरूण स्वच्छ, शुद्ध असू देणे, घरात सकाळ-संध्याकाळ जंतुनाशक द्रव्यांचा धूप करणे, बाहेरून आलेल्या व्यक्तीने बाळाच्या संपर्कात न जाणे, प्रवास न करणे वगैरे दक्षताही घ्याव्या लागतात.

अकाली प्रसूती होऊन जन्मलेल्या बालकांच्या फुप्फुसांची कार्यक्षमता कमी असल्याने, त्यांच्यात हिमोग्लोबिन कमी असण्याची शक्यता असते. त्या दृष्टीने त्यांना बाळगुटी देणे चांगले असते. 'बालामृता'सारखे केशर-सुवर्णयुक्त रसायनही अशा बालकांसाठी उत्तम असते कारण त्यामुळे रक्त वाढायला मदत मिळते आणि रोगप्रतिकारशक्ती सुधारते.

अकाली प्रसूती होऊन जन्मलेल्या बालकांची पचनसंस्थाही पूर्णपणे विकसित झालेली नसते. नऊ महिने पूर्ण होऊन जन्माला आलेल्या बाळाला जो आहार देण्यात येतो तसाच्या तसा आहार अकाली प्रसूती होऊन जन्मलेल्या बाळाला देता येत नाही. त्यामुळे अकाली प्रसूती होऊन जन्मलेल्या बालकांना कुठलाही अन्नपदार्थ अगदी सावकाश, कमी प्रमाणात व त्याला सोसवतील अशा प्रकारे द्यायला सुरुवात करावेत. प्रिमॅच्युअर बाळाला अन्न देत असताना पोट दुखणे, भूक कमी लागणे, पोट नीट साफ न होणे यासारख्या तक्रारी उद्भवण्याची शक्यता अधिक असते. यावर पोट शेकणे, बाळगुटी देणे व 'बाल हर्बल सिरप' देण्याचा उपयोग होतो.

सर्वात महत्त्वाची लक्षात ठेवण्याची गोष्ट म्हणजे ह्या बालकांचे विकासाचे टप्पे त्यांच्या प्रत्यक्ष जन्मतारखेपासून न मोजता त्यांच्या अपेक्षित जन्मतारखेपासून मोजावेत. उदा. एक मार्चला जन्माला येण्याऐवजी बाळ १ जानेवारीला जन्माला आले तर १ सप्टेंबरला त्याच्या विकासाचे टप्पे नऊ महिन्याच्या बाळासारखे नसतील तर ते सहा महिन्याच्या बाळासारखे असतील. किंबहुना गर्भाशयात पूर्ण वाढ न झाल्यामुळे अशा बालकांचा विकास थोडा हळू असू शकतो. त्यांचा विकास सर्वसाधारण बालकांप्रमाणे होऊ लागण्यास साधारण दोन वर्षे लागू शकतात. याचाच अर्थ दोन वर्षांचे पूर्ण दिवस भरून जन्माला आलेले बालक व दोन वर्षांचे अकाली प्रसूती होऊन जन्माला आलेले बालक ह्यांची प्रगती जवळ जवळ सारखी झालेली असते. त्यामुळे अकाली प्रसूती होऊन जन्माला आलेले बालकाच्या बाबतीत त्याची प्रगती हे मुद्दे लक्षात घेऊनच पहावी.

बालकांचा सर्वांगीण विकास होण्यासाठी आयुर्वेदात जे अभ्यंग, उटणे, धूप, सुवर्ण-मध चाटवणे वगैरे उपचार सुचवले आहेत, ते नऊ महिने पूर्ण होण्याअगोदर जन्माला आलेल्या बालकांमध्येही आवर्जून करावेत. त्यामुळे लवकर जन्माला आल्याने राहिलेली पोषणातील उणीव भरून यायला मोलाची

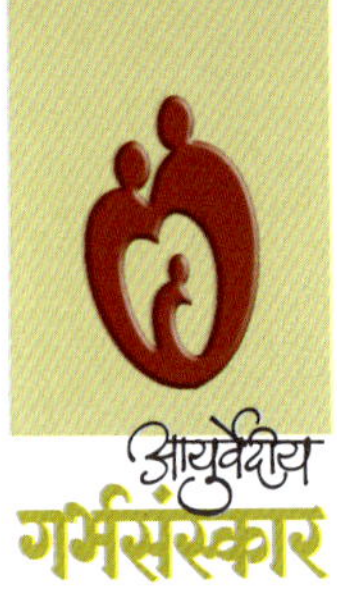

मदत मिळते.

प्रिमॅच्युअर बेबी किंवा कमी दिवस गर्भात राहिलेले मूल जन्माला आले तर त्याला वाढविणे खूप अवघड असते. एकदा का असे मूल व्यवस्थित वाढीला लागले की मग मात्र त्याची शारीरिक, मानसिक व बौद्धिक वाढ सर्वसामान्यपणे किंवा अपवाद म्हणून विशेष चांगली झालेली दिसते. तरीही अशा प्रकारच्या अपत्याला जन्म देताना जर काही विशेष मदत घ्यावी लागली किंवा बाळ बाहेर यावे यासाठी त्याला डोक्याला धरून बाहेर आणण्यासाठी अवजारांचा वापर करावा लागला तर पुढे बालकाच्या मेंदूवर वा वाढीवर परिणाम होऊ शकतो. एकूण काय तर निसर्गाच्या चमत्कारापैकी सर्वात मोठा चमत्कार असलेली जन्मप्रक्रिया व्यवस्थित व्हावी व निसर्गाने दिलेली काळ, वेळ व वाढ व्यवस्थित व्हावी म्हणून काळजी घेणे आवश्यक असते. ह्यासाठी 'गर्भसंस्कार संगीत (सी.डी. - डॉ. श्री बालाजी तांबे)' ऐकण्याचा खूप चांगला उपयोग होतो. देवाचा आशीर्वाद सतत आपल्याबरोबर असावा अशी सकारात्मक विचारसरणी ठेवून श्रद्धा वाढवणेही गरजेचे आहे.

वेळेच्या नंतर (पोस्टमॅच्युअर लेबर) –

४२ आठवड्यांनंतर प्रसव झाल्यास त्याला विलंबित प्रसव म्हणतात. विलंबित प्रसव होऊन जन्माला आलेल्या बालकाचे वजन अधिक असते, त्वचा कोरडी, उललेली व सुरकुतलेली असते. हातापायांच्या बोटांची नखे वाढलेली दिसतात, गर्भोदकाचे प्रमाण कमी झालेले सापडते, तसेच गर्भोदकाचा रंगही बदललेला दिसतो आणि अपरेत बदल झालेले दिसतात.

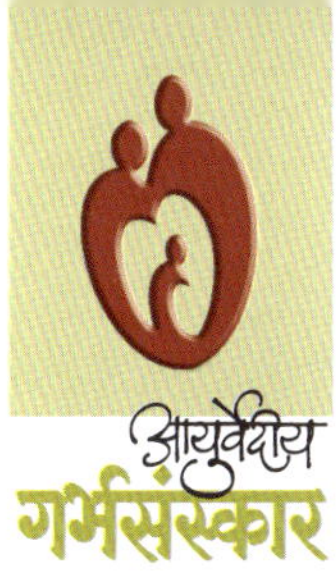
आयुर्वेदीय
गर्भसंस्कार

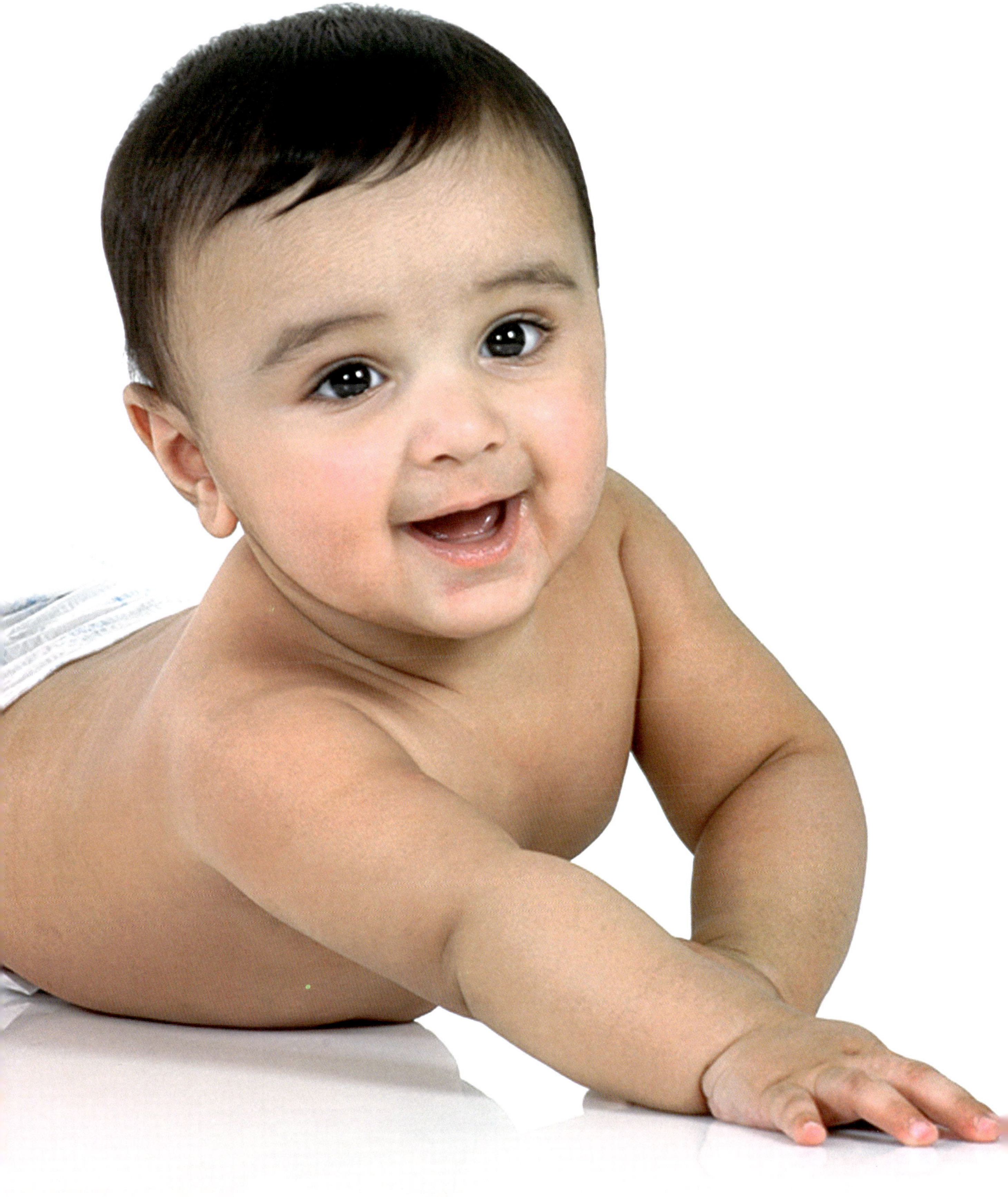

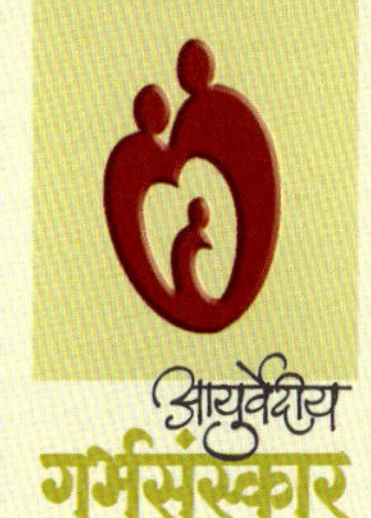

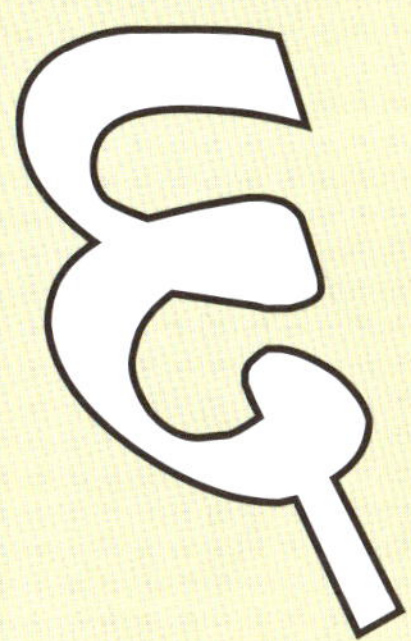

परिशिष्टे

आयुर्वेदातील संकल्पना

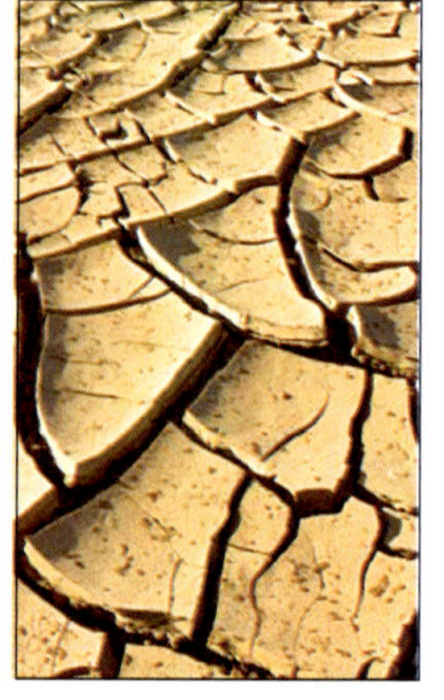
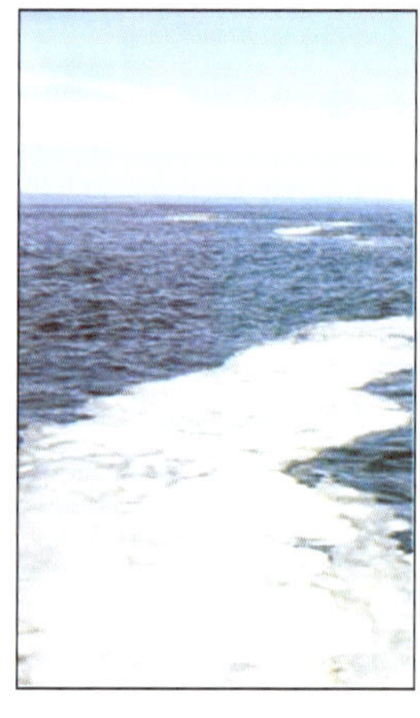
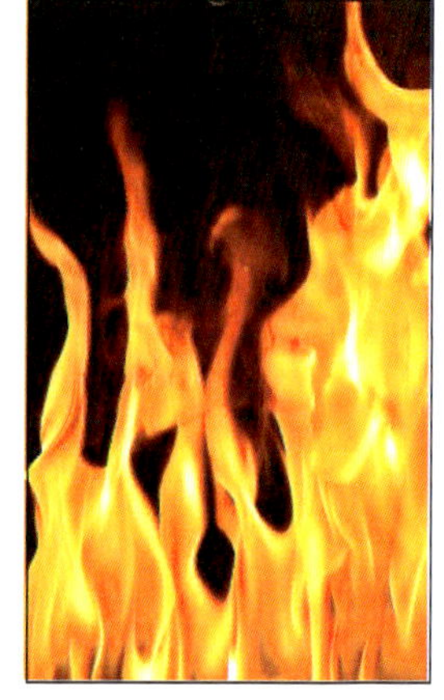
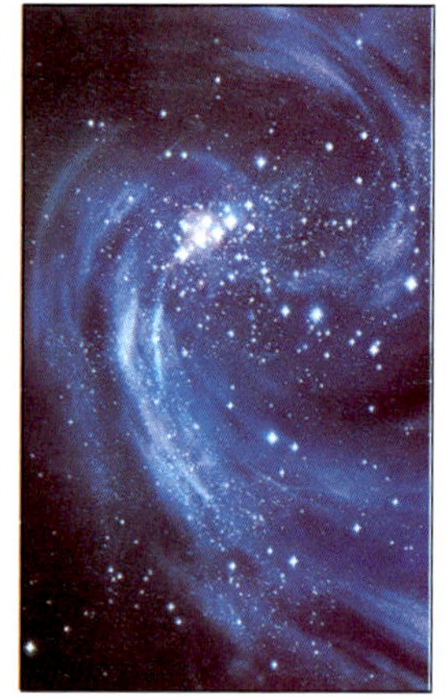
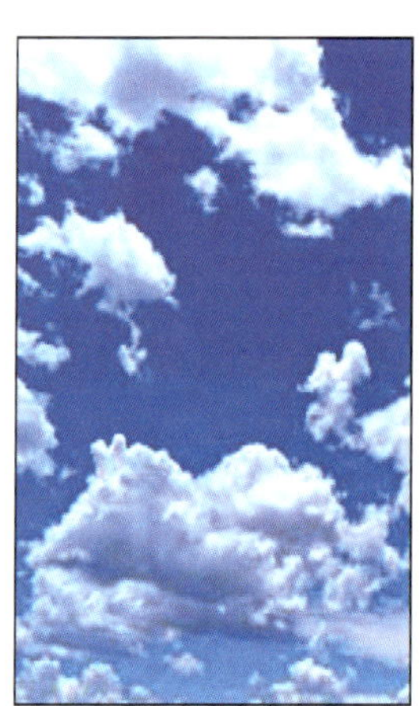

महाभूतानि खं वायुरग्निरापः क्षितिस्तथा ।
शब्दस्पर्शश्च रूपं रसो गन्धश्च तद् गुणाः ॥

...चरक शारीरस्थान

सृष्टीतील प्रत्येक सजीव वा निर्जीव द्रव्य पाच आधारभूत घटकांचे बनलेले आहे. या पाच महत्त्वाच्या भावांना 'पंचमहाभूत' असे म्हणतात. या सिद्धांताला 'सर्वतंत्रसिद्धांत' असेही म्हटले जाते. ही पंचमहाभूते म्हणजे, पृथ्वी, आप, तेज, वायू व आकाश.

जरी प्रत्येक द्रव्य पंचमहाभूतांपासून बनलेले असले तरी प्रत्येक द्रव्यात पंचमहाभूतांचे प्रमाण न्यूनाधिक भावाने वेगळे असते. द्रव्यात ज्या महाभूताचा भाग अधिक असेल त्यानुसार ते द्रव्य जलीय, पार्थिव वा अग्नेय आहे अशी विभागणी केली जाते. या न्यायास 'व्यपदेशस्तु भूयसा' असे म्हणतात.

पार्थिव द्रव्याचे गुण – ज्या द्रव्यात जडत्व, स्थूलत्व, घनत्व, गंधत्व हे गुण असतात त्या द्रव्यास 'पार्थिव द्रव्य' असे म्हणतात. या गुणांमुळे द्रव्यास जडत्व, घनत्व, काठिण्य व स्थूलत्व येते. उदा. लोहधातू.

आप्य द्रव्याचे गुण – द्रवत्व, शीतत्व, मंदत्व, सांद्रत्व व रसत्व हे गुण ज्या द्रव्यात असतात ते द्रव्य आप्य किंवा जलमहाभूतप्रधान होय. या गुणांमुळे स्नेहन, विष्यंद (स्राव), ओलसरपणा, प्रह्लादन (तृप्ती मिळणे) व संधान (चिकटवून ठेवणे) ही कार्ये होतात. उदा. दूध, पाणी

आग्नेय द्रव्याचे गुण – रुक्षता, तीक्ष्णत्व, उष्णत्व, विशदत्व (स्वच्छत्व), सूक्ष्मत्व व सरूपता हे अग्नेय द्रव्यांचे गुण होत. या गुणांमुळे दाह, प्रभा, वर्ण, प्रकाश व पचन ही कार्ये होतात. उदा. चित्रक.

वायवीय द्रव्यांचे गुण – रुक्षत्व, विशदत्व, लघुत्व, स्पर्शाज्ञेयता हे वायवीय द्रव्यांचे मुख्य गुण होत. या गुणांमुळे चंचलत्व व ग्लानी ही कार्ये होतात. उदा. वाटाणा, यव.

आकाशीय द्रव्यांचे गुण – आकाशीय द्रव्यांमध्ये सूक्ष्मत्व, विशदत्व, लघुत्व, शब्दोपादकता हे गुण प्रमुख असतात. ते सुषिरत्व (पोकळी, सच्छिद्रत्व) व लघुत्व यांना कारणीभूत ठरतात. आकाशीय द्रव्ये श्रेष्ठ संशमन द्रव्ये असतात. उदा. गुडूची

पंचमहाभूत द्रव्यांचे पांचभौतिकत्व

महाभूत	इंद्रियार्थ विषय	रस	गुण	कर्म
पृथ्वी	गंध	मधुर, कषाय	गुरू, स्थूल, मंद, सांद्र	गौरव, स्थैर्य, संघात, उपचय, काठीण्य, अधोगमन
आप	रस	मधुर, लवण, अम्ल, किंचित कषाय	द्रव, स्निग्ध, मृदू, शीत, मंद, पिच्छिल, सर	क्लेदन, स्नेहन, विष्वंदन, मार्दव, बंधन, प्रह्लादन
तैजस	रूप	कटू, लवण, किंचित अम्ल,	उष्ण, तीक्ष्ण, सूक्ष्म, रुक्ष, विशद, खर, लघू	दहन, पचन, प्रकाशन, ऊर्ध्वगमन
वायवीय	स्पर्श	कषाय, किंचित तिक्त	रुक्ष, लघू, शीत, खर, सूक्ष्म, विशद, विकासी, व्यवायी	विरुक्षण, विचारण, वैशद्यकर, लाघवकर, कर्षण, आशुकारी
आकाशीय	शब्द	अव्यक्त	मृदू, लघू, सूक्ष्म, व्यवायी, विशद, श्लक्ष्ण	मार्दव, पोकळी, लाघव, विवरणकर

वातदोष

वायुः पित्तं कफश्चोक्तः शारीरो दोषसंग्रहः । मानसः पुनरुद्दिष्टो रजश्च तम एव च ॥ *...चरक सूत्रस्थान*

वात, पित्त, कफ हे शरीरातील त्रिदोष आहेत. हे शरीरघटक प्राकृत / सम स्थितीत असतात तेव्हा शरीराचे रक्षण करतात आणि ते जर विकृत वा प्रकुपित झाले तर रोगोत्पत्ती वा शरीराचा नाश करतात. या शरीरघटकांमध्ये तसेच काही कारण मिळाले तर स्वतंत्रपणे रोग निर्माण करण्याची क्षमता असते म्हणून त्यांना 'दोष' म्हणतात.

चंद्र, सूर्य आणि वारा यांनी ज्याप्रमाणे संपूर्ण ब्रह्मांडाचे धारण केले आहे त्याचप्रमाणे शरीराची सर्व कार्ये त्यांचे प्रतिरूप असणाऱ्या कफ, पित्त आणि वात यांच्याकडून होत असतात.

बाह्यसृष्टीतील वायू जेव्हा आपले कार्य योग्य करत असतो तेव्हा पृथ्वीचे धारण होते, अग्नी प्रज्वलित राहतो, चंद्र, नक्षत्र, ग्रह आपापल्या गतीने चंक्रमण करत राहतात, ढग वेळच्यावेळी पाऊस देतात; पण हाच वारा कुपित झाला तर मात्र वादळे येतात, सागर क्षुब्ध होतो, पर्वताचे कडे कोसळतात, झाडे मुळापासून उखडली जातात, भूकंप होतात.

हा वायू वाताच्या रूपाने शरीरामध्ये राहतो व संतुलित अवस्थेत शरीराचे धारण तर असंतुलित झाल्यास रोग निर्माण करतो.

वा गति गन्धनयोरिति । *...सुश्रुत सूत्रस्थान*

वात हा शब्द मूळ 'वा' या संस्कृत क्रियापदापासून तयार झालेला आहे व तो गतिवाचक असून वाहणे, वास घेणे असा त्याचा अर्थ आहे. म्हणून जो सतत वाहतो, गतिवान असतो तो 'वात' होय.

वाय्वाकाशधातुभ्यां वायुः । *...अष्टांगसंग्रह*

वायू आणि आकाश या महाभूतांच्या संयोगातून वातदोष निर्माण होतो. वातालाच अनिल, समीरण असेही म्हणतात.

शरीरामध्ये वातदोष ग्रीष्म ऋतूत साठावयास सुरवात होते, प्रकोप वर्षा ऋतूत म्हणजे पावसाळ्यात होतो व शरद ऋतूत शमन होते.

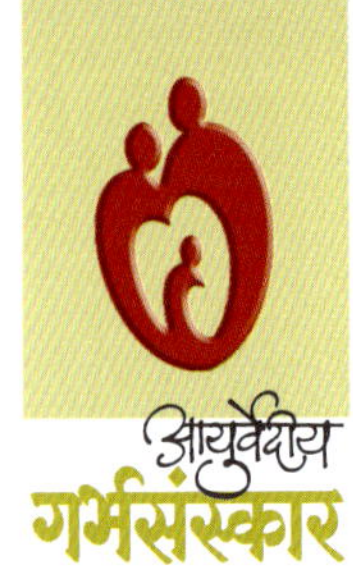

वाताचे गुण

रुक्षः शीतो लघुः सूक्ष्मश्चलोऽथ विशदः खरः ।

...चरक विमानस्थान

वातदोष रुक्ष (कोरडा), थंड, हलका, सूक्ष्म, फिरणारा, विशद (ओलावा शोषून घेणारा), खरखरीत, अचिन्त्य शक्ती असणारा व अत्यंत वेगवान आहे. तो प्रामुख्याने शब्द व स्पर्श या गुणांचे ज्ञान करून देतो. तसेच तो रजोगुणवान असून दोषांचा नेता आहे.

वातदोष प्रत्यक्ष व्यक्त होत नाही; मात्र त्याची कार्ये व्यक्त असतात. याशिवाय वाताचा 'योगवाही' हा विशेष गुण आहे. योगवाही म्हणजे ज्याच्याशी संयोग झाला असेल त्याचे गुण घेणे. उन्हाळ्यात वाहणारा वारा गरम आणि पावसाळा व थंडीत वाहणारा वारा थंड असतो. तसाच पित्ताबरोबर वातदोष गरम तर कफाबरोबर थंड होऊ शकतो.

'सूक्ष्म' हाही वाताचा महत्त्वाचा गुण आहे. सूक्ष्मत्वामुळे तो शरीरात कोठेही पोचू शकतो, अगदी लहानात लहान पोकळीलाही व्यापून राहतो.

या सर्व गुणांच्या योगे वात शरीरात खालीलप्रमाणे कार्य करत असतो.

- **वायुस्तन्त्रयन्त्रधरः** – शरीररूपी यंत्राचे संचालन करणे हे वायूचे मुख्य काम होय. म्हणून वाताला 'प्राणधारण करणारा' म्हटले जाते. शरीर कार्यरत ठेवणे सर्वस्वी वातदोषाच्या आधीन आहे.
- **प्रवर्तकचेष्टानाम् उच्चावचानाम्** – सर्व हालचालींचे कारण वात होय. श्वास आत घेणे-सोडणे, डोळे मिटणे-उघडणे, चालणे, पळणे अशा ऐच्छिक तर रक्ताभिसरण, आतड्यांच्या हालचाली, स्त्रियांमध्ये रजोस्राव, अशा विविध अनैच्छिक क्रियाही वातामुळे होत असतात. तसेच मलमूत्रत्याग, शिंकणे, हसणे, रडणे हे सर्व वेग ही वाताच्या आधिपत्याखाली असतात. इतकेच नाही तर एका पेशीच्या दोन पेशी होणे, नवीन पेशीला जन्म देऊन जुनी पेशी नष्ट होणे या सर्व क्रियांना वात जबाबदार असतो.
- **नियन्ता प्रणेता च मनसः** – मनाचे नियमन करणे व मनाला एखाद्या कार्यासाठी प्रवृत्त करणे.
- **सर्वेन्द्रियाणां उद्योजकः** – सर्व ज्ञानेंद्रिय व कर्मेंद्रिय यांना आपापले कार्य करण्यास प्रवृत्त करणे व त्यांच्याकरवी त्या त्या विषयांचे ज्ञान करवणे.
- **सर्वधातुव्यूहकरः** – सर्व धातू व अवयवांची रचना करणे.
- **सन्धानकरः शरीरस्य** – यथास्थान शरीरावयव एकमेकांशी जोडणे.
- **प्रवर्तको वाचः** – वाणीस प्रवृत्त करणे अर्थात शब्दोच्चार करणे, बोलणे.
- **श्रोत्रस्पर्शनयोर्मूलं** – कान व त्वचा यांच्या निर्माणाचे मूळ कारण.
- **हर्षोत्साहयोर्योनिः** – शरीर, मनास आनंद व उत्साह निर्माण होण्यामागे मूळ कारण.
- **समीरणोऽग्नेः** – अग्नीला प्रज्वलित करणे.
- **दोषसंशोषणः** – विकृत दोषांचे शोषण करणे.
- **क्षेप्ता बहिर्मलानां** – मल, विषद्रव्यांना शरीराबाहेर टाकणे.
- **कर्ता गर्भाकृतीनां** – गर्भाची आकृती तयार करणे. मुळात गती, प्रेरणा हे वाताचे गुण असल्याने वातच इतर दोघांना म्हणजे कफ व पित्ताला कामाला लावायचे काम करतो. वाताची गती पाठीमागे नसली तर हे दोघेही आपापले काम करण्यास असमर्थ ठरतात. सर्व शरीरव्यापार खऱ्या अर्थाने वातच करत असतो.

म्हणून चरकाचार्यांनी म्हटले आहे -

सर्वा हि चेष्टा वातेन स प्राणः प्राणिनां स्मृतः ।
तेनैव रोगा जायन्ते तेन चैवोपरुध्यते ॥ *...चरक सूत्रस्थान*

प्राकृत अवस्थेतील वात सर्व शारीरक्रिया करतो म्हणून 'प्राण' म्हणवला जातो; परंतु तोच वात विकृत झाला तर रोग निर्माण करतो व मृत्यूलाही कारण ठरतो. म्हणून सुश्रुताचार्यांनी तर वाताला 'भगवान' ही उपाधी दिलेली आहे. ते म्हणतात, ''भगवानस्वरूप असणारा वात सर्व प्राणिमात्रांमध्ये असून सर्व लोकांना पूज्य आहे व विश्वातील सर्व चराचर प्राणिमात्रांच्या उत्पत्ती, स्थिती व विनाशाचे कारण आहे.''

सर्वेषामेव सर्वात्मा सर्वलोकनमस्कृतः ।
स्थित्युत्पत्तिविनाशेषु भूतानामेषकारणम् ॥

...सुश्रुत निदानस्थान

वात, पित्त, कफ हे तिघेही सर्व शरीरव्यापार चालवतात हे खरे, पण त्यातही सर्वश्रेष्ठ आहे 'वात'! शरीराची कार्ये समजवून घेताना रोगांची लक्षणे लक्षात घेताना आणि उपचार ठरवतानाही ही गोष्ट विसरून चालत नाही. कैक वेळेस वरवर दिसणारी लक्षणे जरी पित्ताची असली तरी उपचार मात्र बरोबरीने वातावर केल्यावर जेव्हा त्रास मुळापासून बरा झालेला दिसतो तेव्हा याची अनुभूती येते.

पित्तं पङ्गुः कफः पङ्गुः पङ्गवो मलधातवः ।
वायुना यत्र नीयन्ते तत्र गच्छन्ति मेघवत् ॥

...शारंगधर संहिता

जसे, पाऊस पाडण्याचे सामर्थ्य जरी ढगात असले तरी तो पाऊस नेमका कुठे पडेल हे वाऱ्याच्या गतीवरच अवलंबून असते. तसेच पित्त आणि कफ जरी आपापली कामे करणार असतील तरी त्यांना गती देणारा व उत्तेजना देणारा वातच असतो. वाताच्या अभावी बाकी सर्व धातू, मल, व पित्त-कफदोष पांगळेच असतात. वातदोषाला शामक म्हणून स्नेहन व स्वेदन हे दोन मुख्य उपक्रम सांगितलेले आहेत. स्नेहनाचे दोन प्रकार आहेत, वातशामक तेलाने अभ्यंग करणे हे बाह्य स्नेहन तर औषधांनी संस्कारित तुपाचे सेवन व एनिमा बस्ती हे आंतरस्नेहन होय.

पित्तदोष

पित्त हा बाह्यजगतातील सूर्य किंवा अग्नीचा शरीरातील प्रतिनिधी आहे.

अग्निरेव शरीरे पित्तान्तर्गतः कुपिताकुपितः शुभाशुभानि करोति । *...चरक सूत्रस्थान*

ज्याप्रकारे बाह्य अग्नी पदार्थांचे पचन करून त्याला नवीन रूप देतो, उदा. लोणी तापवल्यानंतर त्याचे तूप बनते, त्याप्रकारे पित्त खाल्लेल्या आहाराचे पचन करून त्याचे विविध धातूत परिवर्तन करते. ज्याप्रकारे सूर्यामुळे किंवा अग्नीमुळे विविध वर्ण व्यक्त होतात. उदा. हिरवी कैरी काही दिवसांनी पिवळ्या आंब्यात परिवर्तित होते, तसेच पित्तामुळे त्वचा, रक्त, मूत्र, मल यांना आपापला स्वाभाविक रंग मिळत असतो.

जसा बाह्य अग्नी सुवर्णादी धातूतील दोष किंवा अशुद्धी काढून टाकून त्यांना शुद्ध करतो, तसे शरीरातील पित्त हृदयातील मलरूप कफ व तमदोषाला दूर करून हृदय शुद्ध बनवते. म्हणून चरकाचार्यांनी म्हटले आहे की सूर्यच पित्ताच्या रूपाने शरीरात राहून अकुपित असल्यास शुभ म्हणजे शरीरोपकारी कार्ये करतो अथवा प्रकुपित असल्यास अशुभ म्हणजे शरीरास त्रासदायक कामे करतो.

तप सन्तापे तेन पित्तम् । असा पित्त हा शब्द तयार झाला आहे. उष्णता, संताप, पचन या सर्व गोष्टी पित्त शब्दाने सूचित होतात.

आग्नेयं पित्तम् । *...चरक चिकित्सास्थान*

पित्ताचे स्वरूप आग्नेय होय. मुख्य अग्नी महाभूत आणि त्याला सहायक असणारे वायू व आप यांच्यापासून पित्तदोष निर्माण होतो. ग्रंथात पित्तासाठी कैक वेळेस तेज, अग्नी हे शब्दही वापरलेले आढळतात.

पित्ताचे गुण

सस्नेहमुष्णं तीक्ष्णं च द्रवमम्लं सरं कटु । *.....अष्टांग हृदय सूत्र*

पित्त किंचित स्निग्ध, उष्ण, तीक्ष्ण, द्रव, अम्ल (आंबट), लघू (हलके), सर (म्हणजे वरून खाली सरकण्याची प्रवृत्ती असणारे), चवीला तिखट व विस्रगंधी म्हणजे किंचित दुर्गंध असणारे असे असते.

पित्ताची शरीरातील कार्ये

पक्तिउष्मा दर्शनं क्षुधा तृषा रुचिः प्रभा मेधा प्रज्ञा शौर्यं तनुमार्दवं च ॥ *....अष्टांगहृदय सूत्रस्थान*

खाल्लेल्या अन्नाचे पचन करणे; शरीरातील उष्णतेचे नियमन करणे; डोळ्यांना दृष्टी प्रदान करणे; भूक व तहान निर्माण करणे; तोंडाला चव देणे; शरीराला कोमलता देणे; तेज, आभा, कुशाग्र आकलनशक्ती उत्पन्न होणे; उत्तम बुद्धी, शूरता व धाडस मिळणे या सर्व गोष्टी संतुलित पित्ताच्या योगे मिळत असतात. तारुण्यात पित्ताचे आधिक्य असण्याचे कारण हे होय. तारुण्यातील जोम, काम करून दाखवण्याची धडाडी, त्यासाठी लागणारी स्फूर्ती संतुलित पित्तामुळेच मिळत असते.

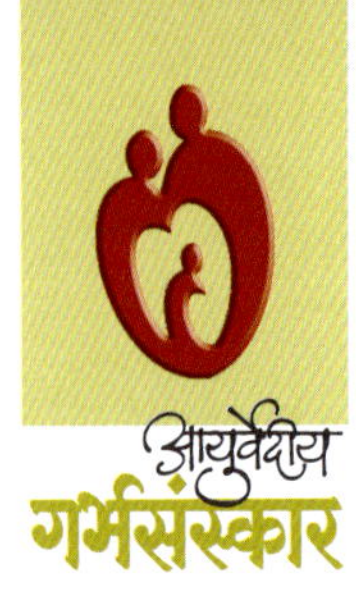

शारीरिक धडाडीबरोबरच मानसिकदृष्ट्याही त्यासाठी लागणारी बुद्धी व आकलनशक्तीही पित्तापासून मिळत असते.

पित्ताचे मुख्य कार्य पचन असल्याने, पित्त संतुलित राहणे अत्यंत आवश्यक आहे. आपण जे काही खाते, पितो त्यापासून शरीरशक्ती निर्माण करून शरीराचे पोषण करणे हे सर्वस्वी पित्तदोषाच्या आधीन असते म्हणून आहाराविषयी जेवढे जागरूक राहणे गरजेचे आहे तेवढेच पित्तदोष संतुलित राहील यासाठी दक्ष राहावे.

कफदोष

सोम एव शरीरे श्लेष्मान्तर्गतः कुपिताकुपितः शुभाऽशुभानि करोति । *...चरक सूत्रस्थान*

चंद्र त्याच्या सौम्य, शीतल, आल्हाददायक गुणांनी निसर्गामध्ये आर्द्रता म्हणजे जलांश, पुष्टी व बल उत्पन्न करतो. हेच कार्य शरीरामध्ये कफ करतो. म्हणून चरकाचार्यांनी म्हटले आहे की चंद्र कफाच्या रूपाने शरीरामध्ये राहून अकुपित असल्यास शुभ (शरीरोपयोगी) कार्य करतो किंवा कुपित झाल्यास अशुभ (अस्वास्थ्यकर) कार्ये करतो.

अम्भः पृथिवीभ्यां कफः समुत्पद्यते । *...अष्टांगसंग्रह*

जल आणि पृथ्वी या महाभूतांच्या संयोगातून कफदोष निर्माण होतो. कफालाच 'श्लेष्मा' म्हणतात कारण तो श्लेषण कर्म म्हणजे एकमेकास जोडण्याचे कार्य करतो.

कफाचे गुण

गुरुशीतमृदुस्निग्धमधुरस्थिरपिच्छिलाः ।
श्लेष्मणः प्रशमं यान्ति विपरीतगुणैर्गुणाः ॥

...चरक सूत्रस्थान

कफ गुरू म्हणजे जड, शीत, मृदू, स्निग्ध, स्थिर, पिच्छिल (बुळबुळीत) व मन्द असतो. प्रकृतिभूत असताना म्हणजे शरीराचे धारण करत असताना मधुर रसाचा असतो मात्र विकृत झाल्यास खारट होतो.

या सर्व गुणांच्या योगे कफ शरीरात खालीलप्रमाणे कार्य करत असतो.

स्नेहो बन्धः स्थिरत्वं च गौरवं वृषता बलम् ।
क्षमाधृतिर्लोभश्च कफकर्मविकारजम् ॥ *...चरक सूत्रस्थान*

संपूर्ण शरीराचे स्नेहन करणे; दोन गोष्टी एकत्र बांधून ठेवण्याचे काम उदा. सांधे बांधून ठेवणे, हाडांना मांसपेशी जेथे चिकटलेल्या असतात ते बंधन पक्के ठेवणे वगैरे; सर्व शरीरावयव दृढ व घट्ट ठेवणे; शरीराची स्वाभाविक गुरुता कायम ठेवणे; शुक्र धातूला शक्ती देणे, पर्यायाने संतती निर्माण करण्याचे सामर्थ्य उत्पन्न करणे; सर्व शरीरावयव आणि धातूंना ताकद देणे व रोगप्रतिकारशक्ती वाढवणे; शरीरातील कुठल्याही प्रकारचा क्षय भरून काढणे. उदा. जखम झाल्यास भरून आणण्याचे काम करणे; सर्व शरीरधातूंचे योग्य पोषण करून त्यांना प्रमाणबद्ध बनवणे. ही सर्व कामे प्राकृत कफाकडून घडत असतात.

तसेच मानसिकदृष्ट्या उत्साह, क्षमा, सहनशीलता, मानसिक स्थिरता, ज्ञान, विवेक, समाधानी वृत्ती, ही सर्व प्राकृत कफाची कर्मे आहेत.

बाल्यावस्थेत कफाचे आधिक्य असण्याचे कारण हे होय. शरीराची वाढ होण्यासाठी स्नेहन, स्थैर्य, बल, पुष्टी या सर्व कफकार्यांची अत्यंत आवश्यकता असते. सर्व धातू उचित प्रमाणात तयार व्हावेत, स्थिर राहावेत व वेळच्या वेळी त्यांचे योग्य वर्धन व्हावे हे बाल्यावस्थेतील आवश्यक काम फक्त प्राकृत, संतुलित कफच करू शकतो.

प्राकृत कफाच्या या सर्व कार्यांमुळे त्याला 'बल' असेही नाव दिलेले आहे.

प्राकृतस्तु बलं श्लेष्मा विकृतो मल उच्यते ।
स चैवोजः स्मृतः काये स च पाप्मोपदिश्यते ॥

...चरक सूत्रस्थान

कफ जेव्हा संतुलित अवस्थेत असेल तेव्हा त्याला बल किंवा साक्षात ओजस्वरूप म्हणजे सर्वोत्कृष्ट शक्ती देणारा शरीरघटक समजले जाते; पण तोच विकृत झाला तर मात्र तो मलस्वरूप होतो व शरीराबाहेर काढावा लागतो.

शरीरशक्ती उत्तम राहावी आणि रोग प्रतिकारशक्ती चांगली राहावी यासाठी संतुलित कफ हा एक महत्त्वाचा घटक आहे. म्हणून आरोग्याची इच्छा असणाऱ्या सर्वांनी कफ आपली सर्व कार्ये योग्य प्रकारे करत राहावा यासाठी सतत दक्ष असावे.

अग्नी

त्रिदोषांच्या सविस्तर माहितीनंतर आता आपण आयुर्वेदातील 'अग्नी' संकल्पना पाहणार आहेत. अग्नी या शब्दाने सामान्यतः धगधगणारी आग डोळ्यासमोर येते. शरीरातील अग्नीचे स्वरूप जरी यापेक्षा वेगळे असले तरी बाह्य अग्नी व शरीरातील अग्नीचे काम मात्र एकच असते व ते म्हणजे 'परिवर्तन करणे, पचन करणे'.

आपण अन्न शिजविण्यासाठी जसा अग्नीचा उपयोग करतो तसेच आपल्या शरीरातील अग्नी खाल्लेल्या अन्नाचे पचन करून त्यापासून शरीरशक्ती बनवत असतो. गहू, तांदूळ वगैरे धान्ये, कच्च्या भाज्या आपण जसे खाऊ शकत नाही, तसेच अन्नही अग्नीशिवाय शक्तीत परिवर्तित होऊ शकत नाही.

वेळच्या वेळी भूक लागणे, पोट साफ होणे, एवढेच नाही तर शरीर हलके वाटणे, काम करण्याची स्फूर्ती व उत्साह असणे या सर्व गोष्टी संतुलित स्वस्थ अग्नीच्या योगाने मिळू शकतात. म्हणूनच चरकाचार्यांनी अग्नीची माहिती सांगताना म्हटले आहे.

आयुर्वर्णो बलं स्वास्थं उत्साहोपचयौ प्रभा ।
ओजस्तेजोग्नयः प्राणाः चोक्ता देहाग्निहेतुकाः ॥
शान्तेऽग्नौ म्रियते युक्ते चिरं जीवत्यनामये ।। *...चरक*

आयुष्य, वर्ण, बल, स्वास्थ्य, उत्साह, उत्तम शरीर संहनन, शरीरावरची आभा, ओजस म्हणजे सर्वश्रेष्ठ शरीरशक्ती, तेज आदी गोष्टी अग्नीवर अवलंबून असतात. अग्नी शांत झाला की मृत्यू येतो तर योग्य, उत्तम अग्नी निरामय आयुष्याचा लाभ करून देतो.

आयुर्वेदात अग्नीची अशी प्रशंसा केली आहे. तसेच हा अग्नी आपले कार्य करेनासा झाला तर काय होऊ शकते हेही आयुर्वेदाने अगदी थोडक्यात पण स्पष्टपणे सांगितले आहे.

रोगाः सर्वेऽपि मन्दाग्नौ । म्हणजेच अग्नी मंद झाला की तो सर्व रोगांचे मूळ कारण ठरतो.

अन्नपचनास जबाबदार असणाऱ्या अग्नीला 'जाठराग्नी' म्हटले जाते. हा मुख्य अग्नी असून याच्याखेरीज पाच महाभूतांचे पाचभूताग्नी तर सात धातूंचे सात धात्वाग्नी याप्रमाणे एकूण १३ अग्नी आपल्या शरीरात असतात. या १३ अग्नींमध्ये जाठराग्नी प्रधान असून त्याच्यावरच इतर अग्नींची स्थिती अवलंबून असते.

जाठराग्नीने मुख्य पचन केल्यानंतर तयार झालेल्या आहाररसांचे उत्तरोत्तर सप्तधातूत रूपांतर, परिवर्तन करण्याचे काम हे सात धात्वाग्नी करत असतात. या प्रत्येक परिवर्तनास बरोबरीने त्या त्या धातूंचा मलभागही तयार होत असतो.

हॉर्मोन्स – हॉर्मोन हा शब्द आणि तशी समांतर कल्पना आयुर्वेदात प्रत्यक्ष दिसत नाही; परंतु वरील विवेचनावरून वस्तूचे शक्तीत व शक्तीचे उत्क्रांत गुण असलेल्या शक्तीत रूपांतर करण्याचे कार्य अग्नीद्वारे होत असते हे लक्षात येते. शरीरात घडणाऱ्या नैसर्गिक क्रियांसाठी योग्य प्रकारे, योग्य काळी व योग्य ठिकाणी शक्तीचा पुरवठा करणे हे कार्यही या पंचअग्नीद्वारेच होत असते. म्हणूनच हॉर्मोन्सचा विचार करताना आयुर्वेदातील 'अग्नी' या संज्ञेचा विचार करावा लागेल.

सप्तधातू

रसासृङ्मांसमेदोऽस्थिमज्जाशुक्राणि धातवः । सप्तदूष्याः ।

...वाग्भट सूत्रस्थान

धारणात् धातवः। म्हणजे असे शरीरघटक जे शरीराचे धारण करतात, टिकवून ठेवतात व पोषण करतात, त्यास 'धातू' असे म्हणतात. कुपित झालेले दोष धातूंना दूषित करून रोगोत्पत्ती करतात म्हणून धातूंना दूष्य अशीही संज्ञा आहे.

आहाराच्या सापेक्षतेने धातुपोषणकाल (सुश्रुतमतानुसार) - अन्न सेवन केल्यावर त्याचे रसात रूपांतर व्हायला एक दिवस, रक्तात रूपांतर व्हायला पाच दिवस, मांसात रूपांतर व्हायला १० दिवस, मेदात रूपांतर व्हायला पंधरा दिवस, अस्थीत रूपांतर व्हायला वीस दिवस, मज्जेत रूपांतर व्हायला पंचवीस दिवस आणि शुक्रात रूपांतर व्हायला तीस दिवस लागतात.

सप्तधातू खालीलप्रमाणे असतात.

१) रसधातू

आपण सेवन केलेल्या अन्नाचे पचन जाठराग्नी करतो आणि त्यापासून पुढे धातू तयार होतात. अर्थातच ही प्रक्रिया

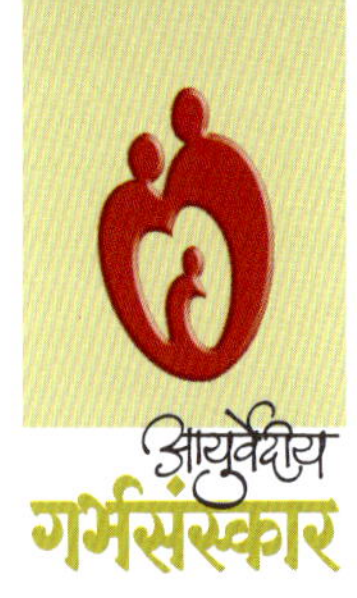

क्रमाक्रमाने होत जाते. सर्वप्रथम होणारी क्रिया म्हणजे आहारापासून आहाररस तयार होणे. यालाच आयुर्वेदात 'स्थूल पचन' असे म्हटलेले आहे. हा आहाररस आहाराचे साररूप असून 'परमसूक्ष्म' असतो. त्याच्यामध्ये सर्व शरीरधातू व उपधातूंचे पोषण करण्याचे सामर्थ्य असते.

यानंतरच्या परिवर्तनांना 'सूक्ष्मपचन' म्हणतात. रसाग्नीकरवी आहाररसाचे पचन केले जाऊन तयार होतो तो 'रसधातू'. 'रस' या शब्दानेच त्याचे स्वरूप स्पष्ट होण्यासही मदत होते. द्रवरूप असा हा रस सर्व शरीराला तृप्त करतो; बाल्यावस्था, यौवनावस्था तसेच वृद्धावस्थेतही शरीरपोषण करतो; विशेषतः बाल्यावस्थेत वर्धन, तारुण्यावस्थेत धारण व वृद्धावस्थेत यापन (म्हणजे शरीरधातू क्षीण अवस्थेत असूनही त्यांना नष्ट होऊ न देणे) या क्रिया करतो; शरीराला उचित स्निग्धता देतो व शरीरात दृढत्व प्रस्थापित करतो. 'रसधातू' जेवढा उत्तम तेवढी ही सर्व कार्ये उत्कृष्ट प्रकारे होताना दिसतात.

रसधातूच्या या सर्व कार्यातील सर्वांत महत्त्वाचे कार्य म्हणजे 'तृप्ती'. उन्हातून दमून भागून आल्यानंतर मोसंबीचा रस जशी तृप्ती देईल तशी सर्व शरीरधातूंना तृप्ती देणारा तो रसधातू होय.

रसधातूचे स्थान – हृदय हे याचे मुख्य स्थान असून हृदयात राहणाऱ्या व्यानवायूकरवी तो सर्व शरीरभर व्याप्त होतो.

रसधातू व दोष – रसधातू व कफदोषाचा संबंध आहे. तृप्ती, स्नेहन, धारण या सर्व कार्यांवरून या दोघांची जवळीक ध्यानात येऊ शकते.

रसक्षयाची लक्षणे – काही कारणास्तव रसधातू आपल्या प्राकृत प्रमाणापेक्षा कमी झाल्यास रक्त, मांस वगैरे पुढील सर्व धातू क्षीण होतात; चेहरा व इतर शरीरावयव सुकतात; त्वचा रुक्ष होते; घशाला व जिभेला कोरड पडते; थोड्या श्रमानेही थकायला होते; आवाज सहन होत नाही, कुणी जोरात बोलत असेल, बाळ रडत असेल तर तो आवाज असह्य होतो; छातीत धडधड होते; अल्पशा हालचालीनेही दम लागतो; मन शून्य झाल्यासारखे वाटते अशी लक्षणे दिसतात.

अशी रसक्षयाची लक्षणे दिसत असल्यास रसधातूची पुष्टी करणारी आहारद्रव्ये व औषधे घ्यावी लागतात.

दूध, तूप, ही रसवृद्धी करण्यास सर्वश्रेष्ठ होत. याखेरीज मध, शहाळ्याचे पाणी, मोसंबी, डाळिंब, सफरचंद, द्राक्षे, वगैरे फळांचा रस, साळीच्या लाह्या भिजवलेले पाणी, भाताची पेज वगैरे गोष्टीही रसपोषणासाठी उत्तम होत.

रसक्षयाचे मुख्य कारण सांगितले आहे ते असे – 'चिन्त्यानां चातिचिन्तनात्' त्यामुळे अति चिंता किंवा अनाठायी चिंता करणे सर्वथा टाळावे.

रसज रोग – रसधातू दोषांमुळे बिघडवला गेल्यास जे रोग होऊ शकतात ते 'रसज' रोग होत.

अन्नाश्रद्धा (खायची इच्छा न होणे); अरुची (तोंडाला चव नसणे); अरसज्ञता (चवींचे सम्यक् ज्ञान न होणे); हृल्लास (मळमळणे); गौरव (अंग जड होणे); तन्द्रा (झापड येणे); अंगमर्द (सर्व अंग दुखणे); ज्वर येणे; पाण्डुत्व (त्वचा निस्तेज व फिकट पडणे); स्रोतसांचा अवरोध (अंग जखडून गेल्यासारखे वाटणे); अंगसाद (अंग गळून गेल्यासारखे वाटणे); क्लैब्य (नपुंसकता); कृशांगता (शरीर कृश होणे); वलयः पलितानि (अकाली सुरकुत्या पडणे व अकाली केस पांढरे होणे) असे रसज रोग चरकाचार्यांनी सांगितले आहेत.

अशा या रसज रोगांवर उपचार करताना दोषाबरोबरच 'रसधातू' ही संतुलित राहील अशी औषधे व आहारयोजना करावी लागते. तसेच रसधातू हा सप्तधातूंतील पहिला धातू असल्याने तो व्यवस्थित राहणे अत्यावश्यक असते अन्यथा त्याचा परिणाम उत्तरोत्तर सर्व धातूंवर झाल्याशिवाय राहात नाही.

म्हणूनच सुश्रुताचार्यांनी म्हटले आहे -

रसजं पुरुषं विद्यात् रसं रक्षेत्प्रयत्नतः । *...सुश्रुत सूत्रस्थान*

पुरुष हा रसधातूच्या आधीन असल्याने रसधातू संतुलित राहील अशा आहार-पान-आचरणाचे पालन करावे.

२) रक्तधातू

द्वितीय क्रमांकाचा धातू म्हणजे रक्तधातू होय. अर्थातच

रक्ताग्नीकरवी रसधातूचे पचन झाल्यानंतर रक्तधातू तयार होतो.

'रक्त' म्हणजे लाल रंग. रक्तालाच शोणित, लोहित, असृक, रुधिर अशी पर्यायी नावे आहेत. शरीरात प्राण ज्या विशिष्ट दहा ठिकाणी राहतो त्यातील रक्त हे एक स्थान होय. त्यामुळे रक्त हा महत्त्वाचा धातू समजला जातो.

रसाप्रमाणेच रक्त हाही द्रवधातू आहे. रक्तालाच 'क्षतज' असेही म्हणतात. कारण शरीरावर कुठेही जखम झाली तर रक्तधातू बाहेर यावयास सुरवात होते.

रक्तधातूचे कार्य – वर्णप्रसादन म्हणजे त्वचेला उत्तम, तेजस्वी प्रसन्न वर्ण देणे, अग्नी प्रदीप्त करून आहाराचे पचन करण्यास मदत करणे, त्वचेला संवेदना जाणवण्यासाठी मदत करणे व प्राण धारण करणे ही सर्व कार्ये निरोगी अवस्थेतील रक्तधातू करत असतो.

शुद्ध रक्त कसे असते हेही अष्टांगहृदयात खालीलप्रमाणे सांगितले आहे.

मधुरं लवणं किंचित् अशीतोष्णमसंहतम् ।
पद्मेन्द्रगोपहेमाविशशलोहितलोहितम् ॥

...अष्टांगहृदय सूत्रस्थान

रक्त चवीला गोड, किंचित खारट, तापमानाला फार गरम नाही पण थंडही नाही असे असते. रक्ताचा रंग लाल कमळ, तापलेले सुवर्ण, गुंजेची बी यांच्या लाल रंगासारखे लालभडक रंगाचे असते. सुती वस्त्रावर पडलेला रक्ताचा डाग लगेच पाण्याने धुतल्यावर जर पूर्ण निघून गेला तर ते रक्त शुद्ध समजावे.

रक्तधातू व दोष – रक्ताचा संबंध पित्तदोषाशी असतो. पित्ताचे राहण्याचे एक स्थान रक्तधातू आहे. रक्ताला असणारा एक प्रकारचा तीव्र गंध हाही पित्तामुळेच असतो. रक्ताला दूषित करण्यात पित्त हे पहिले असते.

रक्तक्षयाची लक्षणे – अग्नी मंद होतो त्यामुळे पचन खालावते; वातदोषाचा प्रकोप होतो; रक्त वाहून नेणाऱ्या शिरा शिथिल होतात; त्वचा रुक्ष व निस्तेज होते व त्वचेवर भेगा पडतात; आंबट व थंड गोष्टी खाव्याश्या वाटतात.

रक्तज रोग – जेव्हा रक्त वातादी दोषांमुळे बिघडते तेव्हा रक्तज रोग निर्माण होतात. कुष्ठ (विविध त्वचारोग); विसर्प (नागीण); पिडका (पुटकुळ्या, फोड वगैरे); रक्तपित्त (शरीराच्या विविध द्वारांतून उदा. तोंड, नाक, कान, गुद वगैरेंतून रक्तस्राव होणे); असृग्दर (स्त्रियांच्या बाबतीत योनीद्वारा अति प्रमाणात रक्तस्राव होणे); गुदमेढ्रास्यपाक (गुद, लिंग, किंवा तोंड यांच्याठिकाणी व्रण निर्माण होणे व तो पिकणे); प्लीहा आकाराने वाढणे; विद्रधि (गळवे); कावीळ; व्यंग (वांग); अंगावर चकंदळे उठणे; चाई पडणे असे त्रास होतात असे सांगितले आहेत.

याखेरीज कोणताही रोग, जो चटकन बरा होत नाही, तो रक्तज असतो असे चरकाचार्यांनी सांगितले आहे. त्यामुळे उपचार करताना अनेकदा रक्तधातूकडे लक्ष ठेवावे लागते.

नितळ अंगकांती, तेजस्वी वर्ण रक्तधातूच्या शुद्धतेवर अवलंबून असतो. त्यामुळे सौंदर्य व निरोगी त्वचा इच्छिणाऱ्यांनी रक्तधातू शुद्ध राहील याकडे लक्ष ठेवावे. अनंत (सारिवा), मंजिष्ठा, गोक्षुर ही रक्तशुद्धीकर काही प्रमुख औषधी द्रव्ये होत.

प्राणाचे स्थान असणारा रक्तधातू हा खरोखरच शरीरातील महत्त्वाचा घटक आहे. जखम, अपघात, किंवा शस्त्रकर्मात प्रमाणाबाहेर झालेला रक्तक्षय प्राण हरण करण्यासही सक्षम असतो. म्हणूनच सुश्रुताचार्यांनी म्हटलेले आहे की,

देहस्य रुधिरं मूलं रुधिरेणैव धार्यते ।
तस्मात् यत्नेन संरक्ष्य रक्तं जीवं इति स्थितिः ॥

...सुश्रुत सूत्रस्थान

शरीराचे मूळ रक्त असून देहधारणाचे कार्य रक्तामुळेच होत असते. त्यामुळे रक्त म्हणजेच जीवन असे समजून प्रयत्नपूर्वक रक्ताची रक्षा करावी.

३) मांसधातू

रक्तधातूचे मांसाग्नीकडून पचन झाले की मांसधातू हा तिसऱ्या क्रमांकाचा धातू तयार होतो. रक्तधातूप्रमाणेच मांसधातू हाही प्राणाच्या दहा स्थानांपैकी एक सांगितला आहे.

शरीराचा आकार व बांधा ठरवणारा मांसधातू हा महत्त्वाचा धातू आहे. शरीराची पुष्टी करणे हे मांसाचे मुख्य कार्य असून

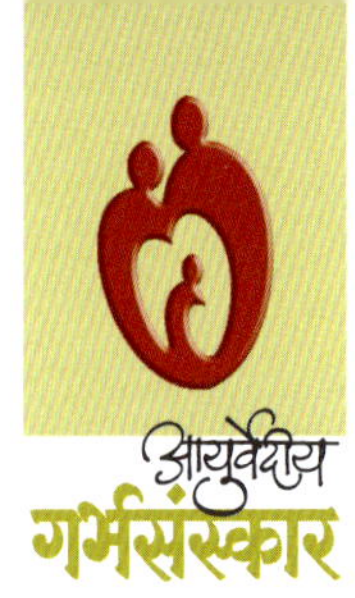

चालणे, पळणे, उठणे, बसणे वगैरे सर्व प्रकारच्या शारीरिक हालचाली मांसधातूकरवी होत असतात. मागे पाहिल्याप्रमाणे या सर्व क्रियांचा कर्ता वातदोष असला तरी प्रत्यक्षात मांसपेशींच्या आकुंचन-प्रसरणामुळेच या सर्व क्रिया होऊ शकतात.

सामान्यतः मांसधातू ही संज्ञा संपूर्ण शरीराला व्यापून राहणाऱ्या धातूसाठी वापरली जात असली तरी प्रत्यक्षात मांसधातू पेशींच्या स्वरूपात शरीरात असतो.

मांसावयवसंघातः परस्परं विभक्तः 'पेशी' इत्युच्यते ।

...सुश्रुत शारीरस्थान, डल्हण

या सूत्रावरून स्पष्ट होते की एकमेकांपासून विभक्त असणाऱ्या मांससंघाताला 'मांसपेशी' म्हटले जाते. मांसपेशी म्हणजे आधुनिक शारीरविज्ञानाप्रमाणे एक एक स्वतंत्र स्नायू (मसल) होय.

मांसधातूचे स्वरूप

पिच्छिलं घनं श्लक्ष्णमीषद् रक्तमिति मांसस्य स्वरूपम् ।

...चरक विमानस्थान

मांसधातू पिच्छिल म्हणजे बुळबुळीत, घन म्हणजे घट्ट व श्लक्ष्ण म्हणजे गुळगुळीत तसेच किंचित लाल रंगाचा असतो.

सुश्रुताचार्यांनी एकूण ५०० मांसपेशी सांगितल्या आहेत व त्या संपूर्ण शरीरभर हाडे, सिरा तसेच लहान-मोठ्या सांध्यांच्या भोवती वेष्टिलेल्या असतात.

दोषसंबंध – मांसधातूचा संबंध कफदोषाशी आहे. शरीर धारण करणे, ताकद देणे अशा कार्यांवरून मांसाची कफदोषाशी असणारी जवळीक ध्यानात येऊ शकते.

मांसक्षयाची लक्षणे – वजन कमी होणे, विशेषतः गाल खोल जाणे, नितंब सुकणे; शरीराची शक्ती कमी होणे; इंद्रिये दुर्बल होणे; त्वचा व सर्व शरीर रुक्ष होणे; शरीरात टोचल्याप्रमाणे वेदना होणे; रक्त वाहून नेणाऱ्या शिरांमध्ये शिथिलता निर्माण होणे; सांध्यांमध्ये वेदना होणे अशी मांसक्षयाची लक्षणे आहेत.

मांसवृद्धीची लक्षणे – चुकीच्या खाण्यापिण्याने मांसधातू प्रमाणापेक्षा अधिक तयार झाला तर गाल, पोट, नितंब, मांड्या व गळा या ठिकाणी मांस वाढलेले दिसते तसेच अंग जड वाटते.

मांसधातू दोषांकडून बिघडला असता, अधिमांस (मांसावर मांस वाढणे); अर्बुद (गाठी तयार होणे); कील (मोड येणे); गलशालुक (गळ्यात मांसाचे अंकुर असलेली गाठ येणे); पूतिमांस (एखाद्या विशिष्ट ठिकाणी मांस कुजणे); अलजी (पुटकुळ्या येणे); गण्ड (गालगुण्ड होणे); गण्डमाला (गळ्याच्या भोवती गाठी वाढणे) असे मांसज रोग होऊ शकतात.

'शरीरधारणाचे कार्य करणारे ते धातू' अशी धातू शब्दाची व्युत्पत्ती आहे. सप्तधातूंपैकी मांसधातू विशेषत्वाने धारण व बल देण्याचे काम करत असतो. काम करण्याची क्षमता, शरीराची ताकद मुख्यत्वे मांसधातूवर अवलंबून असते, एवढेच नाही तर शरीराला असलेला भरीवपणा, बांधेसूदपणा व भारदस्तपणा मांसधातूच्या उचित प्रमाणावर अवलंबून असतो त्यामुळे मांसधातू योग्य, निरोगी राहील याकडे लक्ष असू द्यावे.

४) मेदधातू

मांसधातूचे मेदाग्नीकरवी पचन झाल्यानंतर मेदधातू हा चौथा धातू तयार होतो.

मेद म्हणजेच चरबी होय. सप्तधातूंपैकी सर्वाधिक प्रमाणात वाढणारा हा एकमेव धातू असावा. चरबी प्रमाणाबाहेर वाढू नये यासाठी दक्ष राहणे आवश्यक आहे हे तर खरेच; पण फिगरच्या खोट्या कल्पनेपायी चुकीच्या पद्धतींचा अवलंब करून मेद कमीत कमी करण्यामुळे मेदधातूची प्राकृत कार्ये होऊ शकत नाहीत व त्याचा परिणाम पुढे आयुष्यभर सोसावा लागतो.

शरीराला योग्य प्रमाणात स्निग्धता देणे हे मेदधातूचे मुख्य काम आहे. याशिवाय घाम तयार करणे, शरीराला घट्टपणा आणणे, बल देणे व अस्थिधातू अर्थातच हाडांचे पोषण करणे ही कार्ये मेदधातूची होत.

मेदधातूचे स्थान – सर्व शरीरभर तर मेदधातू असतोच; पण त्याचे अजून एक महत्त्वाचे स्थान आहे. हातापायाची बोटे, मनगट, घोटा वगैरे सांध्याच्या ठिकाणी असणाऱ्या लहान

हाडांमध्ये मेद राहतो व आपल्या अंगच्या स्निग्धत्वाने त्यांचे स्नेहन व पोषण करतो. हा मेद काही कारणांनी कमी झाला तर हाडे ठिसूळ व्हावयास सुरवात होते.

दोषसंबंध – मेदाचा संबंध कफदोषाशी आहे. शरीराचे स्नेहन करणे, शरीराला दृढता देणे वगैरे कार्यावरून या दोहोंचा संबंध लक्षात येतो.

मेदक्षयाची लक्षणे – कंबर बधिर होणे; वजन कमी होणे; सांधे पोकळ झाल्यासारखे वाटणे व त्यांच्या ठिकाणी असह्य वेदना होणे; फार परिश्रम न करताही थकवा जाणवणे; डोळे निस्तेज होणे; त्वचा, केस वगैरे ठिकाणी रुक्षता जाणवणे; पोट खपाटीला जाणे; प्लीहा (स्प्लीन) आकाराने वाढणे.

मेदवृद्धीची लक्षणे – पोट व नितंब यांच्या ठिकाणी मेदाचा संचय होण्यास प्रारंभ होणे; थोड्याशा हालचालीनेही थकायला होणे, दम लागणे; शरीरावर तेलकटपणा वाढणे; अति प्रमाणात घाम येणे व त्यामुळे शरीराला दुर्गंध येणे

मेदोज रोग – ग्रंथी (मेदाच्या गाठी बनणे); वृद्धी (अंडकोषांचा आकार वाढणे); आंत्रवृद्धी (हर्निया); गलगण्ड (गालगुंड); अति स्थौल्य (चरबीचे प्रमाण वाढल्याने जाडी वाढणे); ओष्ठप्रकोप (ओठ सुजणे); मधुमेह होणे; अति प्रमाणात घाम येणे)

अशा प्रकारे मेद अवास्तव असणेही चांगले नाही व मेदक्षयापायीही अनेक त्रास होतात म्हणून मेद संतुलन राहील याकडे लक्ष ठेवणेच श्रेयस्कर होय.

५) अस्थिधातू

मेदधातूचे अस्थाग्नीकडून पचन झाले की जो सर्वांत कठीण धातू तयार होतो तो म्हणजे अस्थिधातू होय. अस्थी म्हणजेच हाडे.

आभ्यन्तरगतैः सारैर्यथा तिष्ठन्ति भूरुहाः ।
अस्थिसारैस्तथा देहा ध्रियन्ते देहिनां ध्रुवम् ॥ *...सुश्रुत शारीरस्थान*

वृक्ष ज्याप्रमाणे आतील कठीण गाभ्यामुळे उभा असतो, त्याप्रमाणे मनुष्यदेहाचा साचा म्हणजे हाडांचा सापळा होय.

अस्थिधातू शरीराचे धारण करतो व याचे स्वरूप सर्वांत कठीण असल्याने शरीरातील विविध मर्मांचे, महत्त्वाच्या अवयवांना संरक्षण देतो. उदा. मेंदू हाडांनी बनलेल्या कवटीच्या आत, हृदय व फुप्फुसे बरगड्यांच्या पिंजऱ्यात, मज्जारज्जू पाठीच्या मणक्यात संरक्षित ठेवलेले असतात.

शरीराचा साचास्वरूप असणाऱ्या हाडांवर शिरा व स्नायूंच्या सहाय्याने मांस बांधलेले असते म्हणून शरीराकृती व शरीराचा बांधा मांस, मेद व एकूण अस्थिधातूवर अवलंबून असतो व सर्वांत महत्त्वाचे म्हणजे व्यक्तीची उंची सर्वस्वी अस्थिधातूमुळे ठरत असते.

हाडे तयार होण्यासाठी पृथ्वी, अग्नी व वायू ही तीन महाभूते जबाबदार असतात. हाडे कठीण असतात हे खरे पण हाडाची रचना एखाद्या स्पंजाप्रमाणे सच्छिद्र असते व ही सच्छिद्रता वायू महाभूतामुळे निर्माण झालेली असते.

अस्थिक्षयाची लक्षणे – केस गळणे, नखे तुटणे, दात झिजणे; त्वचा रुक्ष व खरखरीत होणे; सांधे सैल होणे; हाडात टोचल्याप्रमाणे वेदना होणे.

अस्थिदोषज व्याधी – अध्यास्थि (हाडावर हाड वाढणे, उदा. - टाचेचे हाड वाढणे); अधिदंत (दुहेरी दात येणे); दन्ताभेद (दाताचे टवके उडणे); अस्थिभेद (हाड मोडणे); अस्थिशूळ (हाडात वेदना होणे); विवर्णता (त्वचेचा वर्ण बदलणे); केशलोमनखश्मश्रुदोष (केस, अंगावरील रोम, नखे, मिशा वगैरेच्या ठिकाणी विकृती निर्माण होणे).

अस्थी, मज्जा व शुक्र हे धातू चिकित्सा करण्यासाठी उत्तरोत्तर अवघड होत जातात. कारण दिलेल्या औषधात आहारद्रव्यात तिथपर्यंत पोचण्याची क्षमता असणे आवश्यक असते. तसेच औषध जरी उत्तम असले तरी ते रूपांतर होत होत तेथपर्यंत जाऊ शकेल एवढे उत्तम अवस्थेत पचन असावे लागते. म्हणूनच अस्थी, मज्जा व शुक्रधातूतील दोष बरा व्हायला सर्वाधिक वेळ लागतो व त्यासाठी चिकाटीने प्रयत्न करावा लागतो.

६) मज्जाधातू

अस्थिधातूचे मज्जाग्नीकडून पचन झाले की मज्जाधातू हा सहावा धातू तयार होतो. मज्जा शरीरातील एक अत्यंत श्रेष्ठ

धातू आहे. शरीराचे, विशेषतः हाडांचे स्नेहन करणे, शरीराची शक्ती वाढवणे आणि पुढील शुक्रधातूचे पोषण करणे ही सर्व कार्ये मज्जाधातू करत असतो.

मज्जाधातूचे स्थान – मोठ्या हाडांमध्ये असणाऱ्या पोकळीत मज्जाधातू असतो. कवटीच्या हाडांमध्ये राहणारा मेंदू हा मज्जाधातूचाच भाग आहे. डोळेही मज्जाधातूचाच भाग आहे. पाठीच्या कण्यामध्ये असणारा मज्जारज्जू व त्यातून संपूर्ण शरीरात पसरणारे चेतातंतू हेही मज्जास्वरूप असतात. म्हणून मज्जाधातूचे रक्षण करणे व काळजी घेणे स्वास्थ्यासाठी अपरिहार्य होय.

मज्जाधातू व दोषसंबंध – मज्जाधातूचा संबंध कफदोषाशी असतो. जी जी आहारद्रव्ये गोष्टी प्राकृत कफाला बल देतात, शक्ती देतात, ती द्रव्ये मज्जाधातूचेही पोषण करण्यास समर्थ असतात.

मज्जाक्षयाची लक्षणे – मज्जाधातू आपल्या उचित प्रमाणापेक्षा कमी झाला तसेच त्याचे पोषण होऊ शकले नाही तर अल्पशुक्रता (शरीरातील शुक्रधातू कमी झाल्यास परिणामतः शुक्राणूंची संख्या व गती कमी होते, वंध्यत्वही येऊ शकते); पर्वभेद (सांध्यांच्या ठिकाणी असह्य वेदना होणे); अस्थिनिस्तोद (हाडांच्या ठिकाणी टोचल्याप्रमाणे दुखणे); अस्थिशीर्यता (हाडे अशक्त, पोकळ होतात. यालाच आजकाल 'ऑस्टिओपोरोसिस' म्हटले जाते); शरीर दुर्बल होणे; वातरोग (विविध वातरोग उदा. पक्षाघात, मल्टिपल स्क्लेरॉसिस, पार्किसन्स वगैरे व्याधी) होणे.

आयुर्वेदात फळाच्या बीमधील मगजालाही मज्जा म्हटले जाते व नामसाधर्म्याप्रमाणेच त्यांच्या गुणातही साधर्म्य सापडते. उदा. आपण खातो तो बदाम बीच्या आत असतो, त्यामुळे तो मज्जापोषक असतो. जर्दाळूचा गट तर विशेषत्वाने मज्जापोषक समजला जातो. बिब्ब्यातील गोडांबी, अक्रोड, हेही मज्जाधातूचे वर्धन व पोषण करतात. सप्तधातूपोषक दूध, तूप मज्जापोषक असतात हे वेगळे सांगायची गरज नाही.

मज्जाप्रदोषक रोग – मज्जाधातू दोषांमुळे दूषित झाला तर तमोदर्शन (डोळ्यांसमोर अंधारी येणे); मूर्च्छा येणे; चक्कर येणे; हाडांमध्ये व्रणनिर्मिती होणे; पर्वभेद (सांध्यांमध्ये असह्य वेदना होणे) असे मज्जाप्रदोषज रोग होताना दिसतात.

मज्जाधातू दूषित होण्यामागे विरुद्ध अन्नसेवन हे एक महत्त्वाचे कारण सांगितलेले आहे. परस्परांच्या संयोगामुळे शरीराला घातक ठरणारे अन्न म्हणजे विरुद्ध अन्न. उदा. मध व गरम पाणी, दूध व फळे, मीठ व दूध, या गोष्टी विरुद्ध आहारात मोडतात. म्हणून विरुद्ध आहार करू नये हे आयुर्वेदात अनेक ठिकाणी सांगितलेले आढळते.

मज्जाधातूचा संबंध असणारे रोग सामान्यतः बरे होण्यास अवघड असतात. मज्जाधातूपर्यंत औषध पोचणे अवघड असते, तसेच तेथपर्यंत औषध पोचून शरीरावर परिणाम दिसेपर्यंत बराच वेळ लागू शकतो. म्हणून मज्जाधातूसंबंधी रोग असल्यास नेटाने प्रयत्न करावे लागतात. पंचकर्मातील बस्ती, विरेचन वगैरे उपक्रम करावे लागतात. षष्ठीसाळीपिंडस्वेदन (औषधी काढ्यात विशेष प्रकारचा तांदूळ शिजवून केलेल्या भाताने संपूर्ण शरीराला मसाज), शिरोबस्ती, नेत्रतर्पण, वगैरे उपक्रमांनी मज्जाधातूचे पोषण करता येऊ शकते.

७) शुक्रधातू

सप्तधातुषु सप्तमो धातुः । मज्जाधातूचे शुक्राग्नीकडून शुक्रधातू या सातव्या व शेवटच्या धातूत परिवर्तन होते. दशप्राणायतनांपैकी 'शुक्र' हे एक होय. अर्थात 'प्राणा'च्या राहण्याच्या विशेष स्थानांपैकी शुक्र हे एक स्थान आहे.

मराठी भाषेत किंवा सामान्य समजुतीनुसार, शुक्र म्हणजे पुरुषलिंगातून उत्सर्जित केले जाणारे वीर्य, असा मर्यादित अर्थ घेतला जातो; परंतु हे वीर्य शुक्रधातूचा एक भाग आहे, संपूर्ण शुक्रधातू नव्हे.

शुक्रधातू हा सप्तधातू व प्राणाचे एक स्थान असल्याने पुरुषाप्रमाणे स्त्रीशरीरातही असतो व लहान बालकामध्येही असतो.

धैर्य, निर्भयता, उत्साह, वगैरे मनाचे गुण तर बल, पुष्टी, विरुद्ध लिंगाविषयीचे आकर्षण व गर्भोत्पत्तीसाठी बीजउत्पत्ती ही सर्व शरीरातील कार्ये शुक्रधातू करत असतो. शरीरातील एका पेशीतून दुसरी पेशी जन्म घेते त्यासाठीही शुक्रधातू कारणीभूत असते.

शुक्रधातूचे स्थान – शुक्र सर्व शरीराला व्यापून असते.

रस इक्षौ यथा दध्नि सर्पिस्तैलं तिले यथा ।
सर्वत्रानुगतं देहे शुक्रं संस्पर्शने तथा ॥ *...चरक चिकित्सास्थान*

ज्याप्रमाणे उसामध्ये रस, सायीच्या दह्यामध्ये तूप, तिळामध्ये तेल दिसत नसले तरी ओतप्रोत भरलेले असते तसेच शरीरात शुक्र दिसत नसले तरी प्रत्येक अणुरेणूत व्यापलेले असते.

मैथुनाच्या वेळेस किंवा क्वचित मैथुनाच्या केवळ स्मरणाने सर्वांगात व्यापून राहिलेले शुक्र लिंगमार्गाने शरीराबाहेर पडते.

लहान मुलांमध्येही शुक्रधातू असतोच फक्त तो अनभिव्यक्त असतो. गुलाबाचे फूल सुगंधी खरे; पण हा सुगंध गुलाबकळीमध्ये जाणवू शकत नाही. गुलाब फुलला की मगच तो व्यक्त होतो तसेच यौवनावस्थेत शुक्रधातू व्यक्त व्हावयास सुरुवात होते, मात्र तो शरीरात जन्मापासूनच असतो.

शुक्रधातू व दोष – शुक्राचा संबंध आहे प्राकृत कफदोषाशी. हे दोघेही निरोगी अवस्थेत असल्यास शरीराची रोगप्रतिकारशक्ती उत्तम अवस्थेत ठेवतात.

शुक्रक्षयाची लक्षणे – शरीर दुर्बल होणे; वारंवार तोंड सुकणे, शोष पडणे; अंग गळून जाणे व कष्ट न करताही थकायला होणे; नपुंसकता, मैथुनशक्ती कमी वा नष्ट होणे; मैथुनसमयी शुक्रस्राव कमी किंवा अजिबात न होणे; क्वचितप्रसंगी शुक्रासह रक्तस्रावही होणे; लिंग वा योनीच्या ठिकाणी वेदना होणे; अंग दुखणे, लहान मोठे सर्व सांधे दुखणे; वात व पित्तदोष प्रकुपित होणे; नैराश्य येणे व उत्साह नष्ट होणे; स्मरणशक्ती, एकाग्रता, आकलनशक्ती व कल्पकता यांचा ऱ्हास होणे.

अति प्रमाणात मैथुनासक्ती हे शुक्रक्षयामागचे मुख्य कारण होय. हस्तमैथुन, मैथुनासंबंधी वाचन वा दृश्य पाहणे, मैथुनाची कल्पना करणे किंवा प्रत्यक्ष मैथुन करणे, ज्या कशाने वीर्यस्राव होतो त्याच्या अतिरेकाने शुक्रक्षय व्हायला सुरुवात होते व वरील गंभीर लक्षणे दिसू लागतात. याखेरीज अतिचिंता, अति मानसिक श्रम, अति शारीरिक श्रम, रुक्ष व निःसत्त्व आहार, दीर्घकालीन व्याधी, म्हातारपण ही शुक्रक्षयाची इतर कारणे होत.

शुक्रक्षयाची लक्षणे दिसू लागल्यास सर्वप्रथम कारण शोधून काढून त्यावर इलाज करावा. हस्तमैथुन वगैरे वाईट सवयी बंद करण्यास अवघड असल्या तरी बंद कराव्यात. वयाच्या विशिष्ट अवस्थेत शुक्र धातूच्या प्रभावाने हस्तमैथुन किंवा इतर मैथुन क्रियांचा आवेग व इच्छा स्वाभाविक आहे. तसेच स्वप्नदोष म्हणजे झोपेत वीर्यस्खलन होणे स्वाभाविक खरे, पण तरीही शरीरास आवश्यक असणारा वीर्यसाठा शिल्लक राहील याकडे लक्ष ठेवणे आवश्यक आहे. जसे टाकी भरून नंतर न मावलेले पाणी वरून वाहून जाते त्या मर्यादितच वीर्य खर्च व्हावे. याचाच अर्थ असा की दैनंदिन व्यवहार करण्यासाठी लागणारी सर्व शक्ती शिल्लक राहील हे पाहून वीर्य खर्च व्हावे आणि वीर्यस्खलनानंतर अनुत्साह, आडवे पडून राहणे, काम करू नये अशी तऱ्हेची वृत्ती येत नाही असे पाहावे.

बऱ्याच वेळेस या मुद्द्यावर उलटसुलट विचार ऐकावयास मिळतात याचे कारण या क्रिया स्वाभाविक आहेत हाच मुद्दा केवळ लक्षात घेतला जातो; परंतु हस्तमैथुनादी क्रियांचा अतिरेक झाला तर शरीरात वीर्याचा अभाव होऊन इतर सर्व शक्ती कमी होऊ लागते आणि हृदय, मेंदू या अवयवांना लागणारी शक्ती न मिळाल्यामुळे जीवनाचे इतर व्यापार नीट चालणार नाहीत, याकडे लक्ष दिले जात नाही. तेव्हा हा विषय नीट समजून घेऊन प्रत्येकाने आपली मर्यादा ओळखून वीर्यसंवर्धन अवश्य करावे.

दूध, तूप, बदाम, पंचामृत, शतावरी कल्प, च्यवनप्राश, धात्री रसायन, बृंहण मोदक वगैरे रसायन व वाजीकर कल्प सेवन करावेत. आवळा, गोक्षुर, अश्वगंधा, कवच, विदारी, जेष्ठमध वगैरे वनस्पतीही शुक्रक्षय भरून आणण्यासाठी उत्तम आहेत.

शुक्रदोषावर उपचार करताना बहुधा सर्वप्रथम पंचकर्माने शरीरशुद्धी करून दूषित करणाऱ्या दोषाला जिंकावे लागते व नंतर परिपूर्ण संतुलित आहार व शुक्रधातूला बल देणाऱ्या रसायनांचे सेवन करावे लागते.

शुक्रधातू हा दशप्राणायतनांपैकी एक व धातुपरिवर्तन-

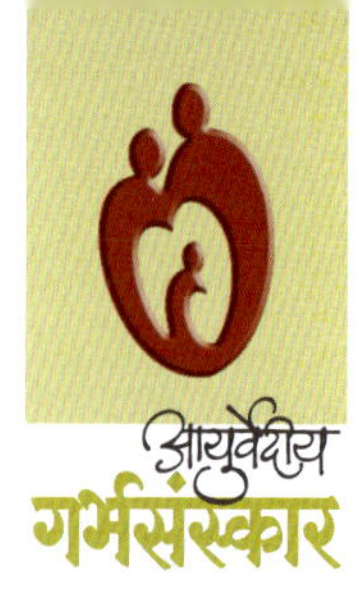

क्रमातील सर्वांत शेवटचा, म्हणूनच सर्वांत शुद्ध व ताकद देण्यात सर्वश्रेष्ठ धातू आहे. रसरक्तधातूंप्रमाणे शुक्रधातू हाही द्रव अवस्थेतील धातू आहे. शुक्राच्या स्वास्थ्यावर व उचित प्रमाणावर शरीराची अनेक कार्ये अवलंबून असतात; रोगप्रतिकारशक्ती शुक्रावर अवलंबून असते; हृदय, मेंदू वगैरे अवयवांची ताकद शुक्रामुळे असते. शुक्रक्षयाने अनेक दुर्धर रोग होऊ शकतात एवढेच नाही तर मरणही येऊ शकते. म्हणून चरकाचार्य म्हणतात,

आहारस्य परं धाम शुक्रं तद् रक्ष्यमात्मनः ।
क्षयो ह्यस्य बहून् रोगान् मरणं वा नियच्छति ॥

...चरक निदानस्थान

अर्थात स्वास्थ्याची इच्छा असणाऱ्या प्रत्येक व्यक्तीने शुक्राची नीट काळजी घ्यावी.

धातूंचे उपधातू व मल

अन्न खाल्ल्यानंतर त्याचे रस-रक्त-मांस-मेद वगैरे सप्तधातूत एकामागून एक परिवर्तन करण्यास प्रत्येक अवस्थेत एका विशेष अग्नीची आवश्यकता असते. मुख्य जाठराग्नीकडून आहाराचे पचन झाले की तो दोन भागात विभक्त होतो. सारभाग अर्थात आहाररस तर मलभाग म्हणजे मल व मूत्र. मलभाग शरीराकडून आपापल्या नियत वेळेला उत्सर्जित केले जातात तर सारभाग धातूनिर्मितीच्या कामास प्रारंभ करतो.

प्रत्येक धातू निर्माण होताना याच क्रियेची पुनरावृत्ती होत असते. उदा. प्रत्येक धात्वग्नीकडून अगोदरच्या धातूचे पचन होऊन पुढचा धातू निर्माण होताना बरोबरीने 'उपधातू' व 'मल' तयार होतात.

उपधातू म्हणजे असे सर्व शरीरघटक, जे शरीरात धातूप्रमाणे राहतात; पण पुढच्या पुढच्या धातूंचे पोषण करत नाहीत म्हणून त्यांना 'उपधातू' म्हटले जाते. एकूण सात उपधातू सांगितले आहेत. उपधातू म्हणजे जे घटक शरीरात धातूप्रमाणेत राहतात परंतु मुख्य धातू जसा पुढील धातूत (उदा. मेद अस्थीत) परिवर्तित होतो तसा उपधातू पुढे परिवर्तित होत नाही.

उपधातू व मल शरीराच्या विविध कार्यात मदत करत असतात. मलाची उत्पत्ती झाल्यानंतर बहुतेक मल विसर्जित झाला तरी काही अवस्थेत व काही ठिकाणी हा मलभाग शरीरात राहून उपयोगी ठरतो.

रसधातू तयार होताना बरोबरीने 'स्तन्य' व 'रज' हे दोन उपधातू तयार होतात. यातील स्तन्य गर्भारवस्थेत शेवटी शेवटी व प्रसूतीनंतर उत्पन्न होते. रज, स्त्री वयात आल्यापासून ते रजोनिवृत्ती होईपर्यंत शरीरात प्रत्येक महिन्याला गर्भाशयात साठते व गर्भधारणा न झाल्यास तीन-चार दिवस रक्तस्रावाच्या स्वरूपात उत्सर्जित होते.

प्रत्यक्षातही आपण हे अनुभवतो की स्त्री गर्भार असताना तिची मासिक पाळी बंद होते. कारण रसधातूचा उपधातू गर्भपोषणासाठी व स्तन्यउत्पत्तीच्या कामास लागतो. प्रसूतीनंतरही जोपर्यंत बाळ आईचे दूध पित असते तोवर सहसा पाळी येत नाही व एकदा पाळी यायला सुरवात झाली की हळूहळू स्तन्योत्पत्ती कमी कमी होत जाऊन थांबते.

एक गोष्ट ध्यानात आलीच असेल की म्हणूनच गर्भावस्थेत दूध, फळांचे रस, शहाळे, शतावरी कल्प वगैरे प्रामुख्याने रसधातूचे पोषण करणाऱ्या गोष्टी आवर्जून खायला-प्यायला सांगितल्या जातात.

बरोबरीने मल म्हणून 'मलस्वरूप कफ' ही निर्माण होतो. सकाळी उठल्यानंतर तोंडात, घशात जाणवणारा चिकटपणा म्हणजे हा मलस्वरूप कफ होय. नियत प्रमाणात व प्राकृत स्वरूपात असताना हा कफ त्रासदायक नसतो; मात्र दंतधावन वगैरे क्रिया करूनही चिकटा राहात असल्यास किंवा दिवसभर कफ जाणवत असल्यास हा मल अतिप्रमाणात व विकृत स्वरूपात तयार होत असल्याचे समजावे व त्यावर योग्य उपचार करावेत.

रक्तधातू तयार होत असताना बरोबरीने उपधातू म्हणून 'कंडरा' व 'सिरा' तयार होतात. कंडरा ही संज्ञा आयुर्वेदिक ग्रंथात स्थूल स्नायूंना उद्देशून वापरली आहे. तर सिरा म्हणजे वाहिन्या. मांसधातूच्या स्नायूंना स्नायुरूप होण्यासाठी म्हणजे पिळदारपणा व आकार देण्यासाठी जो कठीणपणा लागतो तो कंडरा या उपधातूमुळे मिळतो. प्रामुख्याने अनुक्रमे शुद्ध व अशुद्ध रक्त वाहून नेणाऱ्या धमनी, शिरा यांचा अंतर्भाव सिरात होतो.

धातू	उपधातू	मल	कार्य
रस	स्तन्य, आर्तव	कफ	प्रीणन
रक्त	कण्डरा, सिरा	पित्त	जीवन
मांस	वसा, षट्त्वचा	खमल (कान, नाक, डोळे, मुख, जननावयव येथील मल)	लेपन
मेद	स्नायू	स्वेद	अस्थिपुष्टी, स्नेहन
अस्थी	दात (काश्यपमतानुसार)	केश,लोम,नख,नेत्र,त्वचेतील स्निग्धता	धारण
मज्जा			शुक्रपुष्टी, अस्थिपूरण
शुक्र	ओज (शारंगधरमतानुसार)		गर्भधारण

मलस्वरूप पित्त हा रक्तधातूचा मलभाग होय. हे पित्त मुख्यतः मलाबरोबर शरीराबाहेर उत्सर्जित केले जाते.

मांसधातूचा उपधातू म्हणजे 'त्वचा' व 'वसा' (मांसातील स्नेहभाग) सांगितला आहे. कान, डोळे, नाक, मुख, जननेंद्रिय वगैरे ठिकाणी विसर्जित होणारा मलभाग हा मांसधातूचा मलभाग होय.

मेदधातूचा उपधातू म्हणजे 'स्नायू' तर मल म्हणजे 'स्वेद' होय. म्हणूनच स्थूल व्यक्तींना घाम जास्त प्रमाणात येण्याची शक्यता असते.

अस्थिधातूचा उपधातू काही आचार्यांच्या मते 'दात' होय, तर मलभाग 'केस' व 'नखे' होत. म्हणून केसांचे आरोग्य राखण्यासाठी मुळात अस्थिधातू निरोगी राहील यासाठी प्रयत्नरत राहावे लागते.

मज्जाधातूला उपधातू नसतो व त्याचा मलभाग म्हणजे 'डोळे, पुरीष व त्वचेच्या ठायी असणारा प्राकृत स्नेहभाग म्हणजे ओलावा' होय.

शुक्र हा धातू मुळात जाठराग्नी व इतर सात धात्वाग्नींकडून पचन झाल्यानंतर तयार होत असल्याने अत्यंत निर्मळ व शुद्ध अवस्थेत असल्याने त्याचा कोणताही उपधातू किंवा मलभाग नसतो.

हजारो वेळा तापवलेल्या सोन्यामध्ये जशी यत्किंचितही अशुद्धी सापडत नाही. तसाच शुक्रधातू शरीरातील परमशुद्ध धातू असल्यामुळे सर्वश्रेष्ठ मानला जातो.

मल

'मल' म्हणजे शरीरातील त्याज्य घटक. ते शरीरात फार काळ राहिले असता बाधा पोहोचवू शकतात व म्हणून शरीराच्या विविध छिद्रांतून बाहेर फेकले जातात.

विष्ठा, मूत्र व घाम हे तीन मुख्य मल होत. तसेच शरीरातील कार्य संपल्यानंतर जीर्ण झालेले, झरलेले म्हणजे दूषित झालेले रक्त, मांस वगैरे धातू हेही मल समजले जातात. एरवी वात-पित्त-कफ यांना मल समजले जात नाही मात्र प्रकुपित झालेले शरीराला बाधा पोचवू शकणारे दोष हेदेखील मल समजले जातात.

अन्नातील सारभाग लहान आतड्यात शोषून झाल्यानंतर जो मलभाग पुढे सरकून मोठया आतड्यातून पुढे सरत असताना उरलेला सारभाग शरीरात शोषून घेतल्यानंतर विष्ठा गुदद्वाराकडे ढकलली जाते. विष्ठेला आयुर्वेदीय ग्रंथात 'पुरीष' अशी संज्ञा दिलेली आहे. तो अन्नाचा मल असून योग्य प्रमाणात व योग्य वेळेला उत्सर्जित केला गेल्यास शरीराचे संतुलन कायम राहते.

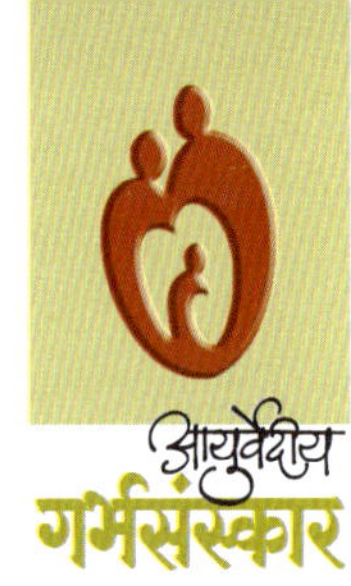

शरीरात विष्ठा मलाशयात राहते. बऱ्याच वेळा कमी खाण्याने, उपवास करण्याने किंवा अन्न पुढे न सरकल्याने त्या ठिकाणी विष्ठेचे नियत प्रमाण असंतुलित होते आणि वायू तयार होणे, आवाज करत ढेकरा येणे, वाढलेला वायू ऊर्ध्व दिशेला प्रवृत्त झाल्याने छाती व कुशीच्या ठिकाणी वेदना होणे, कुशीमध्ये वायूची हालचाल जाणवणे (कुरकूर आवाज येतो) अशी लक्षणे निर्माण होतात.

विष्ठा रोजच्या रोज उत्सर्जित होणे आवश्यक असते व ती ठराविक वेळेला उत्सर्जित व्हावी लागते. वारंवार शौचाला जावे लागल्यास जर विष्ठा प्रमाणापेक्षा कमी झाली तर पोटात खड्डा पडल्यासारखे वाटते, ताकद कमी झाल्यासारखी वाटते कारण शरीरातील ताकद धरून ठेवण्याचे काम काही अंशी विष्ठेवर अवलंबून असते.

मूत्र हाही अन्नाचा मल असून तो अन्नातील जलांशातून तयार होतो. शरीरातील अतिरिक्त ओलाव्याला व रक्तातील विजातीय द्रव्याला मूत्रमार्गाने बाहेर काढून टाकणे हे मूत्राचे मुख्य कार्य होय. रस-रक्त धातू तयार होत असताना जो मल जलांश रूपाने बाजूला झाला तोच मूत्रमार्गातून बाहेर टाकला जातो.

मूत्राचे प्रमाण आपल्या नियत प्रमाणापेक्षा कमी झाले असता बस्तीच्या ठिकाणी वेदना होतात. तर मूत्र प्रमाणापेक्षा वाढल्यास लघवी बऱ्याच वेळा व पुष्कळ प्रमाणात होते, बस्ती आकाराने फुगतो व त्याच्या ठिकाणी टोचल्याप्रमाणे दुखते.

मूत्र तयार होण्याची प्रक्रिया सतत सुरू असते. उत्सर्जित होण्यापूर्वी मूत्र बस्तीमध्ये साठले जाते. शरीरातील तीन अति महत्त्वाच्या मर्मांपैकी बस्ती हे एक मर्म आहे.

स्वेद म्हणजेच घाम हा तिसरा मल असून तो मेदधातूचा मल सांगितला आहे. तो त्वचेमार्फत उत्सर्जित होतो.

स्वेदाचे कार्य – शरीरार्द्रता त्वक्सौकुमार्यञ्च ।

.....सुश्रुत सूत्रस्थान

शरीराची आर्द्रता टिकवून ठेवणे व त्वचा कोमल ठेवणे ही स्वेदाची दोन कार्ये होत.

स्वेद प्रमाणापेक्षा कमी उत्पन्न होऊ लागल्यास त्वचा कोरडी पडणे, योग्य प्रकारे स्पर्शज्ञान न होणे, केस ताठरणे वगैरे कमी स्वेदाची लक्षणे दिसू लागतात तर स्वेदाधिक्याने अंगाला खाज येते, शरीराला दुर्गंधी येते. आयुर्वेदिक उपचारांपैकी स्वेदन हा महत्त्वाचा उपचार असून यात स्वेदनपेटीच्या साहाय्याने किंवा गरम वस्त्र लपेटून घाम आणला जातो. घाम बाहेर गेल्यामुळे शरीरातील वात व कफ दोषाचे संतुलन राखले जाते.

अशा प्रकारे पुरीष, मूत्र व स्वेद हे शरीरातील तीन मुख्य मल आहेत. वात-पित्त-कफ हे तीन दोष व सात धातू असंतुलित झाले असता मल संज्ञेस प्राप्त होतात. म्हणजेच पुरीष, मूत्र व स्वेद या तीन मलांव्यतिरिक्त हा चौथ्या प्रकारचा मल शरीरातून बाहेर जाणे अपेक्षित असते. उदा. प्रकुपित पित्त, शरीराचा रंग पिवळा करते, डोळ्यात आरक्तता निर्माण करते. प्रकुपित कफ डोक्यात जडपणा निर्माण करतो, छातीत कफदोष तयार करतो. धातू जीर्ण झाले तर मलस्वरूप होतात. उदा. रक्त दूषित झाले तर त्वचा काळवंडते, त्वचारोग निर्माण करते. हे सर्व प्रकारचे मल शरीराबाहेर काढून टाकणे आवश्यक असते व हे पंचकर्मातील शरीरशुद्धी उपक्रमांनी केले जाते. पंचकर्मात कधीही संतुलित दोष व धातू बाहेर टाकले जात नाहीत तर असंतुलित, मलस्वरूप दोष-धातूच बाहेर काढले जातात. पंचकर्माचा एक नेहमी येणारा अनुभव असा की पित्तदोष असंतुलित असल्यास परंतु वजन योग्य प्रमाणात असताना विरेचनादि पंचकर्म केले असता केवळ असंतुलित पित्तदोषच बाहेर पडतो; पण वजन मात्र अजिबात कमी होत नाही.

दोषधातुमलं मूलं हि शरीरम् । अर्थात 'संतुलित दोष', 'उत्तम परिपूर्ण अवस्थेतील धातु' व 'नियत प्रमाणात व योग्य वेळेस उत्सर्जित होणारे मल' हा निरोगी आयुष्याचा पायाच होय.

ओज

आयुर्वेदात ओजाचे वर्णन खालीलप्रमाणे केले आहे.

सर्वधातूनां परं तेजः ओजः । *...अष्टांगसंग्रह सूत्रस्थान*

सप्तधातू स्नेहः ओजः । *...सुश्रुत सूत्रस्थान*

सप्तधातूंतील प्रत्येक धातू उत्तरोत्तर शुद्ध व श्रेष्ठ होत जातो हे आपण पाहिले आहेच. आपले संपूर्ण शरीर या शुद्ध निरोगी अवस्थेतील सप्तधातूंपासून तयार झालेले असते. या सातही धातूंतील परमशुद्ध व अत्यंत उत्कृष्ट असा भाग अर्थात सप्तधातूंचे सार म्हणजे 'ओज' होय. म्हणूनच ओज ही सर्वश्रेष्ठ शक्ती समजली जाते.

डोळ्यातील तेज, व्यक्तीची एकंदर तेजस्विता, योग्य रोगप्रतिकारशक्ती व उत्तम आरोग्य या सर्व गोष्टी विशेषत्वाने ओजावर अवलंबून असतात. एवढेच नाही तर जीवन म्हणजे जगण्याची प्रक्रिया ओजामुळेच सुरू असते. म्हणूनच चरकाचार्यांनी म्हटले आहे

ओजसा प्रीणिताः सर्वदेहिनो वर्तयन्ति ।
तदृते सर्वभूतानां जीवितं नावतिष्ठते ॥ *...चरक सूत्रस्थान*

ओजाच्या चांगल्या अवस्थेत प्राणिमात्र जगतात. त्यावाचून जीवित अशक्य होय. ओज नष्ट झाल्यास जीवितनाश अर्थात मृत्यू अटळ समजावा.

ओज प्राकृत कफस्वरूप असून प्राणाला आश्रय देणारे आहे. मधुर, शीत, स्निग्ध, गुरू, मृदू, सहज पसरणारे व प्रसन्न असे ओजाचे गुण चरकसंहितेत सांगितले आहेत.

ओजाचे कार्य – देहधारण हे ओजाचे मुख्य कार्य होय. वात, पित्त, कफ जरी संतुलित असले तरी ओजाचा अभाव असल्यास ते यत्किंचितही काम करू शकत नाहीत. ओज शरीरातील प्रत्येक अवयवाचे पोषण करते, तृप्त करते व आपापले कार्य योग्य व उत्तम प्रकारे करण्यास प्रवृत्त करते. समस्त शारीरक्रिया व मानसक्रिया ओजामुळेच होऊ शकतात. पंचज्ञानेंद्रिये, पंचकर्मेंद्रिये, मन, बुद्धी हे सर्व शरीरघटक ओजाच्या आश्रयानेच आपापले काम करू शकतात. स्वर व वर्णही ओजावर अवलंबून असतात व एकंदरच शरीरशक्ती, निरोगित्व ओजामुळे मिळत असते.

ओजाचे प्रकार– पर व अपर असे ओजाचे दोन प्रकार सांगितले आहेत. 'पर ओज' सर्वश्रेष्ठ असून ते अष्टबिंदू प्रमाणात असते व हृदयात राहते. हे अष्टबिंदुक ओज जन्मापासून ते मृत्यूपर्यंत आपल्या नियत प्रमाणात राहणे आवश्यक असते. अष्टबिंदुक ओजाचा क्षय झाल्यास मृत्यू निश्चित समजावा.

ओजाचा दुसरा प्रकार 'अपर ओज' हा होय व ते कफस्वरूप असून प्रत्येकाच्या अर्ध्या ओंजळीइतके शरीरात असते. ओजक्षय होतो तेव्हा हे अपर ओज कमी होते. याच्याही अतिरिक्त क्षयाने शेवटी मृत्यू येऊ शकतो.

ओजक्षयाची कारणे – अभिघातात् क्षयात् कोपात्
शोकात् ध्यानात् श्रमात् क्षुधः ।
ओजः संक्षीयते ह्येभ्यो धातुग्रहणनिःसृतम् ॥

...सुश्रुत सूत्रस्थान

शारीरिक किंवा मानसिक आघात, धातुक्षय (सप्तधातूंपैकी कोणताही धातू प्राकृत प्रमाणापेक्षा कमी होणे), क्रोध, शोक, चिंता यांचा अतिरेक, अत्याधिक शारीरिक वा मानसिक श्रम व भुकेले राहिल्याने ओजक्षय व्हावयास सुरवात होतो. याखेरीज बाहेरची बाधा झाल्यासही ओजक्षय होतो.

ओजक्षयाची लक्षणे – शक्तीचा ऱ्हास होणे; सर्व इंद्रियांची शक्ती कमी होणे; शरीरकांती नाहीशी होऊन निस्तेजता, म्लानता येणे; त्वचा, डोळे, ओठ वगैरे विविध शरीरावयव रुक्ष होणे; मन अस्थिर व चिंताग्रस्त राहणे; उदासीनता राहणे, काहीही करण्यात रस न वाटणे; अकारण भीती वाटणे, आत्मविश्वास नाहीसा होणे; मनात सतत वाईट विचार येणे. वेळीच उपचार केले नाहीत तर ओजक्षयाचे पर्यवसान मृत्यूतही होऊ शकते.

ओजपोषक भाव – मधुरस्निग्धशीतानि लघूनि च हितानि च ।
ओजसो वर्धनान्याहुः ॥ *...काश्यपसंहिता सूत्रस्थान*

मधुर, स्निग्ध, शीत व पचायला हलके असे सर्व प्रकृतीला अनुकूल पदार्थ ओजाचे पोषण करतात. उदा. दूध, लोणी-साखर, तूप, पंचामृत, उत्कृष्ट वीर्यवान औषधांपासून शास्त्रीय पद्धतीने बनवलेली रसायने, जीवनीय औषधे ही ओजपोषक होत.

तसेच मनाची प्रसन्नता ओजाचे पोषण करत असते. मन प्रसन्न ठेवणे म्हणजे मनाला हवे तसे वागणे नाही तर समाधानी वृत्ती, संतुष्टता व मनाला खऱ्या अर्थाने तृप्ती देणाऱ्या गोष्टींचे आचरण करण्याने ओजाचे पोषण होऊ शकते. मनःशांती देणाऱ्या उपायांनी उदा. आवडत्या विषयात मन रमवणे,

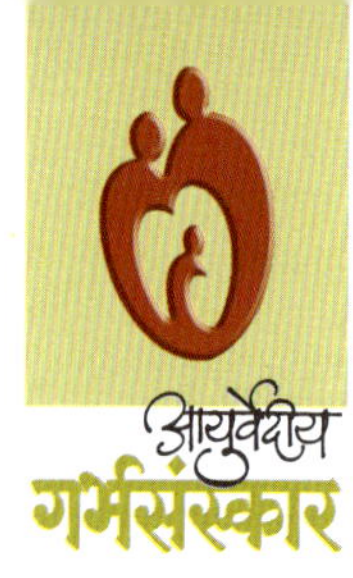

योगासने, प्राणायाम, ध्यान, स्वास्थ्यसंगीत ऐकणे वगैरे उपचारांनीही ओजाचे पोषण होते.

यस्य नाशात् तु नाशोऽस्ति धारि यत् हृदयाश्रितम् ।
यच्छरीररसस्नेहः प्राणा यत्र प्रतिष्ठिताः ।। *...चरक सूत्रस्थान*

या शब्दात चरकाचार्यांनी ओजाचे वर्णन केलेले आहे. अर्थात ज्याच्या नाशामुळे शरीराचा नाश होतो, जे हृदयाच्या आश्रयाने राहते, जे सर्व शरीरधातूंतील परमसारस्वरूप आहे अशा ओजाच्या ठायी प्राण प्रतिष्ठित असतात. म्हणून प्रत्येकाने ओजाचे रक्षण अवश्य करावे.

प्राण

शरीरातील खालील घटकांना 'प्राण' म्हटले आहे.

अग्निः सोमो वायुः सत्त्वं रजस्तमः पञ्चेन्द्रियाणि
भूतात्मेति प्राणाः । *...सुश्रुत शारीरस्थान*

अग्नी, सोम, वायू, सत्त्व, रज, तम, श्रोत्रेंद्रिय (कान), चक्षुरेंद्रिय (नेत्र), रसनेंद्रिय (जिह्वा), घ्राणेंद्रिय (नासा), स्पर्शनेंद्रिय (त्वचा), भूतात्मा (जीवात्मा) हे घटक आयुष्य टिकवून धरतात. त्यामुळे त्यांना 'प्राण' असे म्हणतात. यातील सोम हा भावपदार्थ मनाचा अधिष्ठाता असून हा कफ, रस, शुक्र वगैरे जलमहाभूतप्रधान शरीरघटकांना बल देणारा आहे.

प्राणायतन

दशैवायतनान्याहुः प्राणा येषु प्रतिष्ठिताः ।
शंखौमर्मत्रयं कण्ठो रक्तं शुक्रौजसी गुदम् ॥

...चरक सूत्रस्थान

शरीरामध्ये ज्या ठिकाणी प्राण अस्तित्व करून राहतात त्यास 'प्राणायतन' असे म्हणतात. दशप्राणायतन पुढीलप्रमाणे आहेत.

हृदय, बस्ती (मूत्राशय), शिर, शंखमर्म, कंठ, रक्त, शुक्र, ओज आणि गुद. या ठिकाणी आघात वा विकृती झाल्यास मृत्यू ओढवू शकतो.

मेरुदंड – यालाच आपण पाठीचा कणा असे म्हणतो. मेरुदंड ३३ मणक्यांचा बनलेला असतो. दोन मणक्यांच्या मध्ये कूर्चा (लवचिक गादी) असते. या कूर्चेमुळेच मणके एकमेकावर घासले जात नाहीत व मणके झिजण्यास प्रतिबंध होतो. मानेपासून ते पाठीच्या तळापर्यंत मेरुदंडातून मज्जारज्जू गेलेला असतो. मेंदूपासून निघालेल्या या मज्जारज्जूपासून सर्व शरीरभर मज्जातंतू पसरलेले असतात. आपण उभे राहू शकतो ते मेरुदंडामुळेच.

कुंडलिनी मसाज – संपूर्ण पाठीच्या कण्याला 'कुंडलिनी तेला'सारख्या विशेष तेलाने केलेला मसाज. संपूर्ण पाठीला 'कुंडलिनी मसाज' केल्याने पाठदुखी, स्लिप्ड डिस्क, स्पाँडिलायटिस, जखडलेली मान, फ्रोजन शोल्डर, कंबरदुखी, सायटिका तसेच पाठीच्या झिजेमुळे होणारा त्रास उद्भवण्यास प्रतिबंध होतो किंवा या मसाजमुळे त्रासांवर उपचारही होतो. 'कुंडलिनी तेला'सारख्या तेलाने प्रशिक्षित थेरपिस्टकडून 'कुंडलिनी मसाज' करून घेण्याने किंवा पाठीला हलक्या हाताने लावण्याने उपयोग होतो.

आर्तव

रसादेव रजः स्त्रीणां मासि मासि त्र्यहं स्त्रवेत् ।
तद् वर्षाद् द्वादशादूर्ध्वं याति पञ्चशतः क्षयम् ॥
मासेन रसः शुक्रं स्त्रीणां चार्तवं भवति ॥ *...सुश्रुत सूत्रस्थान*

साधारणतः बाराव्या वर्षापासून स्त्रियांमध्ये योनीमार्गाने प्रत्येक महिन्याला रक्तस्राव होतो. त्यास 'आर्तव, स्त्रीपुष्प वा रज' म्हणतात. आर्तवाला स्त्रीशुक्र असेही म्हटले जाते. दर महिन्याला होणाऱ्या रक्तस्रावाला आर्तवदर्शन म्हणतात. साधारण वयाच्या ५० वर्षांनंतर शरीरात वृद्धावस्था सुरू होऊन आर्तवदर्शन होणे बंद होते. या अवस्थेस रजोनिवृत्ती असे म्हणतात. आर्तवकालात स्त्रीला रजस्वला असे म्हणतात. आर्तवानंतर स्नानपश्चात साधारण बारा दिवस गर्भधारणेस अनुकूल असतात. या काळात स्त्रीला ऋतुमती म्हणतात.

शुद्ध आर्तवाचे लक्षण – आर्तवाचा रंग सशाच्या रक्ताप्रमाणे, लाख वा गुंजांप्रमाणे लाल असावा. ज्याचा वस्त्रास पडलेला डाग धुतला जातो असे आर्तव गर्भोत्पत्तीस योग्य असते.

पंचकर्म

यदीरयेद् बहिर्दोषान् पञ्चधा शोधनं च यत् ।
निरूहो वमनं कायशिरोरेकोऽस्रविस्रुति ॥

...वाग्भट सूत्रस्थान

शरीरशुद्धीसाठी आयुर्वेदाने सांगितलेले पाच शोधन प्रकार म्हणजे 'पंचकर्म'. यास 'पंचशोधन चिकित्सा' असेही म्हणतात. याद्वारे प्रकुपित म्हणजे वाढलेले दोष शरीराच्या ऊर्ध्व किंवा अधोमार्गाद्वारे बाहेर काढले जातात. पंचकर्मे खालीलप्रमाणे आहेत. वमन, विरेचन, शिरोविरेचन, बस्ती (अस्थापन-निरूह, अनुवासन) व रक्तमोक्षण.

वमन (कफदोष बाहेर काढण्यासाठी), विरेचन (पित्तदोष बाहेर काढण्यासाठी), शिरोविरेचन (खांद्याच्या वरच्या भागातील विकारांसाठी), बस्ती (वातदोषाच्या शोधनासाठी) आणि रक्तमोक्षण (रक्तदुष्टीजन्य विकारांसाठी) हे पंचकर्माचे पाच भाग आहेत.

या कर्माआधी जे कर्म केले जाते त्यास 'पूर्वकर्म' म्हणतात. पूर्वकर्मे खालीलप्रमाणे आहेत,

स्नेहन - स्नेहामुळे शरीरास मृदुता, स्निग्धता येते व वाताचा नाश होतो.

स्वेदन - दोषांना द्रवत्व प्राप्त होऊन शरीरात क्लेद तयार होतो व दोष कोष्ठात येतात.

रसायनचिकित्सा

लाभोपायो हि शस्तानां रसादीनां रसायनम् ।

...चरक चिकित्सास्थान

ज्या चिकित्सेद्वारे उत्तम रस, रक्त वगैरे धातूंची निर्मिती होते, त्यास 'रसायनचिकित्सा' म्हणतात. या चिकित्सेसाठी वापरण्यात येणाऱ्या औषधांना 'रसायन' म्हणतात.

रसायनचिकित्सेचे फायदे - रसायनचिकित्सेमुळे दीर्घायुष्य प्राप्ती, स्मृती, धारणाशक्तिवर्धन, आरोग्य, तारुण्य, प्रभा (शरीरकांती), उत्तम वर्ण, स्वरप्राप्ती, वाचासिद्धी, देहइंद्रियबलप्राप्ती आणि लोकांमध्ये मान मिळतो.

रसायनप्रकार

१. **कुटिप्रावेशिक** - कुटीमध्ये राहून च्यवनप्राश, आत्मप्राश, बृंहणमोदक वगैरे रसायनांचे सेवन करणे.
२. **वातातपिक** - मोकळी हवा, ऊन वगैरेंच्या संपर्कात राहून रसायन सेवन करणे.
३. **नैमित्तिक** - व्याधींच्या शमनार्थ विशिष्ट औषधांचे सेवन करणे.
४. **आचार रसायन** - योग्य आचरण करण्याविषयी मार्गदर्शन.

गर्भसंस्कार

शुक्रशोणितजीवसंयोगे तु खलु कुक्षिगते गर्भसंज्ञां भवति ।

...चरक शारीरस्थान

आयुर्वेदानुसार गर्भ हा केवल स्थूल शरीर नसून शुक्रशोणित, आत्मा व मन; पंचमहाभूतविकार समुदाय व चेतनाधिष्ठान आणि चतुर्विंशतितत्वात्मक घटकांपासून बनलेला आहे. तिसऱ्या महिन्यापासून गर्भास सुख-दुःखाचे ज्ञान होत असते, तर चौथ्या व पाचव्या महिन्यात चेतना धातूची अभिव्यक्ती व मन हे शरीराशी जास्त प्रतिबद्ध होते. अशा वेळी गर्भाच्या शारीरिक, मानस व आत्मज भावाच्या योग्य विकासासाठी गर्भस्थ मनावर श्राव्य माध्यमातून जे संस्कार केले जातात त्यास 'गर्भसंस्कार' असे म्हणतात.

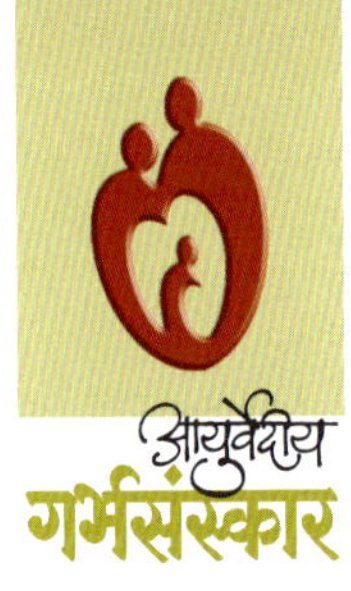

गर्भारपणातल्या तपासण्या

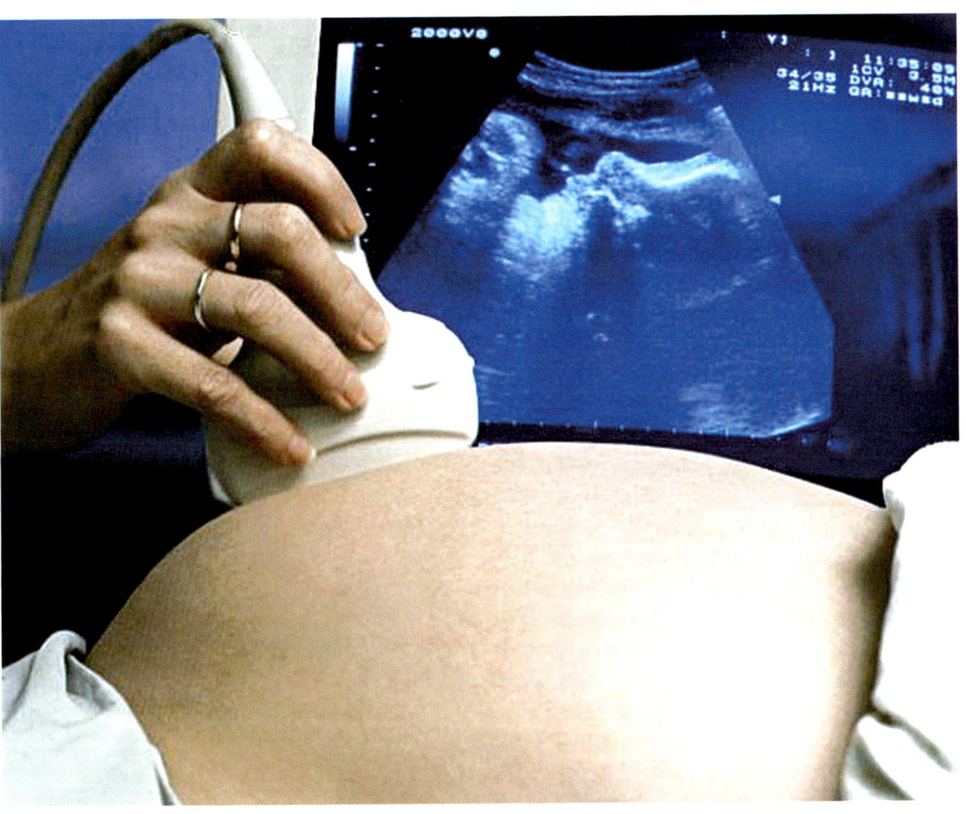

गर्भारपणात स्त्री आणि गर्भ दोघांच्या प्रकृतीची देखरेख करण्यासाठी काही तपासण्या केल्या जातात. मात्र गर्भवतीच्या तपासण्या करताना त्याचा तिला किंवा गर्भाला त्रास होणार नाही याकडे आवर्जून लक्ष द्यावे लागते. सरसकट सगळ्या तपासण्या गर्भारपणात करता येत नाहीत. त्यातल्या त्यात कराव्याच लागणाऱ्या तपासण्यांची थोडक्यात माहिती याप्रमाणे होय.

१. रक्त तपासणी

अ) हिमोग्लोबिन – गर्भारपणात स्त्रीचे व गर्भाचे असे दुहेरी पोषण होत असल्याने गर्भवतीत हिमोग्लोबिनचे प्रमाण कमी होण्याची प्रवृत्ती असतेच. गर्भवतीचे रक्त कमी असल्याची लक्षणे दिसत असल्यास वारंवार रक्ततपासणी करण्यापेक्षा योग्य आहार व आयुर्वेदिक औषधे घेऊन हिमोग्लोबिन वाढवायचा प्रयत्न करावा.

ब) साखर – गर्भारपणात पिष्टमय पदार्थांच्या (कार्बोहायड्रेटच्या) चयापचय क्रियेत बदल होत असल्याने गर्भवतीच्या रक्तातील साखरेचे प्रमाण बदलू शकते. गर्भवतीचे वजन गर्भारपणात खूप वाढल्यास, घरात मधुमेहाचा इतिहास असल्यास, पूर्वी तिचा अकारण गर्भपात झाला असल्यास रक्तातील साखर तपासण्याची गरज पडू शकते. यदाकदाचित गर्भवतीच्या रक्तातील साखरेचे प्रमाण वाढलेले सापडले तर सरळ मधुमेहाचे निदान करणे सयुक्तिक नव्हे

आणि लगेच इन्सुलिन वगैरे औषधे सुरू करणेही बाळाच्या विकासाच्या व स्त्रीच्या तब्येतीच्या दृष्टीने योग्य नाही. त्यापेक्षा आहारामध्ये योग्य ते बदल व गरज असल्यास नैसर्गिक, आयुर्वेदिक औषधे सुरू करणे श्रेयस्कर ठरते.

क) एच्. आय्. व्ही., हिपॅटायटिस बी, ऑस्ट्रेलियन अँटिजेन – आजकाल या तिन्हींची तपासणी प्रसवाच्या अगोदर करावीच लागते.

ड) रक्तगट तपासणे – गर्भारपणात वा बाळंतपणात इमर्जन्सी उद्भवल्यास गर्भवतीचा रक्तगट माहीत असणे आवश्यक असते. यामुळे गर्भवती आर्. एच्. निगेटिव्ह असल्यास बाळाच्या व गर्भवतीच्या प्रकृतीच्या दृष्टीने योग्य ती काळजी घेणे सोपे जाते.

रक्ताच्या या तपासण्या एकाच वेळेस केलेल्या चांगल्या. अगदीच गरज असली तर हिमोग्लोबिन एक-दोन वेळा तपासले तरी बाकीच्या सर्व तपासण्या एकाच दमात करून घ्याव्यात व एकसारखे रक्त काढणे टाळावे.

२. रक्तदाब तपासणी

काही गर्भवती स्त्रियांमध्ये गर्भारपणाच्या शेवटी शेवटी रक्तदाब वाढलेला आढळतो. त्यामुळे साधारण ६-७व्या महिन्यानंतर अधूनमधून रक्तदाब पाहणे चांगले. विशेषतः अंगावर, पावलांवर सूज येत असली; चक्कर येत असली तर रक्तदाबावर लक्ष ठेवावे. बहुतेक वेळा असा रक्तदाब प्रसूतीनंतर सामान्य होतो.

३. मूत्र तपासणी

गर्भवतीच्या मूत्रपिंडांवर (किडनी) बाळ व स्वतः स्त्रीच्या शरीरातील मलभाग बाहेर काढण्याची दुहेरी जबाबदारी असते. यामुळे काही प्रमाणात गर्भवतीच्या मूत्रपिंडांवर अतिरिक्त ताण असतोच. त्यामुळे गर्भवतीच्या मूत्रात थोड्या प्रमाणात अल्ब्युमिन तसेच साखर सापडू शकते. हे प्रमाण अगदी थोडे असले तर त्यावर वेगळे उपचार करण्याची आवश्यकता नसते. मात्र अधिक प्रमाणात मूत्रावाटे अल्ब्युमिन जाणे गर्भाच्या पोषणाच्या दृष्टीने चांगले नाही. त्यामुळे गर्भवतीच्या डोळ्यावर सूज; लघवीला जळजळ, खाज, वारंवार लघवीला जावे लागणे; अंगावरून पांढरे पाणी किंवा दह्यासारखा स्राव जाणे यासारखी काही लक्षणे दिसत असल्यास मूत्रतपासणी करून घ्यावी. अल्ब्युमिनचे प्रमाण बरेच जास्ती असल्यास किंवा सातत्याने थोडे थोडे अल्ब्युमिन सापडत असल्यास लगेच तज्ज्ञांचा सल्ला घ्यावा.

४. सोनोग्राफी

ही तपासणी ध्वनिलहरींद्वारे केली जात असल्याने यामुळे गर्भ व गर्भवतीला धोका नसतो असा प्रचार गेली अनेक वर्षे होतो आहे. त्यामुळे गर्भारपणात अनेक वेळा सोनोग्राफी तपासणी करण्याची पद्धत रूढ झालेली आहे; पण यातही धोका आहे हे तर खरेच. सध्या आधुनिक विज्ञानानेही हे सिद्ध केले आहे की यामुळे गर्भाच्या मेंदूवर वाईट परिणाम होऊ शकतो.

अर्थात, गर्भात काही शारीरिक वैगुण्य अथवा गुणसूत्रीय दोष आहे का हे पाहण्यास गर्भारपणाच्या चौथ्या-पाचव्या महिन्यात एकदा सोनोग्राफी करून घेतली तर चालू शकते. तसेच काही विशेष त्रास आढळल्यास त्याच्या निदानाकरिता पुन्हा सोनोग्राफी करता येते; पण गर्भाची वाढ कशी आहे हे पाहण्यासाठी वारंवार सोनोग्राफी करणे नक्कीच टाळावे.

५. क्ष-किरण तपासणी

सध्या सहसा गर्भवतीची 'क्ष-किरण' तपासणी करणे टाळले जाते. क्ष-किरणांमुळे गर्भात जनुकीय बदल होण्याची, कर्करोग होण्याची किंवा बाळाची चुकीची वाढ झालेली असण्याची (टेरोजिनेसिसची) उदाहरणे आहेत.

एकंदर विचार करता गर्भारपणात 'निदाना'करिता आवश्यक असणाऱ्याच तपासण्या कराव्यात. अकारण किंवा वारंवार तपासण्या करू नयेत. रक्त काढून करावयाच्या तपासण्या पुनःपुन्हा करू नयेत. कारण गर्भारपणासारख्या संवेदनशील कालावधीत रक्त काढण्यासाठी टोचण्याची क्रिया वारंवार न अनुभवणेच चांगले होय.

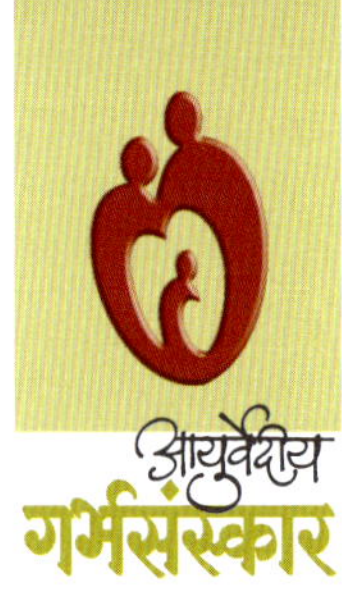

प्रसूतीची तारीख शोधण्याची सारिणी

जानेवारी	१	२	३	४	५	६	७	८	९	१०	११	१२	१३	१४	१५	१६	१७	१८	१९	२०	२१	२२	२३	२४	२५	२६	२७	२८	२९	३०	३१	
ऑक्टोबर	८	९	१०	११	१२	१३	१४	१५	१६	१७	१८	१९	२०	२१	२२	२३	२४	२५	२६	२७	२८	२९	३०	३१	१	२	३	४	५	६	७	नोव्हेंबर
फेब्रुवारी	१	२	३	४	५	६	७	८	९	१०	११	१२	१३	१४	१५	१६	१७	१८	१९	२०	२१	२२	२३	२४	२५	२६	२७	२८				
नोव्हेंबर	८	९	१०	११	१२	१३	१४	१५	१६	१७	१८	१९	२०	२१	२२	२३	२४	२५	२६	२७	२८	२९	३०	१	२	३	४	५				डिसेंबर
मार्च	१	२	३	४	५	६	७	८	९	१०	११	१२	१३	१४	१५	१६	१७	१८	१९	२०	२१	२२	२३	२४	२५	२६	२७	२८	२९	३०	३१	
डिसेंबर	६	७	८	९	१०	११	१२	१३	१४	१५	१६	१७	१८	१९	२०	२१	२२	२३	२४	२५	२६	२७	२८	२९	३०	३१	१	२	३	४	५	जानेवारी
एप्रिल	१	२	३	४	५	६	७	८	९	१०	११	१२	१३	१४	१५	१६	१७	१८	१९	२०	२१	२२	२३	२४	२५	२६	२७	२८	२९	३०		
जानेवारी	६	७	८	९	१०	११	१२	१३	१४	१५	१६	१७	१८	१९	२०	२१	२२	२३	२४	२५	२६	२७	२८	२९	३०	३१	१	२	३	४		फेब्रुवारी
मे	१	२	३	४	५	६	७	८	९	१०	११	१२	१३	१४	१५	१६	१७	१८	१९	२०	२१	२२	२३	२४	२५	२६	२७	२८	२९	३०	३१	
फेब्रुवारी	५	६	७	८	९	१०	११	१२	१३	१४	१५	१६	१७	१८	१९	२०	२१	२२	२३	२४	२५	२६	२७	२८	१	२	३	४	५	६	७	मार्च
जून	१	२	३	४	५	६	७	८	९	१०	११	१२	१३	१४	१५	१६	१७	१८	१९	२०	२१	२२	२३	२४	२५	२६	२७	२८	२९	३०		
मार्च	८	९	१०	११	१२	१३	१४	१५	१६	१७	१८	१९	२०	२१	२२	२३	२४	२५	२६	२७	२८	२९	३०	३१	१	२	३	४	५	६		एप्रिल
जुलै	१	२	३	४	५	६	७	८	९	१०	११	१२	१३	१४	१५	१६	१७	१८	१९	२०	२१	२२	२३	२४	२५	२६	२७	२८	२९	३०	३१	
एप्रिल	७	८	९	१०	११	१२	१३	१४	१५	१६	१७	१८	१९	२०	२१	२२	२३	२४	२५	२६	२७	२८	२९	३०	१	२	३	४	५	६	७	मे
ऑगस्ट	१	२	३	४	५	६	७	८	९	१०	११	१२	१३	१४	१५	१६	१७	१८	१९	२०	२१	२२	२३	२४	२५	२६	२७	२८	२९	३०	३१	
मे	८	९	१०	११	१२	१३	१४	१५	१६	१७	१८	१९	२०	२१	२२	२३	२४	२५	२६	२७	२८	२९	३०	३१	१	२	३	४	५	६	७	जून
सप्टेंबर	१	२	३	४	५	६	७	८	९	१०	११	१२	१३	१४	१५	१६	१७	१८	१९	२०	२१	२२	२३	२४	२५	२६	२७	२८	२९	३०		
जून	८	९	१०	११	१२	१३	१४	१५	१६	१७	१८	१९	२०	२१	२२	२३	२४	२५	२६	२७	२८	२९	३०	१	२	३	४	५	६	७		जुलै
ऑक्टोबर	१	२	३	४	५	६	७	८	९	१०	११	१२	१३	१४	१५	१६	१७	१८	१९	२०	२१	२२	२३	२४	२५	२६	२७	२८	२९	३०	३१	
जुलै	८	९	१०	११	१२	१३	१४	१५	१६	१७	१८	१९	२०	२१	२२	२३	२४	२५	२६	२७	२८	२९	३०	३१	१	२	३	४	५	६	७	ऑगस्ट
नोव्हेंबर	१	२	३	४	५	६	७	८	९	१०	११	१२	१३	१४	१५	१६	१७	१८	१९	२०	२१	२२	२३	२४	२५	२६	२७	२८	२९	३०		
ऑगस्ट	८	९	१०	११	१२	१३	१४	१५	१६	१७	१८	१९	२०	२१	२२	२३	२४	२५	२६	२७	२८	२९	३०	३१	१	२	३	४	५	६		सप्टेंबर
डिसेंबर	१	२	३	४	५	६	७	८	९	१०	११	१२	१३	१४	१५	१६	१७	१८	१९	२०	२१	२२	२३	२४	२५	२६	२७	२८	२९	३०	३१	
सप्टेंबर	७	८	९	१०	११	१२	१३	१४	१५	१६	१७	१८	१९	२०	२१	२२	२३	२४	२५	२६	२७	२८	२९	३०	१	२	३	४	५	६	७	ऑक्टोबर

ही सारिणी वापरण्याबाबत सूचना

आपल्या शेवटच्या मासिक पाळीची तारीख रंगविरहित आडव्या रांगेत शोधावी. त्याच्याच खालच्या ओळीत प्रसूतीची संभाव्य तारीख असेल.

प्रत्यक्ष प्रसूतीची तारीख व या सारिणीतून शोधलेली संभाव्य तारीख यात ८ दिवसांचा फरक (अगोदर किंवा नंतर) असणे सामान्य मानले जाते.

आयुर्वेदानुसार गरोदरपणाचा काळ नऊ महिने नऊ दिवस सांगितला आहे. याप्रमाणे गणना केल्यास बाळंतपणाची तारीख सारणीत येणाऱ्या तारखेपेक्षा ४-५ दिवस आधी येते.

उदा. पाळीची तारीख १ जाने. असल्यास प्रसूतीची तारीख ८ ऑक्टोबर ± ८ दिवस - म्हणजे १ ते १५ ऑक्टोबर दरम्यान असण्याची शक्यता जास्त.

संततिनियमन

आधुनिक काळात संततिनियमन ही एक आवश्यक गोष्ट आहे; मात्र त्याचा स्त्री किंवा पुरुषावर दुष्परिणाम होणार नाही याकडे लक्ष निश्चित द्यायला हवे. संततिनियमनाचे अनेक प्रकार सध्या प्रचलित आहेत.

१. स्त्रियांनी वापरायचे रासायनिक जेली, क्रीम्स, फोम लिक्विड्स वगैरे – मैथुनाच्या अगोदर या गोष्टी योनीमध्ये लावल्या जातात; मात्र यातील रासायनिक द्रव्यांचा योनीवर दुष्परिणाम होण्याची शक्यता असते.

२. डायफ्रॅम म्हणजे गर्भाशयमुखावर बसवायचे पातळ आवरण – मैथुनसमयी हे स्त्री स्वतः बसवू शकते; मात्र ही प्रक्रिया क्लिष्ट असून तज्ज्ञांकडून शिकून घेणे भाग असते. याच्या सोबत वर उल्लेखलेले शुक्राणुनाशक जेली व क्रीम्स वापरावी लागत असल्याने त्यांचा दुष्परिणाम होण्याची शक्यता असतेच.

३. पुरुषांनी वापरायचा कंडोम – मैथुनसमयी पुरुषांनी वापरायचा हा सर्वांत सोपा व स्त्री व पुरुष दोघांनाही त्रास न होणारा उपाय आहे. याचा वापर संपूर्ण महिनाभर न करता फक्त स्त्रीच्या ऋतुकाळातील गर्भधारणेला अनुकूल दिवसांत केल्यानेही संततिनियमन होऊ शकते. फक्त वापरण्यापूर्वी कंडोमला छिद्र किंवा चीर नाही याची खात्री करून घेतलेली चांगली.

४. लूप किंवा कॉपर टी – स्त्रियांच्या गर्भाशयात ही साधने बसवली जातात; मात्र बऱ्याच स्त्रियांना यामुळे पाळीच्या वेळेस जास्ती प्रमाणात रक्तस्राव, योनी व मूत्रमार्गाचे वारंवार इन्फेक्शन होणे वगैरे त्रास होऊ शकतात. तसेच कैक वेळा ही साधने काढून टाकल्यानंतरही पाळीसंबंधी त्रास होत राहतात.

५. गर्भनिरोधक गोळ्या – या गोळ्यांमुळे स्त्रीवर काही दुष्परिणाम होत नाहीत असा प्रचार गेली अनेक वर्षे सुरू आहे; मात्र प्रत्यक्षात बहुतांश स्त्रियांमध्ये या गोळ्यांच्या नियमित वापराने वजन वाढते, त्वचा काळवंडते व एकूण स्वास्थ्यावर वाईट परिणाम होताना दिसतो. त्यामुळे या गोळ्या न घेणेच स्त्रीच्या दृष्टीने चांगले. गर्भनिरोधक गोळ्यांच्या सातत्यपूर्ण वापराचे शरीरावरील दीर्घकालीन परिणामही अत्यंत तीव्र असतात, हे अनेक ठिकाणच्या संशोधनातून सिद्ध झालेले आहे.

६. लय पद्धत – म्हणजे महिन्यातील ठराविक दिवसात समागम टाळणे. पाळी सुरू होते तो पहिला दिवस धरून त्यापासून साधारण १६व्या दिवसांपर्यंत ओव्ह्यूलेशन होण्याचा संभव असतो. म्हणजे अंडाशयातून बीजांड बाहेर पडते. त्यामुळे पाळीच्या पहिल्या दिवसापासून अठरा दिवसांपर्यंत समागम टाळावा किंवा कंडोम वापरावा.

७. शल्यकर्म – पुढे कधीच मूल नको असल्यास संततिनियमनासाठी स्त्री किंवा पुरुषाची बीजवाहिनी छेदण्याचे छोटे शल्यकर्म करता येते. या शल्यकर्मानंतरही बऱ्याच स्त्रियांचे वजन वाढणे, विशेषतः पोट, नितंब वाढणे, पाळी अनियमित होणे वगैरे त्रास होऊ शकतात. स्त्रियांच्या तुलनेने पुरुषांमध्ये हे शल्यकर्म क्वचितच केले जात असले तरी त्याचेही दुष्परिणाम होतातच. त्यामुळे शल्यकर्म हाही संततिनियमनासाठी आदर्श उपाय होऊ शकत नाही.

या सर्वांचा विचार करता सुरक्षित दिवशी समागम करणे किंवा पुरुषाने कंडोम वापरणे या उपायांमुळे स्त्री व पुरुष दोघांच्याही तब्येतीवर दुष्परिणाम होताना दिसत नाहीत. तेव्हा या उपायांचा अवलंब करणे चांगले. शिवाय मूल हवे असे ठरवले की लगेचच कोणत्याही अडथळ्याशिवाय गर्भधारणेकरिता प्रयत्न करता येतात.

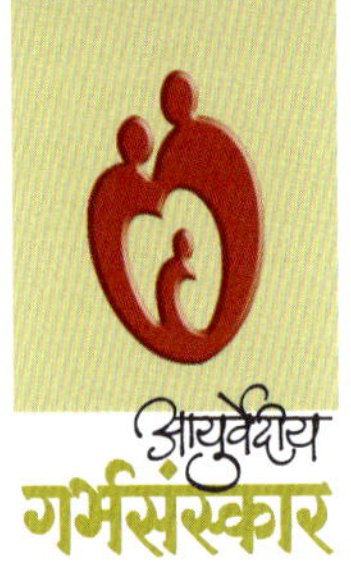

बाळगुटी

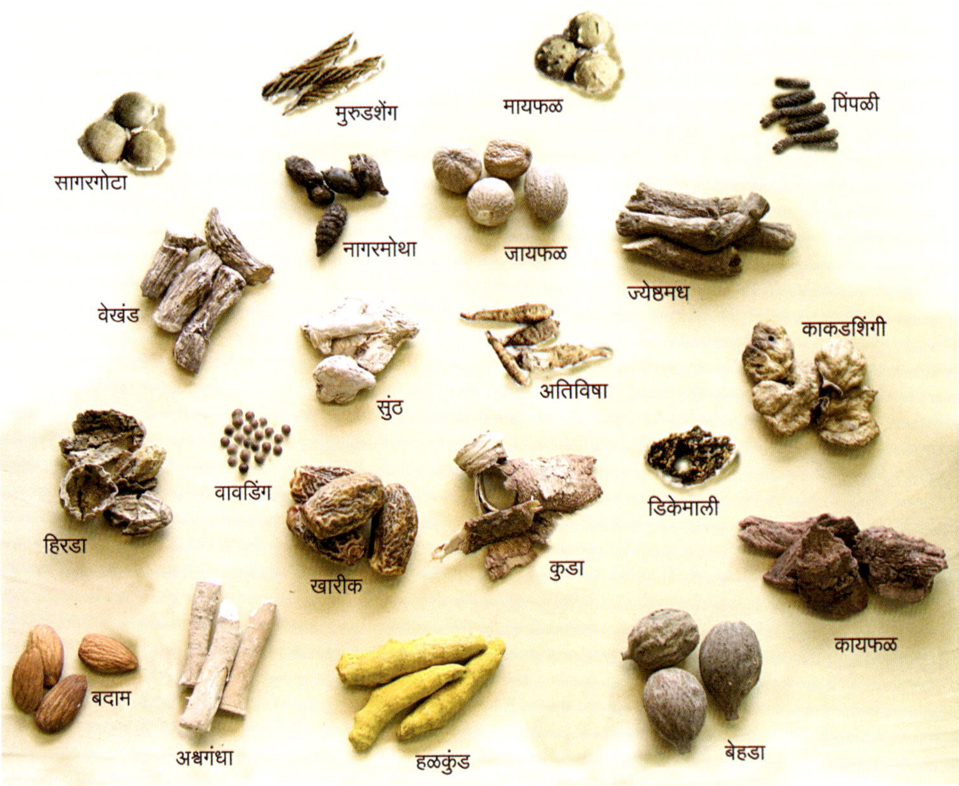

मुलांना दररोज बाळगुटी देण्याची पद्धत आहे. बाळगुटीतील औषधे आईच्या दुधात किंवा सुवर्णसिद्धजलात उगाळून बाळाला दिवसातून एकदा द्यावीत. यात समाविष्ट असलेल्या औषधांचे गुणधर्म व उपयोग आपण पाहू.

मुरुडशेंग – मुरुडशेंग नावाप्रमाणेच मुरडा कमी करणारी असून कृमी कमी करणारीही असते. पोट दुखून मुलाला पातळ मलप्रवृत्ती होत असताना मुरुडशेंगेचे गुटीतील प्रमाण वाढवावे.

हिरडा – यामुळे भूक वाढते, यकृताची कार्यक्षमता वाढते, पचन सुधारते, वात सहजपणे सरतो, मलप्रवृत्ती सहज व्हायला मदत मिळते, शिवाय जंत कमी होण्यास मदत मिळते. म्हणून वायूमुळे बाळाचे पोट फुगले असता, रोजच्या रोज पोट साफ होत नसल्यास बाळहिरड्याचे प्रमाण वाढवावे. हिरडा हा 'रसायन' असल्याने धातुपोषणासाठी उपयोगी असतो. तसेच डोळ्यांनाही हितकर असतो.

पिंपळी – याचे फळ औषधात वापरतात. हिलाच 'लेंडी पिंपळी' असेही म्हणतात. हिचा मुख्य उपयोग श्वसनसंस्था व पचनसंस्थेसाठी होतो. पिंपळीमुळे मुलांना वारंवार सर्दी, खोकला वगैरे त्रास होण्याचे प्रमाण कमी होते. भूक व्यवस्थित लागते, अजीर्ण, पोटदुखीवरही फायदा होतो. मुलाला सर्दी-खोकला झाला असता किंवा भूक लागत नसता पिंपळीचे प्रमाण वाढवावे.

जायफळ – याचा वापर स्वयंपाकघरातही केला जातो. बाळगुटीतून थोड्या प्रमाणात

जायफळ दिल्यास मुलाला झोप शांत लागायला मदत होते. तसेच बुद्धी व स्मरणशक्ती विकसित होण्यास हातभार लागतो. जायफळ मुख्यतः मलप्रवृत्ती घट्ट करण्यास मदत करते. म्हणून जुलाब होत असल्यास जायफळाचे दोन-तीन वेढे वाढवावे. मात्र जायफळ तीक्ष्ण द्रव्य असल्याने चार-पाच वळश्यांपेक्षा अधिक प्रमाणात शक्यतो देऊ नये. अधिक मात्रेत दिल्यास बाळाला उलटी होऊ शकते.

वेखंड – वेखंडाच्या कंदाला उग्र वास असतो. मुलांची मेधा व आकलनशक्ती वाढवण्यासाठी तसेच उच्चार स्पष्ट होण्यासाठी हे उत्तम असते. वेखंडामुळे जंतुसंसर्गाची शक्यताही कमी होते. सर्दी, खोकला वारंवार होण्याच्या प्रवृत्तीला व जंत होण्याला आळा बसतो. याचेही जास्तीत जास्त पाच-सहा वळसे घ्यावेत.

बेहडा – कफनाशक द्रव्यांपैकी हे श्रेष्ठ द्रव्य. तुरट चवीमुळे बेहडा जुलाबातही उपयोगी असतो. म्हणून सर्दी, खोकला व जुलाब या आजारात याचे प्रमाण वाढवावे.

ज्येष्ठमध – हेही सर्वांच्या ओळखीचे द्रव्य आहे. ज्येष्ठमध वात-पित्तशामक, कफ वाढवणारे आणि मलप्रवृत्ती साफ करणारे आहे. ज्येष्ठमधामुळे आवाज गोड व्हायला मदत मिळते, त्वचा उजळते व धातूंचे पोषण होते. त्यामुळे ज्येष्ठमध नियमित द्यावे. छातीत कफ जमल्यामुळे श्वास घ्यायला त्रास होतो तेव्हा बाळगुटी देताना ज्येष्ठमधाचे वळसे वाढवावेत किंवा उगाळलेले ज्येष्ठमध पाव चमचा आणि तीन-चार थेंब मध यांचे मिश्रण चाटवल्याने कफ सुटतो. याने क्वचित उलटी होऊ शकते; पण त्यामुळे कफ पडून जाऊन बाळाला बरे वाटते.

नागरमोथा – हा शीतल असून पचनास मदत करतो, लघवी साफ होण्यास सहायक असतो, जंतनाशक व मेधावर्धन करणारा असतो.

अतिविषा – हिमालयातील या वनस्पतीच्या मुळ्या औषधात वापरतात. ही देखील पचनाला मदत करते; ताप बरा करते; बालकांचे पोषण करते आणि पोटदुखी, जुलाब व उलट्या होत असता उपयोगी असते. बालकांसाठी विशेष उपयोगी असल्याने हिला 'शिशुभैषज्या' असेही पर्यायी नाव आहे. हिचा उपयोग मर्यादित प्रमाणात करायचा असल्याने

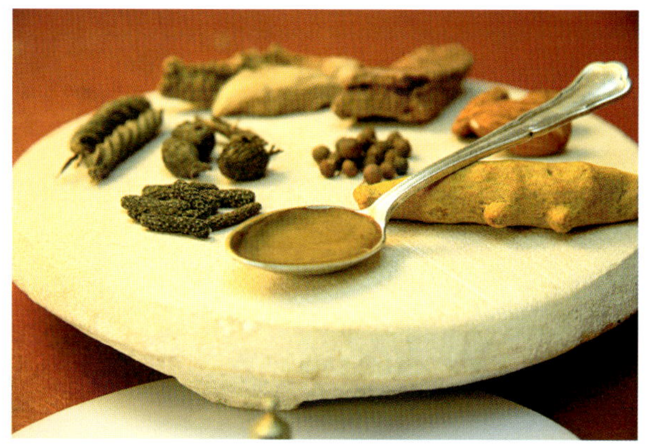

बाळगुटीत रोज जास्तीत जास्त चार-पाच वळसे द्यावेत.

काकडशिंगी – काकडशिंगी कफ-वातशामक, विशेषतः खोकला, उचकी, उलटी, ताप वगैरे त्रासांवर उपयोगी असते. दात येताना होणाऱ्या त्रासावर अतिशय गुणकारी असते.

मुलांना ताप, सर्दी, खोकला, उलटी, जुलाब यापैकी कोणताही त्रास होत असल्यास नागरमोथा, अतिविषा, काकडशिंगी व पिंपळी या चारही द्रव्यांचे दूध वा पाण्यात उगाळून एक अष्टमांश चमचा भरेल एवढे चाटण मधातून चाटवावे. दीड वर्षापेक्षा मोठ्या मुलांना याचे पाव चमचा चूर्ण मधात मिसळून दिले तरी चालते.

हळकुंड – हळद कफ, वातशामक, रक्तशुद्धी करणारी आणि यकृताची कार्यक्षमता वाढविणारी आहे. त्वचा उजळण्यासाठी व त्वचेचे आरोग्य नीट राहण्यासाठी हळकुंड उगाळून देणे हितावह असते. यामुळे जंतांना प्रतिबंध होतो व त्वचाविकार होत नाहीत.

कायफळ – हे घशासाठी व स्वरासाठी उत्तम द्रव्य आहे. कफ-वातशामक असल्याने सर्दी, खोकल्यामुळे ताप आला असता किंवा घसा दुखत असता याचे प्रमाण वाढवावे.

मायफळ – तुरट चवीचे असल्याने उलट्या-जुलाब होत असताना किंवा खूप कफ झाला असताना याचे प्रमाण वाढवावे.

सागरगोटा – सागरगोट्याच्या मधली बीजमज्जा जंतनाशक आणि तापावर उपयोगी असते. विशेषतः उदरशूळावर वापरली जाते. त्यामुळे नियमितपणे हिचा बाळगुटीत समावेश करणे

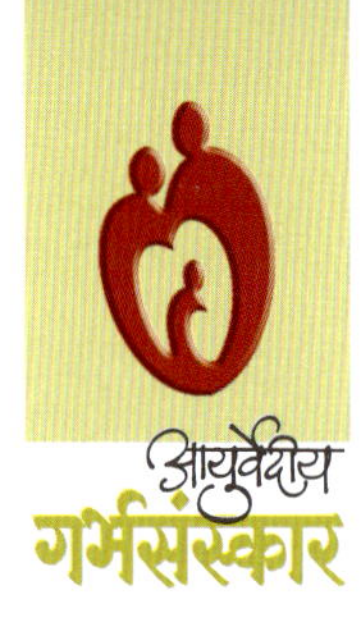

चांगलेच. पोट दुखत असता किंवा ताप आला असता हिचे प्रमाण वाढवावे.

कुडा – कुडा साल हे मुख्यत्वे पचनसंस्थेसाठी उपयुक्त द्रव्य आहे. भूक व्यवस्थित लागणे, खाल्लेल्या अन्नाचे पचन व्यवस्थित होणे, मलप्रवृत्ती व्यवस्थित बांधून होणे या सर्व गोष्टी कुड्याने साध्य होतात. जुलाब होत असताना तसेच ताप व जुलाब एकदम होत असताना कुड्याचे प्रमाण वाढवावे किंवा नुसते कुडा साल ताकात उगाळून केलेले एक अष्टमांश चमचा भरेल एवढे चाटण चाटवावे.

डिकेमाली – हा एक प्रकारचा डिंक असतो. यामुळे जंत होत नाहीत तसेच दात येताना होणाऱ्या सर्व त्रासांवर हे औषधाप्रमाणे उपयोगी ठरते. मात्र; याचा वास उग्र असल्याने याचे दोन-तीन वळसेच घ्यावेत. अन्यथा बाळगुटीची चव मुलांना आवडत नाही.

वावडिंग – हे उत्तम कृमिनाशक व मुलाच्या एकंदर विकासाला मदत करणारे असते. मूल वर्षाचे होईपर्यंत दर दोन महिन्याला वावडिंगाचा एक दाणा वाढवत नेल्यास त्याला सहसा कुठलाच त्रास होणार नाही, असे सांगितले जाते. वावडिंग पचनाला मदत करते, रक्त शुद्ध करते, जंतांवर उपयोगी ठरते आणि मुलांसाठी 'रसायना'प्रमाणे गुणकारी सिद्ध होते.

अश्वगंधा – ही ताकद वाढवणारी शुक्रधातूचे पोषण करणारी व रसायन आहे. हिच्या नियमित सेवनाने बाळ बाळसे धरते, वजन व्यवस्थित वाढायला मदत होते आणि रोगप्रतिकारशक्ती वाढते.

सुंठ – पचनाला मदत करते; वात सरायला तसेच मलप्रवृत्ती सहज व्हायला मदत करते; आवाज सुधारते; खोकला, पोटदुखी, उलटी, जुलाब वगैरे तक्रारींमध्ये बाळगुटी देताना सुंठीचे प्रमाण वाढविता येते.

बदाम – पौष्टिक, धातू सकस बनवणारा तसेच मेंदूला व बुद्धीला हितकर असल्याने आठ-दहा तास भिजवून सोललेला बदाम गुटीसह देणे चांगले असते. दोन महिन्यांपर्यंत पाव बदाम, सहा महिन्यांपर्यंत अर्धा, सहा महिने ते वर्षापर्यंत पाऊण बदाम व नंतर रोज एक बदाम उगाळून द्यावा. मूल दोन वर्षांचे झाले की दोन बदाम द्यायला सुरुवात करावी. पुढे मूल जसजसे मोठे होईल तसतसे हळूहळू तीन-चार बदाम द्यावेत .

खारीक – वातपित्तशामक व शीतल गुणधर्माची खारीक शरीराला उचित स्निग्धता देते, ताकद वाढवते, हाडे बळकट करते आणि मुलांना पोषक असते. बाळगुटीत खारकेचे रोज १२-१५ वळसे घेता येतात. बदाम व खारीक दोन्ही चवीला गोड व किंचित कमी अधिक प्रमाणात सेवन झाले तरी फार दुष्परिणाम न होणाऱ्या असल्याने गुटीला चांगली चव येण्याच्या दृष्टीने इतर द्रव्यांच्या मानाने अधिक प्रमाणात वापरता येतात. सहसा अशी गुटी मुले आवडीने घेतात. गरज पडल्यास गुटीत चिमूटभर पिठीसाखर वा दोन थेंब मध मिसळता येतो.

मृगशृंग – सहाणेवर उगाळून तयार केलेली थोडीशी पेस्ट गुटीत मिसळून द्यावी. याने हाडे, दात, केस वगैरे मजबूत होतात व त्यांची व्यवस्थित वाढ होण्यास मदत मिळते.

या प्रकारे सर्व द्रव्ये चांगल्यात चांगल्या प्रतीची मिळवून, स्वच्छतेची काळजी घेऊन रोजच्या रोज बाळगुटी उगाळून देणे सध्याच्या धावपळीच्या काळात प्रत्येकाला जमतेच असे नाही. शिवाय गुटीतील द्रव्य उगाळून झाले की नीट कोरडे करणे, हवाबंद डब्यात नीट भरून ठेवणे, विशेषतः पावसाळ्याच्या दिवसांमध्ये त्यांना बुरशी वगैरे येत नाही ना याकडे लक्ष देणे फारच आवश्यक असते. म्हणून पारंपरिक बाळगुटीला तोडीस तोड मात्र वापरायला सोप्यात सोपी अशी 'संतुलन बाळगुटी' उपलब्ध आहे. प्रत्येक द्रव्याचे गुण वृद्धिंगत होतील असे भावना, मर्दन वगैरे निरनिराळे संस्कार करून बनवलेली ही 'संतुलन बालगुटी' चूर्ण रूपात असल्याने दूधाबरोबर किंवा मधाबरोबर देता येते.

बाळ १० दिवसाचे झाले की गुटी द्यायला सुरुवात करता येते. साधारणतः बाळ सव्वा वर्षाचे होईपर्यंत बाळगुटी नियमित द्यायची असते. 'संतुलन बालगुटी' चूर्ण खारीक-बदाम उगाळून तयार केलेल्या पेस्टमध्ये मिसळून दिले तर बाळ बालगुटी आवडीने घेते, शिवाय त्यामुळे बालगुटी अजून प्रभावी होते. बाळ सहा महिन्यांचे होईपर्यंत एक चिमूट (८० ते १०० मिलीग्रॅम) व त्यानंचर दोन चिमूट (१६० ते २०० मिलीग्रॅम) या प्रमाणात बाळगुटी देता येते.

खालील यादीवरून विशिष्ट त्रास होत असताना गुटीतील कोणत्या द्रव्यांवर विशेष भर द्यायचा हे समजू शकेल.

- **सर्दी–खोकला** - काकडशिंगी, पिंपळी, सुंठ, वेखंड, कायफळ, बेहडा
- **सर्दी खोकलाजन्य ताप** - वरील सर्व द्रव्यांबरोबर नागरमोथा, अतिविषा
- **जुलाब** - कुडा, बेहडा, मुरुडशेंग, सुंठ, नागरमोथा, जायफळ
- **अपचन वा जुलाबासह ताप**– नागरमोथा, अतिविषा, कुडा, बेहडा, मुरुडशेंग, सुंठ, सागरगोटा
- **भूक न लागणे** - पिंपळी, हिरडा, सुंठ, वावडिंग
- **मलावष्टंभ** - हिरडा, ज्येष्ठमध, सुंठ
- **पोट दुखणे** – सागरगोटा, मुरुडशेंग, सुंठ, अतिविषा
- **उलट्या** - काकडशिंगी, नागरमोथा, अतिविषा, मायफळ
- **जंत** – वावडिंग, डिकेमाली, सागरगोटा, हळकुंड, नागरमोथा, मुरुडशेंग, हिरडा
- **त्वचेवरचे पुरळ (रॅश)** – हळकुंड, नागरमोथा, वावडिंग

षोडश संस्कार

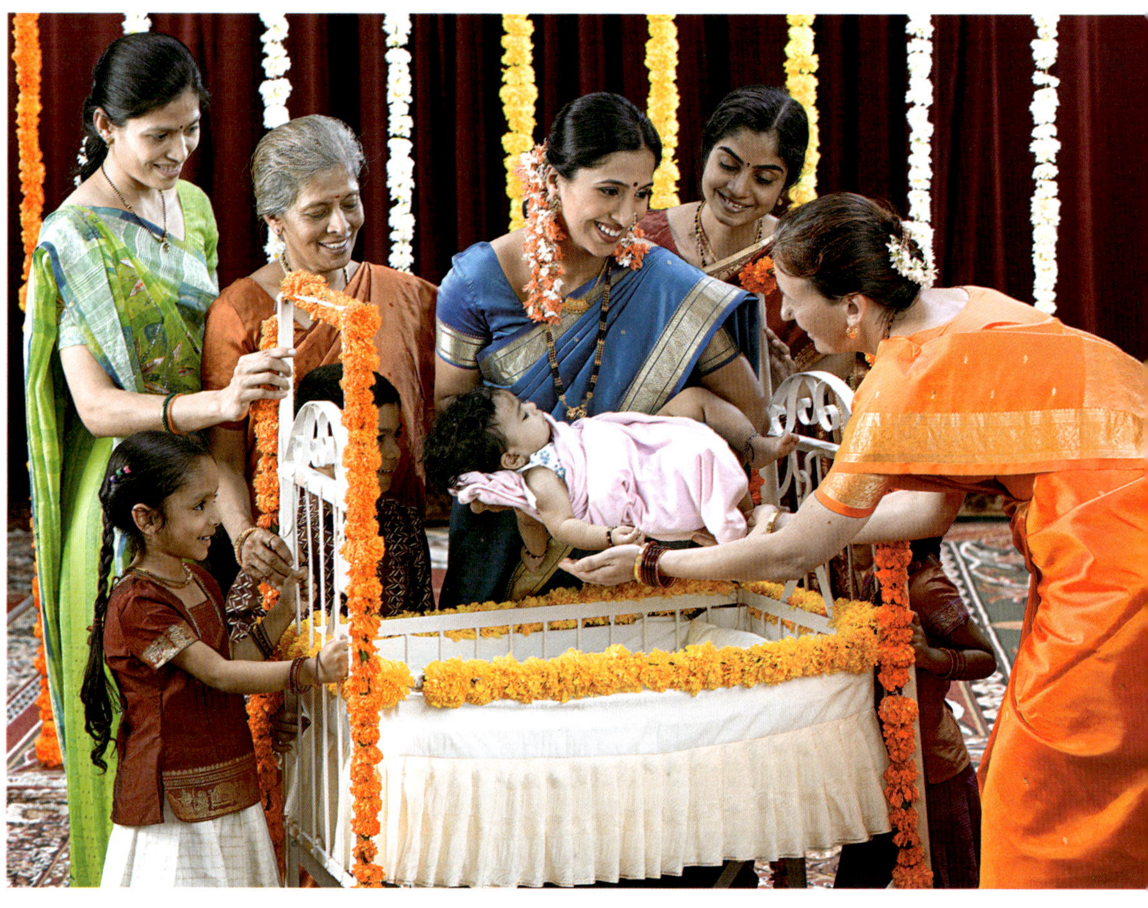

भारतीय परंपरेमध्ये संस्कारांना महत्त्वाचे स्थान दिलेले आहे. संस्कार हे शुद्धीसाठी, सुयोग्य परिवर्तनासाठी केले जातात. जन्मापासून मृत्यूपर्यंत मनुष्य अनेकविध बदलांना सामोरे जात असतो. हे सर्व बदल सहज व्हावेत आणि त्या बदलांना सामोरे जाताना शरीराबरोबरच मनाची व बुद्धीचीही तयारी होण्यासाठी प्रत्येक परिवर्तनाच्या वेळेला विशिष्ट संस्कार करावयास सांगितलेले आहे. जेवढे अधिक संस्कार जेवढ्या योग्य प्रकारे होतील तेवढा त्या व्यक्तीचा शारीरिक, मानसिक, बौद्धिक व आध्यात्मिक विकास सुयोग्य प्रकारे देण्यास मदत मिळेल.

प्राचीन भारतीय शास्त्रात एकूण ४० संस्कार सांगितलेले आहेत. त्यातील १६ संस्कार मुख्य असल्याने त्यांचा थोडक्यात परिचय याप्रमाणे होय.

१. गर्भाधान संस्कार – याबद्दलची सविस्तर माहिती आपण सुरुवातीला घेतलेली आहे; संततीची इच्छा असणाऱ्या स्त्री-पुरुषांनी गर्भधारणेपूर्वी शुक्र व आर्तवाच्या शुद्धी व संपन्नतेसाठी प्रयत्न करून योग्य दिवशी गर्भधारणेसाठी प्रवृत्त होणे याला ‘गर्भाधान

संस्कार' म्हणतात.

जन्माला येणाऱ्या बालकाची मूळ जडणघडण, प्रकृती, गर्भधारणेच्या वेळीच ठरत असल्याने संपन्न, निरोगी, बुद्धिमान बालक जन्माला येण्याच्या दृष्टीने गर्भाधान संस्कार महत्त्वाचा असतो.

२. पुंसवन संस्कार – बालक वीर्यसंपन्न होण्यासाठी, गर्भधारणा झाल्यानंतर दुसरा महिना संपायच्या आत हा संस्कार करायचा असतो. येणाऱ्या अपत्यामध्ये निसर्गचक्र सुरू राहण्यासाठी म्हणजेच अपत्यनिर्मितीची क्षमता निर्माण करण्यासाठीचा हा संस्कार आहे. गर्भधारणा झाल्यावर अपत्याचे सर्व शरीर उत्तम व्हावे, रोगग्रस्त नसावे आणि संपूर्ण आयुष्यभर पुरेल असे वीर्ययुक्त व ओजसयुक्त असावे म्हणजेच आरोग्यवान बालकाचा जन्म व्हावा या दृष्टीने 'पुंसवन विधी' सुचविलेला असतो.

या संस्काराची माहिती देताना आयुर्वेदाने सुरुवातीलाच सांगितले आहे की देश, काल, कर्म व दैव या सर्व गोष्टी अनुकूल असल्या तरच हा विधी साध्य होतो. आयुर्वेदामध्ये पुंसवनाचे निरनिराळे योग सांगितलेले सापडतात.

३. सीमन्तोन्नयन संस्कार – व्यवहारात आपण ज्याला डोहाळजेवण म्हणतो तो या संस्काराचाच एक भाग असतो. गर्भधारणा झाल्यानंतर चौथ्या महिन्यात स्त्रीला जेव्हा डोहाळे लागतात तेव्हा हा संस्कार करायला सांगितलेला आहे. यात गर्भवतीचे मन प्रसन्न होईल व तिच्या इच्छा पूर्ण होतील अशा सर्व गोष्टी केल्या जातात. हा संस्कार बालकाचा बौद्धिक विकास होण्यासाठी केला जातो.

४. जातकर्म संस्कार – बाळ जन्माला आल्या आल्या आरोग्यरक्षणाच्या व बुद्धिविकासाच्या दृष्टीने सोने चाटवणे, औषधी सिद्ध जलाने आंघोळ करणे आदी कृतींना 'जातकर्म संस्कार' म्हणतात. याचीही सविस्तर माहिती आपण पूर्वी घेतलेली आहे.

५. नामकरण संस्कार – बालकाच्या जन्माच्या १२ व्या दिवशी हा संस्कार केला जातो. उटणे लावून, सुगंधी द्रव्याच्या पाण्याने बाळाला स्नान घालून बालकाला अर्थपूर्ण व शुभ नाव दिले जाते.

६. निष्क्रमण संस्कार – बाळाला पहिल्यांदा घराबाहेर आणण्याचा हा संस्कार चौथ्या महिन्यात करायचा असतो. ज्या तिथीला बाळाचा जन्म झाला असेल त्या तिथीला बाळाला पहिल्यांदा मंदिरात नेले जाते. यावरून एक गोष्ट लक्षात येईल की अपरिहार्य कारणाशिवाय बाळाला तीन महिन्यांच्या आत घराबाहेर न आणणेच चांगले.

७. अन्नप्राशन संस्कार – यालाच 'उष्टावण' असेही म्हणतात. सहाव्या महिन्यात हा संस्कार केला जातो. यानंतर बालकाला पेज, फळांचे रस वगैरे बाहेरील अन्न थोड्या-फार प्रमाणात द्यायला सुरुवात केली जाते.

८. कर्णवेध संस्कार – जन्मानंतर सहाव्या किंवा सातव्या महिन्यात शुक्ल पक्षातल्या शुभ दिवशी कान टोचण्याचा संस्कार केला जातो. मुलगा असल्यास पहिल्यांदा उजवा कान व मुलगी असल्यास पहिल्यांदा डावा कान टोचावा असेही सांगितले आहे.

९. मुंडन संस्कार – जन्मानंतर तिसऱ्या किंवा पाचव्या वर्षी हा संस्कार करायचा असतो. या वेळी जन्मानंतर पहिल्याच वेळी केस कापले जातात. शास्त्रानुसार, मुलींचे केस कापल्याने त्यांच्या प्रकृतीत फरक पडू शकतो. त्यामुळे हा संस्कार फक्त मुलांसाठीच केला जातो.

१०. उपनयन संस्कार – या संस्कारालाच 'मुंज करणे' असेही म्हणतात. हा बालकाचा दुसरा जन्म मानला जातो. कारण शरीर हे त्रिदोषांच्या संतुलनाप्रमाणे आपसूकच वाढते. परंतु सर्वश्रेष्ठ असलेले ज्ञान मात्र प्रयत्नांनीच मिळवावे लागते. उपनयनातील ज्ञानदीक्षेमुळे बालकाच्या ज्ञानशरीराचा हा जन्म. उपनयनानंतर ब्रह्मचर्य व्रताचे पालन सुरू होते.

११. ज्ञान संस्कार – मूल शिकण्यायोग्य झाले की गुरू किंवा पित्याद्वारा हा संस्कार करायचा असतो. पूर्वीच्या काळी ज्ञानार्जनासाठी गुरुकुलात राहण्याचा रिवाज होता. हे गुरुकुल पवित्र, शांत ठिकाणी वसलेले असे आणि अशा ठिकाणी विद्यार्थी साधारणपणे वयाच्या २५ व्या वर्षापर्यंत, ब्रह्मचर्याचे पालन करून विद्याध्ययन करत असे. आयुर्वेदात

अध्ययनाबद्दल असे सांगितले आहे,

शक्तिमन्तं यथावर्णं विद्यामध्यापयेत् ततः ।
अनुशिष्यात् सदा चैनं धर्माय विनयाय च ॥
यथा नेन्द्रियदुष्टाश्वैः न्हियते यौवनागमे ॥

...अष्टांगसंग्रह उत्तरस्थान

जेव्हा मूल शारीरिक, बौद्धिक व मानसिकदृष्ट्या विद्याध्ययनासाठी समर्थ होईल तेव्हा त्याच्या क्षमता, आवड आणि बुध्यंकानुसार (I.Q.) विद्याध्ययनाची सोय करावी. विद्याध्ययनाद्वारे त्याला धर्म अर्थात कर्तव्य व विनय आणि सदाचाराची शिकवण द्यावी, ज्यामुळे तो तारुण्यात इंद्रियरूपी दुष्ट अश्वांच्या कह्यात जाणार नाही. उलट त्यांच्यावर नियंत्रण मिळवून स्वतःचा उत्कर्ष साधू शकेल.

१२. समावर्तन संस्कार – पंचवीस वर्षे ब्रह्मचर्याचे पालन करून विद्यार्जन करून परीक्षांत उत्तीर्ण होऊन गुरुकुलाचा निरोप घेण्याला 'समावर्तन' संस्कार म्हणतात. यामध्ये गुरूंकडून आशीर्वाद घेऊन शिष्य आपल्या घरी परत येतो.

१३. विवाह संस्कार – याने गृहस्थाश्रमाची सुरुवात होते. या संस्काराने निरोगी तसेच संपन्न स्त्री व पुरुष अपत्यजन्माच्या हेतूने एकमेकांशी बांधले जातात. समाज व्यवस्थेसाठी एक पायाभूत घटक निर्माण होतो.

१४. वानप्रस्थ संस्कार – गृहस्थाश्रमातली आपली कर्तव्ये यथासांग पार पाडून जेव्हा पुढच्या पिढीकडे गृहस्थाश्रमाची जबाबदारी सोपविता येते. तेव्हा स्वतःच्या छोट्या कुटुंबापलीकडे जाऊन सामाजिक कुटुंबाच्या जबाबदारीची कर्तव्ये पार पाडण्यासाठी वानप्रस्थाश्रमाचा कालावधी सुरू होतो.

१५. संन्यास संस्कार – आध्यात्मिक उन्नती, मोक्षप्राप्तीच्या दृष्टीने संन्यासाश्रमात प्रवेश करण्याचा हा संस्कार असतो. अनादी काळापासून ऋषी-मुनींनी दिलेले तसेच आपले माता-पिता आणि समाजाने जे काही आपल्यासाठी केले त्याही पलिकडे असलेल्या विश्वकुटुंबाशी जोडण्याची ही प्रक्रिया. व्यक्तिगत स्वार्थाचा त्याग करून संपूर्ण मानवजातीचे कल्याण आणि 'स्व'चा अर्थ शोधण्याच्या प्रक्रियेचा हा प्रारंभ.

१६. अन्त्येष्टी संस्कार – मृत्यूनंतर करायचा हा संस्कार पार्थिवाला अग्नी देऊन केला जातो. या संस्कारात मृत शरीरापासून रोगराई अथवा तत्सम दोषांचा समाजाला त्रास होऊ नये. तसेच वैयक्तिक जाणीव शरीरातून मुक्त झाल्यानंतर उत्तम गती व स्थिती प्राप्त व्हावी म्हणून केलेला संस्कार.

अशा प्रकारे गर्भधारणेपूर्वी गर्भाधान संस्कार, गर्भावस्थेमध्ये पुंसवन व सीमन्तोन्नयन संस्कार, जन्मानंतर जातकर्मापासून ते संन्यास संस्कारापर्यंतचे सर्व संस्कार आणि मृत्यूनंतर अन्त्येष्टी संस्कार असे मुख्यत्वे 'षोडश संस्कार' केले जावेत, असे शास्त्रांनी म्हटले आहे.

लसीकरण

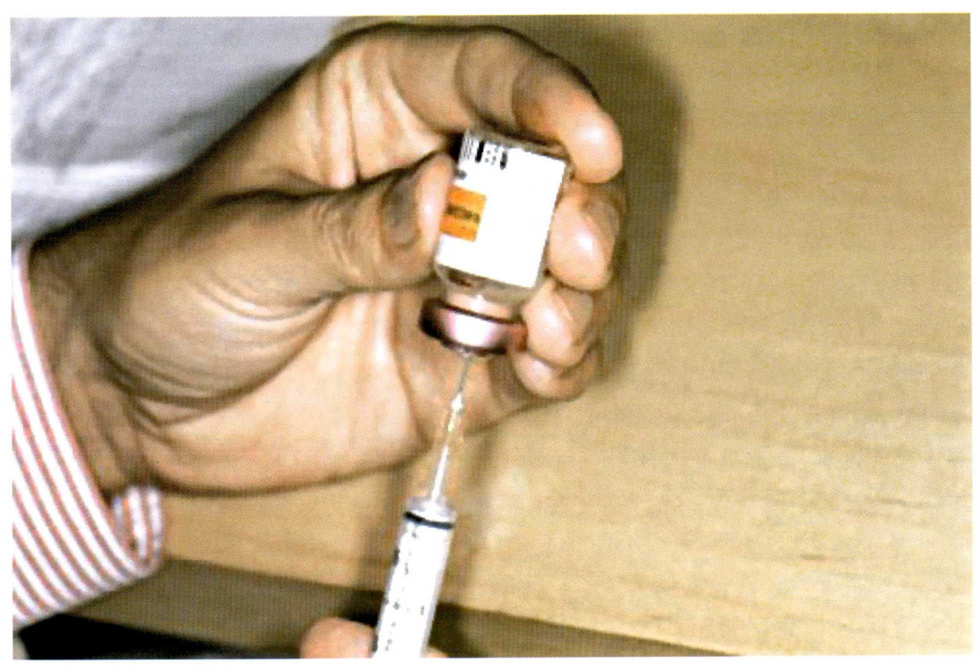

मुलांना लहान वयात किंवा पुढे भविष्यात काही विशिष्ट गंभीर रोग होऊ नयेत म्हणून लसीकरण केले जाते. या लसी रोगापरत्वे निरनिराळ्या असतात आणि त्या वेगवेगळ्या रूपात, विशिष्ट क्रमाने व विशिष्ट वेळी द्यायच्या असतात. लसीकरणात त्या त्या विशिष्ट रोगाला कारणीभूत असणारे जिवाणू शक्तिहीन अथवा मृत करून लसींद्वारे शरीरात पोचवले जातात, ज्यामुळे त्या जिवाणूंची प्रतिपिंडे (ॲंटिबॉडी) शरीरात तयार होतात आणि व शरीराची त्या रोगाविरुद्ध झुंजण्याची विशिष्ट प्रतिकारशक्ती तयार होऊन राहते. पुढे शरीरात त्या जिवाणूंचा संसर्ग झाल्यास शरीर त्यांच्याविरुद्ध लढण्याचे कार्य अधिक सक्षमपणे करू शकते.

खरे तर तान्ह्या बाळाची प्रतिकारशक्ती मोठ्या माणसांपेक्षा कमी असते. योग्य आहार-उपचार-आचरणातून ही प्रतिकारशक्ती हळूहळू वाढविणे गरजेचे असते. त्यामुळे लहान वयातल्या कमकुवत प्रतिकारशक्तीवर लसीकरणाचा अतिरिक्त बोजा देणे योग्य की अयोग्य हा सध्या वादाचा विषय बनला आहे. लसीकरणाने 'फायदा अधिक की तोटा' हा एक प्रश्नच आहे. कारण एकीकडे लसीकरण बाळासाठी वरदान आहे, असे प्रतिपादन केले जाते तर दुसरीकडे लसींमुळे बाळाच्या शारीरिक व बौद्धिक विकासात येणाऱ्या नव्यानव्या अडचणी उदा. ताप, आकडी, ज्या रोगासाठी लस दिली आहे तो रोग होणे, तसेच ऑटिझम, मेंदूची शक्ती कमी होणे वगैरे दुष्परिणाम होऊ शकतात, असेही सांगितले जाते. त्यामुळे सामान्य व्यक्तीला लसीकरण करावे का नाही हा प्रश्न पडू शकतो.

या दोन्ही बाजूंचा सारासार विचार केला असता खालील गोष्टी लक्षात घेऊनच

लसीकरणाचा निर्णय घ्यावा.

१. लसीकरण ज्या रोगांसाठी केले जाते त्या रोगाची लागण आपल्या बाळाला होण्याची कितपत शक्यता आहे?

२. त्या लसीचे दुष्परिणाम काय होणार आहेत?

३. लसीकरणाच्या वेळी बाळाची प्रतिकारक्षमता कशी आहे? उदा. बाळाचे वजन सामान्य आहे का? बाळ स्वस्थ आहे का? सद्यःस्थितीस किंवा नुकतेच बाळाला सर्दी, खोकला, ताप, जुलाब वगैरे काही आजार झालेले आहेत का?

काही कारणास्तव बाळाची प्रकृती बिघडलेली असताना त्याची प्रतिकारशक्ती कमकुवत झालेली असते. अशा वेळेला लसीकरण करणे धोकादायक ठरू शकते आणि बाळाला अधिक त्रास होऊ शकतो. क्वचितप्रसंगी बाळाला ताप असताना पोलिओची लस दिल्यास त्याला पोलिओचा प्रादुर्भाव घडल्याची उदाहरणे आहेत. म्हणून बाळाला लस द्यायच्या वेळी असा काही छोटा आजार असल्यास बाळ बरे होईपर्यंत थांबावे. लस द्यायच्या वेळापत्रकाप्रमाणे असलेल्या तारखेत ७-८ दिवसांचा फरक पडला तर चालू शकते.

तसेच, काही मिश्र लसी एकदम देणे, उदा. एम्.एम्.आर्. व डी.टी.पी. धोक्याचे ठरू शकते. कारण एकदम इतक्या प्रकारचे जिवाणू बाळाच्या शरीरात एकत्र पोचल्याने बाळाच्या कमकुवत प्रतिकारशक्तीवर ताण येऊ शकतो आणि बाळाचे त्या आजारांपासून संरक्षण होण्याऐवजी त्याला तेच आजार होऊ शकतात. पूर्वी बालकाला स्तन्यपान, अभ्यंग, धुरी, बाळगुटी वगैरे गोष्टी आवर्जून केल्या जात असत व यामुळे बालकाचे आरोग्य सांभाळले जात असे. तेव्हा बालकाच्या आहार-आचरणासंबंधी व्यवस्थित काळजी घेतली, त्याचे पुरेसे पोषण होते आहे याकडे नीट लक्ष ठेवले तर त्याला कोणताही आजार होण्याची शक्यता कमीच असते. बऱ्याचदा असे पाहण्यात येते की, बाजारात उपलब्ध असलेल्या सर्व लसी बाळाला द्याव्यात असा प्रचार केला जातो, बाळाचे आवश्यक लसीकरण हे करावेच लागेल; परंतु याखेरीज उपलब्ध असलेल्या लसी द्यायच्या की नाही हे पालकांनी ठरवावे किंवा डॉक्टरांचा सल्ला घ्यावा. उगीचच, 'सगळे देतात म्हणून आम्ही पण बाळाला सर्व लसी देतो आहोत', असा आततायी दृष्टिकोन ठेवू नये.

भारत सरकारकडून ठरवले गेलेले लसीकरण असे आहे –

बी.सी.जी.*	जन्मापासून ते एक महिन्यापर्यंत केव्हाही
डी.टी.पी.** व पोलिओ	बाळ ६ आठवड्यांचे असताना
डी.टी.पी. व पोलिओ	बाळ १० आठवड्यांचे असताना
डी.टी.पी. व पोलिओ	बाळ १४ आठवड्यांचे असताना
गोवर	बाळ ९ महिन्यांचे असताना
डी.टी.पी. व पोलिओ (बूस्टर)	बाळ १.५-२ वर्षांचे असताना
* क्षयरोगापासून संरक्षण मिळण्यासाठी ** घटसर्प, डांग्या खोकला, धनुर्वात यापासून संरक्षण मिळण्यासाठी	

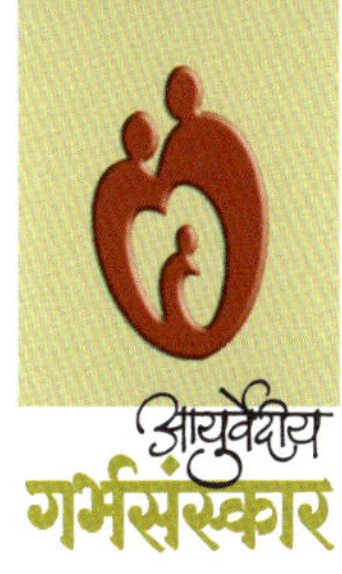

अनुभवाचे बोल...

'गर्भसंस्कार' या विषयावरील लेखमाला 'सकाळ'च्या 'फॅमिली डॉक्टर' या पुरवणीतून १५ एप्रिल २००५ पासून सुरू झाली आणि त्याला वाचकांचा उत्स्फूर्त प्रतिसाद मिळाला. 'गर्भसंस्कार संगीत' ऐकण्याचा व इतर मार्गदर्शनाचा उपयोग झाल्याचे अनेकांनी आवर्जून कळविले. त्यातील नमुन्यादाखल काही पत्रे येथे देत आहोत.

दर शुक्रवारी 'सकाळ'तर्फे प्रसिद्ध होणारी 'फॅमिली डॉक्टर' ही पुरवणी फारच छान असून उपयोगी आहे.

आपल्या लेखात गरोदर स्त्रीला प्रसूतीच्या वेळेला पोटावर लावायच्या लेपाबद्दल वाचले होते. या लेपाचा माझ्या मुलीवर प्रयोग केला. तेव्हा तिची नॉर्मल डिलिव्हरी डॉक्टरांनी सांगितलेल्या वेळेच्या अगोदरच झाली, कळाही सहन करण्याजोग्या होत्या.

तिने, दिवस असताना आपली 'गर्भसंस्कार' ही कॅसेट रोज रात्री ऐकली होती. माझ्या मुलीची डिलिव्हरी ज्या दवाखान्यात झाली तेथील डॉक्टरांनीही या लेपाचा उपयोग प्रत्यक्ष पाहिल्यावर अजून दोन स्त्रियांना हा लेप लावला. त्यांनाही त्या लेपाचा उपयोग झाला. आणखी एका बाईच्या बाबतीतला अनुभव असा - बाळाने पोटात असताना शी केल्याने डॉक्टरांनी ऑपरेशनची तयारी सुरू केल्यावर त्या बाईला लेप लावला असता त्या बाईची ऑपरेशनशिवाय नॉर्मल डिलिव्हरी झाली. आपल्याला द्यावेत तेवढे धन्यवाद थोडेच आहेत.

सौ. सुलभा ह. पुरोहित, अमरावती

मी, सर्वप्रथम आपल्या 'गर्भसंस्कार' या कॅसेटसाठी आभार मानते. ही कॅसेट ऐकल्या-ऐकल्याच आवडली होती पण तिच्या उपयुक्ततेबद्दल आता खात्री पटतेय्. गेले वर्षभर रोज घरातले सर्वजण ही कॅसेट ऐकतो आहोत.

मी मुलाच्या वेळी पाचव्या महिन्यापासून आपली 'गर्भसंस्कार' कॅसेट ऐकायला सुरुवात केली होती व सोबत आयुर्वेदिक औषधेही घेतली होती. माझा मुलगा, ऋषी, आज सात महिन्यांचा आहे. तो जन्मल्यापासूनच कुशीवर वळत असे व बोलण्याला रिस्पॉन्स फारच जबरदस्त देत असे. दीड महिन्यात तो पालथा पडायला लागला. सुरुवातीपासून ताल, सूर, संगीताला तो फारच छान प्रतिसाद देतो. त्याला बघणारे सर्वच जण आश्चर्य व्यक्त करतात. पाचव्या महिन्यात त्याला वॉकरमध्ये बसवले तर तो घरभर फिरला; परंतु डॉक्टरांच्या सांगण्यावरून वॉकरमध्ये बसवणे बंद केले. तो बोलायचा इतका प्रयत्न करतो की त्याला शब्द माहिती असते तर त्याने गप्पाच मारल्या असत्या. त्याची टाळू शुद्ध तुपाने दीड महिना भरली होती व अजूनही तळपाय तुपाने घासते. त्याच्यासमोर बाराखडी म्हटली तर तो तसेच म्हणण्याचा प्रयत्न करतो. सर्वसाधारणपणे त्याची प्रगती थक्क करण्याजोगी आहे. हे सर्व तुम्हाला सांगण्यासाठी मी हे पत्र लिहिते आहे. आपले मार्गदर्शन याचप्रमाणे मिळत राहावे ही इच्छा.

पुन्हा एकदा आपल्या 'गर्भसंस्कार' कॅसेटबद्दल आभार.

सौ. मंजुषा देशमुख, सोलापूर

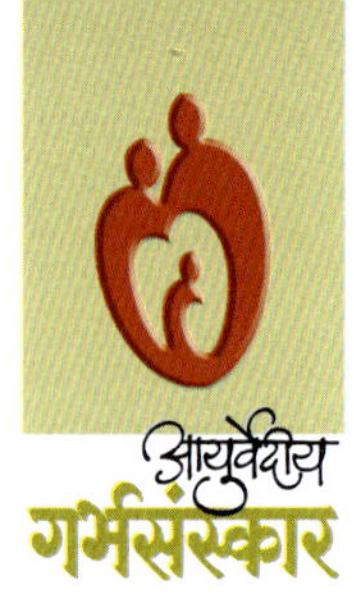

मी आपल्या 'फॅमिली डॉक्टर'ची नियमित वाचक आहे आणि याचा मला खूप फायदा झाला. मला सहा महिन्यांची मुलगी आहे. गरोदरपणात मी आपल्या 'गर्भसंस्कार' लेखमालेतील सर्व गोष्टींचे पालन केले. त्यामुळे माझे बाळ अगदी निरोगी जन्मास आले. विशेष म्हणजे प्रसूतीचाही त्रास जाणवला नाही. अगदी दोन-अडीच तासात प्रसूती झाली. त्यामुळे 'फॅमिली डॉक्टर' या अंकासाठी पूज्य श्री. बालाजी तांबे यांना मनःपूर्वक धन्यवाद.

शुभांगी डोळे, रा. कुर्डूवाडी,

मी आपल्या 'फॅमिली डॉक्टर'ची नियमित वाचक आहे. यातील 'गर्भसंस्कार' या सदराचा मला खूप फायदा झाला. योगायोग म्हणजे मी नऊ महिन्यांची गरोदर असताना आपला 'नवव्या महिन्यातील काळजी' आणि माझी डिलिव्हरी झाल्यावर पाचव्या दिवशी 'नवजात बालकाची काळजी' हे लेख प्रसिद्ध झाले. 'गर्भसंस्कार' या सदरातील सर्व सूचनांचे मी काटेकोरपणे पालन केले म्हणूनच माझी डिलिव्हरी नॉर्मल होऊन सुदृढ मुलाचा जन्म झाला. आज माझा मुलगा चार महिन्यांचा आहे.

सौ. हेमा जगदीश कोंगे, अहमदनगर.

गरोदरपणात मी आपले 'गर्भसंस्कार' संगीत नियमितपणे ऐकले. ऐकताना शांत, समाधानी व प्रसन्न वाटायचे. ऐकल्यानंतर बऱ्याचदा शांत झोप यायची 'गर्भसंस्कार' संगीत ऐकताना बाळाची पोटातली हालचाल खूप कमी व्हायची, असे वाटायचे की बाळ शांत राहून सर्व ऐकत आहे. आज माझा मुलगा दीड वर्षाचा आहे. तो खूप हुशार, चपळ असून त्याची आकलनशक्ती खूप चांगली आहे. खाण्यापिण्याच्या बाबतीत ते सतावत नाही. तसेच त्याच्या दात येणे, रांगणे, चालणे, बोलणे या सर्व गोष्टी वेळच्या वेळी व विनातक्रार झाल्या.

सौ. रीना माहेश्वरी, सोलापूर

गेल्या दीड वर्षापासून मी 'इ-सकाळ'वर आपली 'गर्भसंस्कार' ही लेखमाला वाचते आहे. यातील आपल्या मार्गदर्शनाचा फायदा सर्व जाणत्या दांपत्यांना होईल अशी मला खात्री आहे. मी स्वतः याचा अनुभव १५ वर्षांपूर्वी घेतला आणि आजही घेते आहे.

१५ वर्षांपूर्वी मी व माझ्या पतींनी दुसऱ्या अपत्यासाठी प्रयत्न करायचे ठरवले आणि आमच्या भाग्याने त्यावेळी आम्हाला आपले मार्गदर्शन मिळाले. आपण सांगितल्याप्रमाणे गर्भधारणेपूर्वी आम्ही दोघांनी आयुर्वेदिक औषधे घेतली. दिवस राहण्याअगोदर व संपूर्ण गरोदरपणात आम्ही दोघांनी नियमित स्वास्थ्यसंगीत ऐकले व ॐकार ध्यान केले. संपूर्ण गरोदरपणात मला आपल्या आयुर्वेदिक औषधांशिवाय दुसऱ्या कुठल्याही औषधांची गरज भासली नाही. पाठीला 'कुंडलिनी तेल', नवव्या महिन्यात फेमिसॅन तेल वगैरे सर्व उपचार मी व्यवस्थित केले आणि योग्य वेळेला माझी विनासायास प्रसूती झाली.

जन्मापासूनच माझ्या मुलाची नजर स्थिर होती आणि डोळे तेजस्वी होते. तो १५ दिवसांचा असल्यापासून सलग ७-८ तास झोपत असे. त्याने रात्री जागवल्याचे मला आठवत नाही. त्याने कधीही अकारण रडारड, किरकिर केली नाही. त्याची अगदी लहान वयातली समज व प्रगती पाहून आम्ही थक्क होत असू. अगदी लहान वयापासून त्याला आपली भजने, विशेषतः हनुमानचालीसा ऐकायला खूप आवडते. आज माझा मुलगा १५ वर्षांचा आहे. अभ्यासात त्याने आजपर्यंत पहिला-दुसरा नंबर सोडलेला नाही. संगीताची त्याची जाण अप्रतिम आहे, आतापासून तो शाळेतल्या स्पर्धांसाठी गाण्यांना स्वतः संगीत देतो, की-बोर्ड व सॅक्सोफोन उत्तम वाजवतो, चित्रे उत्तम काढतो, वक्तृत्व स्पर्धेत बक्षिसे मिळवतो. एकूणच अभ्यास व इतर उपक्रमातली त्याची प्रगती वाखाणण्यासारखी आहे.

या सगळ्याचे श्रेय आपण त्यावेळेला केलेल्या 'गर्भसंस्कारांना' जाते. त्यावेळी केलेल्या सर्व गोष्टींचा आज होत असलेला उपयोग शब्दात वर्णन करणे अशक्य आहे.

सौ. साधना तळेले, न्यूझीलंड

▪ ▪ ▪

'गर्भसंस्कार' ही संकल्पना मला सुरुवातीपासूनच खूप आवडली होती. दिवस राहण्याच्या आधीपासूनच मी आपली औषधे सुरू केली होती.

गर्भधारणा झाल्याचे लक्षात आल्यावर लगेचच मी आपली 'गर्भसंस्कार' ही कॅसेट ऐकायला सुरुवात केली व पूर्ण नऊ महिने ऐकली. मी नोकरीनिमित्त रोज कामावर जात असे, तरीही सकाळी कामावर जायच्या आधी व रात्री झोपण्याआधी अशी दोन वेळा मी न चुकता 'गर्भसंस्कार' कॅसेट ऐकत असे, या श्रवणामुळे मला दिवसभर ताजे-तवाने वाटत असे व रात्री झोपही शांत येत असे. 'गर्भसंस्कार' ऐकण्याबरोबरच मी आपली औषधेही नियमित घेत होते.

या सर्वांचे मला खूपच अनुकूल परिणाम मिळाले, माझी स्थूल प्रकृती असतानाही आपल्या मार्गदर्शनामुळे व बाळंत लेप लावल्याने नॉर्मल प्रसूती होऊन मला सुदृढ व निरोगी मुलगा झाला. त्याला रोज रात्री आपल्या आवाजातली श्री रामरक्षाही ऐकवत असे.

बाळाला जन्मानंतर सुवर्ण व बाळगुटी रोज देत आहे. बाळ शांत स्वभावाचे व सहसा किरकिर न करणारे आहे. काही कारणाने तो रडायला लागल्यास त्याला आपल्या आवाजातली 'शिव' किंवा 'गर्भसंस्कार' संगीतरचना ऐकवल्यास ताबडतोब शांत होतो.

आज माझा मुलगा सव्वा वर्षाचा असून तो खूप हुशार आहे, त्याची समज व आकलनशक्ती खूप चांगली आहे.

गर्भारपणात वाढलेले माझे वजनही सहा महिन्यांत पूर्ण उतरले. आधीच स्थूल प्रकृती असल्याने गर्भारपण-बाळंतपणात आणखीच वजन वाढेल अशी मला भीती वाटत होती पण आश्चर्याची गोष्ट म्हणजे या सव्वा वर्षात माझे वजन अगोदरपेक्षाही कमी झाले आहे. बाळंतपण होऊनही मला थकवा, केस गळणे किंवा कंबर दुखणे वगैरे त्रास झाले नाहीत.

आपण स्वतः, डॉ. मालविका व डॉ. भाग्यश्री यांनी केलेल्या मार्गदर्शनाबद्दल मी आपणा सर्वांची अत्यंत आभारी आहे.

सौ. संगीता भोर, लोणावळा

▪ ▪ ▪

मी आपली 'फॅमिली डॉक्टर' ही पुरवणी दर शुक्रवारी नियमाने वाचते. गरोदर राहिल्यावर मी, आपण 'फॅमिली डॉक्टर' मधील गर्भसंस्कारमध्ये सांगितलेल्या सर्व गोष्टींचे पालन केले. तुम्ही ज्या गोष्टी खायला सांगितल्या होत्या व जे व्यायाम करायला सांगितले होते ते सर्व केले होते. त्यामुळे माझी प्रसूती अवघ्या एका तासात झाली. आज माझी मुलगी चार महिन्यांची असून निरोगी आहे.

सौ. छाया टेमकर, अहमदनगर,

▪ ▪ ▪

माझ्या दुसऱ्या मुलाच्या वेळेस मी चौथ्या महिन्यापासून आपली 'गर्भसंस्कार' ही कॅसेट नियमितपणे ऐकत होते. त्याचा मला अतिशय फायदा झालेला आहे. आता माझा मुलगा नऊ महिन्यांचा असून तो निरोगी व हसरा आहे.

सौ. अर्चना जोशी, पुणे

▪ ▪ ▪

आयुर्वेद ही एक सर्वांगिण जीवनशैली आहे. याचा अनुभव घेतल्यापासून माझे जीवन अधिकाधिक संपन्न होत गेले. लग्नानंतर आम्ही दोघांनी बाळ हवे असे ठरवले तेव्हाच ही संपूर्ण प्रक्रिया सहजपणे व नैसर्गिक रितीने व्हायला हवी हे पक्के केले होते. त्या दृष्टीने 'आयुर्वेदिय गर्भसंस्कार' या पुस्तकाचा मला खूप उपयोग झाला. गर्भधारणेच्या आधीपासून आम्ही दोघांनी या पुस्तकातील बहुतेक सगळ्या गोष्टी पाळल्या, संतुलन पंचकर्मही करून घेतले.

पुस्तकात सांगितल्याप्रमाणे आहार घेतल्याने माझे वजन गर्भारपणात अगदी आदर्श पद्धतीने वाढले. सातव्या महिन्यातही लोक माझ्याकडे बघून मी गरोदर आहे यावर विश्वास ठेवत नसत. संपूर्ण गरोदरपणात मला रक्तदाब, व्हेरिकोज व्हेन्स वगैरे कसलाही त्रास झाला नाही.

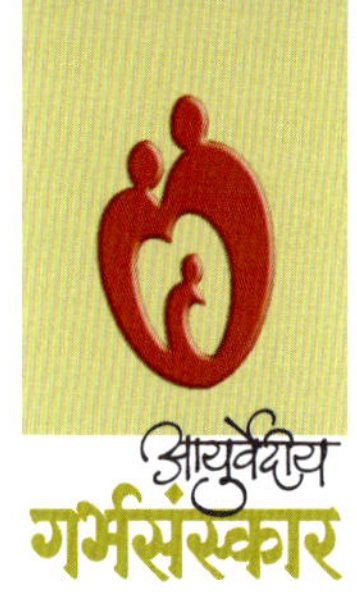

मी गर्भसंस्कार संगीत रोज, न चुकता ऐकत असे. कधीही बाळ अस्वस्थ आहे असे वाटले तर गर्भसंस्कार लावल्याक्षणी बाळ शांत झाल्याचे समजत असे. आजही माझ्या मुलाला हे संगीत लावलेले खूप आवडते. डॉ. बालाजींचा स्वर ऐकला रे ऐकला की तो लगेच शांत होतो व खेळू लागतो.

बाळाला जन्म देणे हा तर माझ्या आयुष्यातला सर्वात सुंदर आणि संस्मरणीय अनुभव होता. आत्तापर्यंत ऐकलेल्या सर्व घाबरवणाऱ्या गोष्टींपेक्षा खूपच वेगळा आणि सोपा होता. एकही वेदनाशामक किंवा केमिकल औषध न घेता माझी प्रसूती संपूर्ण नैसर्गिक झाली आणि मी निरोगी, आनंदी व गोंडस मुलाला जन्म दिला. काही आठवड्यातच त्याने व्यवस्थित मान पकडायला सुरुवात केली. अवघ्या २ महिन्यांत तो रात्रीचा सलग ६ तास झोपत असे. भूक लागल्याशिवाय तो कधीही रडला नाही.

डॉ. बालाजींना धन्यवाद द्यावे तेवढे थोडेच आहे. त्यांच्या मार्गदर्शनाने आणि प्रेरणेने मी गर्भारपणाच्या या प्रवासातून सुखरूप पार होऊ शकले. पुस्तकातील मार्गदर्शन घेणाऱ्या प्रत्येक स्त्रीला हाच अनुभव येईल याची मला खात्री आहे.

गार्गी, अमेरिका

■ ■ ■

बाळ हवे असे ठरवले तेव्हा आम्हाला गर्भसंस्कार ही संकल्पना माहिती होती. गर्भसंस्कार पुस्तकामुळे गर्भधारणेच्या आधीपासून काळजी घ्यायची याचीही कल्पना होती. म्हणूनच डॉ. श्री. बालाजी तांबे आणि डॉ. भाग्यश्री यांच्या मार्गदर्शनाखाली आम्हा दोघांनी पंचकर्म करून घेतले. नंतर आहार, औषधे, रसायनांचीही योजना केली. गर्भधारणा झाल्यावर पुस्तकात दिल्याप्रमाणे प्रत्येक महिन्याला घ्यायचा विशेष आहार व इतर नियम पाळल्यामुळे संपूर्ण ९ महिन्यात माझे रक्तदाब, वजन वगैरे गोष्टी व्यवस्थित राहण्यास मदत मिळाली. पुस्तकातील योगासने मी नियमित केली, गर्भसंस्कार संगीत रोज ऐकले, या सर्वांमुळे गर्भारपणात मला काहीही त्रास झाला नाही, उलट मी शेवटपर्यंत ऑफिसमधे जाऊ शकले.

पुस्तकातील प्रसुतीविषयीच्या क्रमवार मार्गदर्शनाचा मला खूप उपयोग झाला. मुख्य म्हणजे मानसिक तयारी झाली आणि बाळंतलेप, कुंडलिनी तेलाच्या मदतीने माझी योग्य वेळी नैसर्गिक प्रसूती झाली.

जन्मानंतर आम्ही बाळाला लगेच सुवर्णमध चाटवले. माझा मुलगा जन्मतःच मान पकडतो व कुशीवर वळतो. वयाच्या मानाने त्याचा शारीरिक, बौद्धिक, मानसिक विकास उल्लेखनीय आहे. त्याला डॉ. श्री. बालाजींचे संगीत ऐकण्यास खूप आवडते.

प्रसूतीनंतर घ्यायची सर्व काळजी मी घेतली, त्यामुळे बाळाला व्यवस्थित दूध मिळाले, माझे वजनही हळूहळू पहिल्यासारखे झाले.

पहिल्यांदा आई होणाऱ्या स्त्रीच्या मनात बाळाच्या संगोपनाविषयी असंख्य प्रश्न येतात. या सर्व प्रश्नांची उत्तरे गर्भसंस्कार पुस्तकातून मिळतात आणि आई होण्याचा आनंद द्विगुणित होतो. गर्भसंस्कार संकल्पना अधिकाधिक दांपत्यांपर्यंत पोहोचावी हीच आमची इच्छा आहे. डॉ. श्री. बालाजी तांबे यांच्या आशीर्वादाचे आणि मार्गदर्शनाचे आम्ही सदैव ऋणी आहोत.

दिपीका शर्मा, न्युझीलंड

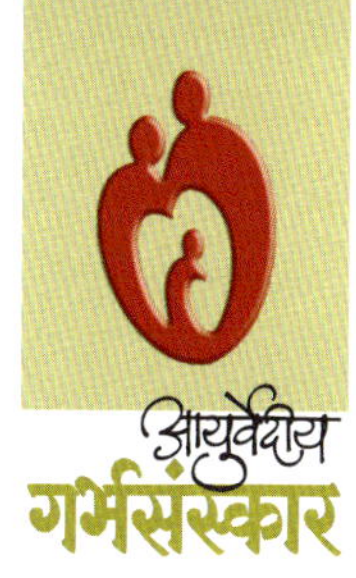

अनुभवाचे बोल... एका डॉक्टर आईचे!

माझे आयुर्वेदाचे शिक्षण संपता संपताच मी श्री. सुनील तांबे यांच्याशी २००० साली विवाहबद्ध झाले. आपल्या रोजच्या आयुष्यात आयुर्वेदाचे तंतोतंत पालन करणाऱ्या डॉ. श्री. बालाजी तांबे व सौ. वीणा तांबे यांच्या घरात आल्याबद्दल मी खरोखरच स्वतःला भाग्यवान समजते. माझ्या सासरची सर्व मंडळी आयुर्वेदशास्त्राबद्दल नितांत आदर बाळगणारी आणि वैदिक व आयुर्वेदिक तत्त्वांचे पालन करणारी आहेत हे मला लवकरच निदर्शनास आले. माझे मोठे दीर श्री. संजय व डॉ. सौ. सुजाता जर्मनीत राहात असूनही संपूर्ण भारतीय संस्कृतीचे पालन करतात.

लग्नानंतर काही महिन्यांतच घरात बाळ यावे अशी सर्वांचीच इच्छा दिसली. आई होण्याच्या या सृजनात्मक प्रकियेबद्दल आपल्या शास्त्रात इतके सविस्तर व सखोल मार्गदर्शन केलेले आहे हे पाहिल्यावर मला खूप धन्य वाटले. या सर्व प्रक्रियेत मला माझे सासरे व सासूबाई यांचे मोलाचे मार्गदर्शन मिळाले. हा निर्णय घेतल्यावर आम्ही उभयतांनी पंचकर्म करून घेतले. त्यानंतर काही दिवस आयुर्वेदोक्त औषधे व रसायने घेतली. मी नित्य नियमाने डॉ. श्री बालाजी तांबे यांची 'फेमिनाईन बॅलन्स' ही ध्वनिरचना ऐकत असे. सकाळ-संध्याकाळ स्तोत्रपाठ वगैरे आमच्या घरात नियमित होतच असे. लवकरच मला 'मी आई होणार आहे' अशी चाहूल लागली.

अर्थातच, पूर्ण नऊ महिने मी गर्भवतीसाठी आयुर्वेदात सांगितलेल्या सर्व गोष्टींचे पालन केले. गर्भारपणात मी रोज 'गर्भसंस्कार' ही ध्वनिमुद्रिका न चुकता ऐकत असे. माझ्याबरोबरच गर्भसुद्धा ही ध्वनिमुद्रिका खूप तन्मयतेने ऐकत आहे व शांत होत आहे व स्वास्थ्यसंगीताचा आस्वाद घेत आहे, असा अनुभव रोज येत असे. रोज ध्यान, स्तोत्रपठण, ॐकार गूंजन व योगाभ्यासही केला. या सर्वांमुळे बाळाचा ऑरा (aura) विकसित व्हायला मदत झाली. गर्भवतीच्या आहाराचे पालन, गर्भारपणात पाळायचे छोटे छोटे नियम यांचा मला कधीच बाऊ वाटला नाही. जन्मानंतरही क्वचितप्रसंगी बाळ रडायला लागल्यास 'गर्भसंस्कार' ध्वनिमुद्रिका ऐकल्यावर त्वरित शांत होऊन त्यातील संगीत ऐकत असे. माझ्या मुलींना मी नियमाने 'संतुलन बालामृत', बाळगुटी, ब्रह्मलीन घृत, अभ्यंग मसाज, संतुलन टेंडरनेस धुपाची धुरी दिली. या सर्वांचा उपयोग त्यांच्या सर्वांगीण विकासासाठी झालेला दिसून येतो. सूतिका परिचर्येचे पालन केल्यामुळे बाळंतपणानंतर सहसा होणारे अवाजवी वजन वाढणे, कंबर दुखणे, केस गळणे वगैरे त्रास मला झाले नाहीत.

माझ्या दोन्ही मुली, तनुश्री व तनिष्का, अतिशय समंजस व आज्ञाधारक आहेत व त्या आम्हाला सर्वच बाबतीत सहयोग देतात. त्यांच्यातली सृजनात्मकता तर आतापासूनच दिसून येते. त्या कधीही कुठल्याही बाबतीत आक्रस्ताळेपणा करत नाहीत. चित्रकला, नृत्य, स्वरज्ञान व संगीत यांची आवड व ज्ञान त्यांना उपजतच आहे. मुलींना धाकात न ठेवताही देवाबद्दल श्रद्धा तसेच शिक्षक व वडीलधाऱ्यांशी वागण्याची पद्धत शिकविण्याची गरज लागली नाही. आजी-आजोबांबरोबर आम्हा सर्वांनाच घरातील हे चैतन्य आनंद व प्रेरणा देते.

या पुस्तकातील अमूल्य माहितीचा उपयोग करून घेतल्यास प्रत्येक स्त्रीचे गरोदरपण हा एक सुखद अनुभव असेल व ती एका सुदृढ व सर्जनशील बालकाला जन्म देईल याची मला खात्री आहे.

डॉ. सौ. मालविका तांबे,
कार्ला

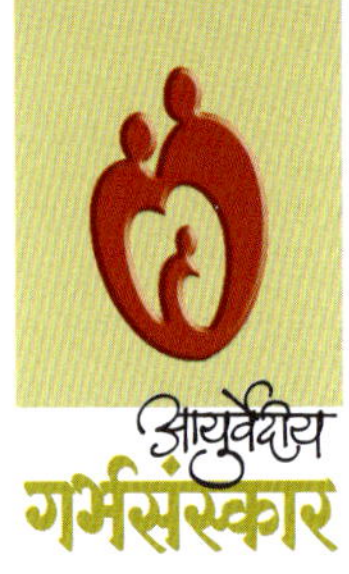

विशेष पाककृती

पंचामृत

पंचामृत हे नावाप्रमाणेच 'अमृत' असून ते रोग व वार्धक्याचा नाश करणारे, आयुष्य व रोगप्रतिकारशक्ती वाढवणारे, स्फूर्ती व स्मृतिवर्धक असे एक उत्तम 'रसायन' आहे. रोज सकाळी नाश्त्याच्या अगोदर पंचामृताचे सेवन करणे आरोग्यासाठी अत्यंत हितकारक आहे.

गर्भधारणेपूर्वी स्त्री व पुरुष दोघांनीही किमान दोन महिने पंचामृत घेतलेले चांगले. गर्भवती स्त्रीने पूर्ण नऊ महिने घेण्याने गर्भालाही हे सर्व फायदे मिळतात, बाळंतपणानंतर पंचामृत नियमित घेतल्यास पुरेसे दूध यायला मदत मिळते, बाळाच्या विकासाला मोलाचा हातभार लागतो व स्त्रीची स्वतःची शक्ती टिकून राहते. बाळालाही बाहेरचे अन्न द्यायला सुरुवात केली की आईच्या पंचामृताततले एक चमचा पंचामृत द्यावे. साधारण अडीच-तीन वर्षाचे मूल स्वतंत्रपणे पंचामृत आवडीने घेते.

यातील घटक, त्यांचे प्रमाण, प्रत्येक घटकाचे गुणधर्म खालीलप्रमाणे आहेत.

- **एक चमचा साखर** – शक्तिवर्धक, मेंदू व हृदयाला बलदायक.
- **एक चमचा मध** – हृदयाला बलदायक, डोळ्यांची शक्ती वाढवणारे व त्रिदोषशामक.
- **एक चमचा दही** – वातशामक व शुक्रधातूस हितकर.
- **दोन चमचे साजूक तूप** – बुद्धिवर्धक, अग्निवर्धक, वात-पित्तशामक आणि कफाला बलदायक.
- **सहा-सात चमचे कोमट दूध** – मन व शरीराला बलवर्धक, ओजवर्धक, सर्व धातूंना पोषक.

हे प्रमाण एका व्यक्तीसाठी असून पंचामृत करताना वरील क्रमाने घटकद्रव्ये मिसळावीत; साखरेऐवजी शतावरी, केशर, सोने असलेले 'अमृतशतकरा' वापरल्यास त्याचे गुण शतपटीने वाढतात. शक्य असल्यास पंचामृतासाठी चांदीची वाटी वापरणे अधिक चांगले.

रवा खीर

रवा गव्हापासून बनवलेला असल्याने पौष्टिक असतोच, त्यातूनही दूध-केशराबरोबर बनवलेली रवा खीर शुक्रधातूची शक्ती वाढवते. गर्भारपणात आठव्या महिन्यात खीर खायला सांगतात. त्यावेळी रव्याची खीर सर्वोत्तम होय. आठवड्यातले तीन-चार दिवस जरी ही खीर खाल्ली तरी चालू शकेल. एरवीही गर्भारपणात तसेच बाळंतपणानंतरही ही खीर अधून मधून खावी.

लहान मुलाचे उष्टावण करताना रवा खीर देणे सर्वांत चांगले. नंतरही मुलांचे पोषण व्यवस्थित होण्याच्या दृष्टीने ही खीर नियमित देता येते. मुलांना ती खायलाही आवडते.

अंदाजे चार-पाच व्यक्तींसाठी

या पाककृतीसाठी लागणारा वेळ - ३० मिनिटे

घटक द्रव्ये

बारीक रवा	५० ग्रॅम
तूप	१० ग्रॅम
साखर	१२५ ग्रॅम
केशर पूड	चिमूटभर
गरम दूध	१ लिटर

कृती

१. जाड बुडाच्या पातेल्यात मंद आचेवर, तूप गरम करून त्यावर रवा गुलाबीसर रंगाचा होईपर्यंत परतून घ्यावा.

२. त्यात दूध घालून एक उकळी आणावी व त्यात साखर व केशराची पूड घालून पुन्हा एक उकळी आणावी. हवे असल्यास यात बदामाचे काप घालता येतात.

याच प्रकारे तांदूळ, शेवया वगैरेंची खीर करता येते.

नारायण शिरा

हा शिरा चवीला तर छान लागतोच; पण तब्येतीसाठीही उत्तम असतो. सकाळी नाश्त्यासाठी किंवा जेवणात गोड म्हणून खाता येतो. मन व पोट दोघांनाही समाधानाची अनुभूती करून देणाऱ्या या 'नारायण शिऱ्या'ने शरीरशक्ती वाढायला मदत मिळते, रोगप्रतिकारशक्ती वाढते, स्मरणशक्ती व बुद्धी कार्यक्षम राहण्यास मदत मिळते व मन शांत राहते. घरातल्या सर्वांनाच हा 'नारायण शिरा' बाराही महिने कधीही खाता येईल असाच आहे. विशेषतः गर्भवती स्त्री बाळंतीण व लहान मुलांसाठी उत्तम होय.

या पाककृतीसाठी लागणारा वेळ - अर्धा तास

घटक द्रव्ये

रवा	१२५ ग्रॅम
तूप	१२५ ग्रॅम
साखर	१२५ ग्रॅम
दूध	अर्धा लिटर
बदाम	२५ ग्रॅम
वेलची	अर्धा चमचा
बेदाणे	२५ ग्रॅम
केशर पूड	पाव चमचा
केळ	१

कृती

१. जाड बुडाच्या पातेल्यात तूप गरम करून त्यात बदाम व बेदाणे तळून घेऊन बाहेर काढून घ्यावे.

२. त्याच तुपात रवा टाकून मंद आचेवर गुलाबीसर रंगावर खरपूस वास येईपर्यंत भाजून घ्यावा.

३. त्यात गरम केलेले दूध हळूहळू टाकावे. दूध टाकत असताना रवा फुलतो. म्हणून सर्व मिश्रण नीट हलवून पातेल्यावर झाकण ठेवून मंद आचेवर पाच मिनिटे ठेवावे. खाली करपणार नाही याची काळजी घ्यावी, गरज असल्यास खाली तवा ठेवावा.

४. त्यानंतर साखर, केशर पूड, बेदाणे व बदाम टाकून, व्यवस्थित हलवून मंद आचेवर ठेवावे. झाकणी ठेवून वाफ आल्यावर केळीचे काप टाकावेत आणि झाकून ठेवून दोन मिनिटांनी गॅस बंद करावा.

मूग डाळ शिरा

मुगाच्या डाळीत प्रथिने मोठ्या प्रमाणावर असतात. शिवाय ही डाळ पचायला हलकी असल्याने त्यातील प्रथिने शरीराकडून सहज स्वीकारली जाऊ शकतात. दूध व तूप घालून केलेला हा शिरा शक्तिवर्धक, शरीरातील सर्व धातूंना विशेषतः स्नायू व हाडांना पोषक असतो. गर्भवतीने व बाळंतिणीने हा शिरा खाल्ल्यास तिला स्वतःला तर हे सगळे फायदे मिळतातच; पण अनुक्रमे गर्भाला व अंगावरचे दूध पिणाऱ्या बालकालाही मिळतात. साधारण वर्षाच्या मुलालाही हा शिरा थोडा पातळ करून देता येईल.

अंदाजे ४-५ व्यक्तींसाठी

या पाककृतीसाठी लागणारा वेळ - अंदाजे ४५ मिनिटे

घटक द्रव्ये

मूगडाळ	१०० ग्रॅम
तूप	६० ग्रॅम
गरम दूध	४०० मिलिलिटर
साखर	१०० ग्रॅम
वेलची पूड	०.७५ ग्रॅम (अर्धा चमचा)

कृती

१. मुगाची डाळ धुवून साधारणपणे एक दीड तास पाण्यात भिजवावी. नंतर निथळून मिक्सरमध्ये वाटून घ्यावी.

२. जाड बुडाच्या पातेल्यात तूप घेऊन गरम झाल्यावर त्यावर वाटलेल्या मुगाच्या डाळीचा गोळा टाकून मंद आचेवर

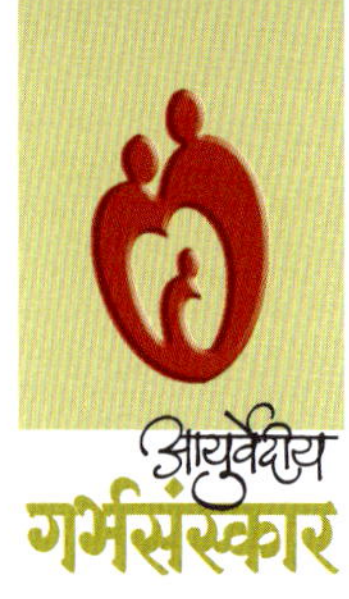

हलवत सोनेरी रंग व सुवास येईपर्यंत (सुमारे १५-२० मिनिटे) नीट हलवत परतावे.

३. यात हळूहळू गरम दूध टाकावे व नीट एकत्र करून पाच मिनिटे झाकून ठेवावे.

४. नंतर साखर व वेलची पूड टाकून व्यवस्थित हलवून मंद आचेवर ठेवावे.

५. वर झाकणी ठेवून वाफ येऊ द्यावी व गरम गरम शिरा वाढायला घ्यावा.

गाजर-मूगडाळ कोशिंबीर

गाजरात अ जीवनसत्त्व भरपूर प्रमाणात असते तर मुगाच्या डाळीतून प्रथिने मिळतात. गाजर व मूगडाळ पचायलाही हलके असल्यामुळे ही कोशिंबीर गर्भारपणात तसेच बाळंतपणानंतरही खाण्यास उत्तम होय. तसेच मूल संपूर्ण जेवण जेवायला लागले म्हणजे साधारण दोन अडीच वर्षांचे झाले की त्यालाही देता येते.

अंदाजे चार-पाच व्यक्तींसाठी

या पाककृतीसाठी लागणारा वेळ - अंदाजे ३० मिनिटे

साहित्य

गाजरे	१२५ ग्रॅम
मुगाची डाळ	२० ग्रॅम
चिरलेली कोथिंबीर	४ ग्रॅम
लिंबाचा रस	६ ग्रॅम (१ चमचा)
जिरे	३ ग्रॅम (१ चमचा)
नारळाचा चव किंवा खोबऱ्याचा कीस ३ ग्रॅम (१ चमचा)	
मीठ	३ ग्रॅम (अर्धा चमचा)
साखर	६ ग्रॅम (१ चमचा)
हिंग	०.७ ग्रॅम (पाव चमचा)
सुकी लाल मिरची	१
तूप	२ चमचे

कृती

१. मुगाची डाळ धुवून तीन-चार तास पाण्यात भिजत घालावी व नंतर निथळून घ्यावी.

२. गाजरे धुवून, साले काढून किसावी.

३. गाजराचा कीस, मुगाची डाळ, कोथिंबीर, नारळाचा चव या सर्वांचे एकत्र मिश्रण करावे.

४. छोट्या पळीत तूप तापवून जिरे, हिंग व सुक्या लाल मिरच्यांची फोडणी करून वरील मिश्रणावर घालावी.

५. मीठ, साखर, लिंबाचा रस घालून सर्व नीट एकत्र मिसळावे.

पालक-दुधी-मूगडाळ सूप

पालकामध्ये लोह (आयर्न) भरपूर असल्याने हे सूप गर्भारपणात व बाळंतपणानंतर विशेष उपयोगी असते. दुधी अतिशय पथ्यकर व त्रिदोषांना संतुलित करणारी असते तर मुगातही प्रथिने मोठ्या प्रमाणावर असतात. म्हणूनच गर्भारपणात व बाळंतपणानंतर घ्यायला हे सूप उत्तम असते, तसेच ८-१० महिन्याच्या बाळालाही देता येते. मात्र इतक्या छोट्या बाळाला देताना ते पूर्णपणे एकजीव करून घ्यावे.

अंदाजे पाच-सहा व्यक्तींसाठी

या पाककृतीसाठी लागणारा वेळ - अंदाजे ४० मिनिटे

घटक द्रव्ये

दुधी	१५० ग्रॅम
पालक	५० ग्रॅम
मूगडाळ	५० ग्रॅम
गरम पाणी	सव्वा लिटर
किसलेले आले	९ ग्रॅम (दीड चमचा)
मीठ	९ ग्रॅम (दीड चमचा) किंवा चवीनुरूप
साखर	३ ग्रॅम (अर्धा चमचा)
तूप	२ चमचे
हिंग	१.५ ग्रॅम (अर्धा चमचा)
जिरे	३ ग्रॅम (एक चमचा)
हळद	०.५ ग्रॅम (पाव चमचा)

नारळाचा चव/खोबऱ्याचा कीस	९ ग्रॅम (तीन चमचे)
सुकी किंवा हिरवी मिरची	१ (हवी असल्यास)
बारीक चिरलेली कोथिंबीर	३ ग्रॅम (दीड चमचे)

कृती

१. दुधी धुवून, साल काढून बारीक तुकडे करावेत. पालक निवडून, धुवून बारीक चिरावा.

२. मुगाची डाळ धुवून घ्यावी,

३. जाड बुडाच्या पातेल्यात तुपावर जिरे, हिंग, हळद, नारळ/खोबरे, मिरची घालून थोडा वेळ परतावे. नंतर त्यातच दुधी, चिरलेला पालक व मुगाची डाळ टाकून परतावे.

४. नंतर गरम पाणी टाकून मीठ, साखर व आले टाकून मुगाची डाळ व दुधी-गाजर शिजेपर्यंत उकळावे.

५. शिजल्यावर रवीने थोडे एकजीव करून घ्यावे व वरून कोथिंबीर टाकून वाढावे.

फार तिखट चवीची सवय नसल्यास यात मिरची टाकली नाही तरी चालते.

सूप म्हटले की आपल्या डोळ्यासमोर टोमॅटोचे सूप येते; पण ही मूळ कृती लक्षात ठेवून त्याप्रमाणे इतर भाज्या वापरून सूप बनवल्यास इतर अनेक स्वादिष्ट सूप बनवता येतील.

कुळीथ सूप

कुळीथ हे एक प्रकारचे कडधान्य असून पचायला हलके, वात व कफदोष शमवणारे असते. याने जाठराग्नीची ताकद वाढते. पोट तसेच मूत्रप्रवृत्तीही साफ व्हायला मदत मिळते. या पद्धतीने केलेले सूप रुचकर तर असतेच; पण तब्येतीसाठी हितकरही असते. कुळथामध्ये गर्भाशय आकुंचन करण्याचा विशेष गुणधर्म असल्यामुळे आयुर्वेदशास्त्रात हे सूप बाळंतपणानंतर स्त्रीसाठी उत्तम सांगितले आहे. पहिल्या सव्वा महिन्यात या पद्धतीने बनवलेले कुळीथ सूप अवश्य घ्यावे.

अंदाजे ४-५ व्यक्तींसाठी

या पाककृतीसाठी लागणारा वेळ - अंदाजे ३० मिनिटे

घटक द्रव्ये

कुळथाचे पीठ	५० ग्रॅम
तूप	३ चमचे
जिरे	३ ग्रॅम (१ चमचा)
हिंग	१.५ ग्रॅम (अर्धा चमचा)
हळद	१.५ ग्रॅम (पाऊण चमचा)
नारळाचा चव/ खोबऱ्याचा कीस	९ ग्रॅम (३ चमचे)
वाटलेली मिरची	१.५ ग्रॅम (पाव चमचा)
गरम पाणी	१ लिटर
मीठ	९ ग्रॅम (१.५ चमचा)
आमसूल	२-३ तुकडे
बारीक चिरलेली कोथिंबीर	३ ग्रॅम (१.५ चमचा)

कृती

१. जाड बुडाच्या पातेल्यात तुपावर जिरे, हिंग, हळद, नारळ/खोबरे, मिरची घालून थोडा वेळ परतावे.

२. या फोडणीवर गरम पाणी, मीठ व आमसूल घालून उकळी आल्यावर आच मंद करावी.

३. यातच वरून कुळथाचे पीठ गुठळ्या होणार नाहीत अशा बेताने हळूहळू भुरभुरावे व सुमारे ५-६ मिनिटे शिजू द्यावे.

४. बारीक चिरलेली कोथिंबीर घालून वाढायला घ्यावे.

पुदिना चटणी

यातील सर्व घटक द्रव्ये रुचकर व पचनाला मदत करणारी असल्याने गर्भारपणात मळमळ होऊन अन्न खायची खायची इच्छा होत नसताना जेवणात ही चटणी समाविष्ट करावी. बाळंतपणानंतरही अन्नपचन व्यवस्थित व्हावे या दृष्टीने हिचा जेवणात अंतर्भाव करता येईल.

या पाककृतीसाठी लागणारा वेळ - अंदाजे १० मिनिटे

घटक द्रव्ये

पुदिना	१० ग्रॅम
कोथिंबीर	१५ ग्रॅम
नारळाचा चव	१० ग्रॅम
हिरवी मिरची	७ ग्रॅम
लिंबाचा रस	२ चमचे
मीठ	६ ग्रॅम (एक चमचा)
साखर	५ ग्रॅम (एक चमचा)

कृती

१. पुदिना व कोंथिबीर निवडून व धुवून घ्यावी.

२. लिंबाचा रस सोडून इतर सर्व साहित्य मिक्सरमध्ये वाटून चटणी बनवावी (गरज असल्यास किंचित पाण्याचा शिपका मारावा).

३. शेवटी लिंबाचा रस मिसळावा व नीट एकत्र करून वाढायला घ्यावी.

मिश्र भाज्यांचा ठेपला

यात वापरलेल्या दुधी आणि गाजर या दोन्ही भाज्या पथ्यकर आणि अनेक जीवनसत्त्वांनी युक्त असतात. शिवाय यात फक्त गव्हाचाच वापर केलेला असल्याने आरोग्याच्या दृष्टीने हितकर असतात. सोबत हिंग, आले, हळद, कोथिंबीर वगैरे असल्याने हे ठेपले लागतातही छान आणि पचायलाही हलके असतात. हे ठेपले झटपट बनवता येतात आणि गरम गरम खाल्ल्यास अजूनच छान लागतात.

मूल संपूर्ण जेवण जेवायला लागले की हा ठेपला देता येतो व मुलालाही अतिशय आवडतो. मुलाला सहसा न आवडणाऱ्या पण आवश्यक असणाऱ्या भाज्या या ठेपल्याद्वारे देता येऊ शकतात. रुचिपालट म्हणून गर्भारपणातही हा ठेपला खाता येईल.

अंदाजे सात-आठ ठेपल्यांसाठी

या पाककृतीसाठी लागणारा वेळ - अंदाजे ४५ मिनिटे

घटक द्रव्ये

किसलेला दुधी व गाजर	२०० ग्रॅम
गव्हाचे पीठ	२५० ग्रॅम
कोथिंबीर चिरून	६ ग्रॅम (३ चमचे)
आल्याचा कीस	३ ग्रॅम (अर्धा चमचा)
तिखट	१ ग्रॅम (अर्धा चमचा)
हिंग	१.५ ग्रॅम (अर्धा चमचा)
हळद	१ ग्रॅम (अर्धा चमचा)
मीठ	९ ग्रॅम (१.५ चमचा)
साखर	९ ग्रॅम (१.५ चमचा)
दही	२-३ चमचे
तूप	आवश्यकतेप्रमाणे

कृती

१. गव्हाचे पीठ सोडून सर्व घटक एकत्र करावेत.

२. या मिश्रणात हळूहळू गव्हाचे पीठ घालून, आवश्यक असल्यास थोडेसे पाणी घालून, साधारण घट्टसर मळून घ्यावे. याचे सात-आठ गोळे बनवावेत.

३. ठेपला लाटून, तव्यावर दोन्ही बाजूंनी गुलाबीसर रंगावर तूप टाकून भाजावा.

असा गरम ठेपला लोणचे, चटणी, दही, लोणी किंवा जॅम वगैरेंबरोबर खावा.

सूचना – यात आवडीप्रमाणे व चवीत बदल होण्यासाठी पालक, मेथी, किसलेली झुकिनी वगैरे गोष्टीही घालता येतात.

बाळंतिणीची सुपारी

ओवा पचनाला मदत करतो तसेच गॅसेस होण्यासही प्रतिबंध करतो. तीळ गर्भाशयातील वात नाहीसा करून गर्भाशयाची शुद्धी करतात. बाळंतशेप स्तन्यवर्धन करते तसेच बालकाच्या पोटदुखीस प्रतिबंध करते. यातील बाकीच्याही सर्व गोष्टी पचनाला मदत करणाऱ्या व चविष्ट आहेत. बाळंतिणीने या पद्धतीने बनवलेली सुपारी रोज जेवणानंतर नीट चावून खावी.

या पाककृतीसाठी लागणारा वेळ - अंदाजे ३० मिनिटे

घटक द्रव्य

ओवा	५० ग्रॅम
तीळ	५० ग्रॅम
बडीशेप	५० ग्रॅम
बाळंतशेप	२५ ग्रॅम
खोबऱ्याचा कीस	५० ग्रॅम
धण्याची डाळ	५० ग्रॅम
ज्येष्ठमध चूर्ण	२५ ग्रॅम
लवंग चूर्ण	२.५ ग्रॅम
काळे मीठ	अंदाजे ५ ग्रॅम
लिंबू	१

कृती

१. काळे मीठ व लिंबाचा रस एकत्र मिसळून घ्यावे.

२. हे मिश्रण बडीशेप, बाळंतशेप, ओवा, तीळ यांना लावावे.

३. तव्यावर बडीशेप, बाळंतशेप, ओवा, तीळ व शेवटी किसलेले खोबरे मंद आचेवर वेगवेगळे भाजून घ्यावे.

४. गार झाल्यावर बडीशेप व बाळंतशेप मिक्सरमध्ये घालून जाडसर बारीक करावी. तसेच भाजलेला खोबऱ्याचा कीस हाताने थोडा कुस्करून घ्यावा.

५. शेवटी सर्व घटक एकत्र करून हवाबंद डब्यात ठेवावे.

सुंठीची गोळी

अंदाजे २० गोळ्यांसाठी

तयार करावयास लागणारा वेळ - अंदाजे १५ मिनिटे

साहित्य -

सुंठीचे चूर्ण	२० ग्रॅम
साजूक तूप	अंदाजे २० ग्रॅम
किसलेला गूळ	३० ग्रॅम

कृती

१. सुंठीच्या चूर्णात किसलेला गूळ घालून व्यवस्थित मिसळावे.

२. वरील मिश्रणात पातळ केलेले तूप टाकून साधारणपणे लहान सुपारीच्या आकाराच्या गोळ्या बनवाव्यात व हवाबंद डब्यात ठेवाव्यात.

यातील एक गोळी रोज सकाळी अनाशापोटी घ्यावी.

डिंकाचे लाडू

उत्तम प्रतीच्या डिंकाची तुपात तळून तयार केलेली लाही हाडे, पर्यायाने सांधे व पाठीची मजबूती वाढवणारी आहे. खारीकसुद्धा वात-पित्त-कफ या तिन्ही दोषांना संतुलित करणारी तसेच स्नायू व हाडांचे पोषण करणारी आहे. यातील बाकीच्या बदाम, काजू, पिस्ते वगैरे गोष्टीही वीर्य-शक्तिवर्धक व जीवनशक्तिपोषक आहेत. या सगळ्या गोष्टी शरीरात सहज पचण्यासाठी व शरीराकडून स्वीकारल्या जाण्यासाठी सुंठ, पिंपळी, केशरासारखी द्रव्येही यात घातलेली आहेत.

कॅलशियम व लोह पुरेशा प्रमाणात मिळावे, एकंदर स्टॅमिना टिकून राहावा व शरीरबांधा उत्तम राहावा यासाठी असा डिंकाचा लाडू बाळंतिणीने तर रोज सकाळी खावाच; पण गर्भवतीनेसुद्धा खाणे उत्तम होय.

वरील मिश्रणाचे साधारण ३०-३५ लाडू होतात.

या पाककृतीसाठी लागणारा वेळ - एक तास

घटक द्रव्ये

डिंक	२०० ग्रॅम
खारीक पूड	२०० ग्रॅम
खोबरे	१०० ग्रॅम
खसखस	१०० ग्रॅम
काजू	५० ग्रॅम
बदाम	५० ग्रॅम
पिस्ता	५० ग्रॅम
चारोळी	५० ग्रॅम

गूळ	३०० ग्रॅम
साखर	२०० ग्रॅम
सुंठ चूर्ण	२५ ग्रॅम
पिंपळी चूर्ण	२५ ग्रॅम
जायफळ चूर्ण	६ ग्रॅम (२ चमचे)
केशर चूर्ण	अर्धा ग्रॅम (पाव चमचा)
दूध	२५-३० मिलि (अंदाजे पाव कप)
तळण्यासाठी तूप	आवश्यकतेप्रमाणे

कृती

१. डिंकाचे फार मोठे खडे असल्यास, हलक्या हाताने कुटून डिंक थोडा बारीक करून घ्यावा, डिंकाचे खडे फार मोठे असल्यास तळताना आतमध्ये कच्चट राहतात व फार बारीक असल्यास जळून जातात.

२. काजू, बदाम, पिस्ते, चारोळी यांची मिक्सरमध्ये जाडसर भरड करून घ्यावी.

३. लोखंडाच्या कढईत खसखस भाजून घ्यावी, गार झाल्यावर मिक्सरमध्ये वा खलबत्त्यात जाडसर कुटून घ्यावी.

४. खोबरे किसून मंद आचेवर भाजून घ्यावे. गार झाल्यावर हातानेच थोडेसे कुस्करून घ्यावे.

५. लोखंडाच्या कढईत तूप गरम करून थोडा थोडा डिंक तळून घ्यावा व गार झाल्यावर हातानेच जरासा कुस्करून घ्यावा.

६. त्याच कढईत उरलेल्या तुपावर खारीक पूड भाजून घ्यावी.

७. मोठ्या परातीत किंवा पातेल्यात तळलेला डिंक, खारीक, खोबरे, काजू-बदाम-चारोळी-पिस्त्याची भरड, खसखस, सुंठ चूर्ण, पिंपळी चूर्ण, जायफळ चूर्ण एकत्र मिसळावे.

८. जाड बुडाच्या पातेल्यात गूळ, साखर व दूध टाकावे व मंद आचेवर ठेवावे. गूळ विरघळल्यानंतर पाकाला बुडबुडे यायला लागले की आचेवरून खाली उतरवून त्यात केशराची पूड टाकावी व केशर नीट मिसळल्याची खात्री करून घ्यावी.

९. याप्रमाणे तयार झालेल्या पाकात वरील सर्व मिश्रण हळूहळू टाकून कलथ्याने एकत्र करून, गरम असतानाच लाडू बांधावेत.

मेथीचे लाडू

मेथ्या बाळंतपणानंतर गर्भाशयाची शुद्धी करून त्याला प्राकृत स्थितीत आणण्यासाठी विशेष उपयुक्त असतात. याशिवाय स्तन्यशुद्धीसाठी तसेच बाळंतिणीचे वजन कमी करण्यासाठीही मदत करतात. या पाककृतीत सांगितल्याप्रमाणे मेथ्या तुपात भिजवून ठेवल्याने त्यातील रुक्षता व कडवटपणा कमी होतो. डिंक, बदाम, खसखस, गोडांबी वगैरे सर्व पौष्टिक द्रव्यांसमवेत बनवलेला हा मेथीचा लाडू बाळंतिणीच्या एकंदर आरोग्यासाठी उत्तम असतो.

अंदाजे २५-३० लाडूंसाठी

या पाककृतीसाठी लागणारा वेळ - १ तास

घटक द्रव्ये

मेथ्यांचे चूर्ण	७५ ग्रॅम
तूप	१०० ग्रॅम
तळण्यासाठी तूप	आवश्यकतेप्रमाणे
गव्हाचे पीठ	१५० ग्रॅम
पिठी साखर	४०० ग्रॅम
डिंक	२५ ग्रॅम
खसखस	५० ग्रॅम
बदाम	२५ ग्रॅम
काजू	२५ ग्रॅम
चारोळी	२५ ग्रॅम
पिस्ते	२५ ग्रॅम
गोडांबी	२५ ग्रॅम

कृती

१. लोणी कढवून केलेले तूप गरम असतानाच त्यात मेथ्यांचे चूर्ण आठ दिवस भिजवून ठेवावे रोज एकदा तरी खाली वर करावे.

२. बदाम, पिस्ते, गोडांबी, काजू, चारोळी यांची मिक्सरमध्ये जाडसर भरड करून घ्यावी.

३. लोखंडाच्या कढईत खसखस भाजून घ्यावी, गार झाल्यावर मिक्सरमध्ये वा खलबत्त्यात जाडसर कुटून घ्यावी.

४. डिंकाचे खडे फार मोठे असल्यास, हलक्या हाताने कुटून डिंक थोडा बारीक करून घ्यावा. डिंकाचे खडे फार मोठे असल्यास आतमध्ये कच्चट राहतात व फार बारीक असल्यास जळून जातात. लोखंडाच्या कढईत तूप गरम करून थोडा थोडा डिंक तळून घ्यावा व गार झाल्यावर हातानेच जरासा कुस्करून घ्यावा.

५. उरलेल्या तुपावर गव्हाचे पीठ गुलाबीसर रंगाचे होईपर्यंत भाजून घ्यावी.

६. परातीत भाजलेली गरम कणीक, तळलेला डिंक, बदाम-पिस्ता-काजू-चारोळी-गोडांबीची भरड, खसखस, मेथीचूर्ण व तुपाचे मिश्रण आणि पिठीसाखर एकत्र मिसळावे व लाडू बांधावे.

अहळीव लाडू

अहळीव व ओले नारळ स्तन्यवर्धक असल्यामुळे हे लाडू बाळंतपणात बाळ स्तन्यपान करत असताना अवश्य खावेत. यातील इतर सर्व घटकद्रव्येही स्त्री व बाळासाठी पोषक असतात.

अंदाजे २५-३० लाडूंसाठी

या पाककृतीसाठी लागणारा वेळ - ४० मिनिटे

घटक द्रव्ये

अहळीव	२५ ग्रॅम
गूळ	३०० ग्रॅम
बदाम	५० ग्रॅम
काजू	५० ग्रॅम
पिस्ते	५० ग्रॅम
जायफळ पूड	छोटा सपाट चमचा
नारळाचा चव	१०० ग्रॅम
नारळाचे पाणी / दूध	आवश्यकतेप्रमाणे

कृती

१. अहळीव पुरेशा नारळाच्या पाण्यात किंवा दुधात तीन-चार तास भिजवावे.

२. बदाम, पिस्ते, काजू यांची मिक्सरमध्ये जाडसर भरड करून घ्यावी.

३. फुगलेले अहळीव, नारळाचा चव व किसलेला गूळ जाड बुडाच्या पातेल्यात एकत्र करून मंद आचेवर ठेवून शिजवावे.

४. शिजत आल्यावर सुक्या मेव्याची भरड व जायफळ चूर्ण टाकून एकत्र करून, थोडे गार झाल्यावर लाडू वळावेत.

डिंकाचे लाडू, मेथीचे लाडू व अहळिवाचे लाडू या तिन्ही लाडूंमध्ये मुख्य घटकद्रव्यांसमवेत काजू, पिस्ता,चारोळी वगैरे सुका मेवा वापरलेला आढळतो. हे सर्व पदार्थ बाळंतिणीच्या आहारात असणे आवश्यक असते व हे लाडू सेवन केल्यास या सर्व घटकांचा सूतिकेच्या आहारात योग्य प्रमाणात समावेश होणे शक्य होते.

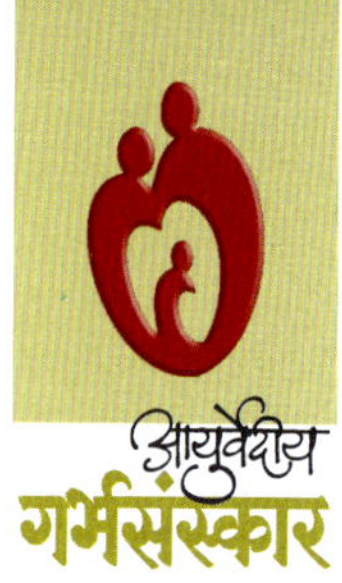

औषधी वनस्पतींची शास्त्रीय नावे

अगरू	Aquilaria agallocha
अडुळसा	Adhatoda vasika
अतिविषा	Aconitum heterophyllum
अनंतमूळ	Hemidesmus indicus
अशोक	Saraca indica
अश्वगंधा	Withania somnifera
आमसूल, कोकम	Garcinia purpurea
आवळा	Emblica officinalis
अहळीव	Lepidium sativum
उंबर	Ficus glomerata
ओवा	Carum copticum
कमळ	Nelumbium speciosum
कळलावी	Gloriosa superba
कवच, आत्मगुप्ता	Mucuna pruriens
काकडशिंगी	Rhus succedanea
काकोली	Zizyphus napica
कायफळ	Myrica nagi
कुटज, कुडा	Holarrhena antidysenterica
केशर	Crocus sativus
काळा बोळ, कोरफड, कुमारी	Aloe vera
कोष्ठकोळिंजन, कुष्ठ	Saussurea lappa
क्षीरकाकोली	Gymnema lactiferum
खसखस	Papaver somniferum
खारीक, खजूर	Phoenix dactylifera
गुग्गुळ	Balsamodendron mukul
गुडूची, गुळवेल	Tinospora cordifolia
गोक्षुर	Tribulus terrestris
गोरखमुंडी	Sphaeranthus hirtus

चंदन	Santalum album
चव्य	Piper chaba
चित्रक	Plumbago zeylanica
जाई	Jasminum grandiflorum
जायफळ	Myristica fragrans
ज्येष्ठमध	Glycyrrhiza glabra
डाळिंब-दाडिम	Punica granatum
डिंक	Acacia arabica
डिकेमाली	Gardenia gummifera
तमालपत्र	Cinnamonum iners
तीळ	Sesamum indicum
दारुहळद	Berberis aristata
दालचिनी	Cinnamomum cassia
दूर्वा	Cynodon dactylon
देवदार	Cedrus deodara
धणे	Coriandrum sativum
धायटी	Woodfordia floribunda
नागकेशर	Mesua ferrea
नागरमोथा	Cyperus rotundus
पद्मकाष्ठ	Prunus malus
पिंपळ	Ficus religiosa
पिंपळी	Piper longum
बदाम	Prunus amygdalus
बला	Sida cordifolia
बाळंतशेप	Peucedanum graveolens
बेहडा	Terminalia belerica
बोर	Zizyphus jujuba
ब्राह्मी	Herpestis monniera

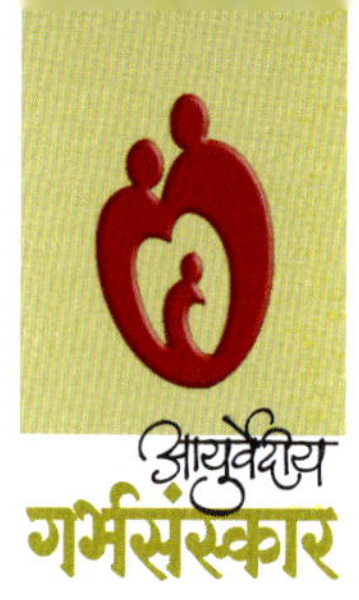

भोजपत्र	Betula bhojapattra
मंजिष्ठा	Rubia cordifolia
मदन	Randia dumetorum
मनुका, द्राक्षे	Vitis vinifera
मायफळ	Quercus infectoria
मिरी	Piper nigrum
मुरुडशेंग	Helicteres isora
मुसळी	Asparagus adscendens
मेथी	Trigonella foenum-graeceum
मोहरी	Brassica sp.
रक्तचंदन	Pterocarpus santalinus
लोध्र	Symplocos racemosa
वंशलोचन	Bambusa arundinacea
वड	Ficus bengalensis
वावडिंग	Embelia ribes
विदारी	Ipomoea digitata
वेखंड	Acorus calamus
वेलची	Elettaria cardamomum
शतावरी	Asparagus racemosus
शिंगाडा	Trapa bispinosa
शिरीष	Acacia speciosa
सागरगोटा	Caesalpinia bonduc
सुंठ	Zingiber officinale
हळद	Curcuma longa
हिरडा	Terminalia chebula

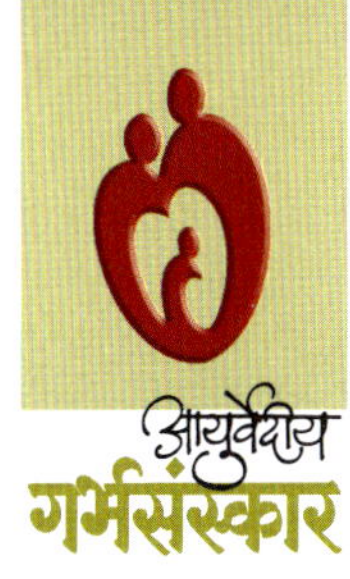

गर्भसंस्कारासाठी औषधे

संतुलन फेमिनाईन बॅलन्स आसव - स्त्रीचे स्त्रीत्व व हॉर्मोन्सचे संतुलन टिकवणे व प्रस्थापित करणे या दोन्ही गोष्टी महत्त्वाच्या असतात. अशोक, कुमारी, धायटी, लोध्र वगैरे वनस्पतींपासून बनवलेले आसव घेतल्यास पाळी नियमित येते; पाळीच्या वेळेला दुखणे, गाठी जाणे, रक्तस्राव कमी, काळपट वा फिकट असणे वगैरे सर्व त्रास कमी व्हायला मदत मिळते. पाळी येण्याअगोदर स्तन दुखणे, अंगावर सूज येणे, चिडचिड होणे वगैरे त्रासही दूर होतात, गर्भाशय व एकंदर स्त्रीप्रजननसंस्थेतल्या इतर अवयवांची शुद्धी होते व शक्ती वाढते.

प्रशान्त चुर्ण – गोक्षुर, पुनर्नवा वगैरे शुक्रपोषक व वीर्यवर्धक औषधांपासून तयार केलेला हा योग गर्भधारणेपूर्वी घेतल्यास बीज संपन्न होण्यास, तसेच स्त्रियांच्या बाबतीत गर्भाशय, बीजकोष वगैरे अवयवांची ताकद वाढण्यास मदत मिळते.

फेमिसॅन तेल – धायटी, दारुहळद, अशोक वगैरे वनस्पतींनी सिद्ध केलेले तेल स्त्रीआरोग्यासाठी एक साधा व प्रभावी उपाय आहे. तेलाचा पिचू म्हणजे थोडासा कापूस घेऊन त्यावर ७-८ थेंब तेल टाकावे व तो बोळा रात्री झोपण्यापूर्वी योनीभागी ठेवावा. रात्रभर कापूस तसाच राहून सकाळी उठल्यावर मूत्रविसर्जन करताना पडून जातो किंवा हाताने काढून टाकता येतो. वयाच्या १२-१३ व्या वर्षी ऋतुस्नात व्हायला सुरुवात झाली की अशा प्रकारच्या तेलाचा वापर सुरू करता येतो. प्रत्येक स्त्रीने महिन्यातील जमेल तितके दिवस कायम म्हणजे म्हातारपणापर्यंत वापरणे इष्ट असते. पाळीखेरीज इतर दिवस हे तेल नियमित वापरता येते. गर्भारपणात नवव्या महिन्यात हे तेल वापरले असता अपत्यमार्ग स्निग्ध होउन प्राकृत प्रसव व्हायला मदत मिळते. प्रसवानंतर व रक्तस्राव थांबल्यानंतर फेमिसॅन तेलाच्या नियमित वापराने गर्भाशय पूर्ववत व्हायला व प्रजनन संस्थेची ताकद वाढण्यास हातभार लागतो.

संतुलन शक्ती धूप - एरवी रोज सायंकाळी घरात, मंदिरात जो धूप केला जातो त्याचाही हेतू हवेतील जंतू नाश पावावेत हा असतोच परंतु 'संतुलन शक्ती धूप' हा भारतीय संस्कार व आयुर्वेदिक पद्धतीने सुचविलेल्या विशेष औषधी मिश्रणाचा तयार केलेला आहे. स्त्रियांसाठी खालून धुरी घेण्यासाठी बाळंतशेप, धायटी, वावडिंग वगैरे औषधी वनस्पतींपासून बनवलेला खास धूप स्त्रीप्रजननसंस्थेच्या एकंदर आरोग्यासाठी तसेच बाळंतपणानंतर योनी, गर्भाशय वगैरे अवयव पूर्ववत होण्यासाठी उत्तम आहे. योनी किंवा मूत्रमार्गातील इन्फेक्शन मुळापासून बरे करण्यासाठी तसेच अंगावरून पांढरे जाणे, योनीच्या ठिकाणी दाह होणे, खाज येणे वगैरे तक्रारींवर ही धूमचिकित्सा आयुर्वेदाने सांगितलेली आहे. एरवीही आरोग्य कायम राहण्याच्या दृष्टीने प्रत्येक स्त्रीने आठवड्यातून एक किंवा दोन वेळा घ्यावा. मात्र गर्भाशय किंवा मूत्रसंस्थेसंबंधी त्रास असल्यास धुपाचा उपयोग नियमित करावा.

धुरी घ्यायची पद्धत – निखाऱ्यावर दोन-तीन चिमूट धूप टाकावा व येणारा धूर योनीभागाला लागेल या पद्धतीने बसून किंवा उभे राहून धुरी घ्यावी. धुरी घेताना कंबरेभोवती चादर अशा प्रकारे लपेटावी की त्यामुळे येणाऱ्या सर्व धुराचा उपयोग होईल. धूर येणे थांबल्यास पुन्हा थोडासा धूप टाकावा. याप्रमाणे साधारण पाच मिनिटे धूप घ्यावा. हा धूप बाळंतपणानंतरही पाळी पुन्हा सुरू होईपर्यंत नियमित घेता येतो, याने गर्भाशय पूर्ववत होण्यास मदत मिळते.

संतुलन पुरुषम् तेल - अश्वगंधा, कुष्ठ, मुस्ता

वगैरे वनस्पतींनी सिद्ध केलेले तेल पुरुषाच्या प्रजननसंस्थेचे आरोग्य टिकून राहण्यासाठी उत्तम असते. आंघोळीनंतर दोन-तीन थेंब तेल हलक्या हाताने जननेंद्रिय व वृषणावर लावायचे असते. शुक्रदोष, लैंगिक अशक्तता, मूत्रमार्गातील किंवा शुक्रवाहिन्यातील दोष, इन्फेक्शन, स्वप्नदोष, अकाली वीर्यस्खलन, मधुमेही रुग्णांना होणाऱ्या अशा प्रकारचे त्रास वगैरेसाठी असे तेल नियमित वापरण्याने फायदा होतो. एरवीसुद्धा एकंदर आरोग्य टिकून राहण्यासाठी आठवड्यातून दोन-तीन वेळा वापरणे चांगले. या मार्गदर्शनानुसार संतुलन पुरुषम् तेल तयार केलेले आहे.

व्हिटासॅन – पुरुषांमधे शुक्राणूंची संख्या अल्प असल्यास, शुक्राणूंची ताकद, मोटिलिटी कमी असल्यास किंवा अकाली वीर्यस्खलन सारखे त्रास असल्यास आयुर्वेदाने अनेक औषधे सुचविलेली आहेत. वैद्यांच्या सल्ल्याने औषध वापरावे.

संतुलन युरिकूल – मूत्राशयसंबंधीच्या विकारांकरिता किंवा जंतुसंसर्गाने वेदना सूज वगैरे असल्यास व मूत्र साफ होण्यासाठी विशेष उपयोगी.

संतुलन युरिक्स - उन्हाळी लागल्याचा त्रास किंवा दाह, वेदना, कंड वगैरे मूत्रमार्गाचा त्रास होत असल्यास युरिकूल बरोबर युरिक्स हे औषध लिंबाच्या सरबतातून घेता येते.

मॅरोसॅन - उत्तम प्रतीचा डिंक, बदाम, गोडांबी, मुसळी वगैरे धातूपोषक द्रव्यांनी तयार केलेले हे रसायन वीर्यशक्ती व शुक्रशक्ती वाढवण्यासाठी उत्तम असते. त्यामुळे मूल हवे असे ठरवल्यावर स्त्री-पुरुषांनी किमान दोन महिने हे रसायन अवश्य घ्यावे. याने बीज संपन्न व्हायला व गर्भधारणा व्हायला हातभार लागतो. तसेच स्त्रीने संपूर्ण गर्भारपणात व बाळंतपणानंतर किमान तीन महिने हे रसायन नियमित घेण्याने गर्भाचा विकास व्यवस्थित होतो व स्त्रीला कंबरदुखी, ऑस्टीओपोरोसिस सारखे त्रास सहसा होत नाहीत.

संतुलन धात्री रसायन - आवळा, मनुका, कुष्मांड वगैरे रसायनस्वरूप व शीतल गुणधर्माच्या वनस्पतींपासून तयार केलेले हे रसायन रक्तवृद्धी होण्यास व शरीरशक्ती वाढण्यास हातभार लावते, विशेषतः मेंदूची शक्ती वाढवणारे खास मेध्य रसायन आहे.

च्यवनप्राश – धातुपोषक, वीर्यवर्धक आवळा, अश्वगंधा, विदारीकंद वगैरे वनस्पतींपासून तयार केलेला हा अवलेह गर्भधारणेपूर्वी घेतल्यास बीजसंपन्नतेस मदत करतो, गर्भारपणात घेतल्यास गर्भविकासास हातभार लावतो.

संतुलन सूर्यप्राश (अमरप्राश) - हे अधिक गुणवत्ता असलेले रौप्य-सुवर्णमिश्रित च्यवनप्राश रसायनासारखे रसायन आहे .

संतुलन अशोकादि घृत - अशोक, शतावरी, जिरे वगैरे गर्भाशयाची शुद्धी व पोषण करणाऱ्या वनस्पतींनी सिद्ध केलेले हे घृत स्त्रीने गर्भधारणेपूर्वी साधारण २-३ महिने घेणे उत्तम असते. याने गर्भधारणा होण्यास व नऊ महिने गर्भ टिकण्याच्या दृष्टीने मदत मिळते. गर्भपात झालेला असल्यास गर्भाशयाची ताकद वाढविण्यासही उपयोगी असते.

सॅन रोझ - देशी गुलाबाच्या पाकळ्यांपासून बनवलेल्या गुलकंदामध्ये प्रवाळ भस्म, सुवर्णमाक्षिक भस्म, अभ्रक भस्म वगैरे द्रव्ये मिसळून तयार केलेले 'सॅन रोझ' स्त्रीसाठी उत्तम रसायन होय. यामुळे शरीराला ताकद मिळते, हाडे मजबूत होतात, रक्त व हिमोग्लोबिन वाढते, केस गळणे, अशक्तता वगैरे तक्रारींना प्रतिबंध होतो. गर्भधारणेपूर्वी, गर्भारपणात तसेच बाळंतपणात वापरण्यास उत्तम. शांती रोझ सेवन केल्यास गर्भाचा वर्ण उजळायला मदत मिळते व त्वचारोगास प्रतिबंध होतो.

(अ) संतुलन शतावरी कल्प, (ब) शतानंत, (क) शतदाम, (ड) शतावरीसॅन, (प) शतावरी चूर्ण - स्त्रीच्या एकंदर आरोग्यासाठी उत्तम रसायन म्हणजे शतावरी कल्प. विशेषतः संपूर्ण गर्भारपणात व बाळंतपणानंतर बाळ अंगावर दूध पीत असेपर्यंत सुमारे दोन चमचे कल्प कपभर दुधात घालून नियमित घ्यावा. शतावरीमुळे हॉर्मोन्स संतुलित राहायला मदत होते. गर्भाचा शारीरिक व बौद्धिक विकास व्यवस्थित होतो, स्तन्य पुरेशा प्रमाणात तयार होते व स्त्रीचा शरीरबांधा व्यवस्थित राहायला मदत मिळते. 'संतुलन शतावरी कल्पा'त उत्तम प्रतीची शतावरी असून बरोबरीने अश्वगंधा, गोक्षुर, केशर, वेलची, दालचिनी वगैरे घटक द्रव्ये आहेत. शतानंत

कल्पात शतावरीच्या बरोबरीने अनंत ही वर्ण्य व पित्तशामक वनस्पती असते तर शतदाम कल्पामध्ये मेध्य व बुद्धिवर्धक बदाम असतो. शतावरीसॅन गोळी किंवा शतावरी चूर्ण घेतल्यासही काही फायदे मिळू शकतात.

संतुलन अमृतशतकरा - पंचामृतात किंवा दुधात रोज एक चमचा अमृतशतकरा घेणे हितावह असते. शतावरी, केशर, सुवर्णवर्ख वगैरे द्रव्यांपासून बनवलेल्या अमृतशतकरामुळे शुक्रधातूचे पोषण होते, रक्तधातूची वृद्धी व शुद्धी होते तसेच रोगप्रतिकारशक्ती व उत्साह वाढतो. गर्भारपणात नियमित घेतल्यास गर्भाच्या मेंदू, हृदय वगैरे महत्त्वाच्या अवयवांची जडणघडण व्यवस्थित व्हायला तसेच गर्भ बुद्धी-मेधा-स्मृती-प्रज्ञासंपन्न व्हायला मदत मिळते. अमृतशतकरा नियमित घेतल्याने रक्तधातूचे पोषण होऊन गर्भाची त्वचा सतेज व उजळायला मदत होते. यातील केशराने गर्भवतीला वेळेवर प्रसव होण्यास व बाळंतपणानंतर गर्भाशय प्राकृत स्थितीला येण्यास मदत मिळते. अंगावर पाजणाऱ्या आईने अमृतशतकरा नियमित घेतल्यास बाळाचा एकंदर विकास, लक्षणीय असतो व त्याची एकंदर तेजस्विता वाढते.

संतुलन पित्तशांती - प्रवाळभस्म, मोतीभस्म, गुडूची सत्त्व वगैरे शीतल गुणधर्माच्या द्रव्यांपासून बनवलेली 'संतुलन पित्तशांती' ही गोळी शरीरातील पित्त व उष्णता कमी करून डोकेदुखी व मायग्रेनही कमी करते, तसेच शरीराला कॅलशियमही पुरेशा प्रमाणात मि ळू शकते. या औषधाच्या नियमित सेवनाने हाडे मजबूत राहतात. अर्थात, गर्भ राहण्यापूर्वी, गर्भारपणाचे नऊ महिने व नंतर बाळंतपणात पित्तशांतीच्या सेवनाने गर्भाच्या अस्थिधातूची वाढ व्यवस्थित होते व गर्भिणीसही फायदा होतो.

कॅल्सिसॅन – गर्भारपणात कॅलशियमची जी विशेष आवश्यकता असते, ती पूर्ण होण्यासाठी कॅल्सिसॅन या गोळ्या उत्तम होत. कॅल्सिसॅन औषधात नैसर्गिक कॅलशियम असल्याने याचा शरीरात उष्णता वाढणे वगैरे कोणताही दुष्परिणाम होत नाही, उलट ते शरीरात सहजपणे व संपूर्णतः स्वीकारले जाते. साहजिकच हाडांच्या दुर्बलतेसाठी (ऑस्टिओ पोरोसिसमध्ये) या औषधाचा उपयोग होतो.

(अ) संतुलन लोहितप्लस, (ब) संतुलन रूधिरा- सुवर्णमाक्षिक भस्म, मंडूर भस्म, ताप्यादि लोह वगैरे द्रव्यांपासून बनवलेल्या 'संतुलन रुधिरा'मुळे रक्तातील सर्व पेशींचे प्रमाण योग्य रहायला मदत मिळते व हिमोग्लोबिनचे प्रमाण चांगले राहते. 'संतुलन लोहित प्लस'ने लोह (आयर्न) योग्य प्रमाणात मिळाल्याने रक्तवृद्धी व्हायला मदत मिळते. 'संतुलन रुधिरा' किंवा 'संतुलन लोहितप्लस' नियमित घेतल्याने स्त्रीची एकंदर शक्ती व्यवस्थित राहायलाही मदत मिळते.

(अ) ब्रह्मलीन घृत, (ब) सॅनब्राह्मी – ब्राह्मी व इतर अनेक बुद्धिवर्धक व मेंदूच्या आरोग्यासाठी उपयुक्त द्रव्यांनी सिद्ध केलेले ब्रह्मलीन घृत सर्वच व्यातील स्त्री-पुरुषांना व विशेषतः चाळिशीनंतर अत्यंत उपयुक्त घृत आहे. गर्भारपणात घेतल्यास बाळ, बाळंतीण दोघांनाही फायदा होतो. ब्राह्मी ही वनस्पती बुद्धी, स्मृतिवर्धक असल्याने गर्भारपणात घेण्यास उत्तम असते. सोयीचे म्हणून सॅनब्राह्मी गोळ्या घेण्यानेही काही फायदे मिळतात.

(अ) अनंतसॅन, (ब) मंजिष्ठासॅन – गर्भाच्या त्वचेच्या आरोग्यासाठी उपयुक्त गोळ्या. अनंतसॅनमुळे गर्भाची त्वचा नितळ व तेजःपुंज व्हायला मदत मिळते तर मंजिष्ठासॅन घेतल्याने वर्ण उजळायला मदत मिळते.

जीवनसॅन – सर्व प्रकारच्या शारीरिक कमजोरीत एकंदर जनरल टॉनिक म्हणून वापरल्यास जीवनसॅन हे अत्यंत उपयोगी औषध आहे. गर्भाचे पोषण योग्य प्रकारे होण्यासाठीही, विशेषतः गर्भोदकाचे प्रमाण वगैरे व्यवस्थित राहण्यासाठी उपयुक्त.

गुलकंद स्पेशल - प्रवाळयुक्त गुलकंद शरीरातील अतिरिक्त उष्णता कमी करण्यास, शौचाला साफ होण्यास व डोळ्यांची रखरख कमी करण्यास अत्यंत उपयुक्त असतो. गर्भारपणात व बाळंतपणात गुलकंद आवर्जून घ्यावा.

(अ) सॅनपित्त सिरप, (ब) दाडिमावलेह – गर्भवतीला पहिल्या तीन महिन्यात होणाऱ्या उलट्या, मळमळ, अरुची वगैरे त्रासावर घेण्यास सॅनपित्त सिरप उपयुक्त असते. दाडिमावलेह घेण्यानेही पित्तशमन होऊन

यासारखे त्रास कमी होतात.

संतुलन अन्नयोग - लवणलिंबूयुक्त अन्नयोग या गोळ्या घेतल्या असता पचनास मदत मिळते व ॲसिडिटी, गॅसेस वगैरे त्रास सहसा होत नाहीत.

संतुलन पादाभ्यंग घृत - शरीरात वाढणारी कडकी व अतिरिक्त उष्णता डोळ्यांची आग, तळपायाची व तळहाताची आग असा त्रास होत असताना काशाच्या वाटीने पादाभ्यंग घृत तळपायाला चोळल्याने फायदा होतो. मधुमेहात पायातील नसा दुर्बल होतात व जेव्हा शरीरातील प्रतिकारशक्ती कमी होते तेव्हाही पादाभ्यंगाचा उपयोग होतो. तसेच गर्भारपणात व बाळंतपणानंतर एकूणच आरोग्याचा दृष्टीने पादाभ्यंग करणे चांगले.

संतुलन सुहृद तेल - गर्भारपणात स्तनशैथिल्य येण्याची शक्यता असते तसेच स्तन्य म्हणजे दूध बाळाला व्यवस्थित व सहज पिता यावे अशी अपेक्षा असते. स्तनावरती त्वचा सुरकुतलेली असणे किंवा स्तनांची योग्य वाढ न होणे वगैरे गोष्टी नसाव्यात. गोरखमुंडी, धायटी, कासीस वगैरे द्रव्यांनी सिद्ध केलेले हे तेल स्तनांच्या मसाजसाठी नित्य नियमाने वापरता येते. गर्भारपणात व बाळंतपणात याचा विशेष उपयोग होतो.

संतुलन रोझ ब्युटी तेल - चंदन, गुलाब, केशर वगैरे त्वचेला पोषक द्रव्यांनी सिद्ध केलेले तेल गर्भारपणात पोटावर लावल्यास पोटाची त्वचा ताणली गेल्यामुळे नंतर येणाऱ्या स्ट्रेच मार्कस्‌चे प्रमाण खूप कमी होते तसेच खाज कमी होते. बाळंतपणानंतरही हे तेल पोटावर लावल्यास स्ट्रेच मार्कस् कमी होतात. शिवाय शिथिल झालेली त्वचा पुन्हा पूर्ववत घट्ट व्हायला हातभार लागतो. सिझेरियन झाल्यावर टाके काढल्यावर जखमेचा व्रण पुसट होण्यासाठी हेच तेल नियमित लावण्याचा फायदा होतो. स्त्रीचे किंवा बाळाचे पोट दुखत असताही हे तेल हलक्या हाताने जिरवल्यास लगेच बरे वाटते.

संतुलन कुंडलिनी तेल - चंदनबलालाक्षादि तेलासारखे हे तेल मेरुदंडातील शक्ती वाढवण्यासाठी व एकंदर पाठीचा कणा नीट राहण्यासाठी उत्तम असते. गर्भारपणात तिसऱ्या महिन्यानंतर कंबर-पाठीवर हे तेल हलक्या हाताने खालून वर जिरवल्यास कटिविवरातील सांधे लवचिक राहतात, ज्यामुळे सुलभ प्रसूतीची पूर्वतयारी होते, गर्भारपणात किंवा बाळंतपणानंतर कंबरदुखी, पाठदुखी वगैरे त्रासांना प्रतिबंध होतो.

संतुलन अभ्यंग तेल - अनेक वातशामक द्रव्यांनी सिद्ध केलेले असल्याने त्वचेवर हलक्या हाताने जिरवल्यास आतपर्यंत जिरते. यामुळे अगदी थोड्या प्रमाणात वापरले तरी शरीराच्या लहानातल्या लहान पेशीपर्यंत पोचून त्यातील विषद्रव्य दूर करते व संपूर्ण शरीराला स्निग्धता देते, लवचिकता प्रदान करते व एकंदर शरीरशक्ती वाढवते. अभ्यंग तेलाने वातदोष संतुलित राहतो, शरीरशक्ती व एकंदर काम करण्याची क्षमता वाढते, त्वचा शुद्ध होते व उजळते. शरीरातील विषद्रव्ये कमी झाल्याने उत्साह व रोगप्रतिकारशक्ती वाढते.

'अभ्यंग (एस्.-तीळ) तेल' बाळंतपणानंतर वातदोष संतुलित करण्यासाठी उत्तम असते. याच्या नियमित वापराने शरीरबांधा व्यवस्थित राहतो, अतिरिक्त चरबी साठत नाही व साठली असल्यास झडायला मदत होते. गर्भवतीने तिसऱ्या महिन्यानंतर हे तेल लावण्यास सुरुवात करावी. शेवटच्या तीन महिन्यात नियमित लावावे. प्रसूतीनंतर वर्षभर हे तेल अंगाला लावून छान मसाज करून घ्यावा, प्रसूतीनंतरचे पहिले तीन महिने तर तेल लावून औषधी धुरीही घ्यावी.

संतुलन बाळंत लेप - प्रसव प्राकृत, सहज व लवकरात लवकर होण्यासाठी हा लेप असतो. कळा यायला लागल्या की हा तयार लेप स्त्रीच्या बेंबीभोवती लावायचा असतो. याने सहसा कोणतीही समस्या न उद्भवता प्रसव होतो.

लॅक्टोसॅन - बा ळंतपणानंतर स्तन्योत्पत्ती पुरेशा प्रमाणात व दीर्घकाळ होण्यासाठी उपयुक्त. म्हणजेच बाळाला अंगावरचे दूध व्यवस्थित मिळावे ही अपेक्षा.

सॅन मसाज पावडर - नागरमोथा, हळद, अनंतमूळ, चंदन वगैरे वर्ण्य द्रव्यांपासून तयार केलेले हे उटणे. हे उटणे बाळंतपणानंतर वाढलेला वात कमी करण्यासाठी आंघोळीच्या वेळेला वापरता येते. याने अतिरिक्त चरबी कमी व्हायलाही मदत मिळते, विशेषतः पोटावरील स्ट्रेच मार्कस् व सैल पडलेली त्वचा शक्य तेवढी पूर्ववत होण्यासाठी उपयुक्त

असते. गर्भारपणातही हे उटणे तिसऱ्या महिन्यापासून वापरल्यास स्ट्रेच मार्कस् यायचे प्रमाण कमी होते.

संतुलन बेबी मसाज तेल - बालकाच्या कोमल त्वचेला साजेसे आणि एकंदर शरीरपोषणाला मदत करणारे हे तेल बालकाच्या अभ्यंगासाठी उत्तम असते. याच्या नियमित वापराने बाळाची प्रतिकारशक्ती उत्तम राहते आणि एकंदर विकासाला हातभार लागतो. बेबी मसाज तेलाच्या ऐवजी संतुलन अभ्यंग (सी) तेल वापरले तरी चालते.

संतुलन बेबी मसाज पावडर - बाळाच्या कोमल व नाजूक त्वचेची काळजी घेण्यासाठी हे खास उटणे आहे. अनंतमूळ, गुलाबाच्या पाकळ्या, चंदन व जातकर्मसंस्कारात सांगितलेल्या अष्टगंधातील काही खास द्रव्यांपासून तयार केलेले हे उटणे आंघोळीच्या वेळेला साय किंवा दुधात मिसळून बाळाच्या अंगाला लावावे. याने त्वचा उजळते, पुरळ, रॅश, ॲलर्जी वगैरे त्रास होत नाहीत व साबणातील रासायनिक द्रव्यांमुळे होऊ शकणारा अपाय टाळता येतो.

संतुलन टेंडरनेस धूप - लहान मुलांसाठी धुरी. ओवा, जटामांसी, गुग्गुळ वगैरे जंतुघ्न व सुगंधी द्रव्यांपासून बनवलेल्या संतुलन टेंडरनेस धुपाची धुरी लहान मुलांना आंघोळीनंतर नियमित दिल्यास, सहसा लहान मुलांना होणारा सर्दी-खोकला, ताप किंवा कोणत्याही प्रकारचा जंतुसंसर्ग टाळता येऊ शकतो. या औषधी धुपामुळे मुलांच्या श्वसनसंस्थेचे बल वाढते. बालदमा, डांग्याखोकला वगैरे त्रासदायक व चिवट रोगांचाही प्रतिबंध होतो. या धुपात आयुर्वेदोक्त अशी काही द्रव्ये आहेत की ज्यांची धुरी सर्वांगाला लागल्याने मुलांच्या शरीरविकासासाठी हातभार लागतो. धुरामुळे मूल घुसमटणार नाही हे पाहावे व त्या प्रमाणात थोडा थोडा धूप घालावा.

सॅन अंजन (ब्लॅक) - आयुर्वेदिक पद्धतीने तयार केलेले म्हणजे तुपाचे निरांजन लावून जमलेली काजळी एकत्र करून त्यावर त्रिफळा, दारुहळद वगैरे दृष्टीला हितावह द्रव्यांचा संस्कार करून तयार केलेले 'सॅन अंजन (ब्लॅक)' लहान मुलांच्या डोळ्यांना व दृष्टीला जणू वरदानच होय. हे काजळ स्वच्छ बोटांनी नवजात बालकालाही घालता येते. याने डोळ्यांचे आरोग्य टिकायला मदत होते शिवाय डोळे तेजस्वी होतात. बाळाला दृष्ट लागू नये म्हणून गालावरही थोडेसे लावता येते.

संतुलन चैतन्य कल्प - अश्वगंधा, कवच बी, विदारी, सुंठ वगैरे शरीरपोषक व सप्तधातूपोषक द्रव्यांनी तयार केलेला हा कल्प मुलांच्या वाढत्या वयात उत्तम पूरक असतो. याने स्नायूंची ताकद वाढण्यास, हाडे मजबूत होण्यास मदत मिळते. मेंदूची ताकद वाढल्याने बौद्धिक विकासालाही हातभार लागतो.

संतुलन बालामृत - केशर, सुवर्ण वर्ख, वेखंड, शतावरी, गुळवेल, खडीसाखर वगैरे द्रव्यांपासून तयार केलेले 'संतुलन बालामृत' बालकासाठी अमृतोपम रसायन असते. बोटाला मध लावून पावडरमध्ये बुडवल्यावर जेवढी पावडर बोटाला लागेल तेवढी देण्यास सुरुवात करावी. सहा महिन्यांनंतर थोडे प्रमाण वाढवून वयाप्रमाणे प्रमाण वाढवत न्यावे. असे 'संतुलन बालामृत' दिवसातून एकदा नियमित चाटवावे. याने बाळाच्या मेंदूला पोषण मिळून प्रज्ञासंपन्नता म्हणजे बुद्धी, स्मरणशक्ती व आकलनशक्तीचा यथायोग्य विकास होण्यास मदत मिळते; रोगप्रतिकारशक्ती उत्तम राहते. सर्दी, खोकला, ताप वगैरे त्रासाला प्रतिबंध होतो; कांती उजळते व बालक आरोग्यसंपन्न व तेजस्वी व्हायला मदत मिळते.

संतुलन बाल हर्बल सिरप - विडंग, सुंठ, पिंपळी, शृंगी वगैरे वनस्पती द्रव्यांपासून बनवलेले हे सिरप बालकाच्या पचनसंस्थेवर कार्य करते. याने भूक व्यवस्थित लागते, पचन सुधारते, जंत होण्याची प्रवृत्ती कमी होते व अन्न अंगी लागून तब्येत सुधारण्यास मदत मिळते. शिवाय हे सिरप गोड असल्याने मुले आवडीने घेतात.

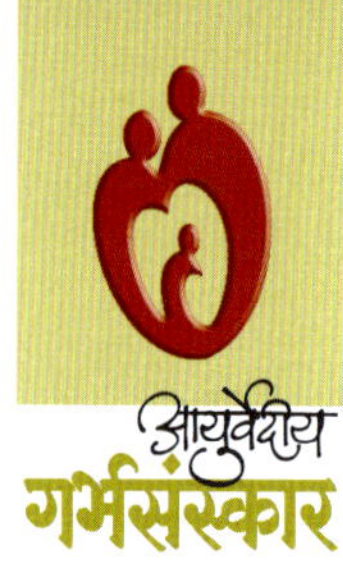

अन्न औषधी व रसायने

गर्भधारणेपूर्वी उपयुक्त आयुर्वेदिक योग -

संतुलन फेमिनाईन बॅलन्स आसव, प्रशांत, फेमिसॅन तेल, संतुलन शक्ती धूप, संतुलन युरीकूल, संतुलन युरिक्स, मॅरोसॅन, संतुलन धात्री रसायन, च्यवनप्राश / संतुलन सूर्यप्राश (अमरप्राश), संतुलन अशोकादि घृत, सॅन रोझ (शांती रोझ), संतुलन शतावरी कल्प / शतानंत / शतदाम / शतावरीसॅन / शतावरी चूर्ण, संतुलन अमृतशतकरा, संतुलन सुहृद तेल, संतुलन पुरूषम् तेल, व्हिटासॅन

गर्भारपणात गर्भवती स्त्रीने वापरावेत असे आयुर्वेदिक योग –

मॅरोसॅन, संतुलन धात्री रसायन, च्यवनप्राश / सूर्यप्राश (अमरप्राश), सॅन रोझ (शांती रोझ), संतुलन शतावरी कल्प / शतानंत / शतदाम / शतावरीसॅन / शतावरी चूर्ण, संतुलन अमृतशतकरा, संतुलन पित्तशांती, कॅल्सिसॅन, संतुलन रुधिरा / संतुलन लोहितप्लस, ब्रह्मलीन घृत / सॅनब्राह्मी, अनंतसॅन / मंजिष्ठासॅन, जीवनसॅन, गुलकंद स्पेशल, सॅनपित्त सिरप / दाडिमावलेह, अन्नयोग, संतुलन पादाभ्यंग घृत, संतुलन सुहृद तेल, संतुलन रोझ ब्युटी तेल, संतुलन कुंडलिनी तेल, संतुलन अभ्यंग (एस्.-तीळ) तेल, सॅन मसाज पावडर.

बाळंतपणात उपयुक्त आयुर्वेदिक योग –

फेमिसॅन तेल, संतुलन शक्ती धूप, मॅरोसॅन, संतुलन शतावरी कल्प / शतानंत / शतदाम / शतावरीसॅन / शतावरी चूर्ण, संतुलन फेमिनाईन बॅलन्स आसव, संतुलन अमृतशतकरा, संतुलन पित्तशांती, कॅल्सिसॅन, संतुलन रुधिरा / संतुलन लोहित प्लस, गुलकंद स्पेशल, अन्नयोग, संतुलन पादाभ्यंग घृत, संतुलन सुहृद तेल, संतुलन रोझ ब्युटी तेल, संतुलन कुंडलिनी तेल, संतुलन अभ्यंग (एस्. तीळ) तेल, लॅक्टेसॅन, सॅन मसाज पावडर.

बालकासाठी उपयुक्त आयुर्वेदिक योग – संतुलन बेबी मसाज तेल, संतुलन बेबी मसाज पावडर, संतुलन टेंडरनेस धूप, सॅन अंजन (ब्लॅक), संतुलन चैतन्य कल्प, संतुलन बालामृत, संतुलन बाल हर्बल सिरप

संदर्भ ग्रंथ

- काश्यप संहिता
- चरक संहिता
- सुश्रुत संहिता
- अष्टांगहृदय
- अष्टांगसंग्रह
- योगरत्नाकर
- भावप्रकाश
- शारंगधर संहिता
- भैषज्य रत्नावली
- रसयोगसागर
- संतुलन क्रियायोग
- हठयोग प्रदीपिका
- टेक्स्टबुक ऑफ ऑबस्टेट्रिक्स - डी. सी. दत्ता
- शॉज् टेक्स्टबुक ऑफ गायनेकोलॉजी
- डॉरलॅन्डस् मेडिकल डिक्शनरी
- ग्रेज् ॲनाटॉमी

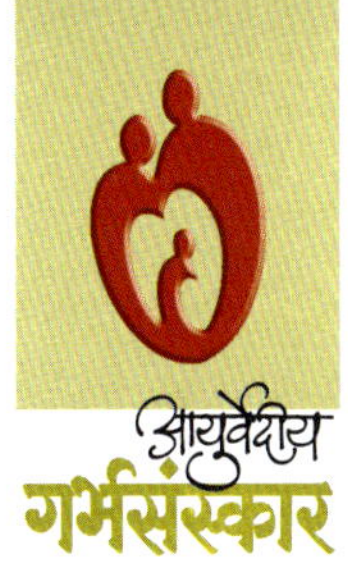

डॉ. श्री बालाजी तांबे यांचे म्युझिक अल्बमस्

रोग, शरीरातील शक्तिकेंद्रे व अवयव यांच्यावर परिणाम साधणारे शास्त्रशुद्ध स्वास्थ्यसंगीत

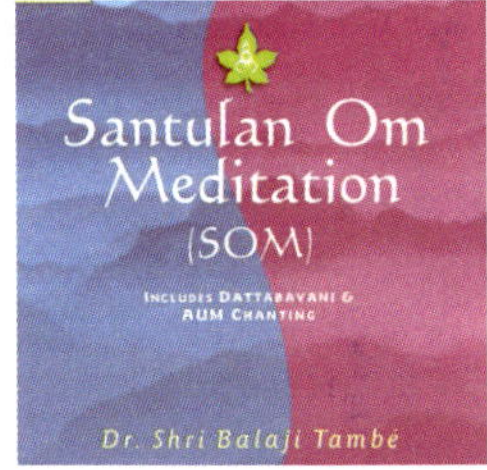

संतुलन मेडिटेशन (सोम ध्यान)

दैनंदिन प्रार्थना, ध्यान व ॐकार गूंजनासाठी उपयुक्त. शारीरिक, मानसिक संतुलन, अध्यात्मिक प्रगती आणि दैनंदिन जीवनात सुख, समृद्धी व शांतीसाठी उपयुक्त. घोरकष्टोद्धरणस्तोत्रम् , नवग्रहस्तोत्रम् , देवीस्तोत्रम् , दत्तबावनी इ. समाविष्ट.

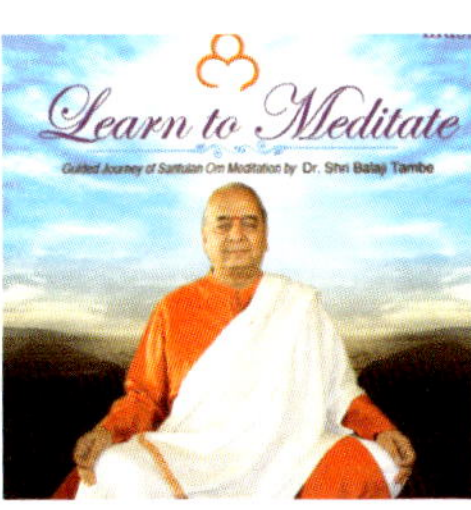

लर्न टू मेडिटेट

संतुलन ॐ मेडिटेशन (सोम ध्यान) कसे करावे याचे मार्गदर्शन करणारी सीडी. ॐकार गूंजन, बीजमंत्र, विश्वप्रार्थना वगैरे समाविष्ट.

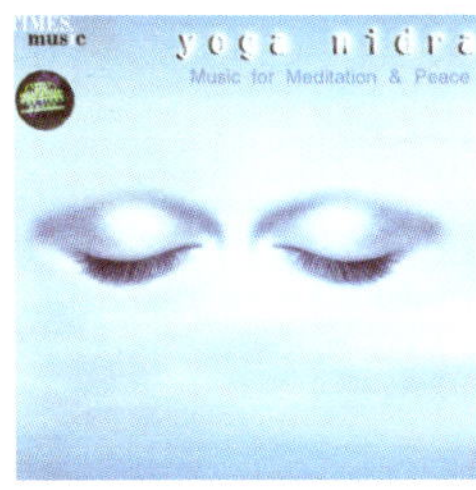

योगनिद्रा १

ध्यान व अतींद्रिय अनुभवांसाठी, अध्यात्मिक अभ्यास, सूक्ष्म शरीराची शुद्धी आणि मनःशांती मिळवण्यासाठी ध्यानप्रक्रिया.

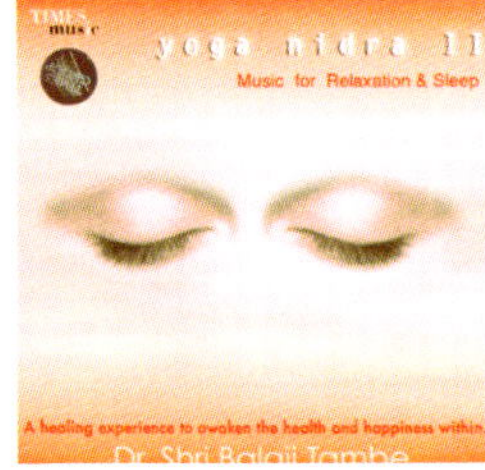

योगनिद्रा २

तणावरहित मानसिक अवस्था, शांत झोप व दुष्ट स्वप्न निवारणासाठी तसेच दैनंदिन जीवनात उत्तम प्रगतीसाठी ध्यानप्रक्रिया.

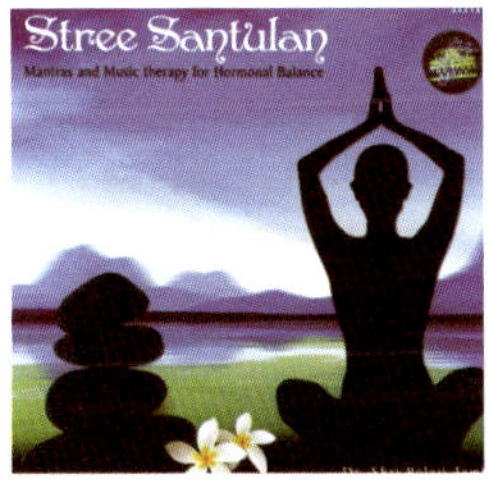

स्त्री संतुलन (फेमिनाइन बॅलन्स)

स्त्रीचे आरोग्य, हॉर्मोन्सचे संतुलन, स्त्रीरोगनिवारण, मासिकधर्म नियमन व मनःशांतीसाठी हितकर स्वास्थ्यसंगीत. वैज्ञानिक संशोधनावर आधारित निवडक रचना व वेदमंत्र समाविष्ट.

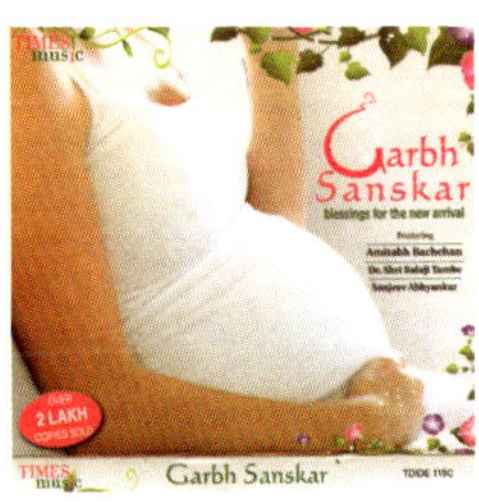

गर्भसंस्कार

गर्भावस्था-कालासाठी हितकर, गर्भाची योग्य वाढ व मेधा, स्मृती व बुद्धीच्या योग्य विकासासाठी, गरोदर स्त्री व गर्भाच्या संरक्षणासाठी विशिष्ट रचना, वीणावादन व वेदमंत्रासहित स्वास्थ्यसंगीत.

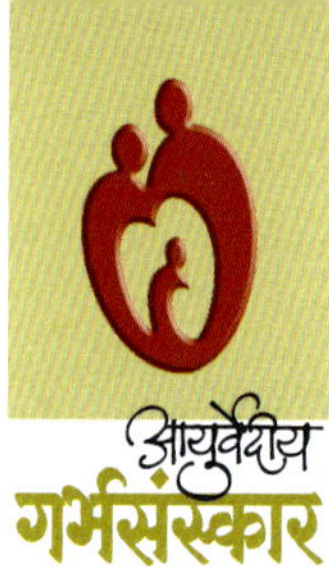

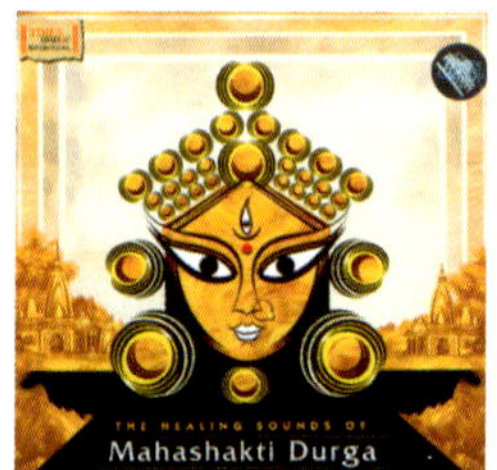

महाशक्ति दुर्गा

महाशक्ति दुर्गा उपासना. अदृष्टशक्ती व शत्रुनिवारणासाठी उपयुक्त, त्रिपुरसुन्दरीस्तोत्रम् , महिषासुरमर्दिनीस्तोत्रम् वगैरे समाविष्ट.

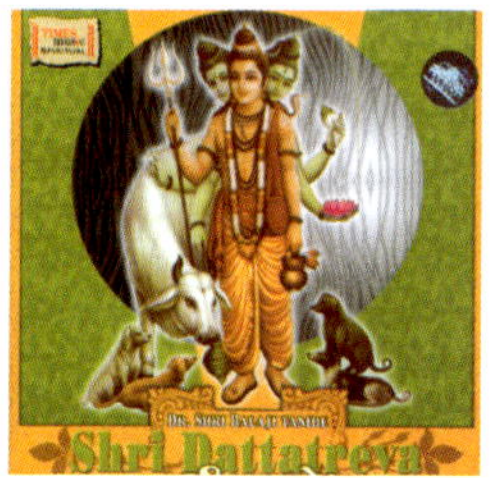

श्री दत्तात्रेय

श्रीदत्तात्रेय नादशक्ती उपासना. रोग व बाधानिवारणार्थ तसेच श्री दत्तात्रेय कृपेसाठी उपयुक्त. प. प. श्री वासुदेवानंदसरस्वती टेंबेस्वामींच्या रचना समाविष्ट.

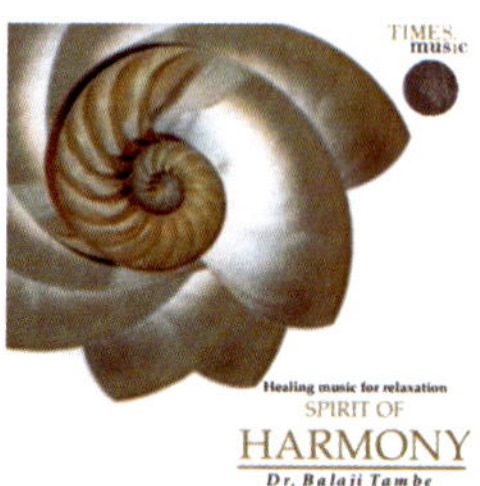

स्पिरीट ऑफ हार्मनी

मनावरील ताण कमी करून, मन शांत करून आनंदी वातावरणासाठी तसेच शांत झोपेसाठी. रक्तदाब, हृद्रोग, मधुमेहावर विशेष उपयोगी.

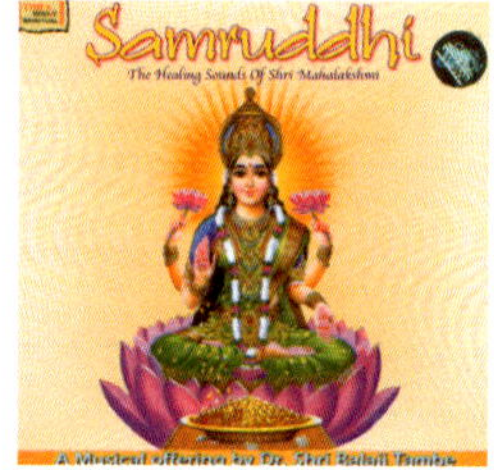

समृद्धि

श्रीमहालक्ष्मी नादशक्ती उपासना. सर्वांगीण समृद्धीसाठी, संपत्तीवृद्धिसाठी उत्तम, श्रीलक्ष्मीस्तोत्रम् , अन्नपूर्णास्तोत्रम् , श्रीमहालक्ष्म्यष्टकम् वगैरे समाविष्ट.

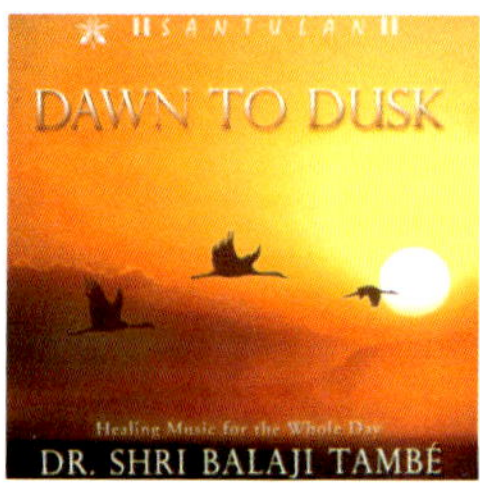

डॉन टू डस्क

वेगवेगळ्या रागात पूर्ण दिवसासाठी स्वास्थ्यसंगीत. सकाळचे मंत्र, भूपाळी, गायत्री मंत्र, स्तोत्रे, भजन वगैरे समाविष्ट.

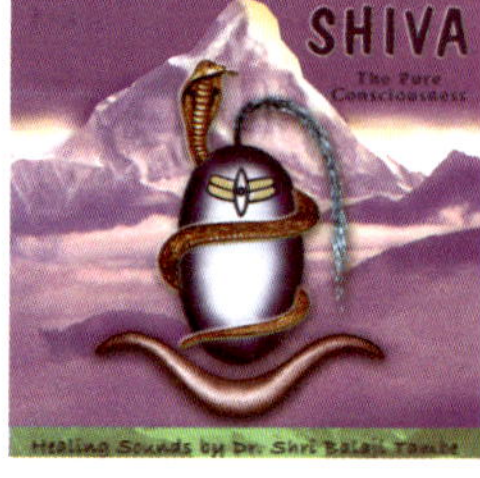

शिव

सर्वव्यापी, वैश्विक गहन परमसत्य भगवान शंकर नादशक्ती उपासना. नकारात्मक शक्तींवर नियंत्रण मिळवण्यासाठी आणि निर्वाण प्राप्तीसाठी उपयुक्त. शिवाष्टकम् , शिवपंचाक्षरस्तोत्रम् , शिवताण्डवस्तोत्रम् इ. समाविष्ट.

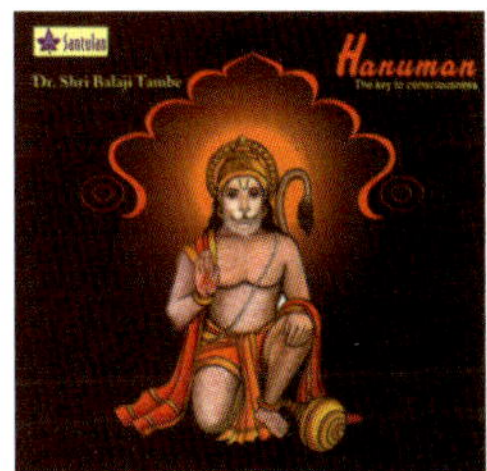

हनुमान

भीतीनाश व दुष्ट शक्तींपासून संरक्षण मिळण्यासाठी उपयुक्त. श्रीरामरक्षा व श्रीहनुमानचालीसा वगैरे समाविष्ट.

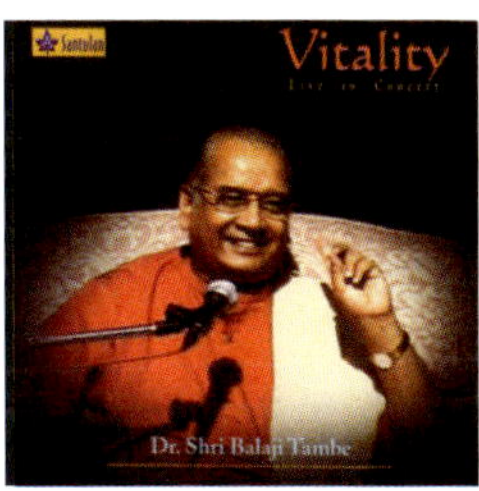

व्हायटॅलिटी

डॉ. श्री. बालाजी तांबे ह्यांनी युरोपमध्ये गायलेल्या लाईव्ह कॉन्सर्टमधील काही भजनांचे संकलन. मारा मन मंदिरिया मांह्य, हे पिंजरे की, शिरडीवाले वगैरे भजने समाविष्ट.

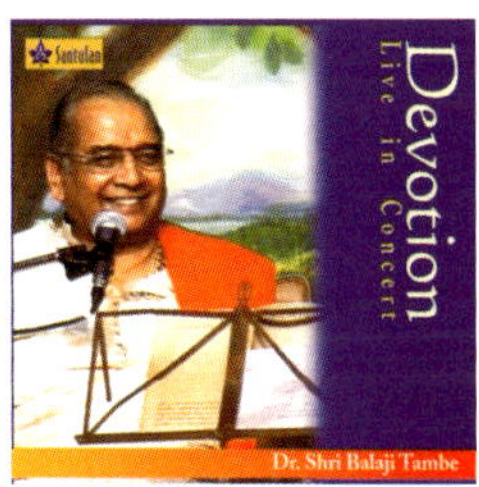

डिव्होशन

डॉ. श्री. बालाजी तांबे ह्यांनी कार्ला येथे गुरुपौर्णिमेनिमित्त गायलेल्या लाईव्ह कॉन्सर्टमधील काही भजनांचे संकलन. दत्त दयेचे सागर हो, गुरु घर आव्या, श्री शिवरंचाक्षरस्तोत्रम्, रे मन लागा वगैरे भजन-स्तोत्रे समाविष्ट.

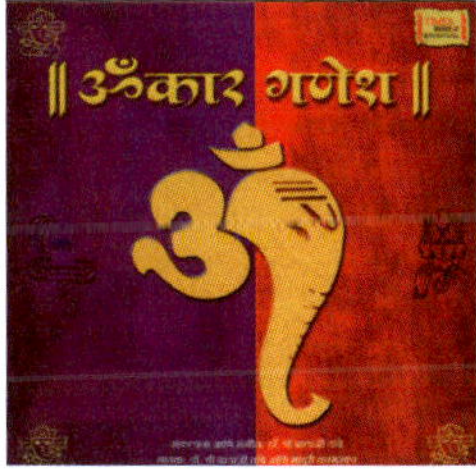

ॐकार गणेश

श्री गणेश स्वास्थ्यसंगीत. दिवसाचा प्रारंभ उत्साहपूर्ण होण्यासाठी उपयुक्त. श्रीमयूरेशप्रातःस्मरण, श्रीगणेश करुणास्तवन, मंत्रपाठ वगैरे समाविष्ट.

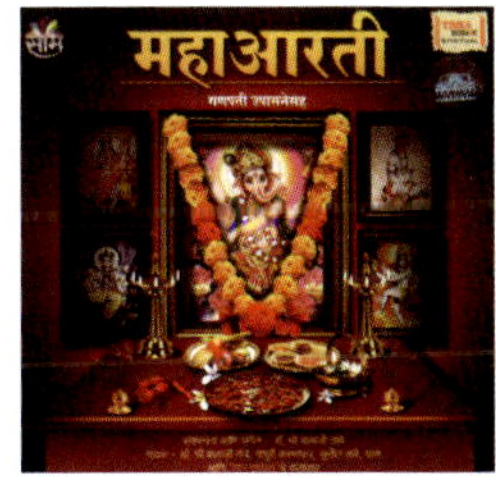

महाआरती

सुप्रसिद्ध व प्रभावी अशा आरत्या आणि रोज म्हणावेत अशा श्लोकांचा संग्रह. उत्सव-सण-पूजेच्या प्रसंगी ऐकायलाच हव्या अशा रचना. जय जगदीश हरे, सुखकर्ता दुःखहर्ता, गायत्री मंत्र, मंत्रपुष्पांजली वगैरे समाविष्ट.

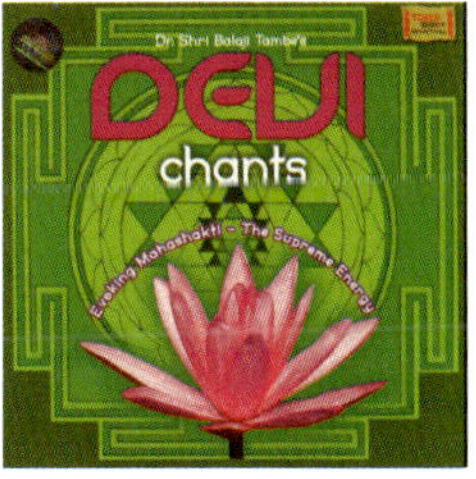

देवी चॅण्टस्

महाशक्तीच्या उपासनेसाठी निवडक मंत्र व स्तोत्रे. श्रीसूक्तम्, सप्तशतीतील देवीसूक्तम् वगैरे समाविष्ट.

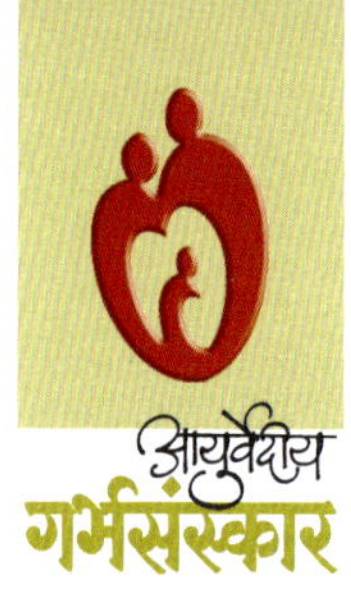

डॉ. श्री बालाजी तांबे यांची प्रकाशित पुस्तके

आयुर्वेदीय गर्भसंस्कार

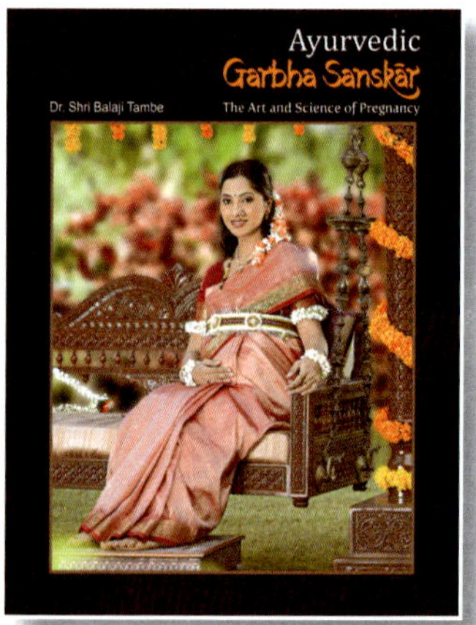

इंग्रजी

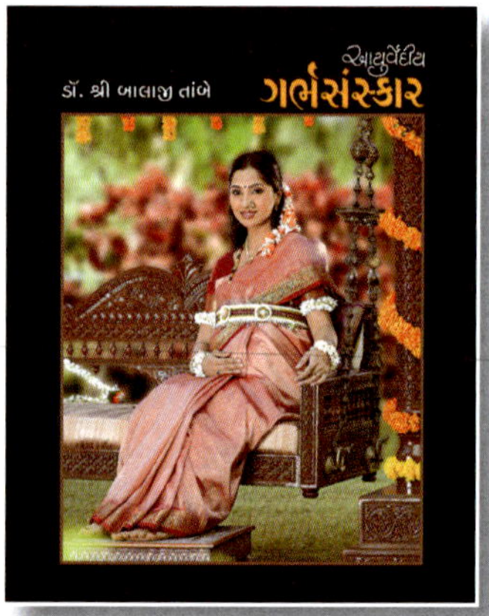

गुजराती

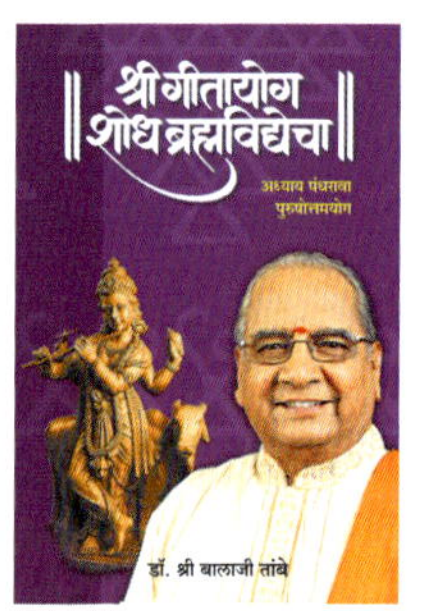

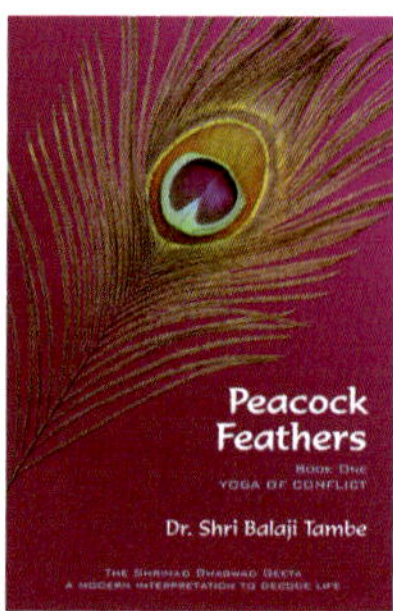

श्री गीतायोग – शोध ब्रह्मविद्येचा

अध्याय पहिला (२००९), अध्याय दुसरा, अध्याय तिसरा (२०१०), अध्याय चौथा, अध्याय पाचवा (२०१२), अध्याय सहावा, अध्याय सातवा, अध्याय आठवा (२०१३), अध्याय नववा (२०१४), अध्याय दहावा (२०१५), अध्याय अकरावा (२०१६), अध्याय बारावा (२०१६), अध्याय तेरावा (२०१७), अध्याय चौदावा (२०१८), अध्याय पंधरावा (२०१७) (मराठी)

Peacock Feathers - Book one: Yoga of conflict (2011), Book two: Yoga of knowledge and logic (2013) (इंग्रजी)

डॉ. श्री बालाजी तांबे यांनी 'साम-मराठी' या वाहिनीवर 'श्री गीतायोग - व्हर्जन २०१०' या कार्यक्रमात २१व्या शतकाचा संदर्भ ठेवून केलेल्या भगवद्‌गीतेच्या श्लोकांच्या विवेचनावर आधारित या पुस्तकाची मांडणी केलेली आहे. सध्याच्या तणावग्रस्त परिस्थितीत व मनःस्थितीत सुखशांती व अंतिम कल्याणाची विद्या देणारी 'ब्रह्मविद्या' या चिंतनातून आपल्यासमोर उलगडली जाते.

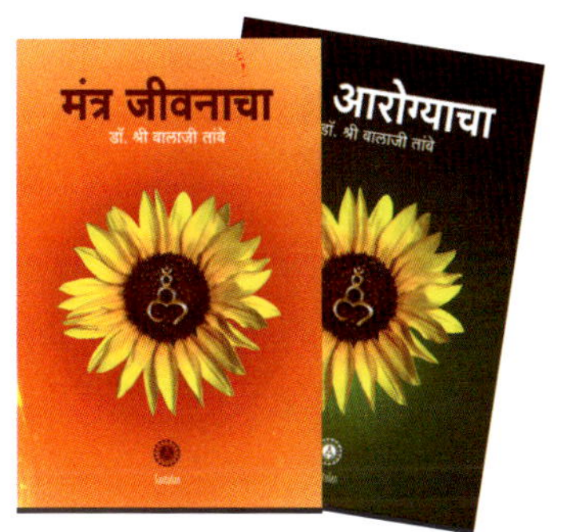

मंत्र आरोग्याचा व मंत्र जीवनाचा (२००७) (मराठी)

निरामय जीवन जगण्यासाठी आवश्यक असलेल्या ज्ञानाची उकल या दोन पुस्तकातील लेखात हलक्या-फुलक्या पद्धतीने केलेली आहे. आयुर्वेदात असलेले ज्ञान सर्वसामान्यांना कळेल, उकलेल व आचरणात आणता येईल अशा तऱ्हेने यात अनेक विषय मांडण्यात आलेले आहेत. याचा उपयोग करून सर्वांना सुखी, समाधानी व स्वस्थ आयुष्याचा लाभ होऊ शकतो.

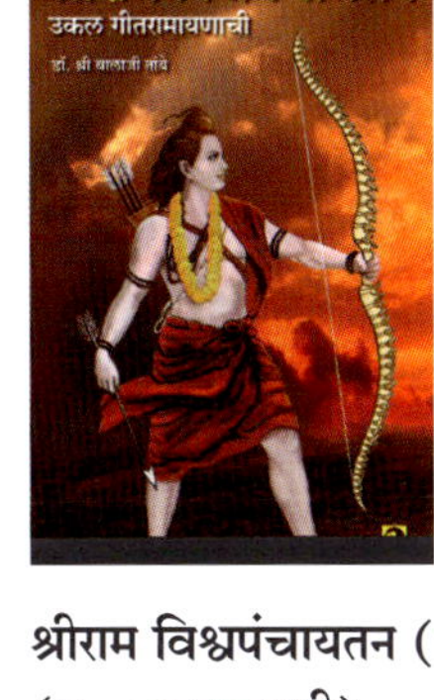

श्रीराम विश्वपंचायतन (२००५ मराठी) (२००७ गुजराथी)

रामायण ह्या आदिकाव्याचे चिंतन व्हावे, त्यात दडलेले सत्य उलगडता यावे, अंतर्मुखता वाढावी, अंतर्मनाने संदेश द्यावेत अशा उद्देशाने गीतरामायणातील गीतांचा आधार घेऊन रामायणातील व्यक्तिमत्वांची उकल या पुस्तकात केलेली आहे. रामायणातील प्रत्येक व्यक्तिमत्वाला काही विशेष व सखोल अर्थ आहे. या अर्थापर्यंत पोचून आपली श्रीरामांशी म्हणजेच जाणिवेशी भेट होण्यासाठी या पुस्तकातील विवेचनाचा फायदा होऊ शकतो. तसेच आधुनिक जीवनाच्या विविध प्रसंगात मार्गदर्शन मिळू शकते.

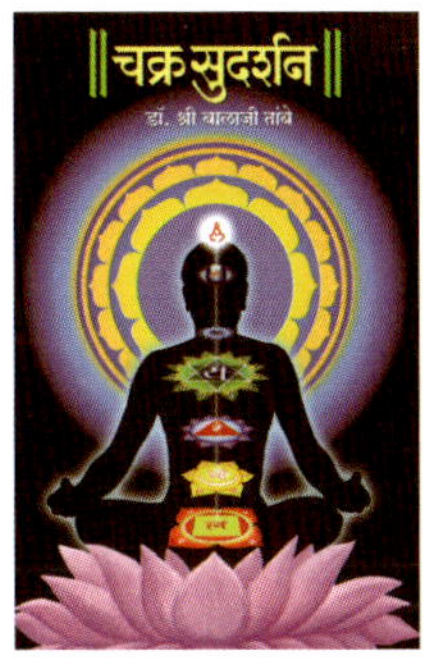

चक्र सुदर्शन (२००७) (मराठी) (गुजराथी)

आपल्या शरीरातील षट्चक्रे व त्या ठिकाणी असलेली तत्त्वे यांचे संतुलन होण्यासाठी षट्चक्रे त्यांच्या मूलतत्त्वांसह समजून घेणे आवश्यक असते. अशा तऱ्हेच्या उपासनेने शरीरस्थ षट्चक्रे संतुलित होऊन साधकाला सु-दर्शन होऊन मूलाधाराच्या ठिकाणी सुप्त अवस्थेत असलेली कुंडलिनी ऊर्ध्वगामी होऊन जिवा-शिवाचे मीलन होऊ शकते. हा अभ्यास व उपासना करण्यासंबंधीचा मार्गदर्शन ह्या पुस्तकात आहे. शारीरिक व मानसिक आरोग्य मिळविण्यासाठी ह्या अभ्यासाचा उपयोग होऊ शकतो. पुणे विद्यापीठाच्या 'संत नामदेव अध्यासना'तर्फे ह्या पुस्तकास 'श्री स्वामी स्वरूपानंद पुरस्कार' देण्यात आला आहे.

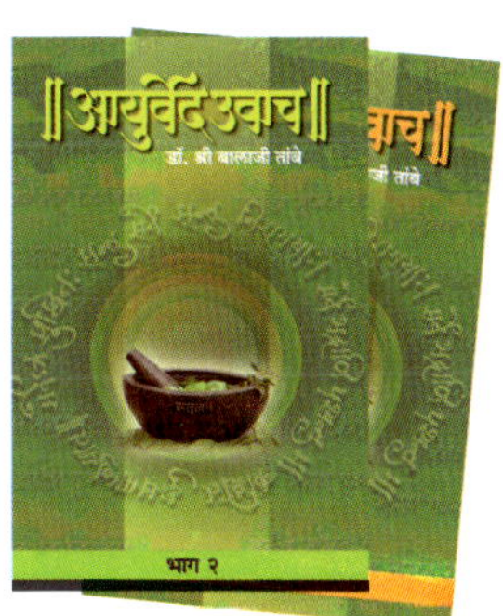

आयुर्वेद उवाच - भाग १ व २ (२००९) (मराठी)

आयुर्वेदशास्त्रातील अनमोल माहितीच्या आधारे निरामय जीवन जगता यावे या हेतूने सर्वसामान्यांनाही समजेल व आचरणात आणता येईल अशी आयुर्वेदाची शास्त्रोक्त माहिती अत्यंत सोप्या भाषेत या दोन पुस्तकात दिलेली आहे.

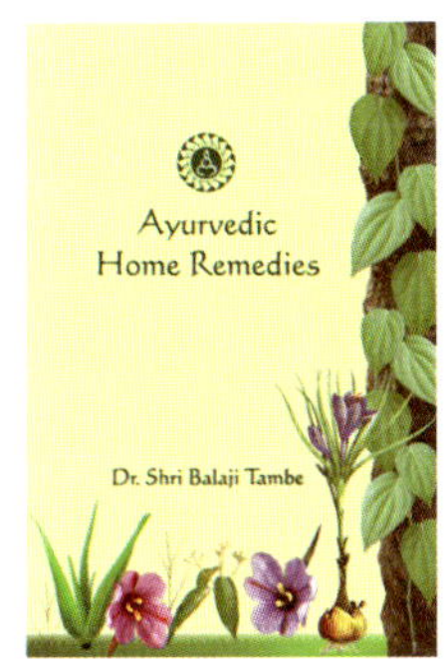

आयुर्वेदिक घरगुती उपचार (२०००) (मराठी व इंग्रजी)

यात सर्दी, खोकला, अपचन, मलावरोध वगैरे साध्या साध्या तक्रारींवर घरगुती उपचार दिलेले आहेत. अशा तक्रारींपासून कायमची सुटका करून घेण्यासाठी प्रतिबंधात्मक व दीर्घकालीन उपचारही दिलेले आहेत.

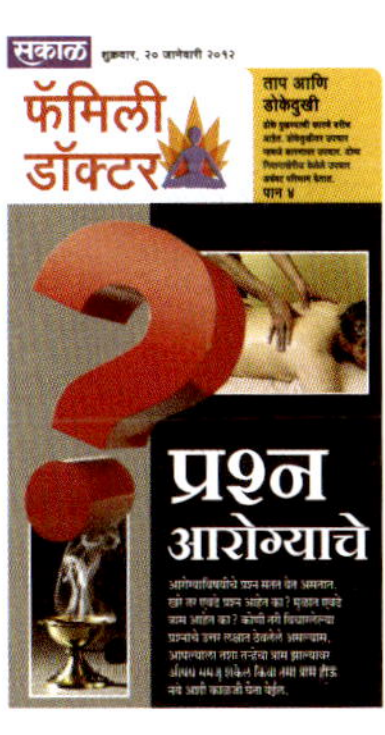

फॅमिली डॉक्टर (२००३ पासून) (मराठी)

महाराष्ट्रातील प्रसिद्ध दैनिक 'सकाळ'च्या शुक्रवारच्या अंकाबरोबर 'फॅमिली डॉक्टर' ही साप्ताहिक पुरवणी ऑक्टोबर २००३ पासून प्रसिद्ध होत आहे. डॉ. श्री बालाजी तांबे या पुरवणीचे प्रमुख सल्लागार व लेखक असून यात आजवर अनेक विषयांवर मार्गदर्शन केले गेले आहे.

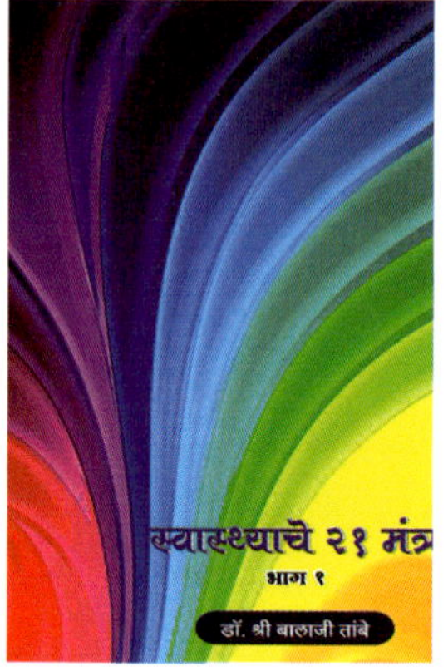

स्वास्थ्याचे २१ मंत्र (भाग १) - शरीरसंतुलनाचे १४ (२०१२ मराठी)

या पुस्तकात २१ मंत्रांपैकी पहिले १४ मंत्र सांगितलेले आहेत. स्वास्थ्याची व्याख्या करताना तान दोष, सात धातू, तीन मल, अग्नी अशा १४ गोष्टींचे संतुलन आयुर्वेदाला अपेक्षित आहे. या सर्वांची माहिती व ते आचरणात यावे म्हणून काय करावे याचा ऊहापोह या पुस्तकात केलेला आहे.

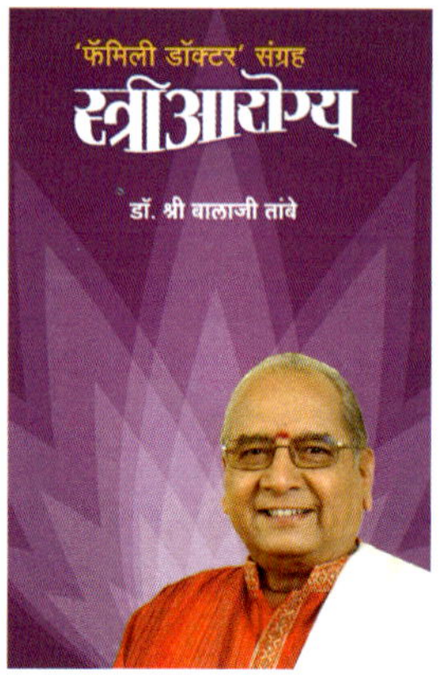

स्त्रीआरोग्य (२०१२ मराठी)

स्त्रीच्या आरोग्याची काळजी म्हणजेच तिच्या भावनांची व मासिक धर्माची काळजी. त्या दृष्टीने प्रथमपासून असंतुलनापासून अर्थात रोगांपासून चार हात दूर राहता येते. स्त्रीने स्वतःची काळजी घेतली की तिच्यापासून होणारी संतती सुदृढ, सर्वसंपन्न व बुद्धिमान असू शकते. या विषयाची शास्त्रोक्त माहिती व स्त्रीचे आरोग्य व्यवस्थित राहण्यासाठी काय काळजी घ्यावी याची महिती या पुस्तकात आहे.

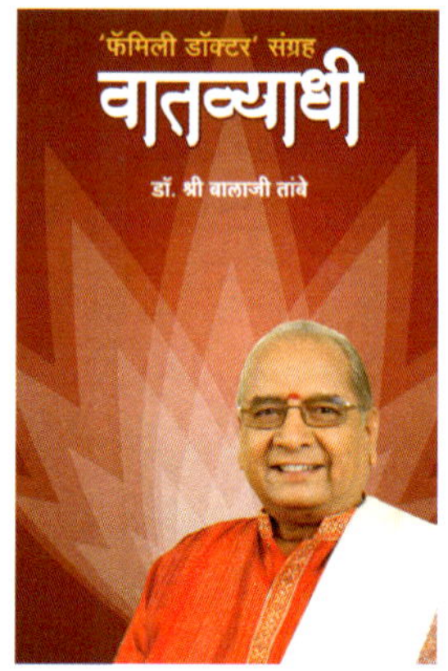

वातव्याधी (२०११ मराठी)

वाढत्या वयाबरोबर प्रकृतीमध्ये वातदोष उत्पन्न होऊ लागतो त्यामुळे अनेकांना वातविकारांना सामोरे जावे लागते, त्याचबरोबर वातदोषाचे असंतुलन होईल अशा आहार-विहारामुळेही वातदोष आणि वातविकार वाढतात. अशा दृष्टीने वातविकारांची संप्राप्ती, वातविकारांवरचे उपचार समजून घ्यावेत ह्या दृष्टीने ही पुस्तिका. साधारणतः सर्व प्रकारच्या, परिचयाच्या व सर्वसामान्यपणे आढळणाऱ्या सर्व वातविकारांची माहिती व औषधोपचार ह्या पुस्तिकेतून मिळू शकतील.

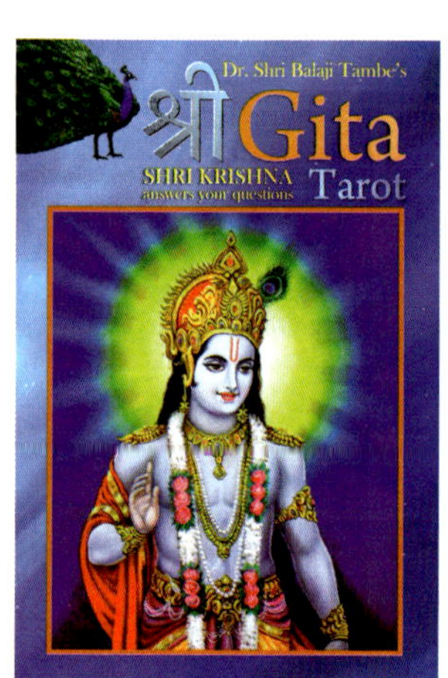

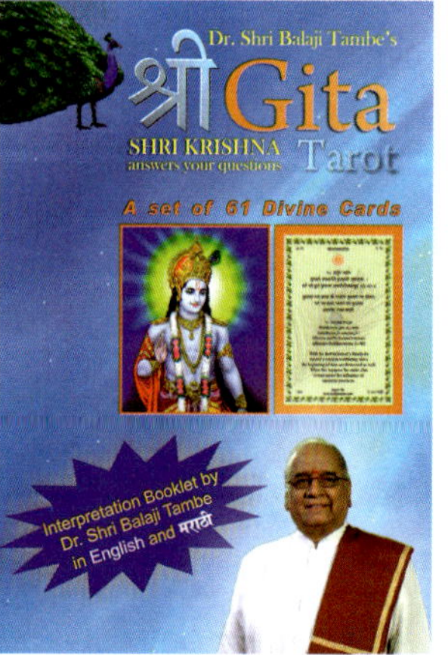

श्री गीता टारो कार्ड : तुमच्या प्रश्नांना भगवान श्रीकृष्णाची उत्तरे (६१ दैवी कार्डांचा संच) (२०१२ इंग्रजी व मराठी)

एका प्रश्नातून दुसरा प्रश्न उपस्थित करणाऱ्या यक्षप्रश्नांसारखे प्रश्न काही वेळा आपल्या आयुष्यात उभे राहतात. अशा प्रश्नांची उत्तरे सहसा चर्चेतून, चिंतनातून मिळत नाहीत. काही निर्णय घेण्यासाठी साहसाची गरज असते. अशा वेळेस जगनियंत्या परमेश्वराचा आधार घ्यावासा वाटतो; तो देणारी श्री गीता टारो कार्ड्स.

भगवद्‌गीतेमधील काही श्लोक या टारो कार्ड्सवर मराठी आणि इंग्लिशमध्ये अर्थासहित दिले आहेत; शिवाय 'हो' आणि 'नाही' अशी उत्तरेही दिली आहेत. आपल्या प्रश्नांना मार्गदर्शन करणारी ही कार्ड्स कशी वापरायची याच्या सूचनाही दिल्या आहेत.

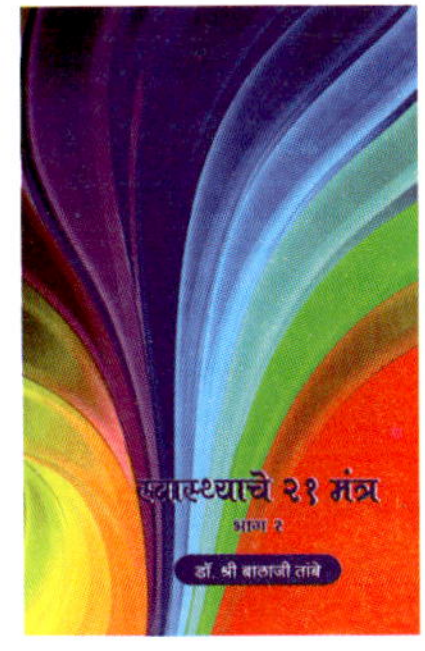

स्वास्थ्याचे २१ मंत्र (भाग २) - मनप्रसन्नतेचे ७ (२०१३ मराठी)

आयुर्वेदाने पुढचे सात महत्त्वाचे मुद्दे विचारात घेतले ते म्हणजे पाच इंद्रिये, मन व आत्मा. तेव्हाया सात मंत्रांचा विषय 'स्वास्थ्याचे २१ मंत्र - प्रसन्नतेसाठी' या दुसऱ्या पुस्तकात मांडण्यात आला आहे.

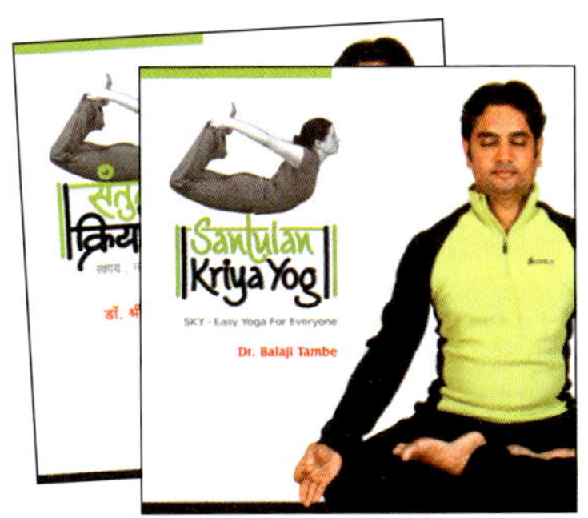

संतुलन क्रियायोग (१९८२)
(इंग्रजी व मराठी)

रोजच्या दिनक्रमात संतुलन क्रिया, आसने, प्राणायामाचा अंतर्भाव केल्याने भौतिक शरीराबरोबर शरीरातील विद्युत व रासायनिक यंत्रणांची कार्यक्षमता वाढण्यास मदत होते. या दृष्टीने या पुस्तकात काही सोप्या संतुलन क्रिया, आसने, प्राणायाम व भस्त्रिकांची माहिती फोटोंसह दिलेली आहे.

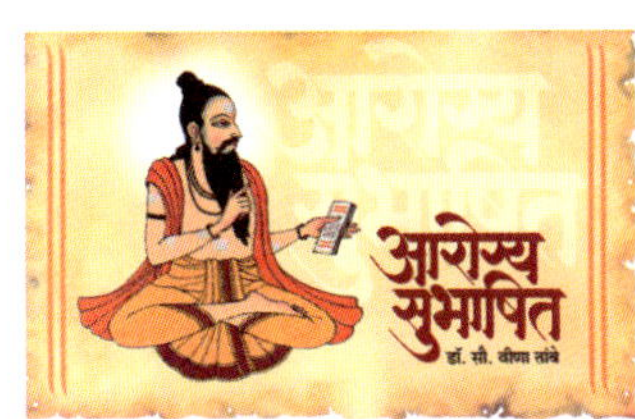

आरोग्य सुभाषित (२००८)
(मराठी) - **डॉ. सौ. वीणा तांबे**

सहज पाठांतरासाठी व लक्षात राहण्यासारखे श्लोक. रोजच्या जीवनासाठी उपयोगी पडणारे नियम, तत्त्वे ज्या श्लोकांमध्ये समजावलेली आहेत अशा श्लोकांचा संग्रह. मूळचा संस्कृत श्लोक, अर्थ व विवरण यात समाविष्ट केलेले आहे.

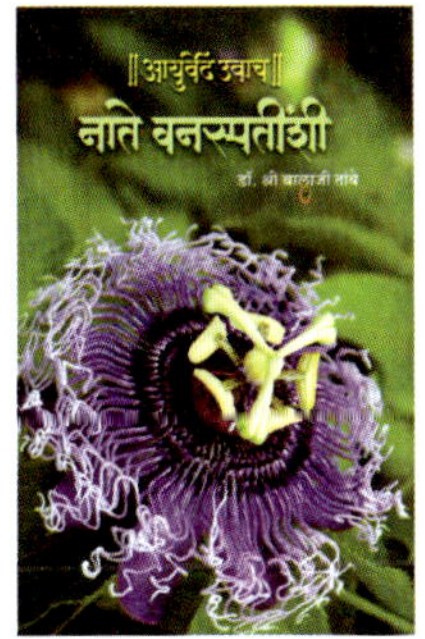

नाते वनस्पतींशी - आयुर्वेद उवाच (भाग ३) (२०१५ मराठी)

एखाद्या वनस्पतीतील विशेष द्रव्य कोणते जीवजंतू मारू शकेल, त्यामुळे कोणते व्हिटॅमिन वाढेल, त्याचा माणसावर कसा परिणाम होईल, वात, पित्त, कफ संतुलनासाठी त्या द्रव्याचा कसा उपयोग होईल, मनुष्य जीवनाशी वनस्पतीचा संबंध पाहण्याच्या दृष्टीने 'आयुर्वेद उवाच' भाग तिसरा या पुस्तकात वनस्पतींची माहिती दिलेली आहे.

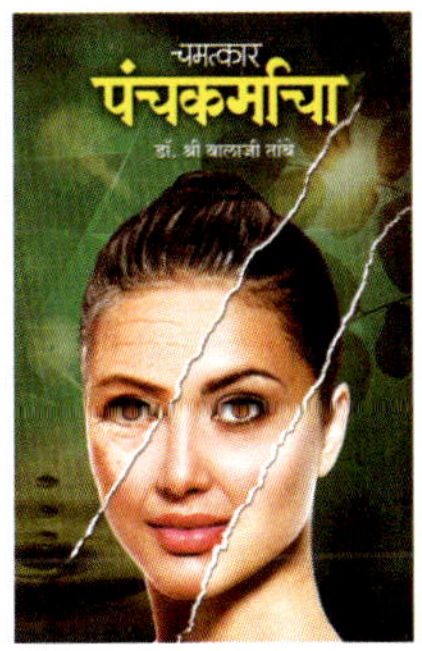

चमत्कार पंचकर्माचा (२०१५ मराठी)

पंचकर्मामुळे शरीरशुद्धी होऊन अवघड रोग आटोक्यात येतात. कफदोषाची शुद्धी वमनाने; पित्तदोषाची शुद्धी विरेचनाने; वातदोषाची शुद्धी बस्तीने, ऊर्ध्वांगशुद्धीसाठी नस्य; रक्तशुद्धीसाठी वा रक्ताधिक्यासाठी रक्तमोक्षण केले जाते. पंचकर्म हा विषय आयुर्वेदात विस्तृतपणे समजावला आहे. त्यातून सध्याच्या काळाला अनुरूप आणि व्यस्त जीवनशैलीतून काढता येणाऱ्या वेळात पंचकर्म कसे करता येईल याची माहिती सर्वांना व्हावी या उद्देशाने लिहिलेले पुस्तक.

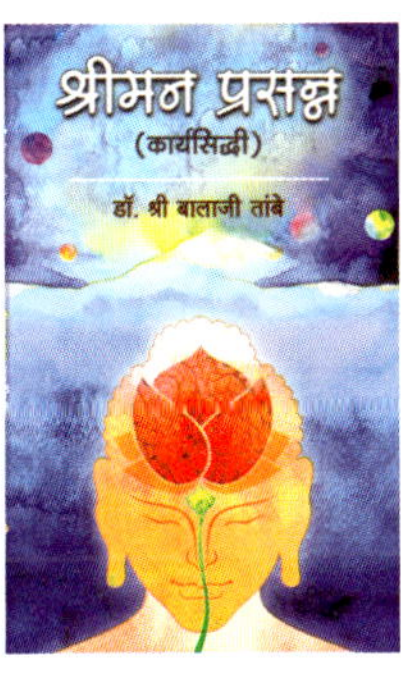

श्रीमन प्रसन्न (कार्यसिद्धी) (२०१८ मराठी)

आरोग्य, पैसे, प्रसिद्धी हे मिळाल्यानंतर मिळणारा आनंद, सुख पचवण्याची ताकद देणारी देवता म्हणजे मन. समाधानी मन ही माणसाची सर्वात मोठी गरज आहे, म्हणून या पुस्तकाला 'श्रीमन प्रसन्न' असे शीर्षक निवडले. समर्थ श्री रामदास स्वामींनी लिहिलेल्या मनाच्या श्लोकांचे चिंतन, प्रत्यक्ष अनुभव, इतरांना मार्गदर्शन करताना आलेले अनुभव यातून सिद्ध झालेले पुस्तक.

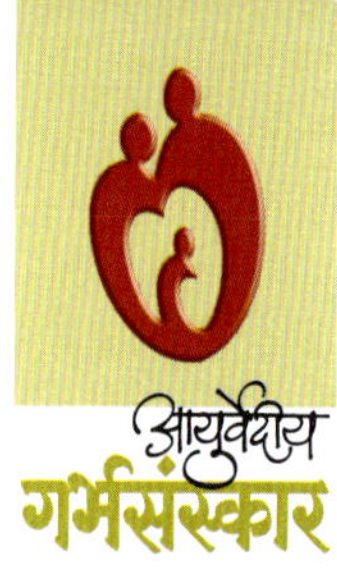

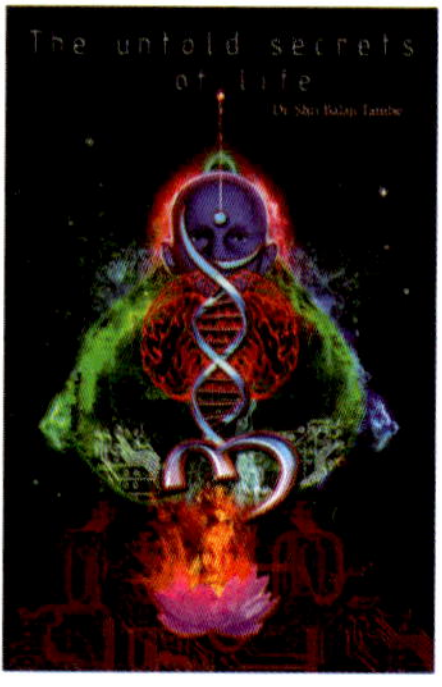

The untold secrets of life (2013)

In this amazing decoding of an important hymn of the Vedas by the Spiritual Master Dr. Shri Balaji Tambe the secret to your existence, and more importantly, your fulfillment, is revealed. Success and happiness are dependent on your creativity. The formula of creativity is described in the process called Yadnya.

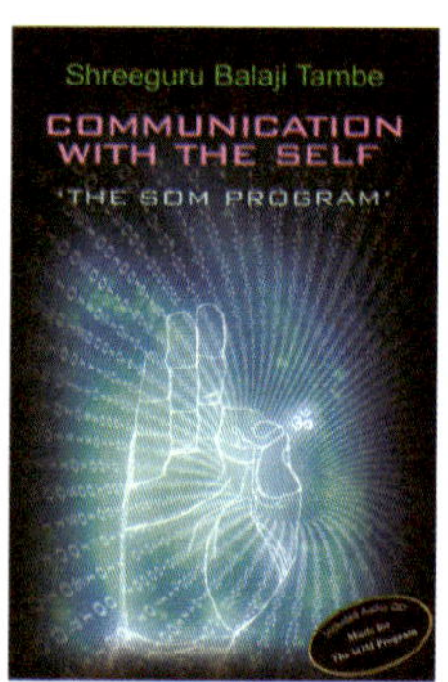

COMMUNICATION WITH THE SELF : The SOM Program (2015)

is a guide to a simple program devised by Shreeguru Tambe to achieve Success – for Health, Wealth and the final goal of Contentment. The SOM Program is an inter-related system of energy disciplines that spans three major ancient life sciences.

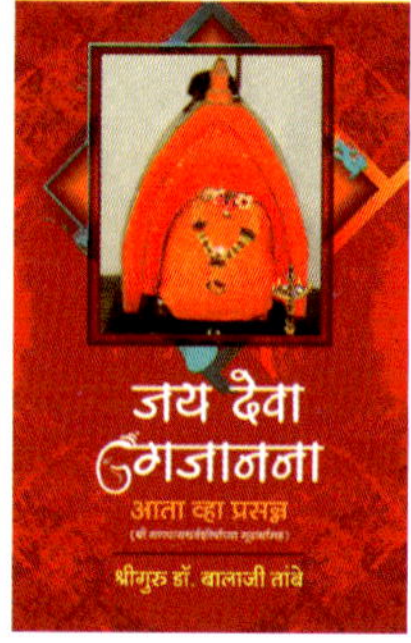

जय देवा गजानना - आता व्हा प्रसन्न (२०१८ मराठी)

गणेशविज्ञानाचे शास्त्रशुद्ध संशोधन व गणेशतत्त्वाचे सखोल चिंतन, श्रीगणपती अथर्वशीर्षाच्या प्रत्येक श्लोकाचा अर्थ व त्यामागील गूढार्थाचे वर्णन, श्रीगणेशाच्या अवतार कथा व त्यामागील शास्त्रार्थाचे विवेचन

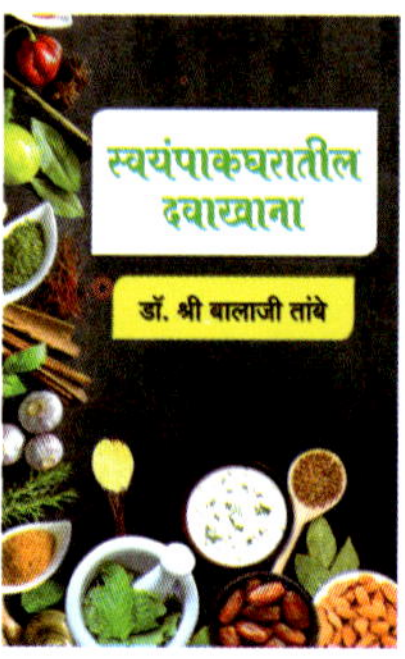

स्वयंपाकघरातील दवाखाना (२०१८ मराठी)

या पुस्तकात स्वयंपाकघरात असलेल्या पदार्थांची ओळख करून देण्याचा प्रयत्न केलेला आहे. प्रत्येक मनुष्याचे शरीर पांचभौतिक असते व त्यामुळे या पांचभौतिक शरीराला ताकद जगवण्यासाठी, देण्यासाठी सर्व ठिकाणी जवळजवळ सारख्याच स्वयंपाकाची योजना असते. त्या दृष्टीने एकाच्या स्वयंपाकघरातील दवाखाना दुसऱ्यालाही उपयोगी पडू शकतो.

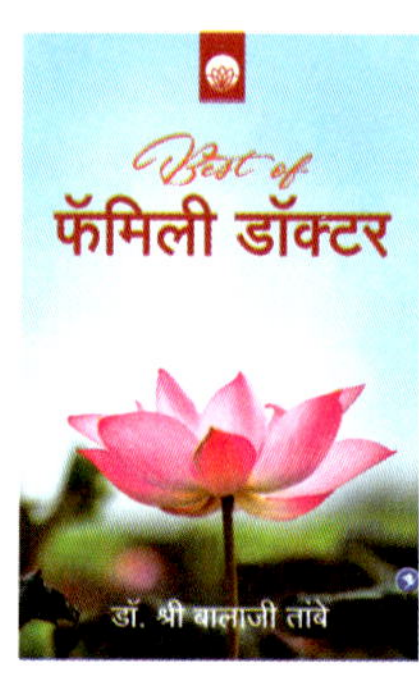

Best of फॅमिली डॉक्टर (२०१८ मराठी)

भारतीय संस्कृतीतील एक महत्त्वाचा घटक आहे फॅमिली डॉक्टर. जसे आयुर्वेद हा वेदांचा उपवेद आहे, तसे फॅमिली डॉक्टर म्हणजे कुटुंबाचे उपकुटुंब होय. फॅमिली डॉक्टर हा जणू कुटुंबाचाच एक सदस्य असतो. उपचारांची योजना करताना सर्व अंगाचा विचार करून व्यक्तीवर कुठल्या वेळेला कोणत्या प्रकारचे उपचार देण्याची गरज आहे हा निर्णय घेणारी फॅमिली डॉक्टर ही व्यक्ती आणि फॅमिली डॉक्टर हा ग्रंथ उपयोगी पडू शकतो.